全国高等院校数字化课程规划教材

供护理、助产专业使用

妇产科护理

（第二版）

主　　编　单伟颖　黎　梅
副 主 编　冯海鹰　李耀军　张丽华
编　　者　（按姓氏汉语拼音排序）
　　　　　曹金竹（贵阳护理职业学院）
　　　　　程　琳（南阳医学高等专科学校）
　　　　　冯海鹰（铜仁职业技术学院）
　　　　　蒋　莉（重庆医药高等专科学校）
　　　　　黎　梅（毕节医学高等专科学校）
　　　　　李巧香（鹤壁职业技术学院）
　　　　　李耀军（长沙卫生职业学院）
　　　　　毛先华（岳阳职业技术学院）
　　　　　单伟颖（承德护理职业学院）
　　　　　谭冠文（信阳职业技术学院）
　　　　　王　娥（鄂尔多斯应用技术学院）
　　　　　王　玉（山东医学高等专科学校）
　　　　　徐勤勤（廊坊卫生职业学院　）
　　　　　阎晓丽（运城护理职业学院）
　　　　　杨晶金（台州学院）
　　　　　张丽华（河套学院）
　　　　　郑海燕（河西学院）
　　　　　祝　青（乐山职业技术学院）
　　　　　左欣鹭（承德护理职业学院）
编写秘书　王　妍（承德医学院）

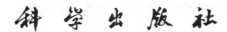

科学出版社

北　京

内 容 简 介

本教材在内容编写方面力求突出"三基（基本知识、基本理论、基本技能）"要求，同时注意内容的科学性、思想性、先进性、启发性和适用性"五性"。在注重强化护理专业知识的同时，力求淡化专科意识，并强调删除与其他相关课程重复的不必要内容。同时，强调紧密结合临床，注重护理措施的指导性和可操作性。本教材体例及编写内容有利于培养学生人文关怀、评判性思维、自主学习等能力，并体现"以学生为主体，以教师为主导"的教育理念和现代护理理念。全书包括绪论，正常及异常孕、产妇的护理，妇科疾病妇女的护理，计划生育妇女的护理，妇女保健，妇产科常用护理操作技术及妇产科诊疗及手术妇女的护理等内容。

本教材适用于专科层次护理、助产专业学生或相当于该层次的兴趣爱好者学习使用，也适用于广大临床工作人员。

图书在版编目（CIP）数据

妇产科护理 / 单伟颖，黎梅主编. —2 版. —北京：科学出版社，2018.1
全国高等院校数字化课程规划教材
ISBN 978-7-03-055451-2

Ⅰ. 妇… Ⅱ.①单… ②黎… Ⅲ. 妇产科学–护理学–高等学校–教材
Ⅳ. R473

中国版本图书馆 CIP 数据核字(2017)第 283376 号

责任编辑：张　茵 / 责任校对：张凤琴
责任印制：李　彤 / 封面设计：张佩战

科学出版社出版
北京东黄城根北街16号
邮政编码：100717
http://www.sciencep.com

北京凌奇印刷有限责任公司 印刷
科学出版社发行　各地新华书店经销
*

2013 年 3 月第　一　版　　开本：787×1092　1/16
2018 年 1 月第　二　版　　印张：22
2021 年 9 月第九次印刷　　字数：521 664

定价：55.00 元
（如有印装质量问题，我社负责调换）

前　言

为了更好地贯彻教育部《国家中长期教育改革和发展规划纲要（2010—2020 年）》《高等职业教育创新发展行动计划（2015—2018 年）》《教育信息化十年发展规划（2011—2020 年）》等文件要求，根据全国高职高专数字化课程建设教材编写会会议精神，来自全国各地 19 所院校的高职高专护理专家和教育专家共同编写了本教材。本教材严格遵循专科层次护理专业培养目标、教学大纲的内容要求，参考国内外最新资料，密切结合临床护理实践，并在参考近几年各版相关教材的基础上进行编写。主要供专科层次护理、助产专业学生或相当于该层次的兴趣爱好者学习使用，也适用于广大临床工作人员。

本教材共 22 章，其中第一至三章介绍妇产科护理学的基础知识，第四至十二章详细介绍了正常及异常孕、产妇的护理相关知识，第十三至十八章具体讲解了妇科疾病妇女的护理相关知识，第十九章为计划生育指导，第二十章为妇女保健基础知识，第二十一、二十二章为妇产科常用护理操作技术及妇产科诊疗及手术妇女的护理。

本教材具有以下特色：第一，适应教育部最新《高等职业学校专业教学标准（试行）》要求，涵盖最新《护士执业资格考试大纲（试行）》考点；第二，在组织教材内容时，注重强化护理专业知识的同时，力求淡化专科意识，删除与其他相关课程重复的不必要内容；第三，强调紧密结合临床，注重护理措施的指导性和可操作性，除正文外，设置案例、链接等内容，以加强学生妇产科操作技能的训练，推进整体化护理的实施；第四，引入数字化技术，使学习过程变得更加便利、生动、形象，学习内容更加丰富，使本教材成为教师好教、学生好学的便利教材。

由于时间紧、任务重，在编写过程中，难免有所疏漏，如有不足之处，还望广大同仁批评指正。

单伟颖

2017 年 5 月

目 录
CONTENTS

第一章 绪 论

妇产科护理学作为护理学的一个亚学科，是与内科护理学、外科护理学及儿科护理学等并列的一门临床护理学主干课程，该课程涉及面较广，其独立性及专业性较强。

一 妇产科护理学发展史

妇产科护理源于产科护理，在古代，助产工作由经验丰富的女性承担，助产时，用锐利的贝壳或石块切割脐带，无相关消毒措施及医疗设备，因此，产科并发症发病率、产妇及新生儿的发病率和死亡率极高，这是早期妇科及产科护理的雏形。约公元前 1500 年，古埃及 Ebers 古书中记载了古埃及民间有关缓解分娩阵痛、判别胎儿性别及一些妇科疾病的处理方法。公元前 460 年，"医学之父"希波克拉底（Hippocrates）（图 1-1）的医学著作中记录了古希腊妇产科学及反对堕胎的誓言。

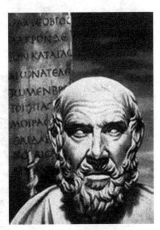

图 1-1　希波克拉底

公元前 50～25 年，古罗马 Celsus 对子宫结构进行描述并记载如何用烙术治疗宫颈糜烂。公元 500 年，印度外科学家 Susruta 首次报告产褥感染并分析原因，强调助产人员助产前必须修剪指甲和洗净双手。此后，随着社会进步和医学发展，医学和护理学逐渐摆脱宗教和神学色彩。12 世纪后，医学堂建立，助产知识广泛传播，简易妇产科解剖学教材出现。14 世纪，埃及医学资料记载利用尿液检测妊娠。1625 年后，H·Van Roonhyze 编著《现代妇科和产科学》，书中描述如何为子宫破裂和异位妊娠患者施行剖宫产术和膀胱阴道瘘修补术。此后，剖腹探查术兴起。1848 年英国产科医师 Simpson 首次报道产钳的构造及其使用。W·Hunter（1718—1783）医师开始把妇科学与外科学结合起来。C·White（1728—1813）首先提出产科无菌手术概念和产褥感染理论。19 世纪，手术麻醉镇痛的使用、产房与手术室消毒的开展及手术橡胶手套的应用等均加快了产科及妇科手术的发展。

我国最早有关妇产科疾病的记录是在公元前 1300～1200 年，甲骨文撰写的卜词中有王妃分娩时染疾的记载。公元 210～285 年，太医令王叔和所著《脉经》中出现关于妇科疾病病因和诊断的描述。公元 610 年，巢元方的《诸病源候论》中记录了关于妊娠病、产病、难产及产后病等产科疾病病因、病理方面的解释。公元 581～682 年，孙思邈著《千金要方》，其中有三卷专论《妇人方》：上卷论妊娠，中卷论杂病，下卷论调经。唐朝大中初年（公元 8 世纪中叶）

昝殷所著《经效产宝》是我国现存最早的一部中医妇产科学专著。自宋朝至清朝的大约1000年间，随着中医学的发展，妇产科学也发展到一定规模，妇产科专著逐渐增多，其中以宋代陈子明的《妇人大全良方》及清代乾隆御纂的《医宗金鉴·妇科心法要诀》的内容较为系统、详尽，反映了我国当时中医妇产科学的发展水平。

妇产科护理学的真正发展始于近代，由于分娩场所由家庭转移到医院，服务对象对分娩过程服务需求的提高，需要一批受过专业训练且具备特殊技能的护理人员参与产科护理工作，由此，助产工作开始规范化。19世纪末，西医妇产科学开始渗入我国医疗实践。1929年，北平（现北京）成立了第一所国立助产学校。1949年以后，党和政府高度重视妇女儿童保健工作，随着人口出生率的增长，综合医院妇产科和妇产科专科医院规模增大，大批助产士应运而生。

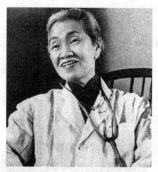

图1-2 林巧稚

20世纪以来，在著名妇产科专家林巧稚（图1-2）、王淑贞（图1-3）等教授的带领下，我国妇产科学得到了飞速发展，妇产科护理学的内涵也在不断扩大。围生医学的发展、产前诊断技术的进步，以及人类辅助生殖技术的成熟，使产科护理理念日益更新，产科护理学的范畴不断扩大。此外，伴随着外科微创技术的发展、医疗设备的进步及各种新药物的研制，各类妇科疾病的诊治水平不断提高，针对妇科患者的护理技术水平也相应提高。而妇女保健学的建立、计划生育措施的改进、孕产妇及胎儿监护仪器的临床应用及循证护理学的发展等，都对妇产科护理学提出了更高、更广泛的要求，同时为妇产科护理学的发展开辟了空间。

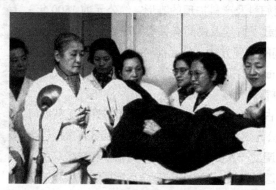

图1-3 王淑贞

世界卫生组织（WHO）在1978年提出"2000年人人享有卫生保健"的战略目标，使护士角色进一步扩大。妇产科护理工作由"疾病护理"转变为"以人的健康为中心的护理"，护士的工作场所涉及医院、社区及家庭，职责由传统、被动执行医嘱转变为为服务对象提供系统化的整体护理。"以家庭为中心的产科护理"（family centered maternity care）的提出与发展，是当代护理学中最具有典型意义的整体化护理，它尤其强调提供促进家庭成员间的凝聚力和维护身体安全的母婴照顾。

二 妇产科护理学的范畴

妇产科护理学是诊断及处理女性现存的和潜在的健康问题的一门学科。研究对象为生命各阶段不同健康状况的女性，以及相关家庭及社会成员。研究范畴包括产科护理学、妇科护理学、计划生育指导和妇女保健等相关内容。

产科护理学（obstetrics nursing）是研究妊娠及分娩过程中母亲和胎儿，以及产褥过程中母亲和新生儿现存和潜在健康问题的学科。该学科通常包括生理产科护理学（妊娠生理、正常分娩及产褥期护理）、病理产科护理学（妊娠并发症的护理、妊娠合并症的护理、异常分娩的护理、分娩期并发症的护理及异常产褥的护理等）、胎儿护理学（正常与异常生长胎儿的护理）及早期新生儿护理学四大部分。

妇科护理学（gynecology nursing）是研究非妊娠期女性生殖系统现存和潜在健康问题的学科，主要包括女性生理、女性生殖系统炎症、女性生殖系统肿瘤、生殖内分泌疾病的护理，以及生殖器官损伤与畸形等妇女疾病的护理内容。

计划生育（family planning）主要研究女性生育的调控，包括生育时期的选择、妊娠的预防及非意愿妊娠的处理等内容。

妇女保健（women health care）是以群体为服务对象，以妇女各期保健和生殖健康为中心，预防为主，达到维护和促进妇女健康的目的。

三 妇产科护理学的学习方法

现代妇产科护理学科的发展及护理工作内容的扩展，对从事妇产科护理工作的医护人员在文化基础水平、专业实践能力、工作经验、责任心及职业道德等多方面提出了更高的要求，学习妇产科护理学不但要具备医学基础学科和社会人文学科知识，还需具有护理学基础、内科护理学、外科护理学等相关知识铺垫，且在学习的过程中强调理论与实践结合的重要性。

女性的生理及病理变化与其他系统密切关联，妇产科护理学的学习需统筹兼顾妇产科护理学学科特点及相关学科知识。妇科及产科知识具有很多共同的知识基础，且与临床其他课程关系密切，因此既要掌握妇科、产科各部分内容的特点，又要将妇产科护理学作为整体来考虑。另外，考虑到服务对象患病部位为女性隐私部位，在临床见习或实习过程中，需注意保护患者隐私，尊重患者。最后，许多妇产科护理操作均在非直视下进行，因此，学生在进行基本技能操作之前需掌握相关理论知识、操作注意事项，避免误伤。同时，产科护理关系到母婴安危，应高度重视。

四 妇产科护理学的特点

妇产科护理学是一门独立的学科，因其研究内容及研究对象的特殊性，该学科具有以下特点。

第一，研究内容的整体性。妇产科护理学讲述了女性独特的生理、心理和社会状况，且女性生殖器官作为女性身体的重要组成部分，与身体其他器官系统密切关联。以妇女月经来潮为例，其在子宫内膜发生变化的同时，也是大脑皮质-下丘脑-垂体-卵巢等发生一系列神经内分泌调节作用于子宫的结果，其中任何一个环节出现功能异常，均能影响月经的正常来潮。另外，产科护理学、妇科护理学、计划生育和妇女保健作为妇产科护理学组成的四部分，通过共同的基础，即女性生殖系统的生理与病理，彼此之间相互作用、相互影响并有机地联系在一起。

第二，妇产科护理学同时也是预防医学。许多妇产科疾病可通过预防措施减轻或早期发现。除了专有的"妇女保健"一章之外，本教材中涉及预防医学的内容，如妊娠期妇女定期产检可预防妊娠并发症的发生,适度护理分娩期妇女能预防难产及减少产伤。此外,各章节中有关疾病的健康教育、遗传咨询和遗传筛查等内容的安排,为及早发现胎儿遗传性疾病和先天畸形等提供预防指导;计划生育部分内容的安排,为生育期女性及预防不良妊娠提供预防保健知识。

第三,护理对象的特殊性与兼顾性。女性是妇产科护理的主要服务对象,且服务时段涉及女性一生各个阶段。不同阶段的女性生理、心理与社会变化不同,在为不同时期女性提供护理服务时,需注重其特殊性。考虑女性患者易出现害羞、焦虑、情绪不稳定、忧郁等心理问题,而许多心理问题是妇产科疾病的致病诱因,如产后抑郁、月经失调等疾病,故护理此类患者时,既要考虑生理问题还要兼顾心理和社会因素。此外,产科护理对象包括母亲及其胎儿与新生儿,这两者在生理与病理变化上既相互独立又相互影响,作为产科护理工作人员对其进行护理时,需全面考虑护理问题与护理措施,做到既要保护孕、产妇健康和安全,也要保障胎儿在宫内的正常发育及新生儿的健康,两者同等重要。

小结

本章通过对妇产科护理学发展史、范畴、学习方法及特点的学习,让学生对妇产科护理学有初步了解,为今后课程的学习奠定基础。

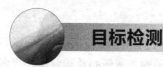

目标检测

A1 型题

1. 印度外科学家分析产褥感染的原因后,强调助产人员在助产前必须(　　)

    A. 剪指甲、戴手套

    B. 洗手、戴手套

    C. 剪指甲和洗手

    D. 洗手、更衣

    E. 穿消毒衣

2. H·Van Roonhyze 编著的《现代妇科和产科学》中,记述的主要内容是(　　)

    A. 剖宫产术和膀胱阴道瘘修补术

    B. 膀胱阴道瘘修补术

    C. 尿瘘修补手术

    D. 剖腹探查手术

    E. 剖宫产手术

3. 当代护理学中最具有典型意义的整体化产科护理是(　　)

    A. 以疾病为中心的产科护理

    B. 以患者为中心的产科护理

    C. 以健康为中心的产科护理

    D. 以护理为中心的产科护理

    E. 以家庭为中心的产科护理

(单伟颖)

第二章 女性生殖系统解剖与生理概述

第一节 女性生殖系统解剖

女性生殖系统包括内、外生殖器及其相关组织。骨盆与分娩关系密切，生殖器官与盆腔内其他邻近器官在生理和病理方面相互影响。

一 外生殖器

女性外生殖器（external genitalia）又称外阴，指位于两股内侧的外露部分，前后分别以耻骨联合和会阴为界（图 2-1）。

（一）阴阜

阴阜（mons pubis）即耻骨联合前方的皮肤隆起，皮下脂肪组织丰富。青春期开始生长阴毛，呈倒三角形分布，两侧向下可延伸至大阴唇外侧面。

（二）大阴唇

大阴唇（labium majus）是近两股内侧的一对隆起的皮肤皱襞。大阴唇外侧面为皮肤，内有皮脂腺和汗腺，青春期开始长出阴毛，内侧面湿润似黏膜。皮下

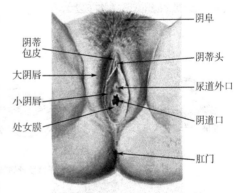

图 2-1 女性外生殖器

组织松弛，脂肪较厚，内含丰富的血管、淋巴管和神经，外伤时易形成血肿。未婚妇女的两侧大阴唇自然合拢，遮盖阴道口和尿道口；经产后向两侧分开；绝经后呈萎缩状，阴毛变稀。

（三）小阴唇

小阴唇（labium minus）是位于大阴唇内侧的一对较薄的皮肤皱襞。小阴唇表面湿润、色褐、无毛，神经末梢丰富，故非常敏感。两侧小阴唇在前端相互融合后分为前后两叶，分别形成阴蒂包皮和阴蒂系带。小阴唇后端与大阴唇后端融合，在正中线形成一条横行皱襞，即阴唇系带，经产妇此系带不明显。

（四）阴蒂

阴蒂（clitoris）即位于两侧小阴唇顶端下的海绵体组织，是阴茎的同源器官，具有勃起性。它分为三部分：前为阴蒂头，中为阴蒂体，后为一对阴蒂脚。阴蒂头显露于外阴，富含神经末

梢，对性刺激敏感。

（五）阴道前庭

阴道前庭（vaginal vestibule）为两侧小阴唇、阴蒂及阴唇系带形成的菱形区。该区域内有尿道外口和阴道口。阴道口与阴唇系带之间的浅窝称舟状窝，又称阴道前庭窝。经产妇因分娩影响，此窝消失。在此菱形区内有以下结构。

1. 前庭球 又称球海绵体，位于前庭两侧，由有勃起性的静脉丛构成。

2. 前庭大腺 又称巴多林腺，如黄豆大，左右各一，位于大阴唇后部，被球海绵体肌覆盖，正常情况下不能触及。腺管细长，开口于前庭后方小阴唇与处女膜之间的沟内，相当于小阴唇中后 1/3 交界处，性兴奋时分泌黏液起润滑作用。若因感染腺管口闭塞，形成前庭大腺脓肿；若仅腺管开口闭塞使分泌物集聚，形成前庭大腺囊肿。

3. 尿道外口 位于阴蒂头后下方的前庭前部，略呈圆形。其后壁上的一对并列腺体称尿道旁腺，其开口小，容易有细菌潜伏。

4. 阴道口及处女膜 阴道口位于尿道口后方。其周缘的一层有孔薄膜称处女膜。内含结缔组织、血管及神经末梢。处女膜孔多在中央，其形状、大小因人而异。性交或剧烈运动可使处女膜破裂，分娩后仅留有处女膜痕。

二 内生殖器

女性内生殖器（internal genitalia）包括阴道、子宫、输卵管及卵巢，后两者合称为子宫附件（uterine adnexa）（图 2-2）。

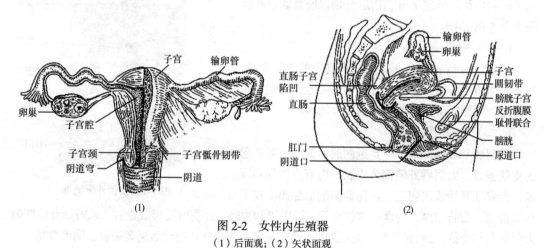

图 2-2　女性内生殖器
（1）后面观；（2）矢状面观

（一）阴道

阴道（vagina）为性交器官，也是月经血排出及胎儿娩出的通道。

阴道位于真骨盆下部中央，上宽下窄，上端包绕子宫颈，下端开口于阴道前庭后部。有前壁、后壁和两侧壁，正常情况下阴道前后壁相贴。前壁长 7～9cm，与膀胱、尿道相邻；后壁长 10～12cm，与直肠相贴。环绕子宫颈周围的阴道部分称阴道穹（vaginal fornix），按其位置分为前、后、左、右四个部分。其中后部最深，与处于盆腔最低部位的直肠子宫陷凹紧密相邻，临床上可经此处穿刺或引流，是某些疾病诊断和治疗的途径。

阴道壁由黏膜、肌层和纤维组织膜构成。黏膜由复层扁平上皮细胞覆盖，无腺体，受性激

6

素影响呈周期性变化。阴道壁表面呈淡红色，有许多横纹皱襞，具有较大伸展性，富有静脉丛，损伤后易出血或形成血肿。幼女或绝经后妇女阴道黏膜较薄，皱襞少，伸展性小，抵抗力差，易感染。

（二）子宫

子宫（uterus）系产生月经，孕育胚胎、胎儿及迫使胎儿娩出的器官。

1. **位置和形态** 子宫位于盆腔中央，膀胱与直肠之间，下端接阴道，两侧有输卵管和卵巢。膀胱空虚时，子宫一般呈前倾前屈位。正常情况下子宫颈下端处于坐骨棘水平稍上方。

子宫是肌性空腔器官，成人未孕时呈前后略扁的倒置梨形，长 7～8cm，宽 4～5cm，厚 2～3cm，重约 50g，子宫腔容量约 5ml。子宫分为子宫体和子宫颈两部分，上部较宽的部分称子宫体（corpus uteri），其上端隆起、钝圆的部分称子宫底（fundus uteri），子宫底两侧为子宫角（cornua uteri）；下部较窄呈圆柱状的部分称子宫颈（cervix uteri），由伸入阴道内的宫颈阴道部和阴道以上的宫颈阴道上部组成（图 2-3）。子宫体与子宫颈之比在婴儿期为 1∶2，性成熟期为 2∶1，老年期为 1∶1。

子宫体与子宫颈之间的狭窄部分称子宫峡部（isthmus uteri），非妊娠期长约 1cm，其上端因解剖上较狭窄，称解剖学内口；其下端因黏膜组织在此处由宫腔内膜转变成宫颈黏膜，称组织学内口，即子宫颈管内口。妊娠期子宫峡部逐渐伸展拉长，妊娠末期可达 7～10cm，形成子宫下段。宫腔呈上宽下窄的三角形，尖端朝下通子宫颈管，两侧角通输卵管。宫颈内腔又称子宫颈管，呈梭形，成年未育妇女长 2.5～3.0cm。其下端称子宫颈外口，未产妇的子宫颈外口呈圆形，经产妇的子宫颈外口受分娩影响，出现大小不等的横裂，形成前唇和后唇。

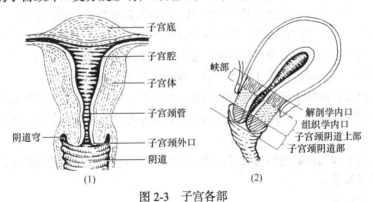

图 2-3 子宫各部
（1）子宫冠状断面；（2）子宫矢状断面

2. **组织结构** 子宫为腹膜间位器官，子宫体与子宫颈组织结构不同。

（1）子宫体：体壁自内向外由子宫内膜层、肌层和浆膜层 3 层构成。

子宫内膜为粉红色黏膜组织，又可分为 3 层，即致密层、海绵层及基底层。前 2 层自青春期开始，在性激素作用下发生周期性变化，故又称功能层；基底层紧靠子宫肌层，对性激素不敏感，无周期性变化。分布在内膜中的小血管来自子宫肌层，称螺旋动脉。

子宫肌层较厚，由平滑肌束、弹力纤维及胶原纤维组成，非妊娠时厚度约 0.8cm，内有血管穿行。由内向外可分 3 层：内层肌纤维呈环形，中层肌纤维较厚，交织排列，外层肌纤维纵行排列。肌层的这种排列有利于分娩时子宫收缩及产后子宫缩复，压迫血管止血。

子宫浆膜层为与子宫肌层紧贴的脏腹膜，覆盖于子宫体底部及前后面。在子宫前面近子宫峡部与子宫壁结合较疏松，并向前反折覆盖膀胱。在子宫后面，腹膜沿子宫后壁向下，至子宫颈后方及阴道穹后部再折向直肠，形成直肠子宫陷凹，亦称道格拉斯陷凹，并向上与后腹膜相连续。直肠子宫陷凹为女性腹膜腔最低位置，具有重要临床意义。

（2）子宫颈：主要由结缔组织构成，含少量平滑肌纤维及弹力纤维。子宫颈管黏膜被覆单层高柱状上皮，黏膜内腺体分泌碱性黏液，形成的黏液栓可堵塞子宫颈管。子宫颈管黏膜受性激素影响发生周期性变化。子宫颈阴道部由复层扁平上皮覆盖，表面光滑。子宫颈外口扁平上皮与柱状上皮交界处为宫颈癌的好发部位。

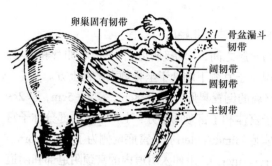

图 2-4　子宫各韧带

3. 子宫韧带　共有 4 对（图 2-4），主要由结缔组织增厚而成，有的含有平滑肌。

（1）圆韧带：呈圆索状，由结缔组织和平滑肌组成，长 12～14cm。起自双侧子宫角前面、输卵管近端下方，穿行于子宫阔韧带间，向前外侧伸展达两侧骨盆壁，再经过腹股沟管，终止于大阴唇前端。圆韧带肌纤维与子宫肌纤维连接，是维持子宫前倾的主要结构。

（2）阔韧带：是位于子宫两侧的双层翼状腹膜皱襞，从子宫侧缘延伸至两侧盆壁。分前后两叶，两叶间有少量结缔组织，较疏松易分离。阔韧带上缘游离，内 2/3 部包裹输卵管（伞部无腹膜遮盖），外 1/3 部移行为骨盆漏斗韧带或称卵巢悬韧带。在输卵管以下、卵巢附着处以上的阔韧带称输卵管系膜，其中有结缔组织及中肾管遗迹。卵巢与阔韧带后叶相接处称卵巢系膜。卵巢内侧与子宫角之间的阔韧带稍增厚，称卵巢固有韧带或卵巢韧带。在宫体两侧的阔韧带中有丰富的血管、淋巴管、神经及疏松结缔组织。阔韧带具有维持子宫位于盆腔中央的作用。

（3）主韧带：又称宫颈横韧带，为一对坚韧的平滑肌与结缔组织纤维束。位于阔韧带的下部，呈扇形，横行于子宫颈两侧和骨盆侧壁之间，向下附着于盆膈上筋膜，子宫血管及输尿管下段穿越此韧带。主韧带起固定子宫颈位置、保持子宫不下垂的作用。

（4）宫骶韧带：由结缔组织和平滑肌组成，外有腹膜遮盖。从子宫颈后面的上侧方呈弓形向后，绕过直肠止于第 2、3 骶椎前方的筋膜。其短厚有力，向后向上牵引子宫颈，间接维持子宫处于前倾位置。

上述韧带的牵拉与盆底组织的支托，使子宫保持在前倾前屈位。若韧带发育不良或者受到损伤，可导致子宫脱垂。

（三）输卵管

输卵管（fallopian tube or oviduct）是精子与卵子结合的场所，以及受精卵运行的通道（图 2-5）。

1. 位置和形态　输卵管位于阔韧带的上缘内，为一对细长而弯曲的肌性管道，全长 8～14cm。由内向外分为以下 4 部分。①间质部：潜行于子宫壁内的部分，长约 1cm，管腔最窄；②峡部：在间质部外侧，长 2～3cm，壁较厚，管腔较窄，为输卵管结扎术的部位；③壶腹部：在峡部外侧，长 5～8cm，壁薄，管腔较宽大，是卵子受精的部位；④伞部：为输卵管的末端，有许多细长的指状突起，称输卵管伞，长度不一，多为 1～1.5cm，有"拾卵"作用。

2. 组织结构　输卵管壁由黏膜层、肌层及浆膜层 3 层构成。

（1）内层：为黏膜层。由单层高柱状上皮组成，分为纤毛细胞、无纤毛细胞、楔状细胞及未分化细胞 4 种。

（2）中层：为平滑肌层。由内环行、外纵行的两层平滑肌组成，肌层有节律地收缩，可引起输卵管由远端向近端蠕动。

（3）外层：为浆膜层。系阔韧带上缘腹膜延伸包绕输卵管而成。

输卵管肌肉的收缩和黏膜上皮细胞的形态、分泌及纤毛摆动也受卵巢性激素的影响，呈周期性变化，但其内膜变化不如子宫内膜明显。

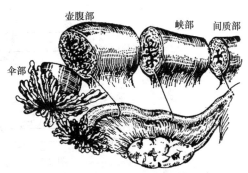

图 2-5 输卵管各部及其横断面

（四）卵巢

卵巢（ovary）是产生与排出卵子、分泌甾体激素的性腺器官。

1. 位置和形态 卵巢位于髂内、髂外动脉分叉处的卵巢窝内，在输卵管的后下方，为一对扁卵圆形的性腺，略呈灰红色。卵巢内侧以卵巢固有韧带与子宫相连，外侧以骨盆漏斗韧带连于骨盆壁。借卵巢系膜与阔韧带后叶相连接的部位称为卵巢门，卵巢血管和神经由此出入卵巢。卵巢的大小、形状随年龄而异。青春期前，卵巢表面光滑；青春期排卵后，表面逐渐凹凸不平；成年妇女的卵巢约为 4cm×3cm×1cm，重 5～6g；绝经后卵巢逐渐萎缩变硬。

2. 组织结构 卵巢表面无腹膜，覆盖的单层立方上皮称表面上皮。其内一层致密纤维组织称卵巢白膜。白膜下为卵巢实质，又分为皮质与髓质。皮质在外层，内有数以万计的始基卵泡及致密结缔组织，卵泡数随年龄增大而减少，皮质层也变薄；髓质在中央，无卵泡，内有疏松结缔组织，丰富的血管、淋巴管、神经及少量与卵巢悬韧带相连续的平滑肌纤维（图 2-6）。

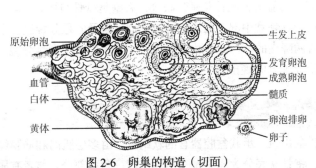

图 2-6 卵巢的构造（切面）

三 骨盆

骨盆（pelvis）具有支持躯干、传导重力和保护盆腔器官的重要作用，女性骨盆又是胎儿娩出的通道，其大小、形态将影响分娩过程。

（一）骨盆的组成

1. 骨盆的骨骼 骨盆由骶骨、尾骨及左右两块髋骨组成。每块髋骨又由髂骨、坐骨及耻骨融合而成；骶骨由 5～6 块骶椎融合而成，其上缘向前方突出形成骶岬，为产科骨盆内测量对角径的重要标志；尾骨由 4～5 块尾椎合成（图 2-7）。

2. 骨盆的关节 包括耻骨联合、骶髂关节和骶尾关节。骨盆前方两耻骨之间的纤维软骨连接，称耻骨联合。骶髂关节位于骨盆后方，由骶骨和髂骨的耳状面构成。骶骨与尾骨的联合处为骶尾关节，有一定活动度，骶尾关节病变可影响分娩。

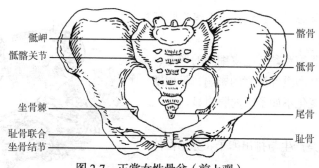

图 2-7　正常女性骨盆（前上观）

3. 骨盆的韧带　骨盆有两对重要的韧带。一是骶、尾骨与坐骨结节之间的骶结节韧带，厚而强韧，呈扇状；二是骶、尾骨与坐骨棘之间的骶棘韧带，较薄，呈三角形。两者与坐骨大、小切迹分别围成坐骨大孔和坐骨小孔，内有血管、肌肉和神经通过。骶棘韧带宽度即坐骨切迹宽度，是判断中骨盆是否狭窄的重要指标。妊娠期受性激素作用，韧带较松弛，各关节的活动度增加，有利于分娩时胎儿通过骨产道。

（二）骨盆的分界

以耻骨联合上缘、髂耻缘及骶岬上缘的连线为界，将骨盆分为上下两部分。上方为假骨盆，又称大骨盆，为腹腔的一部分，其前为腹壁下部，两侧为髂骨翼，后为第 5 腰椎。假骨盆径线的长短关系真骨盆的大小，测量假骨盆径线可间接了解真骨盆的情况。下方为真骨盆，又称小骨盆，是胎儿娩出的骨产道。真骨盆的上口为骨盆入口，下口为骨盆出口，其间为骨盆腔。骨盆腔呈前浅后深形态，其前壁为耻骨及耻骨联合，后壁是骶骨与尾骨，两侧为坐骨、坐骨棘、骶棘韧带。坐骨棘位于真骨盆中部，肛诊或阴道诊均可触及，是分娩过程中判断胎先露下降程度的重要标志。耻骨两降支的前部相连构成耻骨弓，其角度大小影响分娩。骨盆腔的中轴称骨盆轴，分娩时胎儿沿此轴方向娩出。

四　骨盆底

骨盆底是封闭骨盆出口、承载盆腔器官的软组织，由多层肌肉和筋膜组成。以两侧坐骨结节前缘的连线为界，将骨盆底分为尿生殖三角和肛门三角两部分。前者有尿道和阴道通过；后者有肛管穿过。骨盆底由外向内分为以下 3 层。

1. 外层　由会阴浅筋膜与肌肉组成。前者位于外生殖器、会阴皮肤及皮下组织的下方；肌肉处于深面，包括三对肌肉（球海绵体肌、坐骨海绵体肌、会阴浅横肌）和一块括约肌（肛门外括约肌），其肌腱会合于阴道外口与肛门之间，形成中心腱。

2. 中层　即泌尿生殖膈。由上下两层坚韧筋膜及一层薄肌肉（会阴深横肌及尿道阴道括约肌）组成，其中有尿道与阴道穿过。

3. 内层　即盆膈。为骨盆底最内层的坚韧层，由肛提肌及其内、外面的筋膜层组成，封闭真骨盆出口大部，由前向后有尿道、阴道及直肠穿过。肛提肌纤维有不同的排布，每侧从前内向后外由耻尾肌、髂尾肌、坐尾肌三部分组成。肛提肌在阴道及直肠周围的密切交织，除支撑盆底还有加强肛门括约肌与阴道括约肌的作用。

会阴（perineum）：广义的会阴是指盆膈以下封闭骨盆出口的所有软组织。狭义的会阴是指阴道口与肛门之间的软组织，厚 3～4cm，由外向内逐渐变窄呈楔形，表面为皮肤及皮下脂肪，内层为会阴中心腱，又称会阴体。妊娠期会阴组织变软有利于分娩；分娩时正确保护会阴，可防止严重会阴裂伤。

五 血管、淋巴及神经

（一）动脉

女性内外生殖器官的血液供应主要来自卵巢动脉、子宫动脉、阴道动脉及阴部内动脉。

1. 卵巢动脉　系腹主动脉的分支，分别供应输卵管、卵巢、子宫血液。

2. 子宫动脉　是髂内动脉前干主要分支。在腹膜后沿骨盆侧壁向下向前走行，继而转向内侧，穿行于阔韧带基底部的宫旁组织内，在子宫外侧相当于子宫峡部水平约2cm处，横跨输尿管达子宫颈外侧缘。之后分为上、下两支，分别供应子宫体、卵巢、输卵管、子宫颈及阴道上段血液。

3. 阴道动脉　为髂内动脉前干分支，主要供应阴道中段血液。

4. 阴部内动脉　为髂内动脉前干终支，分出以下4支动脉供应血液。①痔下动脉：分布于直肠下段及肛门部；②会阴动脉：分布于会阴浅部；③阴蒂动脉：分布于阴蒂及前庭球；④阴唇动脉：分布于大、小阴唇。

（二）静脉

所有盆腔静脉与同名动脉伴行，但数目远比动脉多，并在相应器官及其周围形成静脉丛，且互相吻合，故盆腔感染容易蔓延。卵巢静脉出卵巢门后形成静脉丛，右侧汇入下腔静脉，左侧汇入左肾静脉，故临床上左侧盆腔静脉曲张较多见。

（三）淋巴

女性生殖器官和盆腔组织具有丰富的淋巴系统。淋巴结通常沿相应的血管排列，其数目、大小和位置多不恒定。主要有外生殖器淋巴与盆腔淋巴两组。

当内、外生殖器官发生感染或恶性肿瘤发生淋巴转移时，往往沿其各自回流的淋巴管扩散，引起相应部位淋巴结肿大。

（四）神经

女性外生殖器主要受阴部神经支配。其由第Ⅱ、Ⅲ、Ⅳ骶神经分支组成，含感觉和运动神经纤维。内生殖器主要受交感神经与副交感神经支配。由于子宫平滑肌有自律性，完全切除其神经后仍能节律性收缩，且能完成分娩活动。临床上可见下半身截瘫的产妇仍能自然分娩。

六 邻近器官

女性生殖器官与盆腔其他器官不仅在解剖上互相邻近，而且其血管、淋巴及神经也有密切联系。因此，某一器官病变时，常常累及邻近器官。

（一）尿道

尿道为一长4~5cm的肌性管道，位于阴道前方，与阴道前壁相贴。起于膀胱三角尖端，穿过泌尿生殖膈，终于阴道前庭部的尿道外口。尿道外口位于阴道口的前方、阴蒂后方2.5cm处。尿道内括约肌为不随意肌，尿道外括约肌为随意肌，与会阴深横肌紧密相连，起紧缩尿道的作用。女性尿道短、宽而直，尿道外口与阴道口比邻，容易引起泌尿系统逆行性感染。

（二）膀胱

膀胱为一囊状肌性器官，排空的膀胱为锥体形，位于耻骨联合和子宫之间。其大小、形状、位置可因年龄、充盈状态及邻近器官的情况而变化。膀胱空虚时全部位于盆腔内，充盈时可凸向盆腔甚至腹腔。膀胱壁由浆膜、肌层及黏膜3层构成。腹膜在前腹壁下部覆盖膀胱顶，向后移行达子宫前壁，于两者之间形成膀胱子宫陷凹。此部以较疏松组织与子宫颈及阴道前壁相邻，正常情况下易分离。膀胱底部黏膜平滑无皱襞，形成膀胱三角，下角为尿道内口，两侧角为输尿管口。肌层由平滑肌纤维组成，外层和内层多为纵行，中层主要为环行，三层相互交织，对排尿起重要作用。

（三）输尿管

输尿管为一对细长的肌性圆索状管道，长约30cm。起自肾盂，开口于膀胱，粗细不一。自肾盂起始后在腹膜后沿腰大肌前面偏中线侧下行，在骶髂关节处跨过髂外动脉起点的前方移行于盆段，并继续在腹膜后弯曲向前，沿髂内动脉下行，达阔韧带基底部转向前内方，距子宫峡部外侧约2cm处，在子宫动脉后下方与之交叉，再经阴道穹侧部顶端绕向前内方，进入膀胱底，在膀胱肌壁内斜行1.5~2.0cm，开口于膀胱内面。在进行子宫附件切除或子宫动脉结扎时，应避免损伤输尿管。

（四）直肠

直肠位于盆腔后部，全长15~20cm，自左侧骶髂关节至肛门，上接乙状结肠，下续肛管。前与子宫及阴道相邻，后为骶骨。直肠上1/3段腹膜覆盖其前面及两侧面；中1/3段仅前面被腹膜覆盖；下1/3段全部位于腹膜外。直肠中段腹膜折向前上方延至子宫颈及子宫后壁，形成直肠子宫陷凹。肛管长2~3cm，终于肛门，其周围有肛门内、外括约肌及肛提肌。分娩处理及妇科手术时应避免损伤肛管、直肠。

（五）阑尾

阑尾一般位于右髂窝内，根部连于盲肠的后内方，远端游离，长7~9cm。其位置、长短、粗细变化较大，有的下端可达右侧输卵管及卵巢部位。妊娠期阑尾位置可随妊娠月份增加而逐渐向外上方移位。女性患阑尾炎时有可能累及子宫附件，应注意鉴别诊断。

第二节　女性生殖系统生理

女性生殖系统具有生殖和内分泌生理功能，与机体其他系统的功能相互联系、相互影响。掌握女性生殖系统基本生理知识是正确评估、诊断和护理生殖系统疾病的基础。

一　女性一生各阶段生理特点

女性从胚胎形成到衰老是一个渐进的生理过程，也体现了下丘脑-垂体-卵巢轴功能发育、成熟和衰退的生理过程。根据女性一生各阶段不同的生理特征，一般将女性一生分为胎儿期、新生儿期、儿童期、青春期、性成熟期、绝经过渡期和绝经后期等7个阶段，此7个阶段并无截然界限，可因遗传、环境、营养等因素的影响而有个体差异。

（一）胎儿期

胎儿期指从卵子受精至出生，共约266天（从末次月经算起为280天）。胚胎6~8周时原始生殖细胞快速有丝分裂，女性胚胎性腺分化为卵巢，中肾管退化，两条副中肾管发育成为女性生殖道。16～20周时生殖细胞数目达高峰，18～20周后，形成始基卵泡，是卵细胞储备的唯一形式。

（二）新生儿期

出生后4周内称新生儿期。因女性胎儿在母体内受胎盘及母体性腺产生的女性激素影响，故出生的新生儿外阴较丰满，乳房略隆起或少许泌乳。出生后因血中女性激素水平迅速下降，可出现少量阴道流血。这些均属生理现象，短期内即可消退。

（三）儿童期

从出生4周到12岁左右称儿童期。

1. 儿童早期（8岁之前）　下丘脑-垂体-卵巢轴功能处于抑制状态，此期生殖器为幼稚型。外阴和阴道上皮很薄，阴道狭长，无皱襞，细胞内缺乏糖原，阴道酸度低，抵抗力弱，易发生炎症。子宫体较小，子宫颈较长，两者比例为1:2，子宫肌层薄。输卵管弯曲而细长。卵巢长而窄，卵泡虽能大量自主生长，但仅发育到窦前期即萎缩、退化。子宫、输卵管及卵巢均位于腹腔内。

2. 儿童后期（约8岁起）　下丘脑促性腺激素释放激素（GnRH）抑制状态解除，卵巢内卵泡受促性腺激素的影响有一定发育并分泌性激素，但仍达不到成熟阶段。卵巢形态逐步变为扁卵圆形，子宫、输卵管及卵巢逐渐降至盆腔。皮下脂肪在胸、髋、肩部及外阴部堆积，乳房开始发育，初显女性特征。儿童期多数卵泡退化，近青春期只剩下30万～50万个。

（四）青春期

青春期是由儿童期向性成熟期过渡的一段快速生长时期，是内分泌、生殖、体格、心理等逐渐发育成熟的过程。WHO规定青春期为10～19岁。

青春期发动通常始于8～10岁，此时中枢性负反馈抑制状态解除，促性腺激素释放激素开始呈脉冲式释放，继而引起促性腺激素和卵巢性激素水平升高、第二性征出现，并最终获得成熟的生殖功能。青春期发动的时间主要取决于遗传因素，此外，尚与地理位置、体质、营养状况及心理精神因素有关。

女性青春期第一性征的变化是在促性腺激素作用下，卵巢增大，卵泡开始发育和分泌雌激素，生殖器从幼稚型变为成人型。阴阜隆起，大、小阴唇变肥厚并有色素沉着；阴道长度及宽度增加，阴道黏膜变厚并出现皱襞；子宫增大，尤其子宫体明显增大，占子宫全长的2/3；输卵管变粗，弯曲度减小；卵巢增大，皮质内有不同发育阶段的卵泡，致使卵巢表面稍呈凹凸不平。此时虽已初步具有生育能力，但整个生殖系统的功能尚未完善。

女孩第一次月经来潮称月经初潮，为青春期的重要标志。月经来潮提示卵巢产生的雌激素足以使子宫内膜增殖，雌激素达到一定水平且有明显波动时，引起子宫内膜脱落即出现月经。由于此时中枢对雌激素的正反馈机制尚未成熟，即使卵泡发育成熟也不能排卵，故月经周期常不规律，经5～7年建立规律的周期性排卵后，月经才逐渐正常。除生殖器官变化以外，还出现其他女性特有的性征即第二性征，包括音调变高、乳房发育、出现阴毛及腋毛、骨盆横径发育大于前后径、胸肩部皮下脂肪增多等，这些变化均呈现女性特征。

此外，青春期女孩发生较大心理变化，出现性别意识，对异性有好奇心，情绪和智力发生明显变化，容易激动，想象力和判断力明显增强。

（五）性成熟期

卵巢功能成熟并有周期性性激素分泌及排卵的时期称为性成熟期，一般自18岁左右开始，历时约30年。在性成熟期，生殖器官各部均有不同程度的周期性变化，此阶段是妇女生育功能最旺盛的时期，故也称生育期。

（六）绝经过渡期

卵巢功能开始衰退至最后一次月经的时期称为绝经过渡期。一般始于 40 岁，历时短至 1～2 年，长至 10 余年。此期由于卵巢功能逐渐衰退，卵泡不能发育成熟及排卵，因而月经不规律，常为无排卵性月经。最终由于卵巢内卵泡自然耗竭，对垂体促性腺激素丧失反应，导致卵巢功能衰竭，月经永久性停止，称绝经。中国妇女的平均绝经年龄为 50 岁左右。1994 年 WHO 推荐采用"围绝经期"（perimenopausal period）术语，并将其定义为从卵巢功能开始衰退直至绝经后 1 年内的时期。在围绝经期，由于雌激素水平降低，可出现血管舒缩障碍和精神神经症状，在机体自主神经系统的调节和代偿下，大多数妇女无明显症状，部分妇女可出现潮热、出汗、失眠、抑郁或烦躁等，称为绝经综合征。

（七）绝经后期

绝经后的生命时期为绝经后期。在早期阶段，卵巢虽然停止分泌雌激素，但其间质仍能分泌少量雄激素，此期经雄激素在外周转化而来的雌酮成为循环中的主要雌激素。妇女 60 岁以后机体逐渐老化，进入老年期。此期卵巢功能已完全衰竭，除整个机体发生衰老改变外，生殖器官亦进一步萎缩老化，主要表现为雌激素水平低落，不足以维持女性第二性征。因阴道局部抵抗力下降，易感染发生老年性阴道炎。因骨代谢失常引起骨质疏松，易发生骨折。

二 卵巢的周期性变化

卵巢为女性的性腺，其主要功能为排卵和分泌女性激素，这两种功能称为卵巢的生殖功能和内分泌功能。

（一）卵巢的周期性变化

从青春期开始到绝经前，卵巢在形态和功能上发生周期性变化，称为卵巢周期。

1. 卵泡的发育与成熟　根据卵泡的形态、大小、生长速度和组织学特征，可将其生长过程分为以下几个阶段：始基卵泡、窦前卵泡、窦状卵泡、排卵前卵泡。

排卵前卵泡为卵泡发育的最后阶段，卵泡液急骤增加，卵泡腔增大，卵泡体积显著增大，直径可达 18～20mm，卵泡向卵巢表面突出，其结构从外到内依次为卵泡外膜、卵泡内膜、颗粒细胞、卵泡腔、卵丘、放射冠、透明带（图 2-8）。

正常生育期女性每个月经周期可有 3～11 个卵泡发育，但通常只有一个发育成熟并排卵。妇女一生中一般只有 400～500 个卵泡发育成熟并排卵。

2. 排卵　卵母细胞及包绕它的卵丘颗粒细胞一起排出的过程称排卵。排卵前，由于成熟卵泡分泌的雌二醇在循环中达到对下丘脑起正反馈调节作用的峰值，促使下丘脑 GnRH 大量释放，继而引起垂体释放促性腺激素，出现 LH/FSH 峰。LH 峰是即将排卵的可靠指标，出现于卵泡破裂前 36 小时。排卵时随卵细胞同时排出的有透明带、放射冠及小部分卵丘内的颗粒细胞。

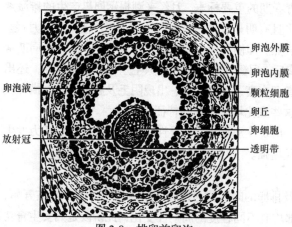

图 2-8　排卵前卵泡

卵泡液　放射冠　卵泡外膜　卵泡内膜　颗粒细胞　卵丘　卵细胞　透明带

排卵多发生在下次月经来潮前 14 日左右，卵子可由两侧卵巢轮流排出，也可由一侧卵巢连续排出。卵子排出后，经输卵管伞部捡拾、输卵管壁蠕动及输卵管黏膜纤毛活动等协同作用通过输卵管，并被运送到子宫腔。

3. 黄体形成及退化　排卵后卵泡液流出，卵泡腔内压力下降，卵泡壁塌陷，形成许多皱襞，卵泡壁的卵泡颗粒细胞和卵泡内膜细胞向内侵入，周围由结缔组织的卵泡外膜包围，共同形成黄体。排卵后 7～8 日（相当于月经周期第 22 日左右）黄体体积和功能达到高峰，直径 1～2cm，外观黄色。

若卵子未受精，黄体在排卵后 9～10 日开始退化。黄体功能一般仅维持 14 日，其机制尚未完全明确。黄体退化时黄体细胞逐渐萎缩变小，逐渐由结缔组织代替，组织纤维化，外观色白称为白体。黄体衰退后月经来潮，卵巢中又有新的卵泡发育，开始新的周期。

若排出的卵子受精，则黄体在胚胎滋养细胞分泌的绒毛膜促性腺激素（HCG）作用下增大，转变为妊娠黄体，至妊娠 3 个月末才退化。此后胎盘形成，分泌甾体激素维持妊娠。

（二）卵巢激素的合成及分泌

卵巢合成及分泌的性激素主要为雌激素、孕激素及少量雄激素，均为甾体激素。卵巢除分泌甾体激素外，还分泌一些多肽激素、细胞因子和生长因子。

1. 卵巢性激素分泌的周期性变化

（1）雌激素：卵泡开始发育时，雌激素分泌量很少，至月经第 7 日卵泡分泌雌激素量迅速增加，于排卵前达高峰，排卵后稍减少，排卵后 1～2 日，黄体开始分泌雌激素，使血液中雌激素水平又逐渐上升，在排卵后 7～8 日黄体成熟时，血液中雌激素水平形成第二高峰，此峰低于排卵前第一高峰。此后黄体萎缩，雌激素水平急剧下降，于月经期前达最低水平。

（2）孕激素：卵泡期卵泡不分泌黄体酮，排卵前成熟卵泡的颗粒细胞在 LH 排卵高峰的作用下黄素化，并分泌少量黄体酮，排卵后黄体分泌黄体酮逐渐增加，至排卵后 7～8 日黄体成熟时，分泌量达最高峰，以后逐渐下降，到月经来潮时降到卵泡期水平。

（3）雄激素：女性的雄激素主要来自肾上腺，少量来源于卵巢。卵巢的主要雄激素产物是雄烯二酮和睾酮，由卵泡膜和卵巢间质合成。排卵前血液中雄激素升高，一方面促进非优势卵泡闭锁，另一方面提高性欲。

2. 卵巢性激素的作用

（1）雌激素的生理作用

1）子宫内膜：促进子宫内膜细胞分裂、使内膜增生变厚，产生典型的增殖变化。雌激素是子宫内膜周期性变化的内在基础，参与月经后子宫内膜的再生和修复过程。

2）子宫肌：促进子宫平滑肌细胞的增生肥大，使肌层增厚；增进血运，促使和维持子宫发育；增加子宫平滑肌对缩宫素的敏感性。

3）子宫颈：使子宫颈口松弛、扩张，子宫颈黏液分泌增加，性状变稀薄，富有弹性，易拉成丝状，有利于精子通过。

4）输卵管：促进输卵管肌层发育及上皮的分泌活动，并可加强输卵管肌节律性收缩的振幅。

5）阴道上皮：促进阴道上皮基底层细胞增生、分化、成熟及表浅上皮细胞角化，黏膜变厚，并增加细胞内糖原含量，使阴道维持酸性环境。

6）外生殖器：使阴唇发育、丰满、色素加深。

7）第二性征：使乳腺管增生，乳头、乳晕着色，促使其他第二性征的发育。

8）卵巢：协同促性腺激素促使卵泡发育。

9）下丘脑、垂体：通过对下丘脑和垂体的正负反馈调节，控制促性腺激素的分泌。

10）代谢作用：促进水钠潴留；促进肝高密度脂蛋白合成，抑制低密度脂蛋白合成，降低循环中胆固醇水平，维持血管张力，保持血流稳定，有利于防止冠状动脉硬化；维持和促进骨基质代谢，对肠道钙的吸收、肾脏钙的重吸收及钙盐、磷盐在骨质中的沉积均具有促进作用，以维持正常骨质。

（2）孕激素的生理作用：孕激素通常在雌激素作用的基础上发挥作用。

1）子宫内膜：使增生期子宫内膜转化为分泌期内膜，为受精卵着床及胚胎发育作好准备。

2）子宫肌：降低子宫平滑肌兴奋性及其对缩宫素的敏感性，从而抑制子宫收缩，有利于胚胎及胎儿宫内生长发育。

3）子宫颈：使子宫颈口闭合，黏液变黏稠，形成黏液栓阻塞子宫颈口，阻止精子及微生物进入。

4）输卵管：使输卵管上皮纤毛细胞和管腔黏液分泌减少，抑制输卵管肌节律性收缩的振幅。

5）阴道上皮：加快阴道上皮细胞脱落。

6）乳房：促进乳腺腺泡发育。

7）下丘脑、垂体：孕激素在月经中期具有增强雌激素对垂体 LH 排卵峰释放的正反馈作用；在黄体期对下丘脑、垂体有负反馈作用，抑制促性腺激素分泌。

8）代谢作用：促进水钠排泄。

9）体温：黄体酮对体温调节中枢具有兴奋作用，可使基础体温（basal body temperature，BBT）在排卵后升高 $0.3\sim0.5℃$。临床上可以此作为判断是否排卵、排卵日期及黄体功能的标志之一。

（3）孕激素与雌激素的协同和拮抗作用：一方面，孕激素在雌激素作用的基础上，进一步促使女性生殖器和乳房的发育，为妊娠准备条件，二者有协同作用；另一方面，雌激素和孕激素又有拮抗作用，雌激素促进子宫内膜增生及修复，孕激素则限制子宫内膜增生，并使增生的子宫内膜转化为分泌期。其他拮抗作用表现在子宫收缩、输卵管蠕动、宫颈黏液变化、阴道上皮细胞角化和脱落，以及水钠潴留与排泄等方面。

（4）雄激素的生理作用

1）对女性生殖系统的影响：自青春期开始，雄激素分泌增加，促使阴蒂、阴唇和阴阜发育，促进阴毛、腋毛生长。但雄激素过多会对雌激素产生拮抗作用，如减缓子宫及其内膜的生长和增殖，抑制阴道上皮的增生和角化。长期使用雄激素，可出现男性化的表现。

2）对机体代谢功能的影响：雄激素能促进蛋白合成，促进肌肉生长，并刺激骨髓中红细胞增生。在性成熟期前，促使长骨骨基质生长和钙的保留；性成熟后可导致骨骺关闭，使生长停止。雄激素可促肾远曲小管对水、钠的重吸收并保留钙。雄激素还能促进免疫球蛋白合成，增加机体免疫力。

三 子宫内膜的周期性变化和月经

（一）子宫内膜的周期性变化

卵巢的周期性变化对整个生殖系统均有影响，其中尤以对子宫内膜的影响最为显著。

子宫内膜从形态学上可分为功能层（致密层和海绵层）和基底层。功能层是胚胎植入的部位，受卵巢激素变化的调节，具有周期性增生、分泌和脱落性变化，基底层在月经后再生并修复子宫内膜创面，重新形成子宫内膜功能层（图 2-9）。

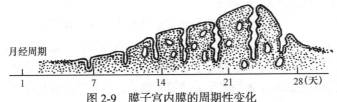

月经周期

1　　　7　　　14　　　21　　　28（天）

图 2-9　膜子宫内膜的周期性变化

以一个正常月经周期 28 日为例，其组织形态的周期性改变可分为以下 3 期。

1. 增生期　月经周期第 5～14 日，与卵巢周期中的卵泡期相对应。在雌激素作用下，子宫内膜基底层细胞开始增生并修复月经来潮时内膜功能层脱落造成的创面，使内膜厚度自 0.5mm 增生至 3～5mm。腺体增多、变厚，血管和间质细胞呈增生状态。

2. 分泌期　月经周期第 15～28 日，与卵巢周期中的黄体期相对应。黄体分泌的孕激素、雌激素使增生期内膜继续增厚，腺体进一步扩大、弯曲，出现分泌现象；血管更加弯曲，间质疏松并水肿。此时内膜厚且松软，含有丰富的营养物质，有利于受精卵着床发育。

3. 月经期　月经周期第 1～4 日，为子宫内膜功能层组织从基底层崩解脱落期。如卵子未受精，黄体开始退化，同时雌、孕激素水平下降引起子宫内膜萎缩，腺体分泌减少及螺旋动脉的舒缩反应。月经前 24 小时，螺旋动脉发生阵发性痉挛，导致远端血管壁及组织缺血坏死、剥脱，即月经来潮。

（二）正常月经

1. 月经　是指伴随卵巢周期性变化而出现的子宫内膜周期性脱落及出血。规律月经的建立是生殖功能成熟的重要标志。第一次月经来潮称为初潮。月经初潮年龄多在 13～15 岁，也可能早在 11～12 岁，迟至 15～16 岁。16 岁以后月经尚未来潮应查明原因。月经初潮年龄与营养、遗传、体质状况等因素有关。近年，月经初潮年龄有提前趋势。

2. 月经血的特征　月经血呈暗红色，除血液外，还有子宫内膜碎片、炎性细胞、子宫颈黏液及脱落的阴道上皮细胞。75%月经血来自动脉，25%来自静脉，由于纤维蛋白溶酶对纤维蛋白的溶解作用，导致月经血的高纤溶活性，有利于经血和组织纤维的液化和排出。通常月经血不凝，如出血速度过快也可形成血块。

3. 月经的临床表现　正常月经具有周期性。出血第 1 日为月经周期的开始，两次月经第 1 日的间隔时间称一个月经周期。一般为 24～35 日，平均 28 日。每次月经的持续时间称经期，一般为 2～8 日，平均 4～6 日。经量为一次月经的总失血量，正常月经为 30～50ml，经量多于 80ml 为月经过多。月经属生理现象，月经期一般无特殊症状，有些妇女可出现下腹及腰骶部不适，少数妇女可有头痛及轻度神经系统不稳定症状。

四　生殖器其他部位的周期性变化

（一）输卵管的周期性变化

输卵管的形态及功能在雌、孕激素作用下同样发生周期性变化。在雌激素的作用下，输卵管黏膜上皮纤毛细胞生长，体积增大；非纤毛细胞分泌增加，为卵子提供运输和种植前的营养物质。雌激素还促进输卵管发育及输卵管肌层的节律性收缩。孕激素则能减少输卵管的收缩频率并可抑制输卵管黏膜上皮纤毛细胞的生长,减低分泌细胞分泌黏液的功能。在雌、孕激素的协同作用下,受精卵才能正常通过输卵管到达子宫腔。

(二)宫颈黏液的周期性变化

在卵巢性激素的影响下,宫颈腺细胞分泌黏液的物理、化学性质及其分泌量均有明显的周期性改变。月经来潮后,体内雌激素水平降低,此时子宫颈管分泌的黏液量很少。随着雌激素水平提高,黏液分泌量不断增加,至排卵期子宫颈分泌的黏液变得非常稀薄、透明,拉丝度可达 10cm 以上。宫颈黏液涂片干燥后置于显微镜下检查,可见羊齿植物叶状结晶,这种结晶在月经周期第 6～7 日开始出现,到排卵期最为清晰而典型。排卵后受孕激素影响,黏液分泌量逐渐减少,质地变黏稠,拉丝度差,易断裂。涂片检查可发现结晶逐步模糊,至月经周期第 22 日左右完全消失,形成排列成行的椭圆体。临床上根据宫颈黏液检查,可了解卵巢的功能状态。

(三)阴道黏膜的周期性变化

随着月经周期雌、孕激素水平的变化,阴道黏膜也发生周期性改变,该变化在阴道上段最明显。增生期,阴道上皮在雌激素的作用下,底层细胞增生,逐渐演变为中层和表层细胞,使阴道上皮增厚;表层细胞出现角化,其程度在排卵期最明显。角化的细胞内富有糖原,寄生在阴道内的乳杆菌将糖原分解成乳酸,使阴道内保持酸性环境,可以防止致病菌的繁殖。排卵后,在孕激素的作用下,阴道黏膜的变化主要为表层细胞脱落。临床上可借助阴道脱落细胞的变化了解体内雌激素水平和有无排卵。

五 月经周期的调节

月经周期的调节是一个非常复杂的过程,主要涉及下丘脑、垂体和卵巢。下丘脑分泌促性腺激素释放激素通过调节垂体促性腺激素的分泌来调控卵巢功能。卵巢分泌的性激素对下丘脑-垂体又有反馈调节作用。下丘脑、垂体与卵巢之间相互调节、相互影响,形成一个完整而协调的神经内分泌系统,称为下丘脑-垂体-卵巢轴。

(一)下丘脑促性腺激素释放激素

促性腺激素释放激素(GnRH)是下丘脑弓状核神经细胞分泌的一种十肽激素,通过垂体门脉系统输送到腺垂体,其生理功能是调节垂体促性腺激素的合成和分泌。其分泌特征是脉冲式释放,脉冲频率为 60～120 分钟,其频率与月经周期时相有关。正常月经周期的生理功能和病理变化均伴有相应的 GnRH 脉冲式分泌模式变化。GnRH 的脉冲式释放可调节 LH/FSH 的比值。脉冲频率减慢时,血中 FSH 水平升高,LH 水平降低,LH/FSH 比值下降;频率增加时,LH/FSH 比值升高。

(二)垂体生殖激素

腺垂体分泌的直接与生殖有关的激素有促性腺激素和催乳素。

1. 促性腺激素　腺垂体的促性腺激素细胞分泌卵泡刺激素(FSH)和黄体生成素(LH),FSH 的主要生理作用是刺激卵泡生长发育并分泌雌激素;LH 的主要功能是与 FSH 协同作用,促使卵泡成熟及排卵,促进黄体生长发育并分泌孕激素和雌激素。

2. 催乳素(prolactin,PRL)　是由 198 个氨基酸组成的多肽激素,由腺垂体的催乳细胞分泌,具有促进乳汁合成功能。PRL 的分泌主要受多巴胺抑制性调节,促甲状腺激素释放激素(TRH)亦能刺激 PRL 的分泌。

（三）卵巢性激素的反馈调节

卵巢性激素对下丘脑-垂体分泌活动的调节作用称为反馈性调节作用。下丘脑的不同部位对性激素作用的反应性不同。使下丘脑兴奋，分泌性激素增多者称正反馈；反之，使下丘脑抑制，分泌性激素减少者称负反馈。

1. 雌激素　对下丘脑产生负反馈和正反馈两种作用。在卵泡期早期，一定水平的雌激素负反馈作用于下丘脑，抑制 GnRH 释放，并降低垂体对 GnRH 的反应性，从而实现对垂体促性腺激素脉冲式分泌的抑制。在卵泡期晚期，随着卵泡的发育成熟，当雌激素的分泌达到阈值并维持 48 小时以上时，雌激素即可发挥正反馈作用，刺激 LH 分泌高峰。

2. 孕激素　在排卵前，低水平的孕激素可增强雌激素对促性腺激素的正反馈作用。在黄体期，高水平的孕激素对促性腺激素的脉冲分泌产生负反馈抑制作用。

（四）月经周期的调节机制

1. 卵泡期　月经周期的长短取决于卵泡生长发育的速率和质量，即卵泡期的长短。在一次月经周期的卵巢黄体萎缩后，雌、孕激素水平降至最低，对下丘脑和垂体的抑制解除，下丘脑又开始分泌 GnRH，使垂体 FSH 分泌增加，促进卵泡发育，分泌雌激素，子宫内膜发生增生期变化，随着雌激素逐渐增加，其对下丘脑的负反馈增强，抑制下丘脑 GnRH 的分泌，使垂体 FSH 分泌减少。随着卵泡逐渐发育成熟，雌激素分泌达到高峰，对下丘脑产生正反馈作用，促使垂体释放大量 LH，形成 LH 高峰，FSH 同时亦形成一个较低峰值，大量 LH 和 FSH 协同作用，使成熟卵泡排卵。

2. 黄体期　排卵后，血液循环中 LH 和 FSH 均急剧下降，在少量 LH 和 FSH 作用下，黄体形成并逐渐发育成熟。黄体主要分泌孕激素，也分泌雌激素，使子宫内膜转变为分泌期。排卵后第 7~8 日血液中孕激素达到高峰，雌激素亦达到又一高峰。由于大量孕激素和雌激素共同的负反馈作用，垂体分泌的 LH 和 FSH 相应减少，黄体萎缩，使血液中雌、孕激素和抑制素水平降至最低点。雌、孕激素的减少解除了对下丘脑、垂体的负反馈抑制，抑制素 A 的降低解除了其对垂体 FSH 分泌的抑制性影响。这些作用共同促进 FSH 分泌增加，继而卵泡发育，开始下一个月经周期，如此周而复始（图 2-10）。

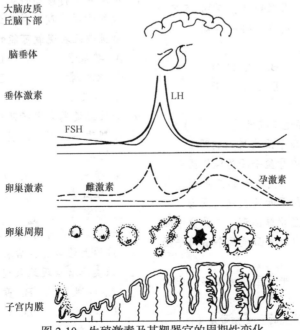

图 2-10　生殖激素及其靶器官的周期性变化

小结

本章介绍了女性生殖系统的解剖和生理的相关内容，包括外生殖器的名称及位置、内生殖器的结构及功能、骨盆的构成及分界、女性一生各阶段生理特点、卵巢的周期性变化、雌激素孕激素的生理功能、子宫内膜及生殖器官其他部位的周期性变化，以及下丘脑-垂体-卵巢轴的调节作用。

目标检测

一、选择题

A1/A2 型题

1. 患者，女，60 岁。该女 14 岁第一次月经来潮，每次月经持续时间为 5～7 日，每 28 日行经一次，50 岁绝经，经期无明显其他不适。该女初潮时间是（　　）
   A. 60 岁　　　B. 14 岁　　　C. 5～7 日
   D. 28 日　　　E. 50 岁

2. 患者，女，45 岁。经血过多 1 年余就诊。妇科检查示子宫增大如 4 个月妊娠大小，质韧，表面不规则，诊断子宫肌瘤，欲行"经腹全子宫切除术"。术中操作不易损伤输尿管的部位是（　　）
   A. 圆韧带　　　B. 骨盆漏斗韧带
   C. 阔韧带　　　D. 主韧带
   E. 宫骶韧带

3. 患者，女，28 岁。月经规律，周期 35 日，末次月经是 5 月 1 日。排卵日期大约是（　　）
   A. 5 月 6 日　　　B. 5 月 11 日
   C. 5 月 16 日　　　D. 5 月 21 日
   E. 5 月 26 日

4. 下列关于骨盆的描述正确的是（　　）
   A. 骨盆的三个假想平面均呈纵椭圆形
   B. 骨盆的入口和中骨盆平面为纵椭圆形，出口平面呈两个不同平面的三角形
   C. 骨盆的三个假想平面均呈横椭圆形
   D. 骨盆入口平面呈横椭圆形，中骨盆平面呈纵椭圆形，出口平面呈两个不同平面的三角形
   E. 骨盆入口及出口平面呈横椭圆形，中骨盆呈纵椭圆形

5. 保持正常子宫前倾位置的主要韧带是（　　）

   A. 阔韧带　　　B. 圆韧带　　　C. 主韧带
   D. 宫骶韧带　　　E. 骶结节韧带

6. 关于子宫峡部，下列描述正确的是（　　）
   A. 指子宫颈最狭窄的部分
   B. 指子宫体最狭窄的部位
   C. 子宫峡部的下端为组织学内口
   D. 在非妊娠期长约 0.1cm
   E. 妊娠足月时可拉长达 5～6cm

7. 使子宫内膜产生增生期变化的是（　　）
   A. 孕激素　　　B. 雌激素　　　C. 雄激素
   D. 促卵泡素　　　E. 黄体生成素

A3/A4 型题

（8～10 题共用题干）

患者，女，38 岁，已婚。平时月经规律，周期 28 日。近 2 个月出现淋漓不断少量阴道流血，查尿 HCG（-）。

8. 该患者进行诊断性刮宫术时，如果子宫内膜处于增生期，伴炎细胞浸润。则使该患者呈现此表现最可能的是（　　）
   A. 孕激素　　　B. 黄体生成素
   C. 雄激素　　　D. 促卵泡素
   E. 雌激素

9. 如果此类患者进行基础体温测定结果为双相型体温。则使该类患者呈现此表现最可能的是（　　）
   A. 孕激素　　　B. 黄体生成素
   C. 雄激素　　　D. 促卵泡素
   E. 雌激素

10. 如果此类患者于月经第 21 日进行宫颈黏液涂片检查时，结果为椭圆体结晶，则使该类患者呈现此表现最可能的是（　　）
    A. 孕激素　　　B. 黄体生成素
    C. 雄激素　　　D. 促卵泡素
    E. 雌激素

B 型题

（11～14 题共用题干）

    A. 间质部   B. 峡部 C. 壶腹部

    D. 伞部   E. 峡部与壶腹部交界处

11. 输卵管管腔最狭窄的部位是（　　　　）

12. 输卵管结扎术的结扎部位是（　　　　）

13. 正常的受精部位是（　　　　）

14. 具有"拾卵"作用的部位是（　　　　）

（15～20 题共用题干）

    A. 雌激素   B. 孕激素   C. 雄激素

    D. 卵泡刺激素   E. 黄体生成素

15. 可以增加子宫平滑肌对缩宫素敏感性的是（　　　）

16. 使子宫内膜呈分泌期的是（　　　　）

17. 可直接促进卵泡的生长发育并分泌雌激素的是（　　　　）

18. 促进卵泡成熟及排卵的是（　　　　）

19. 可以促进蛋白质的合成，促进阴毛、腋毛生长的是（　　　　）

20. 可以使基础体温升高 0.3～0.5℃的是（　　　　）

二、简答题

1. 简述骨盆构成的主要骨骼及其分界线的组成。

2. 简述子宫四对韧带及其主要作用。

3. 简述卵巢和子宫内膜的周期性变化。

（王　玉）

第三章　妇产科护理病历

护理病历书写是指护士通过病史采集、体格检查、查阅医疗病历、心理测量等方法获得有关资料，并对资料进行归纳、分析、整理的护理活动记录行为。妇产科护理病历是记录妇产科护士对服务对象实施整体护理的专业文件，其内容包括护理评估、护理诊断、护理计划（包括护理目标及护理措施）、实施及评价五个部分。妇产科护理病历书写要求客观、真实、准确、及时和完整。护理人员在书写妇产科护理病历时，应以护理程序为指导，通过护理评估确定护理诊断，并进一步确定预期目标、护理措施，在实施护理措施后，应及时记录实施情况，并做出护理评价。

 护理评估

护理评估是护理程序的第一步，是指收集有关护理对象生理、心理、社会方面的健康资料，并进行分析、整理、判断的过程。通过细致全面的护理评估可发现和确认护理对象的护理问题或需求。妇产科护理评估主要包括病史采集、体格检查（身体状况）、辅助检查和心理社会评估。

（一）病史采集

1. 病史采集的方法　因女性生殖系统疾病涉及患者隐私及与性相关的内容，采集病史时，护士应态度和蔼、语言亲切、关心尊重患者。询问病情时有针对性，勿遗漏关键性内容，防止漏诊或误诊发生，且注意避免暗示及主观臆测。护士与患者交谈时，语言应通俗易懂，尽量少用医学术语。对病情严重的患者，在初步了解病情后应立即配合医生进行抢救，以免贻误治疗。外院转诊者，应及时索阅病情介绍作为重要参考资料。对无法自己口述的危重患者，可询问最了解其病情的家属或亲友。在询问病史时需注意尊重患者隐私权，勿反复追问患者不愿诉说的情节，患者拒绝陈诉与性生活有关的情况时，可先行检查，明确病情后再补充询问与性生活有关的问题。

2. 病史采集内容

（1）一般项目：包括患者的姓名、性别、年龄、民族、籍贯、职业、婚姻、住址、入院日期、入院方式、病史记录日期、病史陈述者及其可靠程度。若病史陈述者非患者本人，应注明陈述者与患者关系。

（2）主诉：指促使患者就诊的主要症状（或体征）及其持续时间。确切的主诉可帮助初步估计疾病大致范围、病情轻重与急缓。记录主诉力求简明扼要，通常不超过 20 字，尽可能用患者自己的语言。妇科临床常见症状有外阴瘙痒、阴道流血、白带异常、闭经、下腹痛、下腹部包块及不孕等。若患者有停经、阴道流血及腹痛 3 种主要症状，应按其发生时间顺序，将主诉书写为停经×日，阴道流血×日，腹痛×小时。若患者就诊时无任何自觉症状，仅妇科普查时发现子宫肌瘤，主诉应据实写为普查发现"子宫肌瘤"×日。

（3）现病史：指患者患病后的全过程，是病史的主体部分。主诉症状是现病史的核心部分，现病史一般包括以下 7 个方面。

1）起病情况与患病时间：按时间顺序询问整个病史，询问起病的时间、病因、诱因、最初症状及其严重程度。如先后出现几个症状则需追溯到首发症状，然后分别作记录。

2）主要症状及其发展变化的情况：询问发病性质、部位、程度、持续时间、导致症状变化的可能原因。

3）伴随的症状：是指在主要症状基础上又同时出现的一系列其他症状。它通常是鉴别的依据，因此应详细询问。

4）诊疗经过及效果：患者就诊前已接受过其他医疗单位的诊治时，应详细询问何时、在何医院接受过的检查、治疗和结果等。

5）一般情况：如情绪、精神、食欲、睡眠、体重及大小便等均应询问。

6）与本次发病有关的既往发病情况及其诊疗经过。

7）曾采取的护理措施及效果。

（4）既往史：指患者过去健康和疾病的情况，包括以往一般健康状况、疾病史、预防接种史、手术外伤史、输血史、药物及食物过敏史（说明对何种药物、食物过敏）。若患过某种疾病，应记录疾病名称、患病时间及诊疗转归。

（5）月经史：应询问初潮年龄、月经周期及经期持续时间、经量（经量可询问每日更换卫生垫次数或经期用量）、经期伴随症状（如乳房胀痛、水肿、精神抑郁或易激动等，有无痛经及疼痛部位、性质、程度，以及痛经起始和消失时间）、绝经时间等。记录格式：初潮年龄 $\frac{经期}{月经周期}$ 绝经年龄。例如，女性，12 岁初潮，月经周期 29～31 日，持续 4～5 日，51 岁绝经，可简写为 $12\frac{4\sim5}{29\sim31}51$。常规询问并记录末次月经（LMP）起始日期及其经量和持续时间。若末次月经流血情况不同于以往正常月经时，还应问询前次月经（PMP）起始日期。绝经患者应询问绝经年龄，绝经后有无阴道流血、阴道分泌物增多或其他不适。

（6）婚育史：记述未婚或已婚，询问婚次及每次结婚年龄、是否近亲结婚（直系血亲及三代旁系血亲）、男方健康状况、有无性病史及双方性生活情况等。生育情况包括足月产、早产、流产次数及现存子女数（可简写为足-早-流-存或孕×产×或 G_xP_x），举例：女性，足月产 0 次，早产 1 次，流产 1 次，现存子女 1 人，可记录为 0-1-1-1 或孕 2 产 1 或 G_2P_1。询问分娩方式、有无难产史、新生儿出生情况、有无产后大量出血或产褥感染史、自然流产或人工流产情况、末次分娩或流产的日期、采用何种计划生育措施及其效果等。

（7）个人史：询问患者的生活及居住情况、出生地及曾居住地、有无烟酒嗜好、有无毒品使用史、生活方式、自理程度及卫生习惯等。

（8）家族史：询问患者双亲、兄弟姐妹及子女的健康情况，了解家庭成员有无遗传性疾病（如血友病、白化病等）、可能与遗传有关的疾病（如糖尿病、高血压等）及传染病（如结核等），应特别注意家族中是否有与患者同样的疾病。

（二）体格检查

妇产科患者的体格检查包括全身检查、腹部检查及盆腔检查。

1. 全身检查 常规测量体温、脉搏、呼吸及血压，必要时测量体重和身高；观察患者神志、精神状态、面容、体态、步态、全身发育及毛发的分布情况；检查皮肤、浅表淋巴结、头部器官、颈、乳房、心、肺、脊柱及四肢等。

2. 腹部检查 是妇产科体格检查的重要组成部分。视诊：了解腹部形状，观察腹壁有无水肿、瘢痕、静脉曲张、妊娠纹、腹壁疝、腹直肌分离等。触诊：了解腹壁厚度，肝、脾、肾有无增大及压痛，腹部有无压痛、反跳痛和肌紧张，能否触及包块及其部位、大小、形状、质地、活动度、表面是否光滑及有无压痛等。叩诊：应注意鼓音及浊音的分布范围，有无移动性浊音。听诊：了解肠鸣音情况。若合并妊娠时应测腹围、子宫底高度，检查胎位、听诊胎心及判断胎儿大小等。

3. 盆腔检查 为妇产科特有的检查。检查前根据需要应备无菌手套、阴道窥器、肥皂水及生理盐水等。

（1）基本要求

1）护士应关心体贴患者，做到态度严肃、语言亲切、检查仔细、动作轻柔。检查前做好解释工作，告知患者盆腔检查可能引起的不适，消除其紧张情绪。

2）嘱患者检查前排空膀胱，必要时导尿。大便充盈者排便或灌肠后检查。

3）为避免感染或交叉感染，臀部下置垫单或纸单，无菌手套和检查器械应一人一换。

4）患者取膀胱截石位（尿瘘患者需取膝胸卧位），臀部置于台缘，头部略抬高，两手平放于身旁，使腹肌松弛。检查者面向患者，立在患者两腿之间。不宜搬动的危重患者，在病床上检查。

5）经期避免盆腔检查，但异常阴道流血需检查者除外，检查前应注意消毒外阴，防止发生感染。

6）无性生活患者禁做阴道窥器及双合诊检查，可行直肠-腹部诊。确有检查必要时，需先征得患者及家属同意，方可作阴道窥器或双合诊检查。

7）男护士对患者进行盆腔检查时，需一名女性医务人员在场，以减轻患者的紧张心理及避免不必要的误会发生。

8）腹壁肥厚、高度紧张不合作者，若盆腔检查不满意，可行 B 型超声检查，必要时可在麻醉下进行盆腔检查。

（2）检查方法及步骤

1）外阴部检查：观察外阴发育情况、阴毛多少、色泽和分布，有无畸形、皮炎、溃疡、赘生物或肿块，观察皮肤和黏膜色泽与质地，有无色素减退及增厚或萎缩。分开小阴唇，暴露阴道前庭，观察尿道口及阴道口。观察尿道口周围黏膜色泽及有无赘生物，注意处女膜是否完整。无性生活女性处女膜一般完整未破，其阴道口勉强可容一示指；有性生活女性的阴道口能容两指通过；经产妇的处女膜因受分娩等因素影响仅余残痕。必要时可嘱患者用力向下屏气，观察有无阴道前后壁膨出、子宫脱垂或压力性尿失禁等。

2）阴道窥器检查：无性生活者未经本人及家属同意，禁用窥器检查。临床常用鸭嘴形阴道窥器，可以固定，便于阴道内治疗操作。阴道窥器有大小之分，应根据阴道宽窄、松紧选用。放置方法：先将窥器前后两叶前端合拢，表面涂润滑剂（拟行宫颈细胞学检查或取阴道分泌物行涂片检查时，改用生理盐水润滑，以免影响涂片质量）以利插入，避免损伤；检查者用一手拇指和示指将两侧小阴唇分开，另一手持窥器避开敏感的尿道周围区，斜行沿阴道侧后壁缓慢插入阴道内，边推进边将窥器两叶转正并逐渐张开，暴露子宫颈、阴道壁及穹隆，然后旋转窥器，充分暴露阴道各壁（图3-1）。冬天气温较低时，可将窥器前端置于40～45℃润滑剂中预热，防止因窥器温度影响检查结果。取出窥器时同样应先将两叶合拢后再沿阴道侧后壁退出，以免阴道壁黏膜和小阴唇被夹入两叶间而引起疼痛不适或损伤。

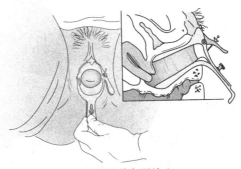

图3-1 阴道窥器检查

阴道窥器放置好后，进行阴道与子宫颈的视诊。阴道视诊：旋转阴道窥器，仔细检查阴道四壁及穹隆，避免由于窥器两叶的遮盖而造成漏诊。注意观察阴道前后壁、侧壁及穹隆黏膜颜色、皱襞，有无溃疡、赘生物、囊肿、阴道膈及双阴道等；注意观察阴道内分泌物的量、性质、色泽及有无臭味。阴道分泌物异常者应取分泌物送检做滴虫、假丝酵母菌、淋菌等检查。子宫颈视诊：应注意观察子宫颈大小、颜色、外口形状，有无出血、撕裂、糜烂、外翻、腺囊肿、息肉、赘生物等，子宫颈管内有无出血或分泌物。同时可采集宫颈外口鳞-柱交接部脱落细胞行宫颈细胞学检查。

3）双合诊：是盆腔检查中最重要的项目。检查者一手的两指或一指放入阴道，另一手在腹部配合检查，称为双合诊。双合诊的目的是检查阴道、子宫颈、子宫体、附件、宫旁结缔组织及骨盆腔内壁有无异常。双合诊时，检查者戴无菌手套，一手示、中两指蘸润滑剂，顺阴道后壁轻轻插入，检查阴道通畅度、深度、弹性，有无畸形、瘢痕、肿块及阴道穹隆情况。扪触子宫颈大小、形状、硬度及外口情况，观察有无接触性出血及宫颈举痛。扪清子宫颈情况后，检查者可将阴道内手指置于子宫颈后方，另一只手掌心朝下，手指平放在患者腹部平脐处，当阴道内手指向上向前方抬举子宫颈时，腹部的手向下向后按压腹壁，并由脐部逐渐向耻骨联合部位移动，通过内、外手指的相互协调配合，扪清子宫位置、形状、大小、软硬度、活动度及有无压痛（图3-2）。扪清子宫后，检查者将阴道内手指置于两侧穹隆部并尽可能向盆腔深部扪触，腹部的手从同侧下腹壁髂嵴水平开始由上及下按压腹壁，与阴道内手指相互配合，以触摸该侧子宫附件区有无肿块、增厚或压痛（图3-3）。正常卵巢偶可扪及，触后稍有酸胀感。正常输卵管不能扪及。

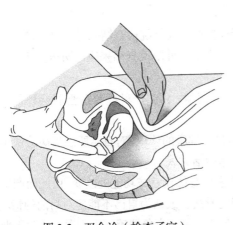

图3-2 双合诊（检查子宫）

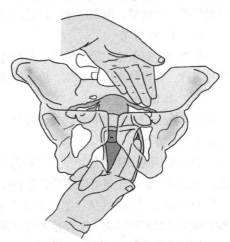

图3-3 双合诊（检查附件）

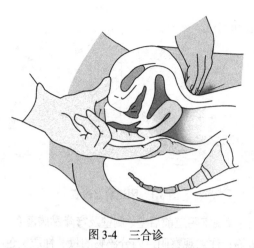

图 3-4　三合诊

4）三合诊：经直肠、阴道、腹部联合检查，称为三合诊。检查者将一手示指放入阴道，中指插入直肠以替代双合诊时的阴道内两指，其余检查步骤与双合诊相同（图 3-4），三合诊是对双合诊检查不足的重要弥补。通过三合诊能了解后倾或后屈子宫大小，发现子宫后壁、直肠子宫陷凹、宫骶韧带和盆腔后部的病变，估计病变范围及其与子宫或直肠的关系，扪诊阴道直肠隔，了解骶骨前方或直肠内有无病变。

5）直肠-腹部诊：检查者一手示指伸入直肠，另一手在腹部配合检查，称为直肠-腹部诊。适用于无性生活史、阴道闭锁、经期或有其他原因不宜行双合诊的患者。

行双合诊、三合诊或直肠-腹部诊时，应掌握以下注意事项：①当两手指放入阴道后，若患者感到疼痛不适，可用示指替代双指进行检查；②三合诊时，中指伸入肛门时，可嘱患者似解大便一样用力向下屏气，使肛门括约肌放松以利中指进入，这样可减轻患者疼痛和不适感；③若患者腹肌紧张，可边检查边与患者交谈，使其张口呼吸而使腹肌放松；④当由于疾病等原因无法查明盆腔内解剖关系时，应停止检查，如继续强行扪诊，不仅患者难以耐受，且往往徒劳无益。

（3）记录：盆腔检查结束后，检查结果按下列解剖部位及先后顺序进行记录。

1）外阴：记录外阴发育情况及婚产式（未婚、已婚未产或经产）。有异常发现时，应仔细描述。

2）阴道：记录阴道是否通畅，黏膜情况，分泌物量、色、性状，以及有无臭味。

3）子宫颈：记录子宫颈大小、硬度，有无柱状上皮异位、撕裂、息肉、腺囊肿，有无接触性出血、宫颈举痛等。

4）子宫体：记录子宫位置、大小、硬度、活动度，有无压痛等。

5）附件：记录附件区有无肿块、增厚或压痛。若扪及肿块，应描述其位置、大小、硬度、表面光滑度、活动度，有无压痛，以及其与子宫和骨盆壁的关系。左右两侧情况分别记录。

（三）辅助检查

辅助检查主要包括实验室检查、各种特殊诊断仪器检查及外院检查结果等，记录时均应注明项目名称、检查结果出具单位、检查结果及检查日期等。外院检查结果应注明医院名称。

（四）心理-社会评估

根据 Gordon 提出的功能性健康型态护理评估理论框架，将妇产科患者心理-社会评估内容分为以下四个方面。

1. 自我健康感知型态的评估　了解服务对象对自身健康的认识，对自己所患疾病的认识和态度，对治疗、护理的期望与感受，是否存在不健康生活方式。

2. 自我概念型态的评估　了解患者住院后是否发生身体器官或功能的改变，由此而产生的对形象和生活方式的影响，患者是否对自我有消极的看法，或认为自己不能应对目前的情境。评价服务对象有无焦虑、恐惧、沮丧、愤怒等情绪反应，是否有负罪感、无用感、孤独无助感等心理感受。

3. 压力与压力应对型态评估　了解服务对象近期有无重大生活事件，以及因此而出现的应对能力、应对方式、应对效果及支持系统等。

4. 价值与信念型态评估　了解服务对象人生观、价值观及宗教信仰等。

二　常见的护理诊断/医护合作性问题

护理诊断是关于个人、家庭、社区对现存的或潜在的健康问题的一种临床判断，是护士为达到预期的结果选择护理措施的基础，是护士独立采取措施能够解决的问题。当妇产科护士通过评估全面收集服务对象的健康资料后，应对资料加以分析，确认健康问题、形成护理诊断。护理诊断可分为现存的、潜在的、健康的和综合的几种类型。我国目前使用的是北美护理诊断协会（NANDA）认可的护理诊断。

合作性问题是指需要护士观察和监测以及时发现的某些疾病过程中的并发症，这些并发症需要护士与其他健康保健人员尤其是医生共同合作解决。对合作性问题，护理措施的重点是监测和执行医嘱。

确认相应的护理诊断和合作性问题后，按照其重要性和紧迫性排列先后顺序，使护士能根据其轻重缓急采取相应措施。

三　护理目标

护理目标也称预期结果，是指通过护理照顾之后，护士期望患者能够达到的健康状态或在行为上的改变，也是护理效果评价的标准。根据实现目标所需时间的长短将护理目标分为短期目标和长期目标两种。

1. 长期目标　指需要相对较长时间（数周、数月）才能达到的目标。常常用于妇科慢性炎症患者、术后康复患者。

2. 短期目标　指在较短的时间内（几小时、几天）能够达到的目标，适用于住院时间较短、病情变化快者。

四　护理措施

护理措施是指有助于实现预期目标的护理活动及其具体实施方法。护士应针对护理诊断提出的原因，结合服务对象的具体情况，运用护理知识和经验制订护理措施。

1. 护理措施的分类　护理措施可分为以下3类。

（1）依赖性护理措施：指护士执行医嘱的护理活动，护士在执行医嘱过程中应能判断医嘱的正确与否。

（2）协作性护理措施：指护士与其他医务人员共同合作完成的护理活动。例如，与营养师一起制订符合服务对象病情的饮食计划。

（3）独立性护理措施：指护士运用护理知识和技能可以独立完成的护理活动，包括生活护理、健康教育、心理护理等。

2. 制订护理措施的注意事项　①护理措施必须具有一定的理论依据；②护理措施应有针对性；③护理措施应切实可行、因人而异；④护理措施应以保证服务对象的安全为前提；⑤护理措施应具体、细致、完整，一项完整的护理措施应包括日期、具体做什么、怎样做、执行时间和签名；⑥鼓励服务对象参与制订护理措施，这样可使服务对象更乐于接受与配合，保证护理措施的最佳效果。

五 结果评价

护理结果评价是护理程序的最后一个步骤，是对整个护理效果的鉴定。护理结果评价是指按预期目标所规定的时间，将护理后服务对象的健康状况与护理目标进行比较并做出评定和修改。通过及时准确的护理评价可以了解服务对象对健康问题的反应、验证护理效果、调控护理质量、积累护理经验。实施护理评价后，应对目标部分实现或未实现的原因进行分析，找出问题所在，重新收集服务对象资料，调整护理诊断和护理计划。

附：1. 妇科门诊病历书写

姓名：×× 性别：女 出生日期：××年×月×日 家庭地址：××

过敏史：未发现

时间：××年×月×日

主诉：停经 38 日

现病史：LMP 09.10.16，停经 38 天，自测尿液妊娠试验（＋）

既往史：体健

月经史：14 4～5/28～30，量中等，痛经（＋），末次月经 09.10.16

婚育史：1-0-2-1，末孕药流，工具避孕

家族史：无特殊

体健：外阴已婚式

阴道：畅，分泌物量中，乳白

宫颈：颈光，轻度糜烂，宫口可见一赘生物，约绿豆大

宫体：前位，质中，举痛（－）双附件未及

初步诊断：早期妊娠、腹痛、出血随诊

处理：B 超（孕 80 日左右）

2. 护理记录（妇产科病例摘要+护理病程记录）

妇产科病例摘要

现病史：患者×××，女，44 岁，平素月经规律，4/29 日，量中等，无痛经。2 年前开始月经量增多，经期延长，周期缩短，6～8/27 日，每次月经多用一包卫生巾。当时无头晕乏力，无腹痛，无尿频，尿急，尿痛，无肛门坠胀及里急后重感。同年单位体检发现子宫肌瘤 6cm×7cm，之后定期复查，1 年前自觉尿频，每日小便 10 余次，夜间小便 2 次，有尿不净感，无尿急、尿痛，偶感腰酸。当时在我院查子宫增大如妊娠 13 周大小，建议手术，患者拒绝。1 年来自己可于下腹部触及包块。自觉逐渐增大。尿频加重。经量较前无明显增多。无其他不适。近日于外院查子宫如妊娠 15 周大小，B 超示：子宫多发肌瘤，最大者 9.3cm×9.1cm×8.2cm，为进一步诊治收入院。患者自发病以来精神、食欲、睡眠可，小便如前所述，大便如常，体重无明显变化。

护理病程记录

患者术后第 1 日，体温 38.1℃，主诉咳嗽、咳痰。检查：腹部切口洁净干燥，阴道无分泌物。保留导尿管持续开放。

患者术后第 2 日，体温 38.2℃。咳嗽仍较剧，痰不易咳出。嘱患者多翻身活动，给予雾化

吸入。今已肛门排气，上午遵医嘱拔除保留导尿管。

患者术后第 3 日，体温 37.6℃，咳嗽较前减轻，自觉舒适，今日改半流食。仍有低热，遵医嘱继续应用抗感染药物治疗。自动排尿通畅。近 3 日体温已降至正常，腹部切口愈合良好。咳嗽减轻，一般情况良。

小结

本章通过对妇产科护理病历进行概述，让学生对妇产科护理工作建立整体的观念，要求掌握护理评估方法、常见的护理诊断和护理措施；熟悉护理目标、结果评价方法，并以本章为基础，通过不断的临床实践，逐步掌握妇产科的检查技术。

目标检测

一、选择题

A1 型题

1. 询问患者的月经史，一般不包括（　　）
   A. 初潮年龄　　　　B. 周期与持续时间
   C. 月经量及颜色　　D. 白带情况
   E. 末次月经时间

2. 末次月经可缩写为（　　）
   A. LMP　　B. PMP　　C. GMP
   D. PML　　E. GPT

3. 妇科检查患者一般采取的体位是（　　）
   A. 膀胱截石位　　　B. 膝胸卧位
   C. 平卧位　　　　　D. 侧卧位
   E. 俯卧位

4. 关于妇科检查注意事项，下列描述正确的是（　　）
   A. 月经期也可常规进行盆腔检查
   B. 在做盆腔检查时，臀垫不必每人一换
   C. 除尿瘘外，检查时应行膀胱截石位
   D. 男医师对未婚者检查时，无须其他人陪护
   E. 对肥胖妇女检查困难时，可令患者憋气用力

A2 型题

5. 患者，女，45 岁。足月产 3 次，无早产，流产 1 次，现存子女 2 人，下列关于该患者生产史的记录，正确的是（　　）
   A. 0-1-3-2　　B. 3-0-1-2　　C. 1-2-0-3
   D. 2-3-1-0　　E. 0-1-2-3

6. 患者，女，18 岁。未婚，无性生活史。自诉近日于下腹部摸到一肿块，疑"卵巢囊肿"，应进一步进行的检查是（　　）

A. 下腹部触诊　　B. 下腹部叩诊
C. 直肠-腹部诊　　D. 双合诊
E. 三合诊

7. 患者，女，42 岁。自诉一周前发现下腹部包块，无痛，来院就诊。双合诊检查子宫时，下列未能发现的项目是（　　）
   A. 大小　　　B. 位置　　　C. 活动度
   D. 硬度　　　E. 宫颈糜烂程度

A3/A4 型题

（8～10 题共用题干）

某妇女的月经周期可以被描述为 $12\dfrac{3\sim5}{29}45$。

8. 该妇女的月经周期是（　　）
   A. 12 日　　　B. 45 日　　　C. 3～5 日
   D. 12～45 日　　E. 29 日

9. 该妇女的初潮年龄是（　　）
   A. 3 岁　　　B. 5 岁　　　C. 12 岁
   D. 29 岁　　　E. 45 岁

10. 该妇女的经期是（　　）
    A. 3～5 日　　B. 12 日　　　C. 29 日
    D. 30 日　　　E. 45 日

二、名词解释

1. 双合诊
2. 三合诊
3. 直肠-腹部诊

三、简答题

简述妇科盆腔检查时的基本要求。

（单伟颖）

第四章　妊娠期妇女的护理

妊娠期是女性特殊的生理时期，在妊娠过程中，母体各系统将发生一系列生理变化，尤其以生殖系统变化最为明显。通过加强妊娠期保健、促进母儿健康，从而保证母儿平安度过妊娠期。本章主要介绍妊娠生理、妊娠期母体变化、妊娠诊断、妊娠期管理及分娩的准备。

第一节　妊娠生理

妊娠（pregnancy）是胚胎和胎儿在母体内发育成长的过程，是变化非常复杂又极为协调的生理过程。卵子受精是妊娠的开始，胎儿及其附属物自母体排出是妊娠的终止。自卵子受精至胎儿娩出，一般为266日左右。为便于计算，临床通常从末次月经第1日起计算妊娠时间，足月妊娠约为280日（40周）。

受精与着床

（一）受精

精子和卵子结合，形成受精卵的过程称为受精（fertilization）。通常发生在排卵后12小时内，受精的过程约需24小时。受精的卵子称受精卵或孕卵。

正常发育成熟并已获能的精子和正常发育成熟的卵子相遇是受精的必要条件。精子进入阴道后，经子宫颈管、子宫腔到输卵管腔，被生殖道中的α、β淀粉酶水解，解除了精子顶体酶上的"去获能因子"，降低了精子顶体膜的稳定性，使精子具备受精能力，此过程为精子获能，约需7小时。成熟卵子从卵巢排出后，被输卵管伞部"拾起"进入输卵管，并在输卵管壶腹部与峡部连接处等待受精。当获能精子与成熟卵子在输卵管壶腹部相遇时，精子头部顶体外膜与精细胞膜破裂，释放出顶体酶，溶解卵子外围的放射冠和透明带，此过程称顶体反应，精子穿过放射冠和透明带，与卵子表面接触，开始受精，受精后卵子释放溶酶体酶，改变透明带结构，阻止其他精子进入，此过程称透明带反应，透明带反应保证了人类单精子受精。精子进入卵子后，卵原核与精原核融合，形成受精卵。

（二）受精卵的发育及输送

受精卵在进行有丝分裂的同时，借助输卵管蠕动和输卵管上皮纤毛摆动，向子宫腔运行，约于受精后72小时，分裂为16个细胞的实心细胞团，称桑葚胚，随即形成早期胚泡。受精后第 4 日进入宫腔，受精后 5～6 日，早期胚泡透明带消失，形成晚期囊胚。

（三）着床

晚期胚囊经过定位、黏着和穿透三个过程，侵入到子宫内膜，并被子宫内膜埋于其中的过程，称为受精卵植入，也称着床（implantation）（图 4-1）。着床在受精后 6～7 日开始，11～12 日结束。受精卵着床的必备条件：①透明带消失；②囊胚滋养层分化出合体滋养层细胞；③囊胚和子宫内膜同步发育；④孕妇体内有足够的黄体酮，子宫有一个极短的允许受精卵着床的敏感期。此外，受精卵产生的早孕因子能抑制母体淋巴细胞活性，防止胚泡被母体排斥，有利于受精卵着床。

 二 胎儿附属物的形成与功能

胎儿附属物是指胎儿以外的组织，包括胎盘、胎膜、脐带和羊水。

（一）胎盘

胎盘（placenta）是母儿的结合体，是母体与胎儿进行物质交换的器官。

1. 胎盘的形成　胎盘由底蜕膜、叶状绒毛膜和羊膜构成。

（1）蜕膜：受精卵着床后，子宫内膜细胞迅速增大变成蜕膜细胞，子宫内膜发生蜕膜样变。根据蜕膜与胚泡的关系可将其分为以下三部分（图 4-2）。

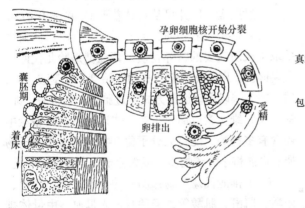

图 4-1　受精、受精卵发育及着床

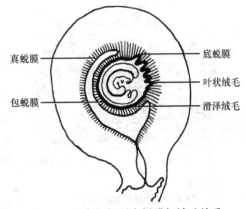

图 4-2　早期妊娠子宫蜕膜与绒毛关系

1）底蜕膜（decidua basalis）：是位于胚泡和子宫壁之间的蜕膜，将来发育成胎盘的母体部分。固定绒毛的滋养层细胞与底蜕膜共同形成绒毛间隙的底，称为蜕膜板。蜕膜板向绒毛膜伸出若干个分隔，称蜕膜间隔，将胎盘母体面分隔为 18～20 个胎盘小叶，该间隔不超过绒毛厚度的 2/3，因此，绒毛间隙相通。

2）包蜕膜（decidua capsularis）：是覆盖在胚泡上的蜕膜，使受精卵与子宫壁隔开，并随受精卵的发育逐渐凸向宫腔，约在妊娠 12 周与壁蜕膜逐渐融合，子宫腔消失。

3）真蜕膜（decidua vera）：是除底蜕膜和包蜕膜外，覆盖于子宫表面的蜕膜，又称壁蜕膜。

（2）叶状绒毛膜：构成胎盘的胎儿部分，是胎盘的主要部分。晚期胚泡着床后，滋养细胞迅速分裂增殖，内层为细胞滋养细胞，外层为合体滋养细胞，滋养层内面的一层细胞称胚外中胚层，与滋养层共同构成绒毛膜。在胚胎早期，整个胚胎表面的绒毛发育均匀，随胚胎发育，与底蜕膜相接触的绒毛因营养丰富发育良好，不断分支，称为叶状绒毛膜。绒毛上的合体滋养细胞溶解周围的蜕膜形成绒毛间隙。

绒毛历经一级绒毛、二级绒毛、三级绒毛三个阶段。受精后 2～3 周，是绒毛发育分化的最旺盛时期，约在受精后第 3 周末，绒毛内血管形成，与胚胎血管相连，胎儿-胎盘循环建立。

（3）羊膜：是胎盘的最内层，构成胎盘的胎儿部分。羊膜为半透明薄膜，光滑，无血管、神经及淋巴，具有一定弹性。

2. 胎盘的结构　足月胎盘为圆形或椭圆形，呈盘状，重 450～650g，约为初生儿体重的 1/6，直径 16～20cm，厚 1～3cm，中央厚，边缘薄。胎盘分胎儿面和母体面，胎儿面表面光滑，上覆羊膜，呈灰白色，中央或稍偏处有脐带附着；母体面表面粗糙，呈暗红色，由 18～20 个胎盘小叶组成。

3. 胎盘的血液循环　底蜕膜的螺旋小动脉与小静脉均开口于绒毛间隙，螺旋小动脉因压力高，将富含氧和营养物质的动脉血注入绒毛间隙，再散向四周，经螺旋小静脉回流入母体血液循环，故绒毛间隙充满母血。胎儿血经脐动脉输入绒毛毛细血管，与绒毛间隙的母血进行物质交换，交换后的胎儿血经脐静脉回流至胎儿体内（图 4-3）。由此可见，母血与胎儿血互不直接相通，之间隔着绒毛毛细血管壁、绒毛间质及绒毛表面细胞层，通过渗透、扩散等作用进行物质交换，保障胎儿宫内生长发育。

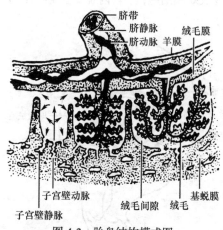

图 4-3　胎盘结构模式图

4. 胎盘的功能

（1）气体交换：O_2 是维持胎儿生命的重要物质，通过胎盘，胎儿可从母体获取 O_2 并排出 CO_2。

（2）供给营养物质：胎儿通过胎盘由母体血中摄取生长所需要的营养物质。葡萄糖是胎儿代谢的主要能源，以易化扩散方式通过胎盘；氨基酸、钙、磷、铁、碘以主动运输方式通过胎盘；脂肪酸、钾、钠、镁、维生素以简单扩散方式通过胎盘。胎盘中还含有多种酶，能将大分子化合物分解为小分子物质；也能将小分子物质合成大分子化合物供给胎儿。

（3）排泄代谢产物：胎儿的代谢产物如尿素、尿酸、肌酐、肌酸等，经胎盘进入母血，由母体排出体外。

（4）防御功能：胎盘能阻止母血中某些有害物质进入胎儿体内，起到一定的屏障作用，但该作用非常有限。各种病毒（如风疹病毒、流感病毒、巨细胞病毒等）可通过胎盘进入胎儿体内，导致胎儿畸形，甚至致死；细菌、支原体、衣原体、弓形虫、螺旋体等可在胎盘形成病灶，感染胎儿；此外，相对分子质量小的脂溶性大的药物也可通过胎盘，有些药物对胎儿有害，可导致畸形、流产等。故孕妇需用药物时，应考虑对胎儿的影响。而母血中的免疫抗体只有一种（IgG）可以通过胎盘，使胎儿在短期内对某些疾病有被动免疫能力。

（5）合成功能：胎盘分泌多种激素、酶和细胞因子，维持妊娠。

1）人绒毛膜促性腺激素（human chorionic gonadotropin，HCG）：受精后第 6 日，合体滋养细胞即开始分泌 HCG，约受精后 10 日，可用放射免疫法自母体血清中测出，临床常作为诊断早期妊娠的敏感方法之一。妊娠 8～10 周达高峰，持续 1～2 周迅速下降，妊娠中晚期浓度仅为峰值的 10%，低水平持续至分娩，产后 2 周消失。

2）人胎盘生乳素（human placental lactogen，HPL）：由合体滋养细胞合成。妊娠 5～6 周

开始分泌，妊娠 34～36 周达高峰，并维持至分娩。产后迅速下降，产后 7 小时即不能测出。HPL 可促进乳腺腺泡发育，为产后泌乳做准备。

3）雌激素和孕激素：为甾体激素。妊娠早期由妊娠黄体分泌，妊娠 8～10 周后，由胎盘合成，其水平随妊娠进展而逐渐升高。雌、孕激素的主要作用为共同参与妊娠期母体各系统的生理变化，维持妊娠。

4）酶：胎盘可合成多种酶，如缩宫素酶、耐热性碱性磷酸酶等，其生物学意义有待于进一步研究。缩宫素酶能灭活缩宫素分子，起到维持妊娠的作用。临床上动态测量其数值，可以作为胎盘功能检查的一项指标。

（二）胎膜

胎膜（fetal membranes）由绒毛膜和羊膜组成。胎膜的外层为绒毛膜，在发育过程中因缺乏营养供应而逐渐退化萎缩成为平滑绒毛膜。胎膜内层为羊膜，与覆盖胎盘、脐带的羊膜相延续，形成封闭的羊膜腔，具有保护胎儿的作用。妊娠晚期，羊膜与平滑绒毛膜紧密相贴，两者可完全分开。胎膜含多量花生四烯酸（前列腺素前身物质）的磷脂，且含有能催化磷脂生成游离花生四烯酸的溶酶体，在分娩发动上起一定作用。

（三）脐带

脐带（umbilical cord）为胎儿与胎盘连接的条索状物。外层为羊膜，呈灰白色，内有两条脐动脉和一条脐静脉，脐血管外为胶样结缔组织（华通胶），有保护脐带血管的作用。足月胎儿脐带长 30～70cm，平均约 55cm，直径 1.0～2.5cm。由于脐带血管较长，使脐带常呈螺旋状迂曲。脐带一端连于胎儿腹壁脐轮，另一端附着于胎盘胎儿面，胎儿通过脐带血循环与母体进行营养和代谢物质的交换。若脐带受压致使血流受阻，缺氧可危及胎儿生命。

（四）羊水

羊水（amniotic fluid）是充满于羊膜腔内的液体。妊娠早期，羊水来源于母体血清的透析液，妊娠中期后，胎儿尿液成为羊水的重要来源，足月妊娠时，略带混浊，羊水被羊膜吸收和胎儿吞饮，因而，维持一种动态平衡。随着妊娠的不断进展，羊水量不断增加，妊娠 38 周时，羊水量约为 1000ml，以后逐渐减少，妊娠 40 周时约为 800ml。在妊娠的任何时期，若羊水量超过 2000ml，可诊断为羊水过多；若在妊娠晚期羊水量少于 300ml，可诊断为羊水过少。羊水 pH 约为 7.20，相对密度 1.007～1.025。羊水内含大量上皮细胞、代谢产物、激素和酶，通过羊膜腔穿刺抽取羊水，进行染色体检测，测量其代谢物和酶，可帮助诊断先天性畸形与遗传性代谢性疾病。

羊水有重要的保护功能，主要表现：为胎儿提供活动空间，避免胎儿受到挤压，防止胎体畸形及胎儿肢体粘连；防止胎儿直接受到损伤；保持羊膜腔内恒温恒压；避免脐带受压，保障胎儿血氧供应；减轻胎动给母体带来的不适感；临产后，羊水使宫腔压力均匀分布，避免胎儿局部受压，前羊水囊促进宫口扩张；破膜后，可润滑和冲洗产道，减轻疼痛并减少感染机会。

三 胚胎、胎儿的发育及生理特点

（一）胚胎、胎儿发育

妊娠 10 周（即受精 8 周）内为胎体主要器官分化的时期，称为胚胎；妊娠 11 周（即受精 9 周）后是胎体各器官进一步发育成熟的时期，称为胎儿。以 4 周为一个孕龄单位，妊娠各周胎儿发育的特征如下。

8 周末：胚胎初具人形，头的大小约占整个胎体的一半。能分辨出口、鼻、外耳、眼睑、眼球等，四肢已具雏形，B 超可见胎心搏动。

12 周末：胎儿身长约 9cm，体重约 20g，外生殖器已分化，四肢有微弱活动，大多数骨骼中已出现骨化中心。

16 周末：胎儿身长约 16cm，体重约 110g，从外生殖器可以确定胎儿性别，胎儿已开始有呼吸运动，并开始长出头发，X 线检查可见脊柱阴影，部分孕妇自觉有胎动。

20 周末：胎儿身长约 25cm，体重约 320g，皮肤暗红，全身有毳毛，出生后已有吞咽、排尿功能，出生后可有心跳及呼吸。腹部检查可听到胎心音，胎动明显增加。

24 周末：胎儿身长约 30cm，体重约 630g，各器官均已发育，皮下脂肪开始沉积，皮肤仍皱缩。

28 周末：胎儿身长约 35cm，体重约 1000g，皮肤发红，有时可见胎脂，皮下脂肪少，面部皱纹多，眼睛半张开，四肢活动好，出生后能啼哭，会吞咽，加强护理可以存活。

32 周末：胎儿身长约 40cm，体重约 1700g，面部毳毛已脱落，生活力尚可，适当护理可以存活。

36 周末：胎儿身长约 45cm，体重约 2500g，皮下脂肪发育良好，面部皱褶消失，毳毛明显减少，指（趾）甲已达指（趾）端，出生后能啼哭，有吸吮能力，生活力良好，出生后基本可以存活。

40 周末：胎儿已成熟，身长约 50cm，体重约 3400g，双顶径约 9.3cm。皮肤粉红色，皮下脂肪丰满，指（趾）甲超过指（趾）端，男性睾丸已下降至阴囊，女性大小阴唇发育良好，出生后哭声响亮，吸吮能力强，能很好存活。

临床上常用胎儿身长判断胎龄，胎儿身长计算方法如下。

$$妊娠 20 周前，胎儿身长（cm）=（妊娠月数）^2$$
$$妊娠 20 周后，胎儿身长（cm）=妊娠月数×5$$

（二）胎儿的生理特点

1. 循环系统　胎儿的营养供给和代谢产物排出均需经胎盘中转运输后由母体完成。由于胎儿有胎盘脐带循环的存在、肺循环阻力高，胎儿的心血管循环系统明显不同于新生儿的心血管循环系统。

（1）解剖学特点

1）脐动脉两条：内含来自胎儿含氧量较低的混合血液，经胎盘与母血进行物质交换。脐动脉于出生后闭锁，与相连闭锁的腹下动脉成为腹下韧带。

2）脐静脉 1 条：内含来自胎盘的含氧量较高、营养较丰富的血液，进入胎体后供胎儿生长发育，其末支是静脉导管。出生后，脐静脉闭锁为肝圆韧带，静脉导管闭锁为静脉韧带。

3）动脉导管：位于肺动脉和主动脉弓之间，出生后闭锁为动脉韧带。

4）卵圆孔：位于左右心房之间，多于出生后 6 个月完全闭锁。

（2）胎儿血液循环特点：来自胎盘的血液经胎儿腹前壁进入胎儿体内，分为三支：一支直接入肝，一支与门静脉汇合入肝，此两支血液经肝静脉入下腔静脉；另一支经静脉导管直接入下腔静脉。故进入下腔静脉的血液是混合血，有来自脐静脉含氧量较高的血液，也有来自胎儿身体下半身含氧量较低的血液，以前者为主；卵圆孔开口正对下腔静脉入口，下腔静脉进入右心房的血液绝大部分经卵圆孔进入左心房，但上腔静脉进入右心房的血液很少或不通过卵圆孔，多直接流向右心室，随后进入肺动脉；肺动脉阻力较大，肺动脉血流绝大部分经动脉导管流入主动脉，只有部分血液经肺静脉进入左心房。左心房含氧量较高，血液进入左心室，接着进入主动脉，供应头、心、肝及上肢直至全身后，经腹下动脉再经脐动脉进入胎盘，与母血进行气体及物质交换。

由此可见，胎儿体内无纯动脉血，而是动静脉混合血。进入肝、心、头部及上肢的血液含氧量较高且营养较丰富，以适应需要。注入肺及身体下部的血液含氧量及营养相对较少。

胎儿出生后，胎盘脐带循环中断，肺循环建立，开始自主呼吸，新生儿肺循环阻力降低，血液循环发生了显著改变。胎儿出生后左心房压力增高，右心房压力下降，因此卵圆孔于出生后数分钟开始闭锁，多在生后 6 个月完全闭锁，右心房血液直接流入右心室后进入肺动脉；因动脉导管闭锁肺动脉血液直接流入肺完成肺循环。

2. 血液系统

（1）红细胞：约在受精 3 周末，主要由卵黄囊生成红细胞。妊娠 10 周肝是红细胞的主要生成器官，以后骨髓、脾逐渐有造血功能。妊娠足月时，约90%红细胞由骨髓产生。无论是早产儿还是足月儿均较高，红细胞总数约为 6×10^{12}/L，胎儿红细胞的生命周期短，仅为成人（120日）的 2/3，需要不断生成红细胞。

（2）血红蛋白：胎儿期血红蛋白据其生理功能与结构分成三种，即原始血红蛋白、胎儿血红蛋白和成人血红蛋白。在妊娠前半期均为胎儿血红蛋白，随妊娠的进展，成人血红蛋白增多，至临产时胎儿血红蛋白仅占 25%。

（3）白细胞：妊娠 8 周以后，胎儿血液循环出现粒细胞，形成防止细胞感染的第一道防线，妊娠足月时白细胞计数可高达（15~20）$\times 10^9$/L。妊娠 12 周后，胸腺、脾产生淋巴细胞，成为体内抗体的主要来源，构成对抗外来抗原的第二道防线。

3. 呼吸系统 胎儿期的呼吸作用是由母儿血液在胎盘进行气体交换来完成的，胎盘代替了肺功能。但出生前胎儿必须完成呼吸道（包括气管直至肺泡）、肺循环及呼吸肌的发育。妊娠11 周 B 超可见胎儿胸壁运动，妊娠 16 周时 B 超可见羊水进出呼吸道的呼吸运动，呼吸运动频率为 30~70 次/分，时快时慢，有时也很平稳。新生儿出生后肺泡扩张，开始呼吸，若胎肺不成熟可以导致呼吸窘迫综合征，影响新生儿生存能力。胎肺成熟，主要取决于肺泡Ⅱ型细胞合成的肺表面活性物质，包括卵磷脂和磷脂酰甘油，其能降低肺泡表面张力，有助于肺泡的扩张以完成呼吸运动。临床上通过检测羊水中卵磷脂及磷脂酰甘油值，可以判定胎肺成熟度。糖皮质激素可以刺激肺表面活性物质的产生，促肺成熟。

4. 消化系统

（1）肝：胎儿肝功能不够健全，缺乏许多酶，特别是葡萄糖醛酸转移酶、尿苷二磷酸葡萄糖脱氢酶，因而不能结合因红细胞破坏产生的大量游离胆红素，胆红素经胆道排入小肠氧化成胆绿素，胆绿素的降解产物导致胎粪呈黑绿色。

（2）胃肠道：妊娠 11 周时，小肠即有蠕动，妊娠 16 周时，胃肠功能已基本建立，胎儿可吞饮羊水，吸收水分、葡萄糖、氨基酸等可溶性营养物质。

5. 泌尿系统 妊娠 11~17 周胎儿肾已有排尿功能，妊娠 14 周胎儿膀胱内已有尿液。妊娠后半期胎儿尿液成为羊水的重要来源之一。

6. 内分泌系统 甲状腺是胎儿最早发育的内分泌腺，受精后第 4 周即能合成甲状腺激素。甲状腺对胎儿各组织器官的正常发育均有作用，尤其是大脑的发育。妊娠 12 周至整个妊娠期，胎儿甲状腺对碘的蓄积高于母亲甲状腺。因此，妊娠期补碘要慎重。胎儿肾上腺发育最为突出，其重量与胎儿体重之比远远超过成人，胎儿肾上腺是活跃的内分泌器官，其皮质主要由胎儿带组成，能产生大量甾体激素，与胎儿肝、胎盘、母体共同完成雌三醇的合成及排泄。因此，妊娠期测定血或尿雌三醇值可了解胎儿、胎盘功能，是临床常用方法。妊娠 12 周胎儿胰腺开始分泌胰岛素。

7. 神经系统　胎儿大脑随妊娠进展逐渐发育，胚胎期脊髓已长满椎管，但随后生长缓慢。妊娠 6 个月开始脑脊髓和脑干神经根的髓鞘形成，但主要发生在出生后 1 年内。妊娠中期胎儿内、外及中耳已形成，妊娠 24~26 周胎儿在宫内已有初步听力。妊娠 28 周胎儿眼对光开始出现反应，但对色彩及形象的视觉出生后才逐渐形成。

8. 生殖系统及性腺分化发育　胚胎 6 周内胎儿的性别尚不能区分。在性染色体的作用下，男胎原始生殖细胞逐渐分化为睾丸，女胎原始生殖细胞分化为卵巢，副中肾管系统发育形成阴道、子宫、输卵管。

第二节　妊娠期母体的变化

妊娠期在胎盘激素和神经内分泌激素的作用下，母体全身各系统发生一系列生理性变化，以适应胎儿生长发育，并为分娩、哺乳做好准备。

一　生理变化

（一）生殖系统的变化

1. 子宫

（1）子宫体：随妊娠进展，子宫逐渐增大。妊娠早期子宫略增大变软，呈球形且不对称，着床部位明显突出；妊娠 12 周后，子宫均匀增大且超出盆腔，耻骨联合上方可触及宫底。足月妊娠时子宫体积为 35cm×25cm×22cm。妊娠晚期，由于盆腔左侧有乙状结肠，子宫略右旋，多呈纵椭圆形。子宫增大主要是肌细胞肥大、延长，也有少量肌细胞数目的增加及结缔组织增生。

（2）子宫峡部：是子宫体与子宫颈之间最狭窄的部分。妊娠 10 周左右明显变软；非妊娠时长约 1cm，妊娠后逐渐伸展拉长变薄，临产时达 7~10cm，扩展成宫腔的一部分，称为子宫下段。

（3）子宫颈：受高水平性激素的影响，妊娠早期子宫颈充血、水肿，外观变肥大、呈紫蓝色，质软。子宫颈黏液增多，形成黏液栓，富含免疫球蛋白及细胞因子，有保护子宫颈免受外来致病菌侵袭的作用。子宫颈鳞-柱状上皮交界部外移，子宫颈表面出现糜烂，称假性糜烂。

2. 卵巢　略增大，停止排卵。一侧卵巢可见妊娠黄体，于妊娠前 6~7 周前产生雌、孕激素，以维持早期妊娠。妊娠 8~10 周，黄体功能由胎盘取代，妊娠 12~16 周时，妊娠黄体开始萎缩。

3. 输卵管　伸长，肌层无明显增厚。黏膜上皮细胞变扁平，基质中可见蜕膜细胞。

4. 阴道　黏膜充血、水肿呈紫蓝色、变软，皱襞增多，结缔组织变松软，伸展性增加。阴道分泌物多呈白色糊状。阴道上皮细胞增生，糖原丰富，乳酸含量增多，pH 降低，不利于细菌生长，有利于防止生殖道感染。

5. 外阴　充血，皮肤增厚，大小阴唇色素沉着，大阴唇组织松软，伸展性增加，会阴弹性增加，有利于分娩时胎儿通过。由于增大子宫的压迫，盆腔及下肢静脉血回流受阻，部分孕妇可有外阴静脉曲张，产后多自行消失。

（二）乳房的变化

妊娠期间胎盘产生大量雌激素与孕激素，刺激乳腺腺管、腺泡发育。同时，在催乳素、人胎盘生乳素、胰岛素、皮质醇、甲状腺激素等激素的共同作用下，乳房增大，充血；乳头、乳晕着色，乳头易勃起，乳晕皮脂腺肥大呈散在的褐色结节，称为蒙氏结节。妊娠早期孕妇自觉乳房发胀，偶有触痛及麻刺感；妊娠期乳腺发育为产后泌乳做好充分准备，但并无乳汁分泌，可能与大量雌激素抑制乳汁生成有关。临近分娩时挤压乳房，有少量淡黄色稀薄液体溢出。产后胎盘娩出，雌孕激素水平迅速下降，新生儿吸吮乳头，乳汁开始分泌。

（三）循环系统的变化

1. 心脏 妊娠晚期因子宫增大使膈肌升高，心脏向左、上、前方位移，心浊音界稍扩大。心脏容量至妊娠末期约增加 10%，妊娠晚期孕妇在休息时心率增加 10～15bmp。由于血流量增加、流动速度加快、心脏位移使血管扭曲，多数孕妇心尖区可闻及Ⅰ～Ⅱ级柔和吹风样收缩期杂音，产后逐渐消失。

2. 心搏出量 自妊娠 10 周起增加，妊娠 32～34 周达高峰，维持此水平至分娩。分娩时，尤其是第二产程，心搏出量显著增加。心搏出量增加为妊娠期循环系统最重要的改变，对胎儿生长发育至关重要。

3. 血压 妊娠早期及中期血压偏低，妊娠晚期，血压轻度升高。一般收缩压无变化，舒张压因外周血管扩张、血液稀释及胎盘形成动静脉短路而轻度降低，使脉压稍增大。孕妇血压受体位影响，坐位稍高于仰卧位。

因妊娠期盆腔回流到下腔静脉的血液量增加，增大的子宫压迫下腔静脉，使血液回流受阻，而致下肢、外阴及直肠静脉压增高。加之妊娠期静脉壁扩张，孕妇容易发生下肢水肿、下肢及外阴静脉曲张、痔疮。若孕妇长时间仰卧，子宫压迫下腔静脉，导致回心血量减少，心搏出量降低，血压下降，称仰卧位低血压综合征。左侧卧位能缓解子宫压迫，改善静脉回流。

（四）血液系统的变化

1. 血容量 妊娠期血容量必须增加，以适应子宫胎盘及各组织器官增加的血容量，对胎儿生长发育极为重要。血容量自妊娠 6～8 周起增加，妊娠 32～34 周达高峰，增加 40%～45%，平均增加约 1450ml，维持此水平至分娩。其中血浆平均增加约 1000ml，红细胞平均增加约 450ml，血浆增加多于红细胞，血液稀释，出现生理性贫血。

2. 血液成分

（1）红细胞：妊娠期骨髓造血增加。非妊娠期女性红细胞计数为 4.2×10^{12}/L，血红蛋白约为 130g/L，血细胞比容为 0.38～0.47；妊娠期因血液稀释，女性红细胞计数约为 3.6×10^{12}/L，血红蛋白约为 110g/L，血细胞比容为 0.31～0.34。

（2）白细胞：妊娠期白细胞稍增加。女性非妊娠期白细胞计数为（5～8）$\times10^9$/L，妊娠期可达（5～12）$\times10^9$/L，有时可达 15×10^9/L，主要为中性粒细胞增多，淋巴细胞增多不明显，嗜酸粒细胞及单核细胞无明显变化。

（3）凝血因子：妊娠期妇女血液呈高凝状态。因妊娠期凝血因子Ⅱ、Ⅴ、Ⅶ、Ⅷ、Ⅸ、Ⅹ均增加，仅凝血因子Ⅺ、Ⅻ降低，有利于产后胎盘剥离面血管迅速形成血栓，减少产后出血。妊娠期血小板数轻度减少。

（4）血浆蛋白：由于血液稀释，血浆蛋白在妊娠早期开始降低，至妊娠中期为 60～65g/L，主要是白蛋白减少，此后维持此水平至分娩。

（五）呼吸系统的变化

妊娠期胸廓横径及前后径加宽，横膈上升，周径加大，呼吸时膈肌活动幅度加大，肺通气量约增加 40%，有利于供给孕妇及胎儿所需的氧。呼吸次数妊娠期变化不大，不超过 20 次/分，但呼吸较深。妊娠晚期以胸式呼吸为主。受雌激素影响，上呼吸道（鼻、咽、气管）黏膜增厚，轻度充血、水肿，易发生上呼吸道感染。

（六）消化系统的变化

由于妊娠期大量雌激素影响，齿龈充血、水肿、肥厚，易出血。孕激素使平滑肌张力降低、肌肉松弛，因而胃贲门括约肌松弛，胃酸性内容物可回流至食管，产生烧灼感；胃排空时间延长加上胃酸及胃蛋白酶分泌减少，易出现肠蠕动减弱，易出现便秘、痔疮或使原有痔疮加重。妊娠期胆囊排空时间延长，胆道平滑肌松弛，胆汁稍黏稠使胆汁淤积，容易诱发胆囊炎及胆石症。妊娠期增大的子宫可使胃、肠管向上及两侧移位，若孕妇合并阑尾炎可表现为右侧腹部中份或上份的疼痛。

（七）泌尿系统的变化

妊娠期孕妇及胎儿代谢产物增加，因此肾负担加重。妊娠期肾略增大，妊娠期肾血浆流量（RPF）及肾小球滤过率（GFR）均增加，RPF 约增加 35%，GFR 约增加 50%，由于 GFR 增加，肾小管对葡萄糖重吸收的能力没有相应增加，约 15% 的孕妇饭后出现生理性糖尿。RPF 与 GFR 均受体位影响，孕妇仰卧位时尿量增加，故夜尿量多于日尿量。

妊娠早期，增大的子宫压迫膀胱，孕妇出现尿频，妊娠 12 周后子宫增大超出盆腔，尿频症状消失；妊娠晚期随胎先露下降至盆腔，孕妇尿频再出现，部分孕妇可出现张力性尿失禁，产后消失。

受孕激素的影响，泌尿系统平滑肌张力降低，肾盂及输尿管轻度扩张。因而输尿管增粗、蠕动缓慢，尿流缓慢，可致肾盂积水，易患急性肾盂肾炎，因右旋子宫压迫输尿管，以右肾多见，左侧卧位可以适当预防。

（八）内分泌系统的变化

妊娠期垂体增大 1～2 倍，对缺血耐受性差，产后出血可使其因缺血而发生坏死，致希恩综合征（Sheehan syndrome）。故发生产后出血时，应调节体位，优先保证脑部血氧供应。

促性腺激素在大量雌孕激素的负反馈作用下分泌减少，故妊娠期间卵巢内的卵泡不再发育成熟，也无排卵；垂体催乳素随妊娠进展逐渐增加，至分娩前达高峰，为非妊娠妇女的 20 倍，促进乳腺发育，为产后泌乳做准备。促肾上腺皮质激素、促甲状腺激素分泌增多，但因游离的甲状腺激素及皮质醇含量不多，故孕妇没有甲状腺、肾上腺皮质功能亢进表现。

（九）其他

1. 体重　妊娠早期无明显变化，妊娠 13 周起每周增加 350g，妊娠晚期每周增加不超过 500g，整个妊娠期体重增加约 12.5kg，包括胎儿、胎盘、羊水、子宫、乳房、血液等。

2. 皮肤　孕妇因黑色素及雌激素明显增加，使孕妇面颊、乳头、乳晕、腹白线、外阴等处出现色素沉着，面部呈蝶状褐色斑，称为妊娠斑，于产后自行消退。随妊娠子宫的逐渐增大，孕妇腹壁皮肤张力增大，使皮肤的弹性纤维断裂，呈多量紫色或淡红色妊娠纹，见于初产妇。产后呈银白色。

3. 骨骼、关节及韧带　妊娠期间，骨质常无变化。松弛素可使骨盆韧带及椎骨间的关节和韧带松弛，使部分孕妇出现腰骶部及肢体疼痛不适。妊娠晚期，孕妇身体重心前移，腰部向前挺出，头、肩部后仰，以保持身体平衡。

4. 矿物质代谢 胎儿生长发育需要大量钙、磷、铁，其中钙、磷大部分在妊娠末期的 3 个月内积累。因此，妊娠中晚期应注意加强饮食中钙的摄入，至少应于妊娠最后 3 个月补充维生素 D 及钙。孕妇储存铁量不足，为适应红细胞增生、胎儿生长及孕妇各器官生理变化的需要，需要补充铁剂，以防缺铁性贫血，一般于妊娠 16 周起开始补充。

二 心理社会变化

孕妇心理状况会影响妊娠和分娩，因而，越来越受到重视。妊娠期，孕妇及家庭成员的心理活动会随着妊娠的进展而不断变化。妊娠期良好的心理适应，既有助于平稳度过妊娠期、分娩期，又有助于产后亲子关系的建立及母亲角色的完善。

了解妊娠期孕妇的心理变化，护士才能给予恰当的心理健康指导，促进孕妇及家庭成员的心理调适，更好地迎接新生命的诞生。孕妇常见的心理反应包括以下几种。

1. 惊讶和震惊 在妊娠初期，不管是否为计划妊娠，几乎所有的孕妇都会产生惊讶和震惊的反应。

2. 矛盾心理 惊讶和震惊的同时，许多孕妇可出现错综复杂的矛盾心理。尤其是计划外妊娠的孕妇，常因新生命的孕育而喜悦，又因妊娠时机非预期而纠结。孕妇多对恶心、呕吐等生理性变化感到烦恼与不适，又对初为人母缺乏抚养孩子的知识和技能，或缺乏社会支持系统，或经济方面准备不充分，或工作及家庭条件不许可，或因为工作、学习等原因而感到无所适从。

3. 接受 妊娠早期孕妇的感觉可能多为妊娠的各种不适反应，没有真实地感受到胎儿的存在。在妊娠中期尤其是孕妇自觉胎动出现后，多数孕妇会改变当初对妊娠的态度。此时孕妇真正感受到"孩子"的存在，并开始接受妊娠现状，出现"筑巢反应"，计划并着手为孩子购买衣物，关心孩子的喂养和生活护理方面的知识，给未出生的孩子起名字，猜测性别，部分孕妇担心孩子的性别能否为家人接受等，甚至有些孕妇计划着孩子未来的职业。

4. 情绪波动 由于体内激素的作用，孕妇的情绪波动起伏常较大。往往表现为易激动，为一些极小的事情而生气、哭泣。部分孕妇对待事物的态度善变，常使配偶觉得茫然不知所措，严重者会影响夫妻间感情。

5. 内省 妊娠期孕妇常以自我为中心，较关注自己及身体，注重穿着、体重和饮食，注意自己的休息，喜欢独处，这种内省使孕妇能有充分的时间和机会计划、调节，能够更好地适应新生命的到来，但也可能会使配偶及其他家庭成员感觉受到冷落。

第三节 妊娠诊断

案例 4-1

患者，女，25 岁，月经一向欠规律，现停经 52 日，末次月经 2016 年 1 月 16 日。因近日自觉乏力、嗜睡、食欲差，晨起恶心、呕吐，双侧乳房胀痛，来我院就诊。妇科检查：子宫颈呈紫蓝色，子宫体增大、质软、无压痛，双附件区未见异常。

根据以上资料，请回答：

1. 该患者最可能的临床诊断，以及需进一步做的检查有哪些？
2. 该类患者常见的护理诊断及护理措施有哪些？

根据妊娠各时期的特点，临床将妊娠全过程分为 3 个时期：妊娠 12 周末以前称为早期妊娠；妊娠第 13 周至 27 周末称为中期妊娠；妊娠第 28 周以后称为晚期妊娠。

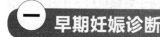

一 早期妊娠诊断

（一）症状

1. 停经　月经周期正常、有性生活史的生育年龄妇女，一旦月经过期 10 日以上，应首先考虑早期妊娠的可能。如停经超过 8 周，则妊娠可能性更大。但停经不一定就是妊娠，精神、环境等因素也可引起闭经，应予鉴别。哺乳期妇女的月经在未恢复前，也可能再次妊娠。

2. 早孕反应　约半数左右妇女出现早孕反应。停经 6 周左右，出现头晕、乏力、嗜睡、食欲缺乏、偏食、晨起恶心、呕吐等症状，一般在 12 周左右自然消失。

3. 尿频　妊娠早期因增大的子宫压迫膀胱而引起，约至 12 周左右，增大的子宫进入腹腔，尿频症状自然消失。

4. 乳房　妊娠 6～8 周自觉乳房轻度胀痛、增大。

（二）体征

1. 乳房　增大，乳头、乳晕着色，乳晕有深褐色蒙氏结节。

2. 妇科检查　阴道及子宫颈充血变软，呈蓝紫色，子宫随停经月份而逐渐增大、变软，尤其至妊娠 8 周，子宫峡部极软，子宫体与子宫颈似不相连，称黑加征（Hegar sign）。妊娠 6 周呈球形，妊娠 8 周子宫约为非妊娠子宫的 2 倍，妊娠 12 周时，子宫约为非妊娠子宫的 3 倍，子宫底超出盆腔，在耻骨联合上方可触及。

（三）辅助检查

1. 妊娠试验　是临床上诊断早期妊娠最常用的方法。受精 10 日左右，放射免疫法可以经血测出 β-HCG，临床常用作诊断早期妊娠。

2. 超声检查　是快速、准确诊断妊娠的方法。B 超检查于妊娠 5 周时可见圆形或椭圆形妊娠囊，妊娠囊内可见胚芽和原始心管搏动。妊娠 7 周末时，用超声多普勒仪检查，可听到有节律、单一高调的胎心音。

3. 宫颈黏液检查　宫颈黏液量少、黏稠、拉丝度差，若动态观察，涂片干燥后光镜下仅见排列成行的椭圆体，不见羊齿植物叶状结晶，则早期妊娠的可能性较大。

4. 黄体酮试验　利用孕激素在体内突然撤退能引起子宫出血的原理，对疑为早期妊娠的妇女，每日肌内注射黄体酮 20mg，连用 3～5 日。如停药后超过 7 日仍未出现阴道流血，则早期妊娠可能性大；如停药后 3～7 日出现阴道流血，则排除早期妊娠。

5. 基础体温测定　具有双相型体温的妇女，停经后高温相持续 18 日不见下降者，早期妊娠可能性大；如高温相持续 3 周不降，结合其他妊娠早期的征象和妊娠试验，基本可以肯定。

如就诊时停经时间短，根据临床表现和辅助检查难以确定早期妊娠时，可于 1 周后复查。

二 中、晚期妊娠诊断

（一）症状、体征

1. 子宫增大　随着妊娠进展，子宫逐渐增大。手测子宫底高度或尺测耻上子宫高度，可以判断子宫大小与妊娠周数是否相符（图 4-4，表 4-1）。增长过速或过缓均可能为异常。

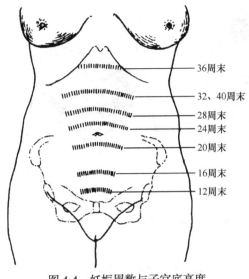

图 4-4 妊娠周数与子宫底高度

图中标注：
- 36周末
- 32、40周末
- 28周末
- 24周末
- 20周末
- 16周末
- 12周末

表 4-1 不同妊娠周数的子宫底高度与子宫长度

妊娠周数	手测子宫底高度	尺测子宫长度(cm)
12 周末	耻骨联合上2~3横指	
16 周末	脐耻之间	
20 周末	脐下 1 横指	18（15.3~21.4）
24 周末	脐上 1 横指	24（22.0~25.1）
28 周末	脐上 3 横指	26（22.4~29.0）
32 周末	脐与剑突之间	29（25.3~32.0）
36 周末	剑突下 2 横指	32（29.8~34.5）
40 周末	脐与剑突之间或略高	33（30.0~35.3）

2. 胎动（fetal movement，FM） 是指胎儿的躯体活动，常因冲击子宫壁而被孕妇感觉到。孕妇于妊娠 16~20 周时开始自觉有胎动，胎动每小时 3~5 次。妊娠周数越多，胎动越活跃，32~34 周时最为活跃，但至妊娠 38 周后胎动逐渐减少。

3. 胎心音 妊娠 12 周，用多普勒胎心听诊仪经孕妇腹壁可探测到胎心音，妊娠 18~20 周，用听诊器在孕妇腹壁上可以听到胎心音，胎心音多在胎儿背侧听得最清楚，110~160 次/分。胎心音呈双音，第一心音与第二心音相接近，似钟表的"滴答"声，速度较快，注意与子宫杂音、腹主动脉音及脐带杂音相鉴别。子宫杂音是血流流经子宫血管时产生的柔和吹风样低音，腹主动脉音为单调的咚咚样强音响，这两种杂音均与孕妇脉搏一致；脐带杂音为脐带血流受阻时产生的吹风样低音，与胎心率一致，改变体位后可消失。

4. 胎体 妊娠 20 周以后，经腹壁可以触及胎体；妊娠 24 周以后，可区分胎头、胎臀、胎背及胎儿四肢。胎头圆而硬，有浮球感；胎臀宽而软、不规则；胎背宽而平坦。临床上常根据触诊胎体各部分以判断胎产式、胎先露和胎方位。

（二）辅助检查

1. 超声检查 B 超不仅能显示胎儿月数、胎方位、胎心搏动和胎盘位置，且能测定胎头双顶径，观察胎儿有无体表畸形。超声多普勒法可探胎心音、胎动音、脐带血流音及胎盘血流音。

2. 胎儿心电图 目前国内常用间接法检测胎儿心电图，于妊娠 12 周以后常可显示较规律的图形，于妊娠 20 周后的成功率更高。

三 胎产式、胎先露、胎方位

胎儿在子宫内的姿势称为胎势（fetal attitude）。由于胎儿的姿势和位置不同，可有不同的胎产式、胎先露和胎方位。

（一）胎产式

胎儿身体纵轴与母体纵轴的关系称为胎产式。两纵轴平行者称纵产式，约占足月妊娠分娩总数的 99.75%；两纵轴垂直时称横产式，约占足月妊娠分娩总数的 0.25%；两纵轴交叉呈其他角度者，称斜产式，是暂时的，多数在分娩时转为纵产式，偶尔转为横产式（图 4-5）。

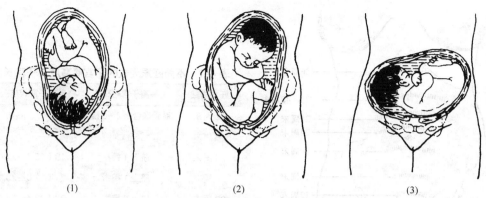

图 4-5　胎产式及胎先露
（1）纵产式-头先露；（2）纵产式-臀先露；（3）横产式-肩先露

（二）胎先露

最先进入骨盆入口的胎儿部分称胎先露。纵产式有头先露和臀先露，横产式为肩先露。头先露因胎头屈伸程度不同可分为枕先露、前囟先露、额先露和面先露（图 4-6）。臀先露时由于入盆的先露部分不同，可分为完全臀先露（混合臀先露）、单臀先露及足先露（图 4-7）。偶尔见头先露或臀先露与胎手或胎足同时入盆，称为复合先露（图 4-8）。

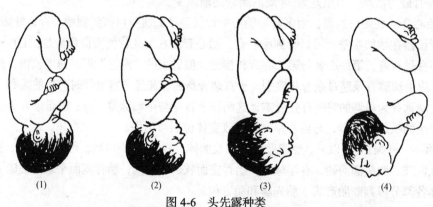

图 4-6　头先露种类
（1）枕先露；（2）前囟先露；（3）额先露；（4）面先露

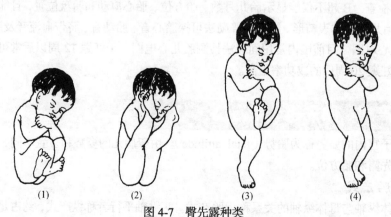

图 4-7　臀先露种类
（1）混合臀先露；（2）单臀先露；（3）单足先露；（4）双足先露

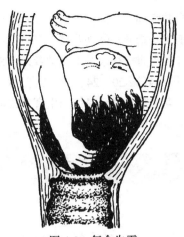

图 4-8 复合先露

（三）胎方位

胎儿先露部的指示点与母体骨盆的关系称为胎方位，简称胎位。枕先露以枕骨，面先露以颏骨，臀先露以骶骨，肩先露以肩胛骨为指示点。根据胎先露指示点与骨盆前后左右的关系，有不同的胎方位（表4-2）。临床上以枕左前和枕右前为正常胎方位。

表 4-2　胎产式、胎先露和胎方位的关系及种类

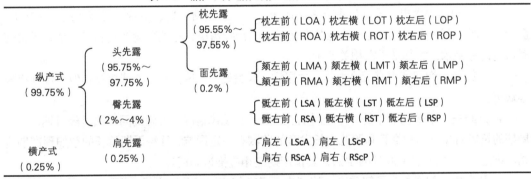

纵产式 （99.75%）	头先露 （95.75%~ 97.75%）	枕先露 （95.55%~ 97.55%）	枕左前（LOA）枕左横（LOT）枕左后（LOP） 枕右前（ROA）枕右横（ROT）枕右后（ROP）
		面先露 （0.2%）	颏左前（LMA）颏左横（LMT）颏左后（LMP） 颏右前（RMA）颏右横（RMT）颏右后（RMP）
	臀先露 （2%~4%）		骶左前（LSA）骶左横（LST）骶左后（LSP） 骶右前（RSA）骶右横（RST）骶右后（RSP）
横产式 （0.25%）	肩先露 （0.25%）		肩左（LScA）肩左（LScP） 肩右（RScA）肩右（RScP）

第四节　妊娠期管理

一　概述

妊娠期管理属于围生医学的范畴。围生医学是研究围生期内围生儿及孕妇卫生保健的一门科学，其根本目的是降低围生期母儿死亡率和病残儿发生率，保障母儿健康。围生期是产前、产时和产后的一段时期，国际上对围生期的规定有 4 种。①围生期Ⅰ：从妊娠满 28 周（即胎儿体重≥1000g 或身长≥35cm）至产后 1 周；②围生期Ⅱ：从妊娠满 20 周（即胎儿体重≥500g 或身长≥25cm）至产后 4 周；③围生期Ⅲ：从妊娠满 28 周至产后 4 周；④围生期Ⅳ：从胚胎形成至产后 1 周。我国现阶段采用围生期Ⅰ来计算围生期死亡率，其为衡量产科和新生儿科医疗质量的重要指标。

产前保健工作是进行妊娠期管理的主要渠道。产前保健主要包括定期产前检查、指导妊娠期营养和用药等。产前检查的目的：①估计和核对妊娠期或胎龄；②明确孕妇和胎儿的健康状

态；③及早发现与治疗妊娠期合并症和并发症；④及时发现并处理胎位异常和胎儿发育异常；⑤卫生保健指导；⑥做好分娩前准备指导；⑦初步确定分娩方案。

产前检查时间一般规定：首次产前检查未发生异常者，于妊娠20～36周每4周检查1次，妊娠36周以后每周检查1次，即于妊娠20、24、28、32、36、38、39、40周分别产检，共9次，高危妊娠应酌情增加产前检查次数。对有遗传病生育史或家族史、不明原因反复流产、死胎、死产的孕妇，应由专科医师做遗传咨询。

 护理评估

（一）健康史

1. 个人资料

（1）一般资料：姓名、受教育程度、宗教信仰、经济状况、婚姻状况、住址、联系电话等。

（2）年龄：年龄过小（＜18岁）或过大（＞35岁）者容易出现产力异常、产道异常及母儿损伤等。35岁以上高龄初孕产妇容易发生妊娠期并发症，如妊娠期高血压疾病、妊娠期糖尿病。

（3）职业：尤其是早期妊娠阶段，应进行妊娠期保护或暂时调离工作岗位。放射线可诱发基因突变而导致胎儿畸形，长期接触铅、汞、苯、有机磷农药、一氧化碳等有毒物质，可能导致流产、死胎、胎儿畸形等。

2. 既往史和手术史　了解过去有无高血压、心脏病、糖尿病、甲状腺功能亢进（甲亢）、血液病、严重肝肾疾病等病史，注意其发病时间与治疗情况，有无药物及食物过敏史，了解何时做过何种手术，尤其是子宫相关手术。

3. 家族史　询问家中有无高血压、糖尿病、双胎妊娠、精神病、肺结核及其他遗传性疾病等病史。

4. 月经史　了解初潮年龄、月经周期、经期及其规律情况，准确询问末次月经日期。月经周期的长短对预产期的推算和胎儿生长发育的监测有一定影响，月经周期偏长的孕妇预产期应相应推迟，如月经周期40日的孕妇，其预产期应相应推迟10日。

5. 孕产史　初产妇应了解孕次、流产史；经产妇应了解分娩方式，询问有无流产、早产、难产、死胎、死产、产后出血史，了解出生时新生儿情况。

6. 配偶情况　主要询问有无烟酒嗜好、传染病、遗传性疾病等。

7. 本次妊娠经过　了解有无早孕反应及早孕反应出现的时间；妊娠早期有无病毒感染及用药情况；自觉胎动出现时间；妊娠过程有无阴道流血、发热、头晕、头痛、心悸、气短、下肢水肿等表现。

（二）预产期的推算

预产期（expected date of confinement，EDC）通过末次月经（LMP）来推算，推算方法：从末次月经第1日算起，月份减3或加9，阳历日数加7，阴历日数加15。实际分娩日期在预产期前或后1～2周均为正常。若孕妇记不清末次月经日期或哺乳期尚未月经复潮而受孕者，可根据早孕反应出现时间、胎动开始时间、宫高、B超检查等进行估计。月经周期延长、缩短或不规律者应及时根据B超检查结果重新核对孕周并推算预产期。

（三）身体状况

1. 全身检查　观察孕妇发育、营养；注意步态及身高，身高矮小不足145cm者常伴有骨盆狭窄;检查心脏有无病变,必要时应在妊娠 20 周以后行心动超声检查等辅助检查;检查乳房发育情况,乳头大小及有无凹陷;注意脊柱及下肢有无畸形;测量血压,孕妇正常血压不应超过 140/90mmHg,或与基础血压相比不应超过 30/15mmHg;注意有无水肿,并鉴别生理性及病理性水肿;测量体重,妊娠晚期体重增加每周不应超过 500g,超过者多考虑水肿或隐性水肿、羊水过多、双胎妊娠等。

2. 产科检查 包括腹部检查、骨盆测量、阴道检查、肛门检查。

(1)腹部检查:孕妇排尿后,仰卧位于检查床上,头部略垫高,露出腹部,双腿略屈曲,稍分开,放松腹肌。检查者站于孕妇右侧,注意保暖与保护隐私,动作要轻柔。

1)视诊:注意观察腹部形状和大小,有无手术瘢痕,妊娠纹和水肿。腹部呈横椭圆形常提示横产式,纵椭圆形提示纵产式;腹部呈悬垂腹(多见于经产妇)或尖形腹(多见于初产妇),多为骨盆狭窄或头盆不称。

2)触诊:通过手测宫底高度或用软尺测子宫长度及腹围。子宫长度是从子宫底到耻骨联合上缘的距离,腹围通常是下腹最膨隆处绕脐一周的周径。触诊时注意腹壁紧张度、子宫敏感度、羊水多少等。触诊分四步完成,称为四步触诊法(图 4-9),是产科特有的检查。可检查子宫大小、胎产式、胎先露及是否衔接、胎方位等。四步触诊法前三步操作检查者面向孕妇头部,第四步面向孕妇足部。

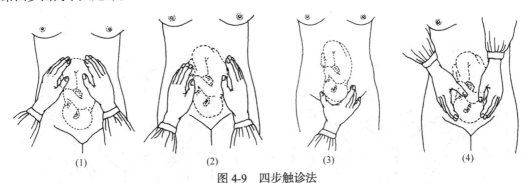

图 4-9 四步触诊法

第一步:检查者两手放在子宫底部,轻轻按压,摸清宫底,根据宫高估计胎儿大小与妊娠周数是否相符。然后,两手指腹相对轻推,判断占据宫底部的胎儿部分,若圆而硬、浮球感为胎头,若宽而软,形态不规则为胎臀。

第二步:检查者两手掌下移分别放于腹部左右两侧,一手固定,另一手由上至下轻轻深按检查,左右手交替进行。触及平坦饱满部分为胎背,并了解胎背朝向前方、侧方或后方,触及高低不平可变形且活动的部分为胎儿肢体。

第三步:检查者右手拇指与其余 4 指分开,放在耻骨联合上方握住胎先露,轻按压,仔细摸清是胎头还是胎臀,圆而硬为胎头,宽而软为胎臀。然后,握住先露左右推动,能推动者表示未衔接;不能推动者则已衔接。

第四步:检查者左右手分别放在胎先露两侧轻按压触摸,进一步核对胎先露,然后朝骨盆入口方向伸入深按,确定胎先露入盆程度。双手能伸入、左右推胎先露,能动者,表示先露尚未入盆,临床上称为"浮";手仅能伸入一点,胎先露稍活动,称为"半固定";手不能伸入,胎先露不能活动,称为"固定"。

3)听诊:胎心音最清楚的部位在胎背上方的孕妇腹壁处。妊娠 24 周后,枕先露的听诊部

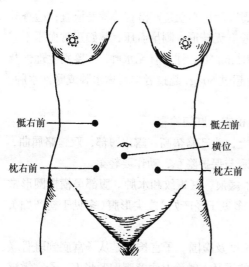

骶右前

骶左前

横位

枕右前

枕左前

图4-10 不同胎位的胎心音听诊部位

位在脐左或右下方；臀先露的听诊部位在脐左或右上方；肩先露的听诊在靠近脐部下方最清楚（图4-10）。听诊部位取决于先露部和其下降程度。因子宫敏感、腹壁紧张，胎方位不清时，可通过听诊胎心结合先露来综合判断。

（2）骨盆测量：目的为了了解产道情况，以判断胎儿能否顺利经产道娩出。分为骨盆外测量和骨盆内测量。

1）骨盆外测量：可间接判断骨盆大小及其形状。常用骨盆测量器测量以下径线。

A. 髂棘间径（interspinal diameter，IS）：孕妇取伸腿仰卧位，测量两髂前上棘外侧缘的距离（图4-11），正常值为23～26cm。

B. 髂嵴间径（intercristal diameter，IC）：孕妇体位同上。测量两髂嵴外缘最宽的距离（图4-12），正常值为25～28cm。

以上两径线长短可间接判断骨盆入口横径长度。

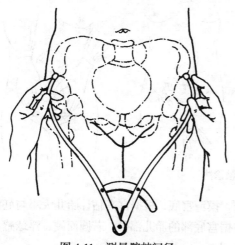

图4-11 测量髂棘间径

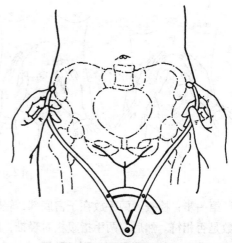

图4-12 测量髂嵴间径

C. 骶耻外径（external conjugate，EC）：孕妇取左侧卧位，左腿屈曲，右腿伸直。测量第5腰椎棘突下凹陷处至耻骨联合上缘中点的距离（图4-13），第5腰椎棘突下凹陷处相当于腰骶

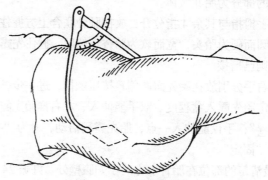

图4-13 测量骶耻外径

部米氏菱形窝的上角，或相当于两髂嵴后连线中点下 1~1.5cm 处，正常值 18~20cm。测量此径线可间接推测骨盆入口前后径的长度，是骨盆外测量中最重要的径线。骶耻外径值减去 1/2 尺桡周径（围绕右侧尺骨茎突测得的前臂下端周径）值，即相当于骨盆入口前后径值。

D. 坐骨结节间径（transverse outlet，TO）：又称出口横径（TO）。孕妇取仰卧位，两腿屈曲，双手抱膝，测量两坐骨结节内侧缘的距离（图 4-14），正常值为 8.5~9.5cm，平均值为 9cm。也可用检查者手拳估计，若此径能容纳成人横置手拳，属正常。此径线直接测出骨盆出口横径的长度。如果出口横径＜8cm，应进一步测量出口后矢状径。

E. 出口后矢状径：为坐骨结节间径中点至骶骨尖端的距离（图 4-15）。检查者右手戴手套，示指伸入肛门触及骶骨，拇指置于孕妇体外骶尾关节处，两指共同找到骶骨尖端，

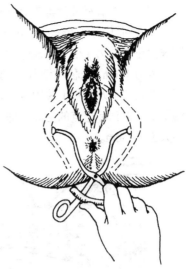

图 4-14 测量坐骨结节间径

将骨盆出口测量器两段分别放在坐骨结节间径中点与骶骨尖端处，即可测量出口后矢状径，正常值为 8~9cm。坐骨结节间径稍小的骨盆可靠此径弥补，若出口后矢状径与坐骨结节之和大于 15cm，表示骨盆出口狭窄不明显，一般足月大小的胎儿可以娩出。

F. 耻骨弓角度（angle of pubic arch）：将两拇指指尖斜着对拢放于耻骨联合下缘，左右两拇指平放在耻骨降支上面，两拇指间的角度即为耻骨弓角度（图 4-16），正常值为 90º，小于 80º 为异常。此角度可反映骨盆出口横径的宽度。

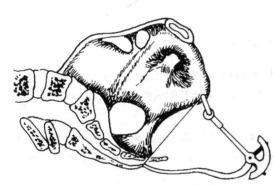

图 4-15 测量后矢状径

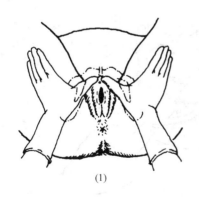

(1) (2) (3)

图 4-16 测量耻骨弓角度

中华医学会妇产科分会产科学组制订的《孕前和孕期保健指南》认为，骨盆外测量并不能预测产时头盆不称，妊娠期不需要常规进行骨盆外测量。对于阴道分娩者，妊娠晚期可以测出口径线。

2）骨盆内测量：适用于骨盆外测量有狭窄者。应于妊娠24~36周阴道松软时测量。过早测量阴道较紧，近预产期测量容易引起感染，胎膜早破。测量时，孕妇取膀胱截石位，严格消

毒外阴，检查者需戴消毒手套并涂润滑油。

A. 骶耻内径（diagonal conjugate，DC）：又称对角径，为骶岬上缘中点到耻骨联合下缘的距离。正常值为 12.5～13cm。此值减去 1.5～2cm 为骨盆入口前后径的长度，称为真结合径，正常值为 11cm。骶耻外径小于 18cm 时需测量此径线，测量方法为将一手示指、中指伸入阴道，用中指之间触及骶岬上缘中点，示指上缘紧贴耻骨联合下缘，另一手标记此接触点，将手抽出，测量中指指尖到标记点的距离，即为对角径（图 4-17）。若中指指尖触不到骶岬，一般表示对角径大于 12.5cm。

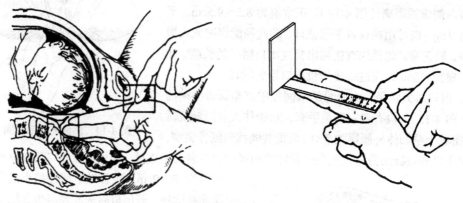

图 4-17　测量骶耻内径

B. 坐骨棘间径（biischial diameter）：为两坐骨棘间的距离，正常值为 10cm。测量方法：一手示指、中指置于阴道内，分别触及左右两侧坐骨棘，估计其间的距离（图 4-18）。此径线是骨盆最短的横径，对分娩影响较大。

C. 坐骨切迹宽度：即骶棘韧带宽度，为坐骨棘与骶骨下部间的距离。可估计中骨盆的大小，测量方法：将阴道内的示指置于骶棘韧带上移动（图 4-19），估计能容纳 3 横指，相当于 5.5～6cm，属于正常，否则提示中骨盆狭窄。

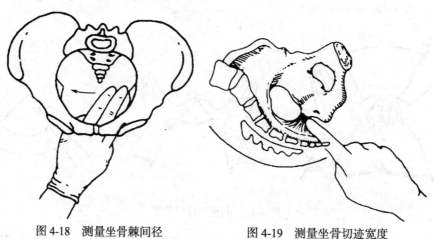

图 4-18　测量坐骨棘间径　　　　图 4-19　测量坐骨切迹宽度

（3）阴道检查：确诊早期妊娠时或初次产检时即应进行阴道内诊检查，了解产道、子宫、附件有无异常。妊娠 24 周后应进行骨盆内测量。妊娠最后一个月及临产后，应避免不必要的阴道检查。如确实需要，应严格消毒并戴消毒手套，以免发生感染。

（4）肛门检查：帮助判断胎先露、坐骨切迹宽度、坐骨棘间径、骶骨前面弯曲度及骶尾关节活动度,并测量出口后矢状径。多于分娩期进行。

（5）绘制妊娠图（pregnogram）:将血压、体重、宫高、腹围、胎位、胎心等各项检查结果填于妊娠图中,绘成曲线图,观察动态变化,以便及早发现并处理异常情况。

（四）心理-社会评估

1. 孕妇心理评估

（1）早期妊娠:评估孕妇对妊娠反应的接受程度,对妊娠的态度是积极的还是消极的,有哪些影响因素。大部分孕妇感到惊喜,部分计划外妊娠的孕妇,因未做好充分准备,出现矛盾心理。孕妇对妊娠的接受程度,可以从孕妇能否主动谈论妊娠的不适、感受和困惑,寻求健康指导的态度、动力和能力等来评估。当出现早孕反应或反应较重时,有些孕妇感到焦虑不安。

（2）中、晚期妊娠:评估孕妇对妊娠有无不良的情绪反应。妊娠中期后,孕妇自觉胎动,真实感受到胎儿的存在,开始关爱胎儿,意外妊娠的孕妇也开始完全接受胎儿。妊娠晚期子宫明显增大,孕妇的体力负担加重,行动不便,出现腰痛、水肿、睡眠障碍等症状。此时,大多数孕妇都盼望分娩日期尽快到来,临近预产期时,孕妇一方面感到高兴,同时,又因对分娩将产生的痛苦而感到恐惧和焦虑,担心能否顺利分娩、害怕出现危险或胎儿畸形等。

2. 支持系统评估

（1）支持系统心理评估:尤其要注意评估丈夫对此次妊娠的态度。准父亲往往与准母亲有同样的感受过程和情绪冲突。准父亲可能因为即将为人父而喜悦,可能因为自己有生育能力而骄傲,也可能因面临的责任与生活型态的改变而焦虑,也可能因为妻子妊娠后情绪多变而不知所措。因此,了解父亲的感受,并针对性地提供帮助与指导,能够协助其积极承担父亲角色,从而成为孕妇的有力支持者。

（2）支持系统其他方面评估:评估孕妇的家庭、社会支持系统一般情况;孕妇的居住环境、宗教信仰、孕妇在家庭中的地位等;经济情况能否维持医疗、护理费用和生活需要;家庭的生活空间,周围环境状况,是否被动吸烟等;评估家庭成员对健康指导的态度及目前具备的健康知识等。

（五）高危因素评估

产前检查的重要任务就是筛查高危妊娠,及时进行监护和处理,以降低高危妊娠对母儿损伤的风险。

应注意评估有无高危因素:孕妇年龄<18岁或≥35岁;异常发育史,如自然流产、异位妊娠、早产、死胎、死产、难产、畸胎史;异常妊娠,如妊娠期高血压疾病、前置胎盘、胎盘早剥、羊水异常、胎儿生长受限;妊娠合并症,如心脏病、高血压、糖尿病、肝炎;异常分娩史;残疾;遗传性疾病史;妊娠早期接触大量放射线、化学性毒物等。

（六）辅助检查

应做血常规、血型、尿常规、肝功能、B型超声等检查,如有异常,再做其他检查。

三 护理诊断/医护合作性问题

1. 便秘 与妊娠引起肠蠕动减弱、增大子宫压迫肠道有关。
2. 知识缺乏:缺乏妊娠期保健知识。
3. 焦虑 与担心自己与胎儿健康、害怕分娩有关。
4. 有受伤的危险(胎儿) 与感染、中毒、遗传、胎盘功能减退有关。

四 护理措施

（一）一般护理

向孕妇宣传产前检查的意义和重要性，根据具体情况预约产检时间和内容。

（二）症状护理

1. 恶心、呕吐　约半数孕妇在妊娠 6 周左右出现早孕反应症状，妊娠 12 周左右自行消失。此期间指导孕妇清淡饮食，可以少食多餐，忌油腻、难消化和引起不舒服气味的食物，避免空腹或过饱，早晨起床后可以先吃饼干和酸奶，两餐之间进液体食物。必要时，按医嘱给予维生素 B_6、维生素 B_1 等。若恶心、呕吐频繁，或 12 周后仍然呕吐，影响孕妇营养时，应考虑妊娠剧吐，需及时就医，纠正水电解质紊乱。

2. 尿频、尿急　妊娠初 3 个月，因增大子宫压迫膀胱而致尿频、尿急，妊娠末 3 个月，因胎先露下降压迫膀胱可再次出现。告知孕妇无须减少饮水，应及时排尿，产后症状自行消失。

3. 便秘　妊娠期常见症状。因肠蠕动减弱，增大子宫及胎先露压迫肠道引起。指导孕妇养成按时排便的良好习惯，每日清晨饮一杯温水，进食易消化粗纤维食物，多吃新鲜蔬菜和水果，多喝水，注意适当运动。必要时在医生指导下口服缓泻剂，如车前番泻颗粒，不咀嚼，足量水冲服；或用开塞露、甘油栓；禁用峻泻剂，也不可以灌肠，以免引起流产或早产。

4. 白带增多　于妊娠初 3 个月及末 3 个月明显，属妊娠期生理变化，因妊娠期性激素不断升高，阴道分泌物增加所致，应排除假丝酵母菌、滴虫、衣原体感染等原因。嘱孕妇保持外阴清洁与干燥，每日清洗外阴，穿透气性好的棉质内裤，经常更换内裤或卫生巾，增加舒适感，严禁阴道冲洗。

5. 腰背痛　妊娠期间子宫向前隆起，为保持平衡，孕妇体姿后仰，使背肌处于持续紧张状态，妊娠时关节韧带松弛，导致孕妇腰背疼痛。指导孕妇穿低跟鞋，若俯拾或抬举物品时，保持上身直立，屈膝，用两下肢力量起身；休息时，腰背部垫枕头可缓解疼痛，必要时卧床休息（硬床垫）、局部热敷。疼痛严重者可服止痛药物。

6. 水肿　增大子宫压迫下腔静脉，使下肢静脉血液回流受阻是水肿的主要原因，导致孕妇于妊娠后期常有踝部、小腿部轻度水肿，休息后消退者，属生理性水肿。若下肢水肿明显，休息后不消退，应警惕妊娠期高血压疾病、妊娠合并肾脏疾病、低蛋白血症等，需及时就医。避免长时间站或坐，取左侧卧位休息，下肢垫高 15° 能使下肢血液回流改善，减轻水肿。需适当限制盐的摄入，水分不必限制。

7. 下肢、外阴静脉曲张　因下腔静脉受压使股静脉压升高所致，应避免长时间站立，指导孕妇穿弹力裤或下肢绑弹性绷带，左侧卧位睡眠，同时垫高下肢，会阴部静脉曲张者，可垫高臀部，以促进血液回流。

8. 下肢痉挛　多为孕妇缺钙引起，常表现为小腿腓肠肌痉挛，多在夜间发作、能迅速缓解。指导孕妇多晒太阳，饮食中适当增加钙的摄入，必要时遵医嘱口服钙剂，如系钙磷不平衡所致，应限制牛奶（含大量磷）摄入，或服用氢氧化铝乳胶。避免腿部疲劳、受凉，走路时注意脚跟先着地。发作时局部热敷按摩，背屈肢体或站直前倾以伸展抽搐的肌肉，直至痉挛消失。

9. 仰卧位低血压综合征　妊娠晚期孕妇长时间仰卧，增大子宫压迫下腔静脉，使回心血量及心搏量突然减少，血压下降。孕妇转换左侧卧位即可自然消失，不必紧张。

10. 贫血　孕妇于妊娠后期对铁的需求量增多，仅靠食物源性补充可致铁入量不足，易发生缺铁性贫血。应加强营养，多食动物肝脏、瘦肉、蛋黄、豆类、绿叶蔬菜等。从妊娠 4 个月起可适当补充铁剂，用温水或水果汁送服，或同时服用维生素 C，能增加铁的摄入，餐后 20 分钟服用为佳，以减轻对胃肠道的刺激。告知孕妇服用铁剂后大便可能会变黑，可能导致便秘或轻度腹泻。

11. **失眠** 加强心理护理，缓解焦虑、紧张，每日坚持户外散步，睡前喝杯热奶、温水洗脚或用木梳梳头，有助于入睡。如因妊娠晚期增大的子宫压迫膈肌致呼吸困难而影响睡眠者，可适当垫高头部和躯干，缓解对肺部压迫即可缓解症状。

（三）心理护理

每次产前检查时，应关注孕妇情绪变化和心理适应度。并鼓励孕妇进行情绪和感受的表达，以便进行针对性的心理护理。需要明确告知孕妇不良情绪对胎儿的巨大影响：情绪不良的孕妇易发生异常妊娠与分娩期并发症。经常抑郁、悲伤、焦虑、紧张、恐惧等，可致胎儿脑血管收缩，脑血流量减少，影响脑部发展，新生儿易激怒，严重时造成胎儿大脑畸形。严重焦虑的孕妇，往往恶心、呕吐加剧，流产、早产发生率高。过度紧张、恐惧，可致子宫收缩乏力，产程延长或难产。

告知孕妇妊娠中晚期可能出现的生理症状，出现不适症状者，及时指导解决，增强孕妇舒适度，消除因此而带来的不良情绪，保持心情平和、轻松、愉快。

（四）健康指导

1. **异常症状的判断** 出现下列症状应立即就诊：阴道流血、腹痛、头痛、眼花、胸闷、心悸、气短、发热、突然阴道流液、胎动突然减少等。异常症状的出现意味着母儿有危险，及时就诊可及早进行干预，避免不良后果的发生。

2. **营养指导** 母体是胎儿成长的小环境，其营养状况直接影响胎儿和自身的健康。妊娠孕妇必须增加营养的摄入以满足自身及胎儿的双重需要，但要避免营养过剩引起巨大胎儿及微量元素过剩引起中毒反应。若孕妇营养不良，会影响胎儿生长和智力发育，导致器官发育不全，胎儿生长受限及低体重，甚至造成流产、早产、胎儿畸形、死胎等。

3. **活动与休息** 妊娠 28 周后孕妇应避免长时间站立或重体力劳动，适当减少工作量；坚持适量运动，妊娠期孕妇身心负荷加重，容易疲劳，需保证足够的休息和睡眠，每日保证 8 小时睡眠，午休 1~2 小时，妊娠中期后取左侧卧位休息，以增加胎盘供血；坐时可抬高下肢，减轻下肢水肿。居室内保持清洁、安静，空气流通。

4. **衣着** 以宽松、柔软、舒适为宜，冷暖适度。不宜穿紧身衣，不要紧束腰腹部，以免影响乳房发育、胎儿发育与活动；选择舒适、合身胸罩，以减轻不适感；宜穿轻便舒适的低跟鞋，避免穿高跟鞋，以防身体失衡、腰背痛。

5. **个人卫生** 养成良好的卫生习惯，勤刷牙，注意使用软毛牙刷。妊娠期排汗增多，应勤洗浴，勤更衣。清洗阴部，保持局部清洁干燥。

6. **胎教** 能够有目的、有计划地促进胎儿生长发育。现代科学研究发现，胎儿具有记忆、感知等能力，胎儿的眼睛会随送入的光亮而活动，触其手足可产生收缩效应，外界音响可引起心率的改变等。因此，孕妇生活规律，心境愉悦与胎儿谈话，对胎儿进行抚摸和音乐训练等，均为良好的胎教措施。

7. **妊娠期用药** 许多药物可通过胎盘进入胎体，对胚胎、胎儿不利的药物会导致胎儿畸形和功能障碍。妊娠早期是器官发育形成的关键时期，用药应特别慎重，需在医生指导下合理用药。孕产妇用药原则：能用一种药，避免联合用药；能用疗效比较肯定的药物，避免用尚难确定对胎儿有无不良影响的新药；能用小剂量药物，避免用大剂量药物；严格掌控药物剂量和用药持续时间，注意及时停药。

链接

药物对胎儿的危害等级

美国食品药品监督管理局根据药物对胚胎、胎儿的致畸情况，将药物对胚胎、胎儿的危害性等级，分为A、B、C、D、X共5个级别。

A级：经临床对照研究，无法证实药物在妊娠早期与中晚期对胎儿危害作用，对胚胎、胎儿伤害可能性最小，是无致畸性的药物。例如，适量维生素。

B级：经动物实验研究，未见对胚胎、胎儿有危害。无临床对照实验，未得到有害证据。可以在医师观察下使用。例如，青霉素、红霉素、地高辛、胰岛素等。

C级：动物实验表明对胚胎、胎儿有不良影响。由于没有临床对照实验，只能在充分权衡药物对孕妇的益处、胚胎、胎儿潜在利益和对胚胎、胎儿危害情况下，谨慎使用。例如，庆大霉素、异丙嗪、异烟肼等。

D级：有足够证据证明对胚胎、胎儿有危害性。只有在孕妇有生命威胁或患严重疾病，而其他药物又无效的情况下考虑使用。例如，硫酸链霉素、盐酸四环素等。

X级：各种实验证实会导致胚胎、胎儿异常。在妊娠期间禁止使用。例如，甲氨蝶呤、己烯雌酚等。

在妊娠前12周，以不用C、D、X级药物为好。

---

8. **性生活指导**　妊娠期间适当减少性生活次数，妊娠前3个月及末3个月，避免性生活，以防流产、早产、胎膜早破及感染。

9. **妊娠期自我监护**　胎动计数和胎心音计数是孕妇自我监护的重要手段。教会家庭成员听胎心音、孕妇计数胎动，并做好记录，可了解胎儿宫内情况。胎动计数是自我监护最常用而简单的方法，指导孕妇每日早、中、晚各数1个小时胎动，每小时胎动不少于3次，提示胎儿情况良好；三次计数总和乘4为12小时的胎动次数，若12小时内胎动小于10次，或突然下降50%以上者，提示胎儿缺氧，应立即就诊。

第五节　分娩的准备

有研究表明，多数产妇尤其是初产妇，由于缺乏分娩的相关知识，而表现为惧怕分娩时的疼痛和不适、担忧母儿双方的安全等，继而产生焦虑和恐惧心理，而这些心理问题又会影响产程的进展，可致产程延长，甚至导致产后出血、胎儿窘迫及新生儿窒息等。帮助孕妇做好分娩的准备可有效提高产科质量，且为产后母儿护理奠定良好的基础。分娩的准备：识别先兆临产、分娩物品的准备、分娩时不适的应对技巧。

（一）先兆临产

分娩发动前，出现预示妇女不久即将临产的症状，称为先兆临产（threatened labor）。孕妇能够正确识别临产先兆，及时入院待产，是确保安全生产的前提。

1. **假临产（false labor）**　特点：宫缩持续时间短且不恒定，间歇时间长而不规则；宫缩的强度不加强；不伴随出现宫颈管消失和宫颈口扩张；常在夜间出现，白天消失；给予强镇静剂可以抑制假临产。

2. **胎儿下降感（lightening）**　随着胎先露下降入骨盆，宫底随之下降，多数孕妇会感觉上腹部较前舒适，进食量也增加，呼吸轻快。因胎先露入盆压迫膀胱，孕妇常出现尿频症状。

3. 见红（show） 因宫颈内口附近的胎膜与该处的子宫壁分离，毛细血管破裂经阴道排出少量血液，与宫颈管内的黏液相混排出，称为见红。见红是分娩即将开始的比较可靠的征象，多在分娩发动前 24~48 小时内发生。

（二）分娩物品准备

1. 母亲用物准备 准备足够的消毒卫生巾、大小合适的胸罩、内裤、数套替换的内衣、吸奶器等。

2. 新生儿用物准备 准备柔软、舒适、宽大、便于穿脱的新生儿衣物，衣缝宜在前面不摩擦新生儿皮肤，衣服、尿布宜选用质地柔软、吸水、透气性好的纯棉织品；准备婴儿包被、毛巾、梳子、围嘴、爽身粉、温度计等；准备柔和、无刺激性的肥皂或洗衣剂；对不能进行母乳喂养者，还要准备奶瓶、奶粉、奶嘴等。

（三）其他准备

（1）向孕妇系统讲解有关分娩准备方面的知识。可利用上课、看录像、发健康教育处方等形式进行。

（2）讲解有关减轻分娩不适的应对技巧。可用示范、反示范、角色扮演等形式进行。

（3）鼓励孕妇提问，并对错误概念加以澄清。

（4）鼓励孕妇说出心中的焦虑，给予针对性的心理支持。

（5）协助其配偶参与分娩准备过程，使妊娠分娩成为更有意义的家庭经验。

（6）可采用上课、看录像等形式讲解新生儿喂养及护理知识，宣传母乳喂养的好处，示教如何给新生儿洗澡、换尿布等，为照护新生命做好准备。

小结

　　本章介绍了妊娠生理、妊娠期母体变化、妊娠诊断、妊娠期管理、分娩的准备。通过本章内容的学习，学生应掌握妊娠期母儿的生理状况，以便及时发现异常。应重点掌握妊娠期相关概念、妊娠诊断的相关内容，熟练掌握产前检查的内容，并能用所学知识对孕产妇进行妊娠期相应护理及健康指导，使母儿平安度过妊娠期。

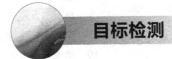

目标检测

一、选择题

A1 型题

1. 早期妊娠最早出现的症状是（ 　　）

　A. 停经　　　　B. 尿频　　　C. 腹泻

　D. 乳房胀痛　　E. 早孕反应

2. 孕妇进行自我监测胎儿宫内情况最简单的方法是（ 　　）

　A. 超声检查　　B. 胎动计数　C. 称体重

　D. 胎儿听诊　　E. 激素测定

3. 诊断早期妊娠首选的辅助检查方法是（ 　　）

　A. 基础体温测定　　B. 黄体酮试验

　C. 尿妊娠试验　　　D. B 型超声检查

　E. 宫颈黏液涂片干燥后镜检

4. 黑加征是指早期妊娠时双合诊检查（ 　　）

　A. 子宫颈充血变软，呈紫蓝色

　B. 阴道壁充血变软，呈紫蓝色

　C. 子宫增大变软

　D. 乳头及其周围皮肤（乳晕）着色加深

　E. 子宫峡部极软，子宫颈与子宫体似不相连

5. 腹部四步触诊不能了解的是（ 　　）

　A. 胎先露入盆程度

　B. 胎儿大小

　C. 胎儿有无先天性畸形

D. 胎方位

E. 胎产式

A2 型题

6. 李女士, 27 岁, 初孕, 妊娠 8^{+2} 周。不符合的体征是 ( )

A. 子宫增大变软

B. 在耻骨联合上扪及子宫底

C. 乳房增大, 乳晕着色

D. 尿频

E. 早孕反应

7. 李女士, 25 岁。平时月经不规则, 末次月经不清。腹部触诊: 宫底脐上 3 横指, 妊娠约为 ( )

A. 24 周末   B. 26 周末

C. 28 周末   D. 30 周末

E. 32 周末

8. 姚女士, 妊娠 40 周, 两天前见红, 今日入院待产。坐骨结节间径测量值为 7.5cm, 为确定可否经阴道分娩, 需要进一步测量的是 ( )

A. 骶耻内径   B. 出口后矢状径

C. 出口前矢状径   D. 耻骨弓角度

E. 坐骨棘间径

9. 付女士, 23 岁, 因停经 8 周就诊。平时月经规律, 末次月经 2016.8.6 (阳历), 尿妊娠试验阳性, 其预产期应为 ( )

A. 2017.5.13   B. 2017.5.3

C. 2017.5.21   D. 2017.5.15

E. 2017.5.17

10. 黄女士, 27 岁, 孕 2 产 0, 妊娠期血容量增加达高峰应该是在 ( )

A. 孕 20~24 周   B. 孕 26~28 周

C. 孕 32~34 周   D. 孕 37~38 周

E. 孕 39~40 周

11. 张女士, 33 岁, 孕 2 产 1, 孕 38 周, 此时羊水量约为 ( )

A. 500ml   B. 600ml

C. 700ml   D. 800ml

E. 1000ml

12. 李女士, 31 岁, 第一胎, 常规骨盆测量骶耻外径为 17cm, 需进行骨盆内测量, 恰当的测量时机为 ( )

A. 妊娠 8~12 周   B. 妊娠 12~16 周

C. 妊娠 16~20 周   D. 妊娠 20~24 周

E. 妊娠 24~36 周

13. 某女, 29 岁, 停经 9 周, 晨起恶心、呕吐, 门诊确诊为早期妊娠, 是指 ( )

A. 6 周末以前   B. 8 周末以前

C. 10 周末以前   D. 12 周末以前

E. 14 周末以前

14. 某女, 26 岁, 第一胎孕 37 周, 见红 2 小时, 关于见红的说法正确的是 ( )

A. 临产前 24~48 小时出现

B. 出血量较多, 多于月经量

C. 说明已经临产

D. 是异常出血

E. 不属于先兆临产

15. 贾女士, 25 岁, 第一胎孕 20 周自觉胎动, 有关胎动错误的是 ( )

A. 胎儿在子宫内冲击子宫壁的活动称胎动

B. 正常胎动每小时为 3~5 次

C. 首次胎动多在妊娠 18~20 周时

D. 胎动 8 次/12 小时说明胎儿正常

E. 计数胎动可及时发现胎儿缺氧状况

16. 某女, 33 岁, 新婚后出现早孕反应, 尿妊娠试验阳性, 关于早孕反应错误的是 ( )

A. 约在停经 6 周出现, 12 周左右消失

B. 约半数左右孕妇可出现

C. 以恶心、呕吐、偏食等现象为主

D. 可出现乏力、嗜睡

E. 反应过重、持续时间延长亦为正常

17. 李女士, 29 岁, 第一胎 32 周, B 超提示胎盘附着子宫后壁, 关于胎盘的防御功能正确的是 ( )

A. 胎盘的屏障功能是很强的

B. 弓形虫、螺旋体不能进入胎儿体内

C. 流感、风疹等病毒不能感染胎儿

D. 药物不能通过胎盘传给胎儿或致畸

E. IgG 可以通过胎盘传给胎儿

18. 孙女士, 26 岁, 初次妊娠就诊, 临床常用推算预产期的依据是 ( )

A. 早孕反应开始的时间

B. 末次月经的第 1 天

C. 妇科检查结果

D. 自觉胎动的时间

E. 根据宫底的高度判断

A3/A4 型题

（19、20 题共用题干）

温女士，孕 2 产 0，孕 36 周，常规产前检查四步触诊结果：宫底触及胎头，耻骨联合上方触及胎臀，胎背在母体左前方，胎心率 144 次/分。

19. 该孕妇胎方位为（   ）

    A. 骶左前   B. 骶左后

    C. 骶右前   D. 枕左前

    E. 枕右前

20. 其胎心音听诊部位为（   ）

    A. 脐上方右侧   B. 脐上方左侧

    C. 脐下方右侧   D. 脐下方左侧

    E. 脐周

（21、22 题共用题干）

某女，28 岁，孕 35 周，近期偶感腹壁紧缩，有时出现轻微腹痛，持续时间为 5～10 秒，多为夜间出现，白天消失。

21. 关于该女的表现，下列描述正确的是（   ）

    A. 规律宫缩

    B. 假临产

    C. 属于异常子宫收缩，应给予宫缩抑制剂

    D. 应立即住院待产

    E. 可导致早产发生

22. 此时对该女不适合的护理是（   ）

    A. 为时尚早，不必过早告知分娩的过程

B. 应提醒孕妇及家人准备好分娩后的所需用物

C. 讲解有关减轻分娩不适的应对技巧

D. 鼓励说出内心感受，针对性进行心理护理

E. 鼓励其家人及配偶参与相关知识学习

二、名词解释

1. 妊娠

2. 受精

3. 仰卧位低血压综合征

4. 围生期

5. 胎方位

6. 先兆临产

三、简答题

1. 简述胎盘的功能。

2. 简述四步触诊步骤及目的。

四、论述题

某女，28 岁，以停经 57 日前来就诊。自述近日来晨起恶心、呕吐，食欲差，双乳房胀痛，尿频但无尿急、尿痛。妇科检查：子宫颈呈紫蓝色，宫体增大，质软但无压痛。尿妊娠试验（＋），确诊为早期妊娠。

根据以上资料，请回答：

1. 该类女士进行产前检查的时间宣教。

2. 该类女士早孕反应饮食指导内容。

（张丽华）

第五章　分娩期妇女的护理

妊娠满 28 周及其后，胎儿及其附属物全部从母体娩出的过程，称为分娩（delivery）。妊娠满 28 周至不满 37 周期间分娩，称为早产（premature delivery）；妊娠满 37 周至不满 42 周期间分娩，称足月产（term delivery）；妊娠满 42 周及以后分娩，称过期产（postterm delivery）。按分娩过程是否正常，分为正常分娩（平产）和异常分娩（难产），正常分娩指足月妊娠分娩时，影响分娩的各因素正常且协调统一，胎儿经产道自然娩出，母儿健康者。本章仅介绍正常分娩，异常分娩在病理产科内容中涉及。

第一节　影响分娩的因素

影响分娩的因素有 4 方面：产力、产道、胎儿及精神心理因素。这 4 个因素正常且互相适应，则有利于分娩，即可顺产。如果任一因素异常或不能协调，则致分娩异常，即难产。

 产力

将胎儿及其附属物从子宫内逼出的力量，称为产力（powers）。产力包括子宫收缩力、腹肌及膈肌收缩力和肛提肌收缩力。

（一）子宫收缩力

子宫收缩力（简称宫缩，CTX），是分娩的主要力量，贯穿于分娩全过程。临产后的宫缩使宫颈管缩短、消失，宫口扩张、胎先露下降、胎儿及其附属物娩出。正常子宫收缩具有以下特点。

1. 节律性　是临产的重要标志。正常宫缩是宫体平滑肌不随意、有规律的阵发性收缩并伴有疼痛，即"阵痛"。每次宫缩均表现为由弱到强，持续一定时间，再由强变弱，直至消失，进入间歇期，此时子宫肌肉松弛变软（图 5-1）。临产开始时，宫缩持续约 30 秒，间歇期为 5～6 分钟，随着产程的进展，宫缩持续时间越来越长，可达 60 秒，间歇期变短，可缩短至 1～2 分钟。宫缩强度随程的进展逐渐增加，宫腔压力逐渐增高，宫腔压力由临产初期 25～30mmHg，至第一产程末增至 40～60mmHg，第二产程宫缩极期时可达 100～150mmHg，而间歇期宫腔压力仅为 6～12mmHg。宫缩时，因子宫平滑肌收缩及宫腔压力增高，胎盘血供减少，间歇期时血供恢复。如果子宫持续收缩无间歇期，将对胎盘的血运和胎儿的供氧发生损害，因此，宫缩的节律性对产时胎儿的安全非常有利。

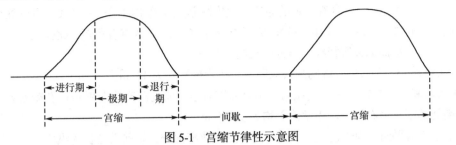

图 5-1 宫缩节律性示意图

2. 对称性与极性 对称性是指正常宫缩起自两侧子宫角,左右对称,以微波形式同时向子宫底中线聚集,再以 2cm/s 速度向子宫下段扩散,约 15 秒扩播至整个子宫。极性指宫缩扩散具有方向性,以及宫缩在子宫底部的强度最强最持久,向下逐渐减弱,宫底部收缩力的强度几乎是子宫下段的 2 倍,极性促使胎儿沿产轴下降（图 5-2）。

3. 缩复作用 宫缩时,子宫体部肌纤维缩短,间歇期肌纤维放松变长,但不能恢复到原有的长度,较原有肌纤维长度略短,肌纤维经过反复收缩,长度越来越短,称为缩复作用。临产后,缩复作用致宫腔容积逐渐缩小,宫腔内压力进一步增大,促使胎先露部下降及宫颈管缩短、消失,宫口扩张。

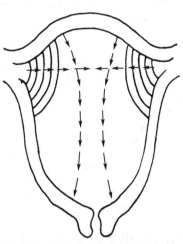

图 5-2 子宫收缩的对称性和极性

（二）腹肌及膈肌收缩力

腹肌及膈肌收缩力,简称腹压,是第二产程重要的辅助力量。宫口开全后,胎先露部下降至盆底,反射性地引起排便动作,产妇主动屏气用力,腹压增高,在第二产程后期,配合宫缩,促使胎儿娩出。在第三产程,腹压有助于胎盘娩出。

（三）肛提肌收缩力

宫口开全后,胎先露部下降,压迫盆底组织,引起肛提肌收缩。肛提肌收缩力的作用:第一、二产程协助胎先露完成内旋转、仰伸及娩出,第三产程,胎盘降至阴道时,协助胎盘娩出。

二 产道

产道（birth canal）是胎儿娩出的通道,包括骨产道和软产道两部分。

（一）骨产道

骨产道即真骨盆。真骨盆的形态和大小直接影响到分娩进程,受妊娠及分娩的影响,骨盆韧带松弛,径线略微增大,有利于分娩。

1. 骨盆平面及其径线 为便于描述分娩过程中胎儿通过骨产道的机制,通常将骨盆分成 3 个假想平面,由上至下分别为骨盆入口平面、中骨盆平面和骨盆出口平面,每个平面有特殊的形态和径线。

（1）入口平面:即真骨盆上口,真、假骨盆的分界面,为横椭圆形。前方为耻骨联合上缘,两侧为髂耻缘,后方为骶岬上缘。该平面有 4 条径线（图 5-3）。

1）入口前后径：又称真结合经，从耻骨联合上缘中点至骶岬上缘正中间的距离，正常值平均为 11cm，由于耻骨联合有一定的厚度，故实际胎儿在娩出时通过的径线是耻骨联合内面自上缘向下 1cm 处至骶岬前缘中点的距离，称产科结合径，比真结合径短，此径线是胎头下降时必须通过入口平面的最短径线，与分娩机制关系密切。

2）入口横径：左右髂耻缘间的最大距离，正常值平均为 13cm。

3）入口斜径：左右各一。左骶髂关节至右髂耻隆突间的距离为左斜径；右骶髂关节至左髂耻隆突间的距离为右斜径。正常值平均为 12.75cm。

（2）中骨盆平面：为骨盆最小平面，是骨盆最狭窄部分，呈前后径长的纵椭圆形，其前方为耻骨联合下缘，两侧为坐骨棘，后方为骶骨下端。该平面在产科临床有重要意义，有 2 条径线（图 5-4）。

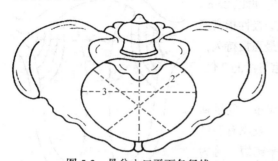

图 5-3　骨盆入口平面各径线

1. 前后径 11cm；2. 斜径 12.75cm；3. 横径 13cm

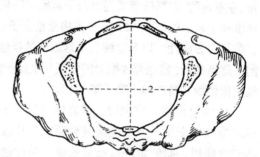

图 5-4　中骨盆平面各径线

1. 前后径 11.5cm；2. 横径 11.5cm

1）中骨盆前后径：耻骨联合下缘中点通过两侧坐骨棘连线中点至骶骨下端间的距离，正常值平均约 11.5cm。

2）中骨盆横径：又称坐骨棘间径。指两坐骨棘之间的距离，正常值平均为 10cm，为影响胎头内旋转的重要径线。坐骨棘水平是评估胎头下降的标志。

（3）出口平面：为骨盆腔下口，由两个不在同一平面的三角形组成。前三角平面顶端为耻骨联合下缘，两侧为耻骨降支；后三角平面顶端为骶尾关节，两侧为骶结节韧带，坐骨结节间径为共同的底边。骨盆出口平面有以下 4 条径线（图 5-5）。

1）出口前后径：耻骨联合下缘至骶尾关节的距离，正常值平均为 11.5cm。

2）出口横径：又称坐骨结节间径。指两坐骨结节内侧缘的距离，正常值平均为 9cm，此径线与分娩关系密切。

3）出口前矢状径：耻骨联合下缘中点至坐骨结节间径中点的距离，即前三角形的高，正常值平均为 6cm。

4）出口后矢状径：骶尾关节至坐骨结节间径中点的距离，即后三角形的高，正常值平均 8.5cm。若出口横径≤7.5cm 时，须测量出口后矢状径，而出口横径与出口后矢状径之和＞15cm 时，正常大小的胎头可以通过后三角娩出。

2. 骨盆轴及骨盆的倾斜度

（1）骨盆轴：为连接骨盆各平面中点的假想曲线。直立时，其上段向下向后；中段向下，下段向下向前。分娩时，胎儿沿此轴娩出，故又称产轴（birth axis）（图 5-6）。

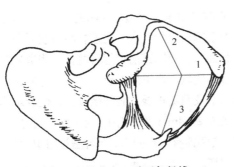

图 5-5 骨盆出口平面各径线

1. 横径约 9cm；2. 前矢状径 6cm；3. 后矢状径 8.5cm

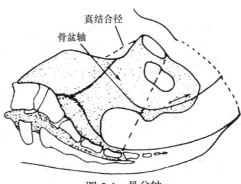

图 5-6 骨盆轴

（2）骨盆倾斜度：女性直立时，骨盆入口平面与水平面所形成的角度为骨盆倾斜度（图 5-7）。正常值为 60° 左右，若倾斜度过大，则不利于胎头的衔接与下降。

（二）软产道

软产道是由子宫下段、子宫颈、阴道和盆底软组织构成的弯曲通道。

1. 子宫下段形成 子宫下段由子宫峡部延展而成。子宫峡部非妊娠时长约 1cm，在妊娠 12 周后逐渐扩展成为宫腔一部分，至妊娠晚期被逐渐拉长形成子宫下段，临产后的规律宫缩进一步使子宫下段拉长达 7～10cm，成为软产道的一部分。因宫缩的缩复作用，子宫上段肌壁越来越厚，下段肌壁被牵拉越来越薄，出现子宫上下段的肌层厚薄不同，在两者之间的子宫内面形成一环状隆起，称为生理缩复环（physiologic retraction ring）（图 5-8）。正常分娩时，很少自腹部见到此环。

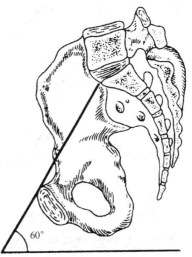

图 5-7 骨盆倾斜度

2. 子宫颈变化 初产妇多是子宫颈管先缩短消失，然后宫口扩张；经产妇常是子宫颈管消失与宫口扩张同时进行（图 5-9）。

（1）子宫颈管消失（effacement of cervix）：临产前子宫颈管长 2～3cm，临产后，由于宫内压增高、胎先露压迫子宫颈并使前羊膜囊楔形扩张宫颈管，子宫颈管初呈漏斗状，并逐渐展平。

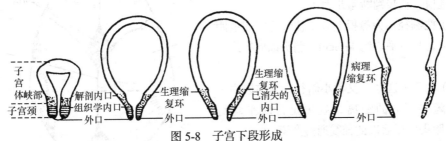

图 5-8 子宫下段形成

（2）宫口扩张（dilatation of cervix）：分娩发动时，初产妇的宫颈外口仅容一指尖，经产妇能容一指。临产后，由于子宫收缩，胎先露下降，前羊膜囊的扩张，使宫口扩张。胎膜破裂后，胎先露部直接压迫子宫颈，宫口扩张加速，逐渐扩大至 10cm，此时宫口开全（图 5-9），足月

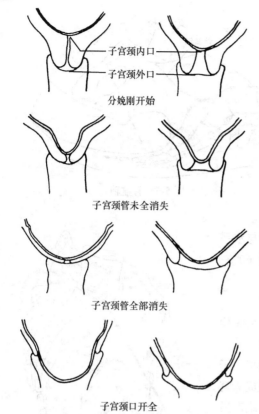

子宫颈内口
子宫颈外口

分娩刚开始

子宫颈管未全消失

子宫颈管全部消失

初产妇　　　　　　　经产妇

图 5-9　子宫颈管消失与宫口扩张

妊娠的胎头才能通过。

3. 骨盆底组织、阴道及会阴的变化　破膜后，胎先露部下降压迫骨盆底，阴道黏膜皱襞展平，阴道腔扩张加宽，因阴道前壁短后壁长，阴道外口开向前上方，使软产道下段形成一个向前弯的长筒。肛提肌向下及两侧扩展，肌纤维拉长，使会阴体由 5cm 厚变成 2～4mm 薄的组织，利于胎儿通过产道。分娩时，会阴体有一定张力，但若超过组织承受力，可造成裂伤。

三 胎儿

胎儿（fetus）是影响分娩的四大因素之一，从胎儿大小、胎位、胎儿畸形三方面影响分娩结局。

（一）胎儿大小

胎儿大小是决定分娩难易的一个重要方面，胎儿过大而骨盆正常，可致相对性头盆不称，引起难产。胎头是胎体的最大部分，是通过产道最困难的部分，因此，胎头颅骨、胎头径线直接影响分娩。

1. 胎头颅骨　由顶骨、额骨、颞骨各 2 块和 1 块枕骨构成。颅骨间的缝隙称颅缝：两顶骨之间为矢状缝，两顶骨与两额骨之间为冠状缝，枕骨与顶骨之间为人字缝。两颅缝交界的缝隙较大处为囟门，矢状缝与冠状缝之间的空隙为前囟（大囟门），呈菱形；矢状缝与人字缝之间的空隙为后囟（小囟门），呈三角形（图 5-10）。矢状缝和囟门是确定胎位的重要标志。胎头有一定的可塑性，分娩时受到产道的压力，颅骨可变形或重叠，使胎头的体积和径线缩小，顺利通过产道。如果胎儿过熟，颅骨塑形能力差，可致难产。

2. 胎头径线　重要径线有以下 4 条。

（1）双顶径（BPD）：为两顶骨隆突间的距离，是胎头最大横径，妊娠足月时平均约 9.3cm。B 超可测定此值，初步判断胎儿大小。

（2）枕额径：为鼻根上方至枕骨隆突间的距离，妊娠足月时平均约 11.3cm。胎头以此径线衔接。

（3）枕下前囟径：又称小斜径，为前囟中央至枕骨隆突下方的距离，妊娠足月时平均约 9.5cm。胎头俯屈后以此径线通过产道。

（4）枕颏径：又称大斜径，为颏骨下方中央至后囟顶部间的距离，妊娠足月时平均约 13.3cm（图 5-11）。

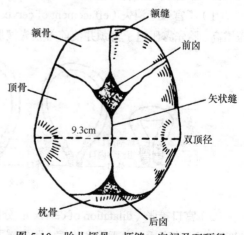

额缝
额骨
前囟
顶骨
矢状缝
9.3cm
双顶径
枕骨
后囟

图 5-10　胎儿颅骨、颅缝、囟门及双顶径

（二）胎位

纵产式因胎体纵轴与骨盆轴相一致,容易通过产道完成分娩。头先露分娩时,胎头先通过产道,受到产道的挤压,颅骨塑形,径线变小,易于通过产道;枕先露衔接及通过产道的径线最小,最有利于分娩。臀先露时,胎臀软且周径小,不能使产道充分扩张,且后出胎头需在较短时间内娩出,缺乏颅骨塑形,使后出胎头困难,易发生难产。横产式,胎体纵轴与骨盆轴垂直,足月活胎不能通过产道,对母儿威胁极大。

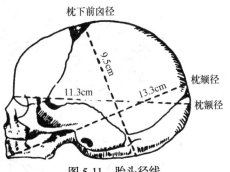

图 5-11 胎头径线

（三）胎儿畸形

如脑积水、连体儿等,由于胎头或胎体过大,通过产道困难,导致难产。

四 精神心理因素

正常分娩是生理现象,但对于产妇是一种持久而强烈的应激原,可以引起生理上及精神心理上的应激反应。由于分娩阵痛的刺激,缺乏对分娩的认知,对分娩结局的担忧,待产室陌生的环境,分娩室紧张的氛围,以及在生活中获得的分娩负面信息等,产妇可在临产后情绪紧张,处于焦虑不安甚至恐惧的心理状态。这种精神心理状态可影响机体平衡和健康,发生一系列神经内分泌变化,如心率加快、呼吸急促、气体交换不足,导致子宫缺氧而影响产力,使产程延长,发生难产、产后出血的机会增大。由于神经内分泌变化,交感神经兴奋,释放儿茶酚胺,血压升高,引起胎儿缺血缺氧,出现胎儿窘迫。

具备一定的分娩知识,安静、舒适的环境,医护人员的耐心安慰及鼓励,减痛技术的运用,开展家庭式产房,陪伴分娩等,都会增强产妇的分娩信心,促进分娩顺利进行。

第二节 枕左前位分娩机制

分娩机制（mechanism of labor）是指胎儿先露部因骨盆各平面的不同形态,而被动进行适应性转动,以其最小径线通过产道的全过程。临床上枕先露占 95.55%～97.55%,其中枕左前位最常见,故以枕左前位为例阐述分娩机制（图 5-12）。

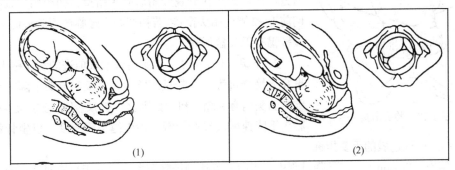

(1)
(2)

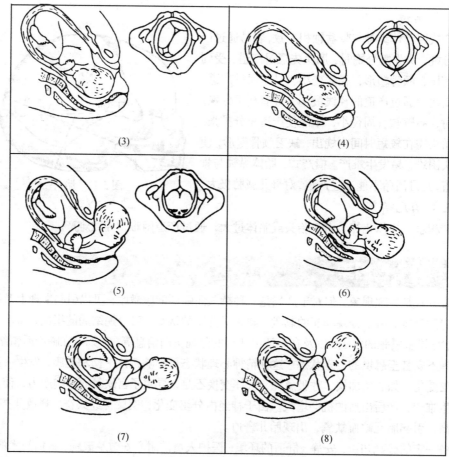

图 5-12 枕左前位分娩机制示意图

（1）衔接前胎头高浮；（2）衔接俯屈下降；（3）继续下降与内旋转；（4）内旋转已完成，开始仰伸；（5）仰伸已完成；（6）胎头外旋转；（7）前肩娩出；（8）后肩娩出

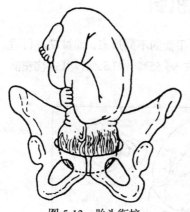

图 5-13　胎头衔接

1. 衔接（engagement）　指胎头双顶径进入骨盆入口平面，胎头颅骨最低点接近或达到坐骨棘水平，称为衔接（图5-13）。衔接时，胎头呈半俯屈姿态，以枕额径进入骨盆，胎头矢状缝处于骨盆入口平面右斜径上，胎头枕骨位于骨盆左前方。经产妇多在分娩开始后胎头衔接，初产妇多数在预产期前1～2周内胎头衔接。若初产妇已经临产而胎头仍未衔接，应警惕有无头盆不称。

2. 下降（descent）　胎头沿骨盆轴前进的动作称为下降，贯穿分娩全过程。下降呈间歇性，宫缩时胎头下降，宫缩间歇时胎头稍有回缩。初产妇因宫口扩张缓慢，软产道阻力大，胎头下降速度较经产妇慢。胎先露下降程度，以坐骨棘为标志，是判断产程进展的重要指标。

3. 俯屈（flexion）　在下降过程中，当胎头以枕额径降至盆底，处于半俯屈状态的胎头枕部遇到肛提肌的阻力，借杠杆作用进一步俯屈，将衔接时的枕额径（11.3cm）变为枕下前囟径（9.5cm），使胎头以最小径线适应母体产道，有利于产程进展。

4. 内旋转（internal rotation） 胎头为适应骨盆特点而旋转，使其矢状缝与中骨盆及骨盆出口前后径相一致的动作称为内旋转。胎头俯屈下降时枕部位置最低，到达骨盆底时，肛提肌收缩将胎头枕部推向阻力小、部位宽的母体骨盆前方，枕部自骨盆左方逆时针旋转45°，即胎头向前向中线旋转 45°，小囟门转至耻骨弓下。内旋转使胎头适应中骨盆及骨盆出口平面前后径大于横径的特点，有利于胎头进一步下降。胎头于第一产程末完成内旋转动作。

5. 仰伸（extention） 胎头完成内旋转后，下降达阴道外口时，宫缩及腹肌和膈肌收缩力继续迫使胎头下降，而肛提肌收缩力又将胎头推送向前，两者共同作用的合力使胎头沿骨盆轴下段的方向转向前下方，胎头枕骨下部达耻骨联合下缘时，以此为支点，在产力作用下逐渐仰伸，使胎头顶、额、鼻、口、颏相继由会阴前缘娩出。当胎头仰伸时，胎儿双肩径沿左斜径或横径进入骨盆入口。

6. 复位（restitution）及外旋转（external rotation） 胎头娩出时，胎儿双肩径沿骨盆入口平面左斜径下降。胎头娩出后，为了恢复胎头与胎肩的正常解剖关系，胎头枕部向左（顺时针）旋转 45°，称为复位；胎肩继续下降，前（右）肩向中线旋转 45°，胎儿双肩径转成与骨盆出口前后径相一致的方向，胎头枕部则在外继续向左转 45°，以保持胎头与胎肩的垂直关系，称为外旋转。

7. 胎肩及胎儿娩出 胎头外旋转完成后，前（右）肩从耻骨弓下娩出，胎体稍侧屈，后（左）肩从会阴前缘娩出，胎体和四肢相继娩出，此时，胎儿全部娩出。

第三节 分娩期护理管理

● 案例 5-1

某产妇，30 岁，G₁P₀，平时月经规律，停经后 40 多天出现早孕反应，B 超检查发现宫内孕。停经 19 周感胎动，产前检查无明显异常发现，骨盆外测量 24—27—19—9.5，妊娠期无阴道流血，无头晕眼花，无用药史，无有毒有害及放射性物质接触史。现妊娠 39⁺⁴ 周，血性分泌物 12 小时，规律腹痛 6 小时来院。体格检查：T 36.5℃，P 84 次/分，R 18 次/分，BP 116/78mmHg。神清，心肺无明显异常发现。产科检查：宫高 32cm，腹围 100cm，枕左前位，宫缩 40～45 秒/3～4 分钟，胎心 140 次/分，宫口开大 3cm，先露⁺¹，触及前羊膜囊。辅助检查：血常规正常，血型 B 型。B 超检查提示：宫内孕单胎，双顶径 9.5cm，胎心 144 次/分；胎盘二级，附着于宫体后壁；羊水指数 13cm。

根据以上资料，请回答：

1. 该产妇所处的产程是什么？
2. 该类产妇此期的护理措施有哪些？

一 临产及产程分期

（一）临产诊断

临产（in labor）的标志：出现规律且逐渐增强的子宫收缩，持续约 30 秒，间歇 5～6 分钟，同时伴进行性宫颈管消失、宫口扩张和胎先露下降。其中，规律宫缩是首要标志，此宫缩不能被强镇静剂抑制。

（二）总产程及产程分期

总产程（total stage of labor）即分娩全过程，指从开始出现规律宫缩直至胎儿胎盘娩出的全过程。分娩全过程是从规律性子宫收缩开始至胎儿、胎盘娩出为止，简称总产程。临床上通常分为三个产程。

1. 第一产程（first stage of labor） 又称宫颈扩张期。从规律的子宫收缩开始至宫口开全（10cm）为止。初产妇需 11～12 小时，经产妇需 6～8 小时。

2. 第二产程（second stage of labor） 又称胎儿娩出期。从宫口开全至胎儿娩出的全过程。初产妇需 1～2 小时，经产妇需数分钟至 1 小时。

3. 第三产程（third stage of labor） 又称胎盘娩出期。从胎儿娩出至胎盘胎膜娩出，即胎盘剥离和娩出的全过程，需 5～15 分钟，不超过 30 分钟。

二 第一产程的护理

（一）护理评估

1. 健康史 查阅产前检查记录，了解产妇一般情况，包括婚育年龄、职业、体重、身高、既往病史、过敏史及手术史。重点了解月经史、末次月经、既往孕产史；本次妊娠经过，胎方位、胎先露、宫高腹围、骨盆测量值及胎心率；是否有规律宫缩及出现时间、强度、频率、间隔时间与持续时间等情况。

2. 身体状况

（1）一般情况：观察产妇的体温、脉搏、呼吸及血压。临产后，产妇的体温变化不大，脉搏、呼吸可能有所增加，血压在宫缩时略高。评估进食、休息与活动、排泄情况。

（2）产程进展情况：产程中，产妇表现为阵发性下腹疼痛，部分伴有腰骶部酸胀感。应及时评估宫缩、宫口扩张与胎先露下降程度，是否破膜等。临产后宫缩渐强、持续时间渐长、间歇期渐短。

1）规律宫缩：临产开始时宫缩弱，持续时间较短（约 30 秒），间歇时间较长（5～6 分钟），随着产程的进展宫缩持续时间渐长（50～60 秒），强度不断增加，间歇期渐短（2～3 分钟）。宫口近开全时，宫缩持续时间可长达 1 分钟或以上，间歇期仅 1～2 分钟。

2）宫口扩张：通过阴道检查或肛诊可以确定宫口扩张程度。宫缩渐频且不断增强时，宫颈管逐渐变短并消失，宫口逐渐扩张。当宫口开全时，宫口边缘消失，有利于胎头通过。宫口于潜伏期扩张速度较慢，进入活跃期后加速。宫口扩张是临产后规律宫缩的结果。

3）胎先露下降：随着宫缩强度的不断增强、间歇时间逐渐缩短及宫口的相应扩大，胎先露不断下降。潜伏期内胎头下降不明显，进入活跃期后胎头下降加快，平均每小时下降 0.86cm。胎头下降程度（图 5-14）常作为临床估计分娩难易的可靠指标之一。

4）胎膜破裂：简称破膜。随产程进展，宫口逐渐开大，在胎先露下降过程中将羊水阻断为前后两部，在胎先露前面的羊水，称为前羊水，量约 100ml，形成前羊膜囊。胎先露进一步下降使前羊膜囊压力逐渐升高，当压力增高至一定程度时胎膜自然破裂。正常破膜多发生在宫口近开全时，即第

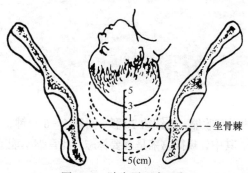

图 5-14 胎先露下降程度

一产程的活跃期。破膜后胎先露直接压迫子宫颈，可反射性增强宫缩，促进产程进展。

（3）胎儿宫内情况：及时评估胎位、胎动及胎心率情况。通过四部触诊对胎位进行核实，了解胎先露衔接情况；评估胎动，正常胎动≥6 次/2 小时；正常胎心率为 110～160 次/分钟，了解胎儿宫内状态。

3. 心理-社会评估　了解产妇对分娩知识的掌握程度、心理活动及对疼痛的耐受情况，观察家属对产妇的关心和支持程度，了解产妇家庭文化背景、产前接受健康教育程度，对分娩环境的适应能力等，及时发现产妇有无过度紧张、焦虑及恐惧等不良情绪。

4. 辅助检查

（1）血液检查：血常规、血型、出凝血时间，必要时查凝血功能、电解质、二氧化碳结合力等。

（2）尿液检查：尿常规。

（3）电子胎儿监护仪：描记宫缩、胎心曲线。

（4）其他：必要时行胎儿头皮血血气分析等。

（二）护理诊断/医护合作问题

1. 疼痛　与逐渐增强的子宫收缩有关。

2. 焦虑　与担心分娩能否顺利及结局、缺乏分娩知识有关。

3. 舒适度减弱　与宫缩疼痛、胎膜破裂等有关。

（三）护理措施

1. 一般护理

（1）入院护理：孕产妇先兆临产或已经临产，应办理入院手续，热情接待产妇，根据产妇现状介绍入院流程、病区环境及制度等。监测生命体征并作好记录：每隔 4～6 小时测体温、脉搏、呼吸、血压 1 次。宫缩时血压可升高 5～10mmHg，间歇期恢复，故测量血压应在宫缩的间歇期测量。若有异常应酌情增加测量次数。

（2）清洁卫生：协助产妇做好个人清洁卫生，如淋浴、更衣等，保持外阴部清洁。

（3）休息与活动：在宫缩正常且未破膜时，鼓励产妇活动，有利于产程进展。建议产妇休息时取左侧卧位，也可以取自觉舒适的体位。初产妇宫口近开全或经产妇宫口开大 4cm 时应取左侧卧位。胎膜已破，先露未衔接者应抬高臀部。

（4）饮食：鼓励产妇少量多餐进食，在宫缩间歇期进食高热量易消化食物，摄入足够的水分，以保持精力和体力充沛。

（5）排泄：胎先露下降和宫缩的强弱也受膀胱、直肠充盈的影响。产妇应每 2～4 小时排尿 1 次，自行排尿困难者应注意是否存在头盆不称，必要时给予导尿。若初产妇宫口扩张<4cm、经产妇宫口扩张<2cm、无异常情况，必要时可行温肥皂水灌肠，既可清除粪便，避免分娩时排便造成污染，又能刺激宫缩加速产程进展，灌肠后应及时观察宫缩及胎心变化。但下列情况不宜灌肠：阴道流血，胎膜早破，胎头未衔接，胎位异常，瘢痕子宫，宫缩强、估计 1 小时内分娩，妊娠合并内科疾病，胎儿窘迫，妊娠期高血压疾病等。

2. 观察产程

（1）宫缩：每隔 1～2 小时观察 1 次，连续观察宫缩持续时间、间歇时间及强度，每次连续观察 3 次宫缩并记录。方法有两种：触诊或胎心监护仪检查。触诊：将一手置于产妇腹壁宫体近宫底处，可触及宫缩时宫体隆起变硬，间歇期松弛变软。胎心监护仪描记宫缩曲线，监护方法有外监护与内监护两种，临床上常用外监护，将宫缩压力探头固定于宫体近宫底部，将胎心探头固定于胎背处。内监护适用于胎膜已破、宫口扩张 1cm 能放入内电极者。必要时可连续监护。

（2）宫口扩张及先露下降：通过阴道检查或肛门检查观察（目前临床采用阴道检查），是产程进展的重要指标。将每次宫口扩张大小、胎先露下降位置与临产时间结合，描绘为产程图，可动态观察产程进展，直观反应产程是否正常，以便及时干预。产程图有交叉图和伴行图。交叉图：产程图的横坐标为临产时间（小时），纵坐标左侧为宫口扩张程度，右侧为胎先露下降程度。

1）宫口扩张：根据宫口扩张的普遍规律，将第一产程分为潜伏期与活跃期。从出现规律宫缩至宫口扩张 3cm 称为潜伏期，此期间扩张速度较慢，平均 2～3 小时扩张 1cm，约需 8 小时，最大时限为 16 小时，超过 16 小时称为潜伏期延长。宫口扩张 3～10cm 称为活跃期，此期宫口扩张速度明显加快，约需 4 小时，最大时限为 8 小时，超过 8 小时称为活跃期延长。活跃期又分为 3 期，加速期即宫口扩张 3～4cm，约需 1.5 小时；最大加速期指宫口扩张 4～9cm，约需 2 小时；减速期指宫口扩张 9～10cm，约需 30 分钟。

2）胎先露下降：下降程度以坐骨棘平面为标志，胎头颅骨最低点平坐骨棘时，以"0"表示，在坐骨棘平面上 1cm 时，用"–1"表示，在坐骨棘平面下 1cm 时，用"+1"表示，依此类推。

3）阴道检查：在严格消毒后，用示指、中指伸入阴道内，可直接触及宫口、胎先露部，准确判断子宫颈管消退、宫口扩张程度及胎先露部高低。当宫口近开全时仅能摸到狭窄的边缘，开全时摸不到宫口边缘。若为头先露，还能触清矢状缝及囟门，以确定胎方位。胎膜若未破裂，在胎头前方可触及有弹性的前羊膜囊，若已破裂则能直接触及胎头。若触及有血管搏动的条索状物，则考虑脐带先露或脐带脱垂，应紧急处理。阴道检查可减少肛查时手指进出肛门次数，以减低感染概率。严格消毒后的阴道检查不增加感染机会，临床上基本已经代替肛门检查。

4）肛门检查：让产妇仰卧位，两腿屈曲分开，检查者右手示指戴指套蘸润滑剂，轻轻触摸肛门。嘱产妇放松后缓慢伸入肛门内，拇指伸直其余各指屈曲以利于示指深入。示指指腹先向后触及尾骨尖端，了解尾骨活动度及骶骨弧度；再触摸两侧坐骨棘是否突出并确定胎头下降程度；然后探查宫口摸清其四周边缘，了解子宫颈管消退、厚薄、弹性及软硬度，估计宫口扩张情况。

（3）胎膜破裂：一旦确认胎膜破裂，应立即听胎心音，观察羊水的颜色、性状和流出量，记录破膜时间。如破膜时胎头未衔接，应抬高臀部，预防脐带脱垂。破膜超过 12 小时尚未分娩者，遵医嘱给予抗生素预防感染。

3. 监护胎儿 胎心听诊：潜伏期每 1～2 小时听 1 次，进入活跃期每 15～30 分钟听 1 次，用听诊器或多普勒胎心听诊仪在宫缩间歇期听诊，每次听 1 分钟并记录。也可用电子胎心监护仪监护，将胎心的探头置于胎心音最响亮的部位。正常胎心率为每分钟 110～160 次。若胎心率低于 110 次/分或高于 160 次/分，提示胎儿窘迫，应立即给予产妇吸氧、左侧卧位并报告医生做进一步处理。

4. 心理护理 初产妇产程长，对分娩过程认知缺乏，容易产生焦虑、紧张、急躁情绪。护理人员应耐心讲解分娩的生理过程，指导产妇放松，如进行深呼吸及双手轻揉腹部，腰骶部胀痛者，可指导用手拳压迫腰骶部，减轻不适感。产时，第一产程鼓励产妇下床活动，利用舒适体位，用音乐、图片、谈话等方法分散产妇对分娩阵痛的注意力，有条件的医院可进行导乐分娩、水下分娩等。

三 第二产程的护理

（一）护理评估

1. 健康史 查阅相关检查资料，了解第一产程的经过是否正常，有无特殊处理及效果。进一步核实是否足月妊娠，如胎膜已破，判断羊水有无粪染。

2. 身体状况

（1）宫缩加强变频繁：宫口开全后，宫缩强度明显增大，每次持续可达1分钟及以上，间歇期仅1～2分钟。在胎儿即将娩出时，宫缩强度及频率达到顶峰。当胎头下降压迫骨盆底组织时，产妇有排便感，不自主地向下屏气用力。

（2）破膜：进入第二产程，多数已经自然破裂，如未破膜，影响先露下降，即行人工破膜。

（3）会阴膨隆：在第二产程末期，胎先露达骨盆出口，产妇会阴隆起变薄，阴唇后联合逐渐紧张，肛门括约肌松弛。

（4）胎儿娩出：在产力作用下，宫缩时胎头露出阴道口，宫缩间歇期缩回阴道内，此现象称为胎头拨露。随着产程的进展，胎头露出部分逐渐增多，当胎头的双顶径越过骨盆出口平面，于宫缩间歇期不再回缩，称为胎头着冠（图5-15）。当胎头枕骨达耻骨联合下方后，以耻骨弓为支点而仰伸，胎儿额、鼻、口、颏部相继娩出，随即复位及外旋转，胎儿前肩、后肩、胎体也相继娩出，后羊水涌出。经产妇的第二产程短，可能仅需几分钟，几次宫缩即可完成上述过程。

3. 心理-社会评估 第一产程结束后，产妇体力消耗大，但知道胎儿即将娩出，分娩信心增强。也有部分产妇会因担心自身及胎儿安危而焦虑不安。

4. 辅助检查 电子胎儿监护仪：监测胎心率与宫缩。

（二）护理诊断/医护合作问题

1. 疼痛 与宫缩及会阴损伤有关。

2. 焦虑 与缺乏顺利分娩的信心及担心胎儿健康有关。

3. 潜在并发症：有受伤的危险 与会阴裂伤、新生儿产伤有关。

（三）护理措施

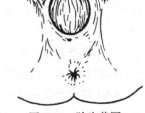

图5-15 胎头着冠

1. 一般护理 促进产妇舒适，适当饮水，指导在宫缩间歇期身体放松休息。介绍有关第二产程的知识，告知产程进展情况及指导配合。检查用物及设备，抢救药品等。

2. 心理护理 护理人员应给予安慰、激励，提供情感支持，缓解、消除产妇紧张和恐惧情绪。产妇出汗多时，帮其擦汗，宫缩间歇期协助饮水及补充能量等。

3. 监测胎心 胎儿即将娩出时，宫缩频而强，应严密监测胎儿有无缺氧，勤听胎心音，一般每5～10分钟听胎心音1次，可应用胎儿监护仪监测。如胎心减慢，立即阴道检查，及时处理，尽快结束分娩。

4. 指导产妇配合 产妇正确使用腹压是第二产程顺利的重要环节。宫口开全后，让产妇双足蹬在产床上，双手拉住产床把手，当宫缩时深吸气并屏住呼吸，随后如排大便样向下屏气用力，在宫缩间歇期，全身放松休息。如此反复进行，促进产程进展。胎头着冠后，指导产妇宫缩时停止屏气，并张口哈气，使胎头在宫缩间歇期缓慢通过阴道口。

5. 接产

（1）接产准备

1）时机：初产妇宫口开全，经产妇宫口扩张4cm且宫缩规律有力时，应将产妇送至分娩室做好接产准备。

2）产妇准备：产妇常采取仰卧位分娩。让产妇取膀胱截石位，露出外阴部，臀下置便盆或塑料布，先用消毒肥皂水擦洗外阴部，顺序是大阴唇、小阴唇、阴阜、大腿内上 1/3、会阴及肛门周围。然后将消毒干纱球遮住阴道外口，防止冲洗液进入阴道，再用温开水冲去肥皂水，取下阴道外口纱球，用消毒纱布擦干外阴部，最后用 0.5%聚维酮碘（碘伏）进行消毒。移去便盆或塑料布，臀下铺无菌巾（图 5-16）。

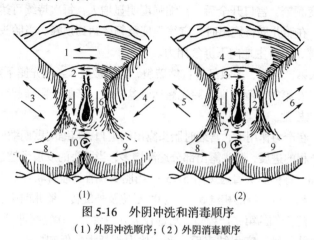

图 5-16　外阴冲洗和消毒顺序
（1）外阴冲洗顺序；（2）外阴消毒顺序

3）接产者准备：按手术要求洗手、戴手套、穿手术衣，打开产包，铺巾后准备接生。

（2）评估会阴：了解有无会阴切开指征，如会阴坚韧、会阴高度水肿、耻骨弓过低、胎儿过大，估计分娩时会阴撕裂难以避免者或母儿有病理情况急需结束分娩者，应适时进行会阴后侧切开术或正中切开术。

（3）接产要领：先协助胎头俯屈，让胎头以枕下前囟径（最小径线）在宫缩间歇期时缓慢通过阴道口，再协助仰伸，然后助娩胎肩，同时保护会阴。

（4）接产步骤：接产者站于产妇右侧，当胎头拔露使阴唇后联合紧张时开始保护会阴。方法：接产者右肘部支撑在产床上，右手拇指与其他四指分开，利用手掌大鱼际肌垫以小铺巾托住会阴部，当宫缩时应向上内方用力，左手则轻压胎头枕部使其俯屈并缓慢下降。宫缩间歇时，保护会阴的右手稍放松，以免压迫过久过紧引起会阴水肿。当胎头枕骨在耻骨弓下露出时，胎头即将娩出，嘱产妇哈气以降低腹压，防止胎头娩出过快导致会阴撕裂，并嘱产妇在宫缩间歇时稍向下屏气用力，使胎头缓慢通过阴道口。胎头娩出后，左手挤出胎儿口鼻内的黏液和羊水，再协助胎头复位和外旋转，使胎儿双肩径与骨盆出口前后径一致后，左手向下轻压胎颈，使前肩自耻骨弓下娩出，再向上托胎颈，后肩从会阴前缘娩出。两肩娩出后，保护会阴的手方可松开，双手协助胎身及下肢娩出（图 5-17）。

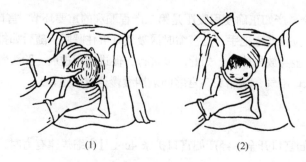

（1）　　　　　　　　　　　　　（2）

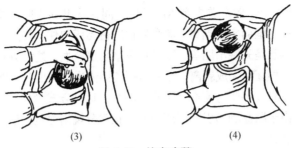

(3)　　　　　　　　　　　(4)

图 5-17　接产步骤

（1）协助俯屈；（2）协助仰伸；（3）助娩前肩；（4）助娩后肩

（5）脐带绕颈：胎头娩出后若见有脐带绕颈较松时，应将脐带顺肩滑下或从胎头上推；如缠绕过紧，用两把止血钳夹住后从中剪断，迅速娩出胎儿，注意勿伤及胎儿。

四　第三产程的护理

（一）护理评估

1. 健康史　了解第一、第二产程的经过，以及产妇、新生儿的情况是否有异常。

2. 身体状况

（1）子宫收缩：胎儿娩出及羊水流出后，子宫底降至脐平，子宫收缩短暂停止几分钟后，重新出现。应评估宫缩的强度、频率。

（2）胎盘及胎膜娩出：在胎盘娩出时，胎膜随之娩出。胎盘娩出前，应评估阴道出血的颜色和量，是否有胎盘剥离的征象；胎盘娩出后应评估胎盘胎膜是否完整，有无胎盘或胎膜残留；评估软产道有无裂伤、裂伤部位及程度等。

1）胎盘剥离机制：胎儿娩出及羊水流出后，宫腔容积突然变小，胎盘不能相应缩小，与子宫壁发生错位而部分剥离，剥离面出血，形成胎盘后血肿，随着子宫收缩的重新出现，血肿不断增大，最后完全剥离。

2）胎盘剥离征象（图 5-18）：①子宫再次收缩，子宫体变硬呈球形，胎盘剥离后降至子宫下段，宫体被推向上，宫底升高达脐上；②阴道口外露的一段脐带自行延长；③阴道少量流血；④用手掌尺侧在产妇耻骨联合上方轻压子宫下段时，宫体上升而外露的脐带不再回缩。

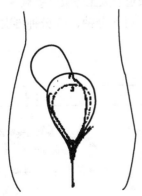 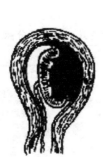 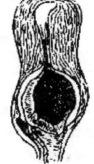 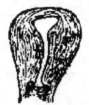

胎盘娩出期子宫的变化　　（1）胎盘开始剥离　　（2）胎盘全部剥离，　　（3）胎盘娩出后
　　　　　　　　　　　　　　　　　　　　　　　　　被挤向阴道　　　　　缩复的子宫

图 5-18　胎盘剥离征象

3）胎盘娩出方式：由于胎盘首先剥离的部位不同，娩出有两种方式。①胎儿面娩出式，胎盘从中央开始，再向周围而完成剥离，胎盘后血肿被胎膜包住。娩出时，首先露出阴道口的为胎盘的胎儿面。其特点是先娩出胎盘，随后见少量阴道流血，这种方式多见。②母体面娩出式，胎盘从边缘开始，再逐渐完成剥离，血液沿剥离面流出，娩出时，首先露出阴道口的为胎盘母体面。其特点是先有较多阴道流血，再娩出胎盘，这种方式少见。

（3）阴道流血：由于胎盘剥离引起阴道流血，正常分娩出血量一般不超过300ml。应评估阴道流血时间、颜色和量。

3. 新生儿评估　胎儿娩出前，应评估是否足月、羊水粪染及是否高危儿；胎儿娩出后，在护理的同时进行 Apgar 评分，为后续护理提供依据。

4. 心理-社会评估　胎儿娩出后，产妇担忧解除，常常表现为轻松感，但部分产妇因分娩过程的疼痛等，对新生儿表现冷漠。此时应评估产妇的精神状态、产妇对新生儿的第一反应，能否接受新生儿的性别及容貌，是否顺利进入母亲角色，家人的支持等。

5. 辅助检查　根据产妇、新生儿情况选择必要的检查。

（二）护理诊断/医护合作问题

1. 有亲子依恋关系改变的危险　与新生儿性别与期望不符有关。

2. 有照顾者角色紧张的危险　与缺乏护理新生儿知识、产后疲惫有关。

3. 潜在并发症：新生儿窒息、产后出血。

（三）护理措施

当新生儿娩出后，进入第三产程，护理内容包括对新生儿的护理和产妇护理两个方面。因距离胎盘娩出尚有数分钟时间，因此，首先进行新生儿护理，再进行产妇护理。

1. 新生儿护理

（1）清理呼吸道：新生儿娩出后，应继续清除口鼻腔内的黏液和羊水，以免发生吸入性肺炎。如呼吸道黏液和羊水已吸净而仍无哭声，可用手轻弹新生儿足底，促使新生儿大声啼哭，如新生儿已大声啼哭，表示呼吸道已通畅，肺泡已完全通气。

（2）Apgar 评分：据此判断新生儿有无窒息及窒息的严重程度，有利于实施对新生儿的具体护理。判断依据：新生儿娩出后1分钟时的心率、呼吸、肌张力、喉反射及皮肤颜色5项体征，每项为0~2分（表5-1），满分为10分。判断结果及措施：8~10分属正常新生儿，进行一般护理；4~7分为轻度窒息，又称青紫窒息，需清理呼吸道、人工呼吸、吸氧等一般处理；0~3分为重度窒息，又称苍白窒息，需紧急抢救，应在出生后5分钟、10分钟再次评分，直至连续2次评分均≥8分。

表 5-1　新生儿 Apgar 评分标准

体征	0分	1分	2分
每分钟心率	0	<100 次	≥100 次
呼吸	0	浅慢，不规则	规则，哭声响亮
肌张力	瘫软	四肢稍屈曲	四肢屈曲，活动好
喉反射	无反应	有皱眉动作	恶心、咳嗽、啼哭
皮肤颜色	青紫、苍白	躯干红，四肢青紫	全身红润

（3）处理脐带：胎儿娩出后即用新生儿辐射台或其他方式保暖条件下处理脐带。出生1~2分钟剪断脐带，在距脐带根部15~20cm处，用两把血管钳钳夹，在两钳之间剪断脐带。用无

菌纱布擦净脐根周围，在距离脐根 0.5cm 处用粗线结扎第一道，再在结扎线外 0.5cm 处结扎第二道。在第二道结扎线外 0.5cm 处剪断脐带，挤出残余血液，用 5%聚维酮碘或 20%高锰酸钾液消毒脐带断面。注意药液不可接触新生儿皮肤，以防灼伤。继以无菌纱布覆盖，再用脐带布包扎。目前还可用气门芯、脐带夹、血管钳等方法替代结扎，目前临床最常见结扎脐带方法为气门芯。

（4）一般护理：新生儿断脐后用毛巾擦干皮肤并保暖，擦净足底胎脂，印足印，以及将母亲拇指印于新生儿病历上。经体格检查后，系上标明母亲姓名、床号、住院号、新生儿性别、出生时间、体重的手腕带。将新生儿抱至母亲怀里进行皮肤接触，并协助其进行第一次吸吮。

2. 产妇护理

（1）协助胎盘胎膜娩出：在胎盘剥离前，禁止粗暴地揉按子宫及牵拉脐带，以免造成脐带断裂、胎盘胎膜残留、子宫翻出、产后出血等并发症。当确定胎盘已完全剥离时，应及时协助娩出胎盘。于宫缩时让产妇向下屏气稍用腹压，左手拇指置于子宫前壁，其他四指放于子宫后壁，揉按宫底。同时右手轻拉脐带，协助胎盘娩出。当胎盘娩出至阴道口时，接产者用双手捧住胎盘，向一个方向旋转并缓慢向外牵拉，如胎膜在排出过程中发生断裂，可用血管钳夹住断端，再继续向原方向旋转，直至胎膜完全排出为止（图 5-19）。

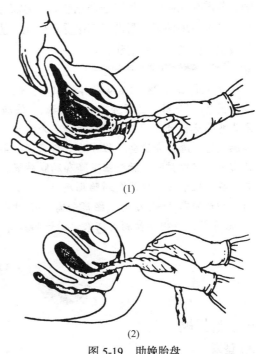
（1）

（2）

图 5-19 助娩胎盘

（2）检查胎盘、胎膜：将胎盘铺平，先检查胎盘母体面，用纱布把血块拭去，观察胎盘形状、颜色、有无钙化、梗死及小叶缺损等，测量胎盘大小及重量。然后将脐带提起，检查胎膜是否完整、破裂口高低（测裂口至胎盘边缘距离），脐带长短及其附着部位，再检查胎盘胎儿面边缘有无断裂，如有，则提示有副胎盘（图 5-20）。如有副胎盘、部分胎盘及大部分胎膜残留时，应在严格无菌操作下取出残余组织。如仅有少部分胎膜残留，可给予宫缩剂待其自然排出。

（3）检查软产道：胎盘娩出后，应仔细检查会阴、小阴唇内侧、尿道口周围、阴道及子宫颈有无裂伤。若有裂伤应及时修补缝合，缝合时应注意解剖位置，按层次分别缝合。缝合后消毒外阴，并敷以聚维酮碘纱布。

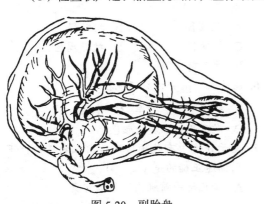
图 5-20 副胎盘

（4）预防产后出血：胎盘娩出后，及时按摩子宫，是防止产后出血的一种有力措施。如既往有产后出血史或估计有产后出血可能者，可在胎儿前肩娩出时用缩宫素 10U 加于 25%葡萄糖液 20ml 内静脉注射，也可在胎儿娩出后立即将缩宫素 10U 加入到 0.9%氯化钠注射液 20ml 经脐静脉快速注入；也可在胎儿前肩娩出后静脉推注麦角新碱 0.2mg，均能助胎盘迅速剥离减少出血。

（5）评估阴道出血量：分娩结束后应仔细收集并记录产时阴道的出血量，它包括聚血盆内收集的血量和敷料上的血量。目前估计出血量方法较多，有称重法、目测法、容积法、面积法、休克指数法等，临床上常采用操作简便、快捷、估量较为准确的称重法，目测估计的出血量往往比实际的量要少，应加以注意。

（6）填写分娩记录单。

（7）产后观察：由于产后出血多发生在产后 2 小时以内，因此，胎盘娩出后，产妇应继续留在产房观察 2 小时。应观察和记录产妇的体温、脉搏、呼吸、血压及一般情况；每隔 15～30 分钟检查子宫收缩情况及宫底高度，揉按子宫以检查子宫腔内是否积血；注意阴道出血量，外阴、阴道有无血肿；膀胱是否充盈等。另需促进舒适，饮水进食使产妇恢复体能。

（8）心理护理：帮助产妇接受新生儿，协助产妇和新生儿进行皮肤接触及 30 分钟内进行早吸吮，促进亲子感情建立。

小结

分娩是妊娠 28 周后从母体娩出的全过程。影响分娩的四因素是产力、产道、胎儿、精神心理因素。"下降"贯穿分娩的全过程，"俯屈"后，胎先露以枕下前囟径通过母体产道。"见红"是先兆临产较可靠的征象，临产标志为规律且逐渐增强的子宫收缩、子宫颈管消失、宫口扩张和胎先露下降。分娩全过程分为三个产程，第一产程：从规律宫缩到子宫颈口开全，表现为规律宫缩、宫口扩张、胎先露下降和胎膜破裂，初产妇需 11～12 小时，经产妇需 6～8 小时；第二产程：从子宫颈口开全到胎儿娩出，表现为会阴膨隆、肛门松弛、胎头拨露、着冠和胎儿娩出，初产妇需 1～2 小时，经产妇需 1 小时内完成；第三产程：从胎儿娩出至胎盘娩出，不超过 30 分钟，重视胎盘剥离征象，助娩胎盘并防止产后出血，在产房观察 2 小时。

目标检测

一、选择题

A1 型题

1. 第一产程活跃期，正常听胎心的时间间隔是（　　）
   A. 5～10 分钟　　　B. 10～15 分钟
   C. 15～30 分钟　　D. 30～60 分钟
   E. 1 小时

2. 下列不属于临产诊断指标的是（　　）
   A. 规律且逐渐增强的宫缩
   B. 持续 30 秒或以上，间歇 5～6 分钟
   C. 进行性宫颈管消失
   D. 宫口扩张和胎先露下降
   E. 强镇静剂如哌替啶能抑制宫缩

3. 下列属于临床上产程进展判断重要标志的是（　　）
   A. 衔接　　　B. 下降　C. 俯屈，内旋转

   D. 仰伸　　　　　E. 复位及外旋转

4. 自然分娩中破膜的时间多发生在（　　）
   A. 活跃期晚期　　B. 宫口开全后
   C. 潜伏期　　　　D. 出现规律宫缩后
   E. 第二产程

5. 枕左前位，胎头俯屈后，通过产道的径线是（　　）
   A. 双顶径　　　　　B. 枕额径
   C. 枕额径　　　　　D. 枕额周径
   E. 枕下前囟径

6. 新生儿 Apgar 评分不包括（　　）
   A. 呼吸　B. 心率　C. 体温
   D. 喉反射　E. 皮肤颜色

7. 关于分娩中有效预防产后出血的措施，下列描述正确的是（　　）
   A. 胎儿娩出前肌内注射缩宫素

B. 胎儿娩出后，迅速徒手取出胎盘

C. 胎盘娩出后，立即静脉滴注缩宫素

D. 胎肩娩出后，立即注射缩宫素

E. 胎头娩出后，即可给予缩宫素，加强宫缩

A2 型题

8. 某女，足月妊娠临产，第一产程进展较顺利，对分娩充满信心，正常进食，体力精力较好，不断在室内活动。5 分钟前胎膜自然破裂，下列护理措施中错误的是（　　）

A. 立即听胎心音

B. 观察羊水性状、颜色

C. 观察流出量

D. 记录破膜时间

E. 嘱继续下床活动

二、名词解释

1. 分娩

2. 临产

3. 总产程

4. 着冠

5. 分娩机制

三、简答题

1. 简述总产程各产程划分及时间。

2. 简述枕左前位的分娩机制。

3. 简述胎盘剥离的征象。

四、病例分析题

某女，26 岁，末次月经 2016 年 7 月 10 日，妊娠期无明显早孕反应，无阴道流血及药物使用史，无 X 线、毒物接触史。常规产前检查未提示异常。因阵发性下腹痛 5 小时于 2017 年 4 月 15 日凌晨 2 点 10 分入院。检查：生命体征正常，宫高 33cm，腹围 96cm，宫缩 40～45 秒/4 分，枕右前位，宫口开大 2cm，胎头坐骨棘下 1cm，胎心 146 次/分，胎膜未破。骨盆外测量：24—26—19—9.5。

根据以上资料，请回答：

1. 该待产妇所处产程。

2. 该类待产妇的护理措施。

3. 如果此类产妇在第二产程行会阴切开，请回答产后会阴切口的护理措施。

五、论述题

试述分娩疼痛的发生机制与相应的镇痛方法。

（蒋　莉）

第六章 产褥期妇儿的护理

从胎盘娩出至产妇全身各器官（除乳腺外）恢复或接近正常未孕状态所需要的一段时期，称为产褥期（puerperium），一般为6周。在产褥期，产妇生理和心理都发生了一系列的变化，而且，伴随着新生儿的出生，产妇及其家庭经历着心理与社会的适应过程。

第一节 正 常 产 褥

● 案例 6-1

某女，29岁，孕足月临产后12小时宫口开全，顺产一男婴，体重3200g，8分钟后胎盘胎膜完整娩出，产时出血量150ml。产后产房留观2小时，阴道出血100ml。产妇自感疲乏，情绪尚好。产后体格检查：T 38℃，P 96次/分，R 18次/分，BP 120/70mmHg，实验室检查：WBC $17×10^9$/L。乳房挤压有少量初乳，子宫圆而硬，宫底在脐下1指。产妇对婴儿护理感到束手无策。

根据以上资料，请回答：

1. 该女士产褥期的临床表现是否正常？
2. 该女士存在的护理诊断及护理措施有哪些？

一 产褥期妇女的生理变化

（一）生殖系统

1. 子宫 产褥期子宫变化最大。妊娠子宫自胎盘娩出后逐渐恢复至未孕状态的过程称子宫复旧，主要包括子宫体肌纤维缩复、子宫内膜再生、子宫下段及子宫颈的恢复。

（1）子宫体肌纤维缩复：子宫体肌纤维的缩复不是肌细胞数目的减少，而是肌细胞体积的缩小。随着肌纤维不断缩复，子宫体积及重量均发生变化，于产后1周，缩小至约妊娠12周大小，在耻骨联合上方刚可扪及；于产后10日，子宫降至骨盆腔内，腹部检查摸不到子宫底；产后6周，子宫恢复至正常非妊娠期大小。子宫重量也逐渐减少，分娩结束时约重1000g，产后1周时约500g，产后6～8周逐渐恢复到未孕时的50～70g。

（2）子宫内膜再生：胎盘、胎膜从蜕膜海绵层分离娩出后，遗留的蜕膜分为2层，表层发生变性、坏死、脱落，形成恶露的一部分自阴道排出，子宫内膜基底层逐渐再生成为新的功能层，内膜逐渐修复。约在产后 3 周左右，除胎盘剥离面外，宫腔表面由新生内膜覆盖，而胎盘附着处内膜完全修复，约需 6 周。

（3）子宫下段及子宫颈变化：产后子宫下段肌纤维缩复，逐渐恢复为非孕时的子宫峡部。胎盘娩出后，子宫颈松软，外口呈杯状。产后 1 周，子宫颈管壁变厚，子宫颈管外形恢复；分娩时子宫颈外口多在 3 点及 9 点处发生轻度裂伤，初产妇的子宫颈外口由产前的圆形（未产型）变为产后的"一"字形（已产型）。产后 4 周，子宫颈恢复至正常形态。

2. 阴道　分娩后阴道腔扩大，阴道黏膜皱襞因过度伸展而减少甚至消失，致使阴道壁松弛、肌张力低下。产褥期，阴道腔逐渐缩小，阴道壁肌张力逐渐恢复，黏膜皱襞约在产后 3 周重新出现。但阴道于产褥期结束时仍不能完全恢复至未孕状态。

3. 外阴　分娩后的外阴轻度水肿，于 2～3 日自行消退。会阴部血液循环丰富，若有轻度撕裂或会阴切口缝合，均能在 3～5 日愈合。处女膜撕裂形成残缺不全的痕迹，称处女膜痕。

4. 盆底组织　分娩可造成盆底肌及其筋膜弹性减弱，常伴有肌纤维部分断裂。产褥期产妇坚持做产后健身操，盆底肌可逐渐恢复或接近正常未孕状态。若盆底肌及其筋膜损伤严重，加之产褥期产妇过早重体力劳动或剧烈运动，可导致阴道壁膨出，甚至子宫脱垂等。

（二）乳房

乳房的主要变化是泌乳。妊娠期雌激素、孕激素、胎盘催乳素升高，促进乳腺发育及初乳形成。分娩时，随着胎盘的剥离、排出，产妇血中的胎盘催乳素、雌激素、孕激素迅速下降，对垂体催乳素功能的抑制解除，产妇开始泌乳。以后乳汁的分泌主要依赖于哺乳时的吸吮刺激，吸吮是保持不断泌乳的关键。此外，产妇的营养、睡眠、情绪及健康状况也与乳汁的分泌密切相关。

胎盘剥离娩出后，产妇进入哺乳期。产后最初 7 日内的乳汁称为初乳，因含 β 胡萝卜素而呈淡黄色，初乳中含蛋白质及矿物质等多种有形物质，质稠。初乳中含多种抗体，尤其是分泌型 IgA。脂肪和乳糖含量较成熟乳少，极易消化，是新生儿理想的天然食物。接下来的 4 周内乳汁逐渐转变为成熟乳，呈白色，蛋白质含量略少，脂肪和乳糖含量逐渐增多，含大量的免疫抗体，特别是 IgA，可以保护新生儿胃肠道系统，故母乳喂养的新生儿不易患肠道感染。母乳中还含有矿物质、维生素和各种酶，对新生儿生长发育极为重要。由于多数药物可以经过母血进入乳汁内，哺乳期用药须考虑药物对新生儿有无不良影响。

（三）循环系统及血液的变化

产后子宫胎盘血循环终止，大量血液从子宫涌入产妇体循环，同时大量的组织间液回吸收，使体循环血容量增加 15%～25%，心脏负担加重，应警惕心力衰竭的发生。循环血量于产后 2～3 周恢复至未孕状态。

产褥早期血液仍处于高凝状态，有利于胎盘剥离创面形成血栓，减少产后出血，产后 2～3 周恢复正常。产后红细胞计数及血红蛋白值增高，白细胞总数增加，可达 $(15～30)×10^9/L$，中性粒细胞和血小板数增多，淋巴细胞稍减少，一般于产后 1～2 周恢复至正常水平。红细胞沉降率于产后 3～4 周降至正常。

（四）消化系统

妊娠期胃肠肌张力及蠕动力减弱，胃酸分泌减少，产后需 1～2 周逐渐恢复。产后 1～2 日内产妇常感口渴，喜进食流食或半流食。产妇因卧床少动，腹肌、盆底肌肉松弛，肠蠕动减弱，容易发生肠胀气和便秘。

（五）泌尿系统

妊娠期体内潴留的大量水分产后主要通过肾随尿排出，故产后最初1周尿量增多。妊娠期发生的肾盂及输尿管生理性扩张，在产后2~8周恢复正常。由于分娩过程中膀胱受压导致膀胱黏膜水肿、充血、肌张力降低，会阴伤口疼痛、不习惯床上排尿、器械助产、区域阻滞麻醉等均可引起产妇尿潴留。

（六）内分泌系统

产后雌激素和孕激素水平急剧下降，于产后1周恢复至未孕水平。胎盘催乳素于产后6小时已测不出。垂体催乳素因哺乳于产后数日降至60μg/L，不哺乳者则于产后2周降至非孕水平。

产褥期恢复排卵的时间与月经复潮受哺乳的影响。一般不哺乳产妇在产后6~8周月经复潮，10周左右恢复排卵。哺乳期产妇月经复潮延迟，部分产妇哺乳期间一直不来潮，平均在产后4~6个月恢复排卵。产后月经复潮较晚者，首次月经来潮前多有排卵，故哺乳期产妇月经虽未来潮，也有受孕可能，应高度重视。

（七）腹壁

妊娠期出现的下腹正中线色素沉着，在产褥期逐渐消退。腹部皮肤受妊娠子宫增大影响，部分弹力纤维断裂，腹直肌呈不同程度分离，使产后腹壁明显松弛，产后6~8周恢复。初产妇腹部紫红色妊娠纹变为银白色，不消退。

二 产褥期妇女的心理变化及调适

产妇在经历妊娠、分娩之后，身体疲惫虚弱，体内的内分泌调节处在不平衡状态，可表现出精神沮丧、焦虑不安、失眠、食欲减退等情绪反应。

（一）影响产褥期妇女心理变化的因素

1. 一般情况　产妇的年龄、文化背景、经济状况、性格特征等都会影响产妇的心理调适。未成年产妇（<16岁），对母亲角色的学习和适应较慢；年龄较大者（>35岁），可能在事业和母亲的角色上面临更多的冲突，也影响其心理适应。此外，性格不稳定、文化程度低、经济状况差的女性，产后心理适应也较差。

2. 身体状况　产妇的身体健康状况，妊娠及分娩过程是否顺利，有无并发症，是否手术产等都会影响产妇的心理感受。

3. 分娩体验　产妇的分娩体验包括产妇对分娩知识的掌握、对分娩的期望、分娩方式及分娩过程中获得的支持等。当产妇对分娩的期望和实际经历有较大差异时，则会产生情绪低落等不良心理状态。

4. 社会支持　产妇获得的家庭及社会支持，在很大程度上影响产妇的心理感受，特别是丈夫的支持和陪伴会影响产妇的心理适应。

（二）产褥期妇女的心理调适

产褥期妇女的心理调适主要表现在两方面：确立家长与孩子的关系和承担母亲角色的责任，美国心理学家Rubin将产褥期妇女的心理调适分为以下3个时期。

1. 依赖期　产后1~3日，产妇的很多需要是通过别人来满足的，如对孩子的关心、哺乳、沐浴等，同时产妇多表现为用语言表达对孩子的关心，较多地谈论自己妊娠和分娩的感受，此期应让产妇充分休息，协助完成产妇及新生儿的日常护理，调动丈夫及家属的关心、支持，鼓励家人参与照顾产妇和新生儿，减少产妇的无助感，帮助产妇较快进入依赖-独立期。

2. 依赖-独立期 产后 3～14 日，产妇表现出较为独立的行为，开始学习和练习护理新生儿，此期应提供新生儿喂养和护理知识，耐心指导产妇参与照顾新生儿，培养母子感情，鼓励产妇表达自己的感受。

3. 独立期 产后 2 周至 1 个月。此期母亲会自觉把照顾孩子当作生活中的重要部分，并开始独立解决孩子的喂养和养育问题，此期指导产妇及丈夫正确应对各种压力，鼓励配偶多参与新生儿的护理，培养新的家庭观念，适应新的家庭运作模式。

第二节 产褥期妇女的护理

一 概述

（一）体温

产后产妇的体温多数在正常范围内，部分产妇 24 小时内稍有升高，一般不超过 38℃，可能与产程中过度疲劳、产程延长或机体脱水有关，体温超过 38℃应考虑感染的可能。产后 3～4 日因乳房血管、淋巴管极度充盈也可有 37.8～39℃发热，称泌乳热（breast fever），一般持续 4～16 小时后降至正常。

（二）子宫复旧

正常子宫圆而硬，位于腹部中央。产后当日，子宫底平脐或脐下一横指，以后每天下降 1～2cm，产后 10 日在耻骨联合上方扪不到子宫底。

（三）产后宫缩痛

产褥早期因宫缩引起下腹部阵发性剧烈疼痛，称产后宫缩痛（after-pains）。于产后 1～2 日出现，持续 2～3 日自然消失。经产妇比初产妇多见。哺乳时，反射性缩宫素分泌增加可加重疼痛。

（四）恶露

产后随子宫蜕膜的脱落，血液、坏死的蜕膜组织经阴道排出，称恶露（lochia）。恶露根据颜色及性状分为以下 3 种。

（1）血性恶露（lochia rubra）：色鲜红，含大量的血液，量多，有时有小血块，有少量胎膜及坏死蜕膜组织。出现在产后最初 3～4 日。

（2）浆液恶露（lochia serosa）：色淡红似浆液，含少量血液，较多的坏死蜕膜组织、宫颈黏液、阴道排液及细菌等。出现于产后 4 日，持续约 10 日。

（3）白色恶露（lochia alba）：色泽较白，黏稠，含大量白细胞、坏死蜕膜组织、表皮细胞及细菌。出现于产后 10 日，持续约 3 周干净。

（五）排泄

1. 褥汗 产褥早期，皮肤排泄功能旺盛，排出大量的汗液，借以排出妊娠期体内潴留的水分，夜间睡眠和初醒时明显，产后 1 周自行好转。

2. 尿量增多、排尿困难 产后 2～3 日内，由于机体排出妊娠时潴留的液体，产妇往往多尿。因分娩过程中膀胱受压使其黏膜水肿、充血，肌张力降低，以及会阴伤口疼痛，产后易发生排尿困难，特别是产后第 1 次排尿，容易发生尿潴留。

3. 便秘 产妇因卧床少动、加之进食较少，食物中缺乏粗纤维，加之产后肠蠕动减弱，腹直肌及盆底肌松弛，产妇易发生便秘。

（六）会阴伤口

阴道分娩者，因会阴部撕裂或侧切缝合可出现轻度水肿，一般在产后 2～3 日或拆线后症状自行消退。若会阴部伤口出现疼痛加重、局部红肿、硬结及分泌物，应考虑会阴伤口感染。

（七）乳房

1. **乳房胀痛**　产后 1～3 日若没有及时哺乳或排空乳房，导致乳腺管不通而形成硬结，产妇可出现乳房胀痛。触摸乳房时有坚硬感，并有明显触痛。

2. **乳头皲裂**　哺乳产妇尤其是初产妇，在产后最初几日因妊娠期乳房护理不良或哺乳方法不当，或过度在乳头上使用肥皂及干燥剂等，容易发生乳头皲裂。表现为乳头发红、裂开，有时有出血，哺乳时疼痛。

（八）其他变化

1. **体重**　产后由于胎儿、胎盘娩出，羊水流失及产时失血，产妇体重约减轻 6kg。产后第 1 周，因为子宫复旧、恶露、汗液及尿液的大量排出，体重又下降 4kg 左右。

2. **疲乏**　产妇由于分娩过程体力消耗，护理新生儿及哺乳导致产妇睡眠不足等原因，产后最初几天产妇感到疲乏，表现为精神不振，自理能力降低及不愿亲近孩子。

3. **产后情绪变化**　主要表现为易哭、易激惹、忧虑、不安、喜怒无常，一般 2～3 日后自然消失，有时可持续至 10 日。

二 护理评估

（一）健康史

评估产妇的身体健康状况，有无慢性疾病；有无妊娠期合并症及并发症史；仔细阅读产前记录、分娩记录、用药史，特别注意了解异常情况及其处理经过，如产时出血多、会阴撕裂、新生儿 Apgar 评分，是否有窒息及抢救经过等。

（二）身心状况

1. **生命体征**　体温多在正常范围内，产后 3～4 日出现的发热可能与泌乳热有关，但需排除其他原因，尤其是感染引起的发热；脉搏每分钟 60～70 次，脉搏过快应考虑发热、产后出血引起的休克早期症状；呼吸每分钟 14～16 次；血压平稳，妊娠期高血压疾病孕妇产后血压明显降低或恢复正常。

2. **生殖系统**

（1）子宫：评估子宫时，嘱产妇排尿后平卧，双膝稍屈曲，腹部放松，解开会阴垫，注意遮挡及保暖。正常子宫圆而硬，位于腹部中央，胎盘娩出后，宫底在脐下一指，产后第 1 日略上升至平脐，以后每日下降 1～2cm，产后 10 日子宫降入骨盆腔。子宫质地软应考虑是否有产后宫缩乏力，子宫偏向一侧应考虑是否有膀胱充盈，子宫不能如期复原提示复旧不良。

（2）恶露：每日应观察恶露的量、颜色及气味，常在按压子宫底的同时观察恶露的情况。正常恶露有血腥味，但无臭味，持续 4～6 周，总量为 250～500ml。子宫复旧不全、宫腔内胎盘、胎膜残留或合并感染时，表现为恶露增多，血性恶露持续时间延长并有臭味。

（3）会阴：阴道分娩者产后会阴常有轻度水肿，一般在产后 2～3 日自行消退。会阴部有缝线者，如出现疼痛加重、局部红肿、硬结或分泌物应考虑会阴伤口感染。

（4）宫缩痛：评估产妇疼痛反应程度。

3. **排泄**　评估产后 4 小时是否排尿。第 1 次排尿后需评估尿量，如尿量少，应再次评估膀胱充盈情况，预防尿潴留；产妇在产后 1～2 日多不排大便，但仍要评估是否有产后便秘的症状。

4. 乳房

（1）乳房的类型：评估有无乳头平坦、内陷。

（2）乳汁的质和量：初乳呈淡黄色，质稠，产后 3 日每次哺乳可吸出 2～20ml；过渡乳和成熟乳呈白色。乳量充足时婴儿两次哺乳之间满足、安静，婴儿尿布 24 小时湿 6 次以上，软大便 2～4 次，体重增长理想。

（3）乳房胀痛及乳头皲裂：触摸乳房时有坚硬感，并有明显触痛，提示产后哺乳延迟或没有及时排空乳房。初产妇妊娠期乳房护理不良或哺乳方法不当，或在乳头上使用肥皂水及干燥剂等，容易发生乳头皲裂。

（三）母乳喂养状况

母乳喂养状况评估包括三个方面：生理因素、心理因素和社会因素。

1. 生理因素　评估产妇是否合并内科疾病（如严重心脏病）、营养不良、传染性疾病（如肝炎）、服用某些药物（如地西泮、巴比妥类）、乳房问题（如扁平、凹陷乳头、乳房胀痛、乳头皲裂、乳腺炎）、会阴切口疼痛、饮食、休息和睡眠障碍。

2. 心理因素　不良的妊娠或分娩体验，产后疲劳，焦虑和压抑，产后抑郁等。

3. 社会因素　产妇的年龄，医务人员及家人支持状况，单身母亲，母乳喂养知识和技能不足，母婴分离，离家工作，工作负担过重等。

（四）心理-社会评估

评估产妇对妊娠及分娩经历的感受，不同的感受将直接影响产后母亲角色的适应和转换，并关系到产妇对孩子的接纳程度。若产妇表现出情绪低落、哭泣、疲劳、睡眠差、对新生儿不关注等，不利于建立良好的母子关系；良好的家庭氛围，有助于家庭各成员角色的获得及多种亲情关系的建立。

（五）辅助检查

产后常规体检，必要时进行血、尿常规检查，药物敏感试验等。如产后留置导尿管者需定期做尿常规检查，了解有无泌尿道感染；发生乳腺炎或产褥感染者，做药物敏感实验，以选择有效的抗生素。

三 护理诊断/医护合作性问题

1. 母乳喂养无效　与母亲知识和技能不足、信心缺乏有关。
2. 尿潴留　与产时损伤、不习惯床上小便等有关。
3. 舒适的改变　与产后宫缩痛、会阴或腹部伤口疼痛等有关。
4. 便秘　与卧床少动或饮食不当等有关。
5. 焦虑　与心理调适缓慢、新角色不适应有关。

四 护理措施

（一）一般护理

1. 生命体征　每日测体温、脉搏、呼吸及血压，如体温超过 38℃，应加强观察并寻找原因。

2. 环境　保持室温 22～24℃，湿度 50%～60%。室内通风良好，光线充足，要保持床单位的清洁、整齐、干净，及时更换会阴垫、衣服及床单等。

3. 饮食　产后 1 小时产妇可进流食或清淡半流饮食，以后逐渐进普通饮食。食物应富有蛋白质、热量和水分。哺乳产妇多进汤汁食物，同时适当补充维生素和铁剂。

4. 适当活动　鼓励产妇早下床活动，以利于子宫复旧，恶露排出，大小便通畅，增加食欲，预防下肢静脉血栓形成，促进盆底肌肉张力恢复。一般正常分娩者，鼓励产后 24 小时下床活动。应避免负重劳动或蹲位活动，防止子宫脱垂。

5. 排尿与排便　产后 4 小时要鼓励产妇及时排尿，产后 6 小时仍未排尿者，可采取以下措施：解除产妇怕排尿引起疼痛的顾虑，鼓励产妇下床排尿；用热水熏洗外阴，用温开水冲洗尿道外口周围诱导排尿；下腹无伤口者可于腹正中放置热水袋，刺激膀胱肌收缩排尿；针刺关元、气海、三阴交、阴陵泉等穴位；遵医嘱肌内注射新斯的明 1mg；若仍然无效给予导尿。

鼓励产妇早日下床活动及做产后操，多饮水，多吃蔬菜和含纤维素食物，以保持大便通畅，若发生便秘，可在医生指导下口服缓泻剂或使用开塞露。

（二）子宫复旧护理

产后 2 小时内易发生子宫复旧不良导致的产后出血，故产后应在即刻、30 分钟、1 小时、2 小时各观察 1 次子宫收缩和宫底高度，每次观察均应按压宫底，以免血块积压影响子宫收缩；同时记录宫底高度、恶露的性质和量。以后每天在同一时间评估子宫复旧情况及恶露。如发现异常及时排空膀胱、按摩子宫、按医嘱给予子宫收缩剂；若合并感染，恶露有腐臭味及子宫压痛，配合医生做好血及组织培养标本的收集和抗生素的应用。

（三）会阴护理

1. 会阴及会阴伤口的冲洗　产后应保持外阴清洁、干燥。用 1∶2000 苯扎溴铵（新洁尔灭）溶液、1∶5000 稀释络合碘溶液或 1∶5000 高锰酸钾溶液，每天会阴冲洗或擦洗 2 次，擦洗的顺序为由上到下，从内到外，会阴切口单独擦洗。大便后随时冲洗。

2. 会阴伤口的观察　阴部有缝线者，每天观察伤口周围有无渗血、血肿、红肿、硬结及分泌物，嘱产妇向会阴伤口对侧卧位。

3. 会阴伤口异常的护理　会阴水肿者，可用 50%硫酸镁湿热敷；有血肿者，小的可用红外线照射外阴，大的应配合医生切开处理；有硬结者，用大黄、芒硝外敷或用 95%乙醇湿热敷；会阴切口疼痛剧烈或产妇有肛门坠胀感，应及时报告医生，以排除阴道壁及会阴部血肿。如有伤口感染，应提前拆线引流，并定时换药。伤口愈合不佳者，在产后 7～10 日用 1∶5000 高锰酸钾溶液坐浴，每日 2 次。会阴伤口 3～5 日拆线。

（四）乳房护理

1. 一般护理　每次哺乳前应洗净双手，用清水洗净乳头和乳晕，勿用肥皂及酒精之类擦洗，以免引起局部皮肤干燥、皲裂。乳头处如有痂垢应先用油脂浸软后再用温水洗净。哺乳时应让新生儿吸空乳房，如孩子吸不完，应将剩余的乳汁挤出或用吸乳器吸出，以免乳汁淤积影响乳汁分泌，并预防乳腺管阻塞及两侧乳房大小不一等情况。

2. 平坦及凹陷乳头护理　指导母亲在婴儿饥饿时先吸吮平坦一侧，若吸吮无效可指导母亲将乳汁挤出喂给新生儿。此外，指导产妇进行以下练习：

（1）乳头伸展练习：将两拇指平行放在乳头两侧，由乳头向两侧外方慢慢地拉开，通过牵拉乳晕皮肤及皮下组织，使乳头向外突出。然后将两拇指分别放在乳头上、下两侧，将乳头向上、下纵形拉开。每天 2 次，每次 15 分钟。

（2）乳头牵拉练习：用一手托住乳房。另一只手的拇指和中、示指抓住乳头向外牵拉，每次 10～20 次，每日 2 次。

（3）配置乳头罩：从妊娠 7 个月起佩戴乳头罩，柔和的压力可使内陷的乳头外翻，乳头经中央小孔保持持续突起，起到稳定乳头周围组织作用。

3. 乳房胀痛护理　产后 3 日内，因淋巴和静脉充盈，乳腺管不通会产生乳房胀痛或轻度发热。一般于产后 1 周乳腺管畅通后自然消失，也可用以下方法缓解。

（1）产后尽早开奶：产后半小时内开始哺乳，按需哺乳、增加哺乳的次数，每次哺乳后挤出多余乳汁。

（2）外敷乳房：哺乳前热敷乳房，可促使乳腺管畅通。在两次哺乳间冷敷乳房，可减少局部充血、肿胀。

（3）按摩乳房：哺乳前按摩乳房，方法为从乳房边缘向乳头中心按摩，可促进乳腺管畅通，减轻疼痛。

（4）佩戴乳罩：乳房肿胀时，产妇穿戴合适的具有支托性的乳罩，可减轻乳房充盈时的沉重感。

（5）生面饼等外敷：用生面饼芒硝或金黄散外敷乳房，可促使乳腺管畅通，减少疼痛。

4. 乳头皲裂护理　应指导产妇掌握正确的哺乳方法，同时给予相应的处理。

（1）轻者可继续哺乳，产妇取舒适的姿势，哺乳前先湿热敷乳房和乳头 3～5 分钟，先以损伤轻的一侧乳房哺乳，哺乳时让全部乳头和大部分乳晕含吮在婴儿口中，同时增加哺乳的次数，缩短每次哺乳的时间。哺乳后挤出少许乳汁涂在乳头和乳晕上，乳汁具有抑菌作用，含丰富的蛋白质，能起到修复表皮的作用。

（2）疼痛严重者，可用吸乳器吸出喂给新生儿或用乳头罩间接哺乳，在皲裂处涂抗生素软膏或 10%复方苯甲酸酊，于下次哺乳时洗净。

5. 退乳护理　产妇因疾病或其他原因不能哺乳者，应尽早退乳。方法：①限汤类饮食，不排空乳房，停止哺乳、挤乳；②生麦芽 60～90g，水煎服，每日 1 剂，连服 3～5 日；③芒硝 250g 分装于两个布袋内，敷于两侧乳房并包扎固定，湿硬后及时更换，直至乳房不胀为止；④维生素 B_6 200mg，口服，每日 3 次，共 5～7 日。

（五）母乳喂养指导

母乳含有婴儿出生后 4～6 个月内所需的全部营养物质，是婴儿必需的理想的营养食品，出生后最初 6 个月的纯母乳喂养是建议的喂养方式。母乳喂养方法指导见下文。

> 链接
>
> ### 母乳喂养的好处
>
> 世界卫生组织和联合国儿童基金会建议母亲们能够在婴儿最初 6 个月内进行纯母乳喂养，母乳喂养有益于母婴双方健康。
>
> 1. 有益于婴儿　①母乳中所含的营养物质配比均衡、配比最佳，最适合婴儿的消化吸收，生物利用率高。②母乳中含有丰富的免疫球蛋白和免疫细胞，能提高婴儿免疫力、抵御疾病。③婴儿通过吮吸母乳，与母亲皮肤频繁接触，可增进母婴感情。④母乳干净、安全，喂哺方便，经济实惠。
>
> 2. 有益于母亲　①吮吸刺激促使产生催乳素和缩宫素，促进宫缩，减少产后出血。②哺乳期月经复潮及排卵延迟，有利于产后恢复。③降低母亲患乳腺癌、卵巢癌的危险性。

（1）哺乳时间：原则是按需哺乳。提倡早吸吮及产后半小时开奶，早吸吮既可以使新生儿吸收营养丰富的初乳，又可以促进产妇乳汁的分泌。产后一周是母体泌乳的过程，每 1～3 小时哺乳一次，每次 3～5 分钟，以后逐渐延长，但不超过 15～20 分钟。

（2）哺乳体位：可选择坐位或卧位进行哺乳，但要做到舒适、放松。抱婴儿时使婴儿面向乳房，鼻子对着乳头，婴儿的腹部紧贴母亲，母亲托住婴儿的肩背部，头和身体呈直线，颈部不扭曲。

（3）哺乳方法：哺乳时，先挤压乳晕周围组织，挤出少量乳汁以刺激婴儿吸吮，然后把乳头和大部分乳晕放在婴儿口中，防止乳房堵住新生儿鼻孔。哺乳结束时，示指轻压婴儿下颏，避免在口腔负压下拉出乳头造成疼痛损伤。哺乳后，挤出少许乳汁涂在乳头和乳晕上。完毕后，将婴儿抱起轻拍背部 1～2 分钟，排出胃内空气，以防溢乳。

（六）健康指导

1. 一般指导　告知产妇居室应清洁通风，根据天气冷暖增减衣服，合理饮食、保证营养。注意休息，保持心情愉快。注意个人卫生和会阴部清洁。

2. 活动指导　产后 6～12 小时内即可起床轻微活动，产后第 2 日可在室内随意走动。产后 2 周可开始做膝胸卧位，预防或纠正子宫后倾。

3. 产褥期保健　为促进腹壁、盆底肌肉张力的恢复，避免腹壁皮肤过度松弛，预防尿失禁、膀胱直肠膨出及子宫脱垂，可根据产妇的情况做产褥期保健操（图 6-1）。

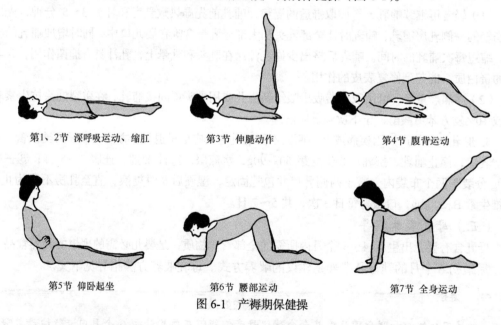

第1、2节 深呼吸运动、缩肛　　第3节 伸腿动作　　第4节 腹背运动

第5节 仰卧起坐　　第6节 腰部运动　　第7节 全身运动

图 6-1　产褥期保健操

一般在产后第 2 日开始，每 1～2 日增加 1 节，每节做 8～16 次。运动量应由弱到强，循序渐进。出院后继续做至产后 6 周。

第 1 节：仰卧，深吸气，收腹部，然后呼气。

第 2 节：仰卧，两臂直放于身旁，进行缩肛与放松动作。

第 3 节：仰卧，两臂直放于身旁，双腿轮流上举和并举，与身体成直角。

第 4 节：仰卧，髋与腿放松，分开稍屈，脚底放在床上，尽力抬高臀部及背部。

第 5 节：仰卧起坐。

第6节：跪姿，双膝分开，肩肘垂直，双手平放床上，腰部进行左右旋转动作。

第7节：全身运动，跪姿，双臂支撑在床上，左右腿交替向背后高举。

4. 计划生育指导 产后4周内禁止性生活，产后42日起采取避孕措施，原则上哺乳期以工具避孕为宜。不哺乳者可选用药物避孕，忌用含有雌激素的避孕药，以免影响乳汁分泌。

5. 产后访视与健康检查。

（1）产后访视：社区医疗保健人员在产妇出院后3日内、产后14日、产后28日分别做3次产后访视，内容：①了解产妇饮食、睡眠及大小便情况；②观察子宫复旧及恶露情况；③检查乳房，了解哺乳情况；④观察会阴伤口或剖宫产腹部伤口情况，发现异常给予及时指导。

（2）产后健康检查：产妇应于产后42日携新生儿去医院做产后健康检查，内容包括测血压、脉搏，血、尿常规，了解哺乳情况，并作妇科检查，观察盆腔内生殖器恢复情况。对婴儿进行全身检查，了解婴儿生长发育状况。

第三节 正常新生儿的护理

胎龄满37周且不足42周，体重≥2500g出生的新生儿，称为足月新生儿。从胎儿出生后断脐到满28日的这段时期称为新生儿期，它是新生儿逐渐适应子宫外生活的过渡时期。

一 正常新生儿的生理特点

（一）呼吸系统

新生儿在出生后约10秒钟发生呼吸运动，以腹式呼吸为主。新生儿呼吸道狭窄，黏膜柔软，血管丰富，纤毛运动差，容易出现气道堵塞、感染、呼吸困难及拒乳。因为新生儿代谢快，需氧量多，使呼吸浅而快，每分钟40~60次，2日后降至20~40次。正常新生儿呼吸中枢发育不完善，故可有呼吸节律不规则。

（二）循环系统

新生儿出生后循环系统在解剖上和功能上均发生变化：随着呼吸的建立，肺血管阻力下降，肺部血流量增加，卵圆孔和动脉导管出现功能性关闭。由于新生儿耗氧量大，心脏容量小，每次搏出量小，其心率较快，120~140次/分，且易受睡眠、啼哭、发热、吸乳等多种因素影响而发生波动。新生儿血液多集中在躯干及内脏，而四肢较少，四肢易发冷呈现青紫色。

（三）消化系统

新生儿口腔小，舌短而宽，双颊脂肪垫发达，利于吸吮，新生儿吞咽功能完善，但食管无蠕动，胃贲门括约肌不发达，胃呈水平位，哺乳后容易发生溢乳。新生儿胃容量较小，肠道容量相对较大，胃肠蠕动较快，可适应较大量流质食物的消化，利于乳汁中营养物质的吸收，但肠腔内毒素及消化不全产物容易进入血液循环。新生儿出生后12~24小时内开始排出墨绿色黏稠的胎粪，2~3日内排完。若出生24小时仍未见胎粪排出，应排除消化道梗阻畸形。

（四）泌尿系统

新生儿肾单位的数量与成人相似，但其滤过、调节及浓缩功能均较成人低，易发生水、电解质紊乱。新生儿一般出生后24小时内开始排尿，一周内每日排尿可达20次，易导致脱水。如果出生后48小时仍未排尿，应查明原因排除摄入量不足和泌尿系统畸形。

（五）血液系统

新生儿血容量、红细胞计数及血红蛋白含量与脐带结扎的早晚有关，推迟结扎脐带5分钟可使血容量从78ml/kg增加至126ml/kg，且新生儿血红蛋白中胎儿血红蛋白占70%～80%，出生后5周后下降至55%。新生儿出生时白细胞数目较高，第3日开始下降，以中性粒细胞为主，产后1周中性粒细胞和淋巴细胞几乎相等。

（六）免疫系统

新生儿主动免疫功能尚不完善，自身产生免疫球蛋白能力较差。但新生儿在胎儿期通过胎盘从母体获得IgG，故出生后6个月内对多种传染病具有免疫力，如麻疹、风疹、白喉等。其他免疫球蛋白如IgA、IgM不能通过胎盘，因此新生儿缺乏IgA，易患消化道、呼吸道感染性疾病。新生儿自身产生的IgM不足，又缺少补体及被解素，使其对革兰阴性细菌及真菌的杀灭能力差，容易引起败血症。

（七）体温调节

新生儿体温调节中枢发育不完善，基础代谢较低，皮下脂肪少，体温易受外环境温度的影响而波动。新生儿散热快，室内环境温度过高时，通过皮肤蒸发及出汗散热，容易导致体内水分不足，血液浓缩，称脱水热。室温过低时容易导致低体温或寒冷损伤综合征。

（八）皮肤黏膜

新生儿出生时皮肤覆盖一层白色胎脂，具有保护皮肤、减少散热的作用。胎脂如不及时吸收或清除，可分解成脂肪酸刺激皮肤而引起糜烂。新生儿皮肤薄嫩，易受损伤而发生感染。

（九）特殊生理现象

1. 生理性体重下降　新生儿出生后2～4日，由于摄入少，大小便、皮肤及呼吸水分的蒸发，体重较出生体重下降6%～9%，称生理性体重下降。下降范围一般不超过10%，4日后回升，7～10日恢复到出生时水平。

2. 生理性黄疸　新生儿出生后，由于体内红细胞破坏增加，产生大量间接胆红素，而其肝内葡萄糖醛酸转换酶活力不足，间接胆红素不能全部结合成直接胆红素从胆道排出，导致高胆红素血症，致皮肤、黏膜及巩膜发黄。一般于出生后2～3日出现，7～10日消退，称生理性黄疸。

3. 乳腺肿大及假月经　受母体胎盘分泌的雌、孕激素影响，新生儿出生后3～4日，可发生乳腺肿胀，甚至有乳汁样液体排出，2～3周后自行消退。女婴出生后1周内，阴道可有白带及少量血性分泌物，1～2日内自然停止。

4. 上皮珠、粟粒点、颊脂体　新生儿口腔两面颊部有较厚的脂肪层，称颊脂体。上腭中线两旁有黄白色小点，称上皮珠。齿龈上有白色韧性小颗粒，称牙龈粟粒点。上皮珠和牙龈粟粒点是上皮细胞堆积或黏液腺分泌物积留而成，出生后数周自然消失，勿挑破以防感染。

二　护理评估

（一）健康史

了解母亲既往妊娠史，有无特殊家族史；本次妊娠的经过、分娩经过，产程中胎儿的情况；了解母亲用药史，特别是分娩时有无使用镇静剂药物史；新生儿出生的日期、时间、性别、体重、出生时Apgar评分情况、出生后检查是否有异常。

（二）身体状况

1. 一般检查　观察新生儿的发育、反应、肌张力、哭声等，检查时注意保暖。

2. 皮肤、黏膜　观察皮肤有无黄染、青紫、苍白、水疱、皮疹，观察口腔黏膜是否完整。正常新生儿皮肤红润，出生时有胎脂覆盖，皮肤呈粉红色。如皮肤苍白或青紫提示呼吸不畅或心功能不全等。

3. 身长、体重　身长为头顶最高点至脚跟的距离。正常为 45～55cm，新生儿的身高与遗传等多种因素有关。体重一般在出生后及每日沐浴后测裸体体重。正常新生儿出生体重为 2500～4000g。体重<2500g 见于早产儿或足月小样儿，体重≥4000g 见于父母身材高大、多胎经产妇、过期妊娠或孕妇糖尿病等。

4. 生命体征　新生儿一般测腋下温度，每日 2 次，正常体温为 36～37.2℃，低于 36℃见于室温较低、早产儿或感染等，超过 37.5℃见于室温高、保暖过度或脱水热；新生儿心率较快，正常为 110～160 次/分，深睡时慢至 100 次/分，啼哭时快至 160 次分，若持续性≥160 次/分或 110 次/分为心动过速或心动过缓。心动过速常见于呼吸窘迫综合征，心动过缓可见于先天性传导阻滞。

新生儿呼吸正常为 40～60 次/分，分娩时使用镇静剂或新生儿产伤可使新生儿呼吸减慢；迅速改变室内温度及早产儿可出现呼吸过快；持续性的呼吸过快见于呼吸窘迫综合征等。

5. 头面部　观察头颅的外形、大小、形状，有无产瘤、血肿及头皮破损，检查囟门大小和紧张度，有无颅骨骨折和缺损；眼睛有无水肿和脓性分泌物，巩膜有无黄染或出血点；鼻尖有无粟粒疹，鼻翼有无扇动；口腔外观有无唇腭裂，口腔内有无鹅口疮或牙龈粟粒点；外耳有无畸形等。

6. 颈部　观察颈部是否对称、活动度和肌张力。

7. 胸部　观察胸廓形态是否对称，有无畸形，是否出现三凹征；触诊两侧锁骨是否连续、对称；听诊心脏了解心率、心律，有无杂音；听诊肺部了解呼吸音是否清晰，有无干湿啰音等。

8. 腹部　观察腹部外形是否正常，脐带残端有无渗血及脓性分泌物；触诊肝、脾大小；听诊肠鸣音是否正常。

9. 脊柱与四肢　检查脊柱发育是否正常；评估四肢长短、形状，有无畸形，检查活动度是否正常，有无骨折或关节脱位。

10. 肛门及外生殖器　检查肛门有无闭锁或肛裂，外生殖器有无异常，男婴睾丸是否已降至阴囊，女婴大阴唇是否完全遮盖小阴唇等。

11. 肌张力及活动情况　正常新生儿肌张力正常，反应灵敏，哭声响亮。如哭声异常提示大脑损伤或有其他异常，嗜睡应给予刺激，引起啼哭后观察。

12. 反射　评估各种反射是否存在，了解新生儿神经系统的发育情况。正常新生儿出生时就存在一些先天性的反射活动，如觅食、吮吸、吞咽、拥抱、握持等反射。这些反射活动不能正常出现或消退都提示神经系统异常。

（三）心理-社会评估

通过亲子互动，观察母亲与新生儿的沟通方式与效果，评估母亲是否有喂养及护理新生儿的能力。

三　护理诊断/医护合作性问题

1. 体温调节无效　与早产、护理不当及外环境温度有关。

2. 皮肤黏膜完整性受损　与护理不当有关。

3. 营养失调：低于机体需要量　与喂养不当，摄入量低于机体需要量有关。

四　护理措施

（一）一般护理

1. 环境　安全、舒适，光线充足、空气流通、室温保持在 24～26℃，相对湿度保持在 55%～65%。

2. 观察生命体征　监测新生儿体温、心率、呼吸情况。

（二）喂养护理

母乳喂养是最适合新生儿营养吸收和生长发育的喂养方法。母亲因为各种原因不能母乳喂养新生儿时，可选用动物乳如牛、羊乳或其他代乳品喂养，称为人工喂养。如果能选择优质乳品，合理调配，注意消毒，也能满足新生儿的营养需求，保证新生儿正常的生长发育。

（三）促进舒适，预防感染

1. 沐浴　方法有淋浴和盆浴两种。在医院内以淋浴为主、在家以盆浴为主。

（1）淋浴目的：清洁皮肤，促进舒适，利于评估身体状况，增进母子间的情感交流。

（2）沐浴准备：室温调至 26～28℃，水温 38～42℃，避免对流风。操作者修剪指甲，摘掉手表、戒指，洗手。准备好婴儿衣服、尿布、大毛巾、温湿小毛巾、无刺激性肥皂、婴儿爽身粉、软膏。塑料布、磅秤、沐浴装置等。

（3）沐浴方法：① 松解包布，脱去衣服，用大毛巾包裹新生儿。②清洗面部：用浸湿的小方巾由内眦到外眦擦洗眼睛，更换方巾，以同法擦洗另一眼睛；然后由内向外擦洗双耳；最后擦洗面部，禁用肥皂水和沐浴露，顺序：额部→鼻翼→面部→下颌。③清洗头部：抱起婴儿，将身体挟于操作者左侧腋下，左手托着婴儿枕部，拇指和中指分别将婴儿双耳郭向前折，堵住外耳道，防止水反流入耳内；右手先用手淋湿头发，再将洗发液涂在手上，洗头、颈、耳后，用流水冲洗、擦干。④洗全身：解开大毛巾，去除尿布。将新生儿颈部枕于操作者左前臂，操作者左手握住新生儿左上臂，右手握住其双足，抱起放于沐浴垫上，淋湿全身，右手涂沐浴液依次洗颈部→腋下→上肢→手→胸→腹→下肢→脚→腹股沟→会阴；左右手交接婴儿，使新生儿俯卧在操作者的右前臂，右手握住新生儿的左上臂，左手同法洗新生儿后项、背部、臀部，随洗随冲净，注意洗净皮肤皱褶处。⑤洗毕，迅速将新生儿抱出，用大毛巾包裹全身，吸干水分，用干棉签蘸干脐窝，用聚维酮碘液或 75%乙醇棉签自脐部中央向周围环形擦拭两遍。检查全身各部位及皮肤，擦爽身粉。为婴儿垫上尿布，穿好衣服，必要时剪指甲。

（4）注意事项：①新生儿出生后体温未稳定前不宜沐浴；②每个新生儿沐浴前后均应洗手，避免交叉感染；③避免将水误入眼、耳、口、鼻内；④动作要轻而敏捷，防止婴儿受凉及损伤；⑤密切观察新生儿的反应及全身皮肤有无异常。

2. 脐部护理　保持脐部清洁干燥，每日沐浴后用 75%乙醇消毒脐带残端及脐轮周围，无菌纱布覆盖包扎。如脐部有分泌物，用乙醇消毒后涂 1%甲紫使其干燥；脐部有感染用抗生素；脐带脱落处有红色肉芽组织，用 2.5%硝酸银溶液灼烧后生理盐水棉签擦净，以免灼烧正常组织。包扎敷料应保持干燥清洁。

3. 臀部护理　为预防红臀，应定时更换尿布，尿布应松紧适宜。大便后用温水清洗臀部，擦干后涂上 5%鞣酸软膏。一旦发生红臀，可用红外线照射，每次 10～20 分钟，每日 2～3 次，如皮肤糜烂，可用消毒植物油或鱼肝油纱布敷于患处。

4. **皮肤护理** 新生儿娩出后应尽快擦净其皮肤表面血迹，产后 6 小时内去除胎脂，剪去过长的指（趾）甲。所有衣服、尿布、被单要求清洁、柔软。经常更换体位，防止局部皮肤受压。

（四）预防接种

新生儿乙肝免疫接种有两种方法，主动免疫和联合免疫。

1. **主动免疫** HBsAg 阴性母亲所生的新生儿用主动免疫，于新生儿出生后 24 小时内、1个月、6 个月各接种一次乙肝疫苗，剂量分别为 10μg。新生儿出生后 24 小时，接种卡介苗。

2. **被动免疫** HBsAg 阳性或 HBsAg/HBeAg 双阳性母亲所生的新生儿用联合免疫，联合应用特异性高效免疫球蛋白 HBIG≥100U 和乙肝疫苗。

（五）心理护理

心理护理主要通过父母与孩子间的相互交流进行。所以，应鼓励、指导父母与孩子说话、与孩子玩游戏，鼓励母亲在生理状况许可的情况下主动、积极地参与护理孩子的活动，观察孩子的情绪反应。

（六）健康教育

指导正确的哺乳方法；指导给新生儿保暖、沐浴、换尿布、护理脐带及臀部等育儿知识；按计划添加辅食、计划免疫；教会识别新生儿异常等。

小结

产褥期是指产妇全身各器官除乳腺外从胎盘娩出至恢复或接近正常未孕状态的一段时期，一般需 6 周。产褥期变化最大的器官是子宫。妊娠子宫自胎盘娩出后逐渐恢复至非妊娠状态的过程称子宫复旧。乳房的主要变化是泌乳。吸吮是保持不断泌乳的关键，产妇的营养、睡眠、情绪及健康状况与乳汁的分泌密切相关。

加强产褥期母儿的护理，预防产褥期并发症的发生，可有效促进母儿健康。

目标检测

A1 型题

1. 产后 3～4 日因为乳腺血管、淋巴管极度充盈而出现的发热称为（ ）

    A. 产褥热　　B. 产后热　　C. 泌乳热

    D. 乳腺热　　E. 产褥感染

2. 产妇产后 4 小时应排尿的原因是（ ）

    A. 利于伤口恢复

    B. 利于产妇舒适

    C. 利于产妇活动

    D. 利于子宫收缩

    E. 利于乳汁分泌

3. 每次哺乳前，产妇清洁乳房应（ ）

    A. 用湿毛巾擦洗乳房

    B. 用肥皂水清洗乳房

    C. 用乙醇消毒乳房

    D. 用专用消毒剂消毒乳房

    E. 以上都不对

4. 产后开奶的时间是产后（ ）

    A. 30 分钟　　B. 1 小时　　C. 3 小时

    D. 6 小时　　E. 4 小时

A2 型题

5. 某女婴出生时 Apgar 评分 9 分，身体健康，出生 5 日后查体时出现阴道少量血性分泌物，这种现象是（ ）

    A. 出生时阴道损伤　　B. 假月经

    C. 月经　　　　　　　D. 阴道感染

    E. 阴道细菌感染

6. 孕妇 24 岁，8 小时前自然分娩一正常足月女婴，对婴儿提供护理措施，下列描述错误的是（ ）

A. 入室后了解 Apgar 评分

B. 重度窒息者应重点护理

C. 以持续仰卧位最好

D. 密切观察呼吸和面色

E. 纯母乳喂养

7. 某女，26 岁。妊娠 39 周，关于产后乳房护理，下列描述错误的是（　　）

A. 按摩乳房

B. 哺乳结束后，挤出乳汁涂抹于乳头上

C. 用湿毛巾擦洗乳头

D. 用乙醇擦洗乳头

E. 热敷

8. 某产妇，产后第 8 日，乳汁分泌良好，并母乳喂养，则该阶段新生儿吃到的是（　　）

A. 初乳　　　B. 成熟乳　　C. 过渡乳

D. 前乳　　　E. 后乳

9. 某产妇，分娩后 9 日，浆液性恶露，量少，发现会阴侧切伤口局部有硬结。对于该伤口，下列护理措施描述错误的是（　　）

A. 每日观察恶露的性状

B. 每日观察宫缩情况

C. 硫酸镁湿热敷

D. 勤换会阴垫

E. 分娩后 7～10 日给予温水坐浴

10. 某女，28 岁，产后 3 日一直坚持母乳喂养，现乳头红，局部糜烂、裂开，最可能的原因是（　　）

A. 产前乳头准备过分

B. 新生儿吸吮次数过多

C. 新生儿吸吮用力过大

D. 哺乳方法不当

E. 乳汁过少

11. 某女，妊娠 39 周，阴道自然分娩一女婴，体重 3800g，产房护士对该产妇的护理正确的是（　　）

A. 分娩后产妇虚弱要留置导尿管

B. 产后 2 小时阴道流血量不多，排除宫缩不良

C. 产后 2 小时严密观察阴道流血情况

D. 产后 1 小时内在产房观察若正常送回病室

E. 以上都不对

A3/A4 型题

（12、13 题共用题干）

某女，33 岁，大专文化，于今日自然分娩一女婴。

12. 在产后指导哺乳的措施中，正确的做法是（　　）

A. 按需哺乳

B. 两次哺乳间可添加糖水

C. 若乳汁不够，加补奶粉

D. 哺乳后立即更换尿布

E. 哺乳后给予仰卧

13. 在出生后的第 2 日，产妇发现新生儿轻度黄疸，关于出现黄疸正常时间，护士的解释应为出生后（　　）

A. 2～3 日　　　B. 5～7 日

C. 7～10 日　　　D. 8～12 日

E. 10～15 日

（李巧香）

第七章　妊娠期并发症妇女的护理

　　妊娠虽是一个生理的过程，但受到一些因素的影响，可出现病理性的改变，导致妊娠期并发症的发生。这些妊娠期的问题会给孕妇及其家庭造成身心影响，严重者对孕妇和胎儿造成较大的危害，甚至危及母儿生命。加强妊娠期保健，健康知识宣教，及早发现妊娠期并发症，并为母儿提供整体护理，可有效促进母儿健康。本章我们将重点学习流产、异位妊娠、早产、妊娠期高血压疾病、前置胎盘、胎盘早剥等内容。

第一节　流　产

● 案例 7-1

　　某女，28 岁，已婚。两周前因停经 50 日来院检查，确诊妊娠。昨日，不慎跌倒后开始出现少量阴道出血并伴有轻微腹痛，今晨开始，阵发性腹痛加重、阴道出血增多就诊。查体：体温 36.9℃，脉搏 82 次/分，呼吸 17 次/分，血压 120/80mmHg。妇科检查：子宫如妊娠 2 个月大，子宫颈口扩张，并见子宫颈口有组织物堵塞；尿妊娠实验（−）。

　　根据以上资料，请回答：

　　1. 该患者最可能的临床诊断是什么？

　　2. 该患者的护理诊断及护理措施有哪些？

一 概述

　　妊娠不足 28 周、胎儿体重不足 1000g 而终止者，称为流产（abortion）。妊娠 12 周以前发生的流产称为早期流产；妊娠 12~28 周发生的流产称为晚期流产。流产又分为自然流产和人工流产。自然流产概率占全部妊娠的 10%~15%，其中 80% 以上为早期流产。本节仅介绍自然流产。

（一）病因

　　1. 胚胎因素　引起自然流产的最常见原因是胚胎或胎儿染色体异常。早期流产中有 50%~60% 的胚胎存在染色体异常，多由染色体数目异常引起，其次为结构异常。除遗传因素外，感染、药物等也可引起胚胎染色体异常。

2. 母体因素

（1）全身性疾病：妊娠期因母体疾病引起的高热可刺激子宫收缩而发生流产；细菌毒素或病毒（如单纯疱疹病毒、巨细胞病毒等）可通过胎盘进入胎儿血液循环，致使胎儿死亡发生流产；孕妇患严重贫血、慢性肾炎或心力衰竭可致胎儿缺氧或胎盘发生梗死，也可能引起流产。

（2）生殖器官异常：子宫发育不良、子宫肌瘤和宫腔粘连等因素可影响胎儿的生长发育，导致流产。子宫颈重度裂伤、宫颈内口松弛易引起胎膜早破而发生晚期流产。

（3）内分泌异常：女性内分泌功能异常，如黄体功能异常、高催乳素血症、多囊卵巢综合征、甲状腺功能减退、严重糖尿病等，均可导致流产。

（4）其他：妊娠期严重的躯体刺激（如手术等）或心理刺激（如过度紧张），过度劳累、性交均可导致流产。孕妇吸烟、酗酒、吸毒等不良习惯，可刺激子宫收缩引起流产。

3. 免疫功能异常　母儿血型抗原不合、胎儿抗原、母体内有抗精子抗体也易导致早期流产。

4. 环境因素　孕妇过多接触放射性物质、噪声、高温等物理因素，砷、铅、甲醛、DDT、有机汞等化学物质，均可引起流产。

5. 胎盘因素　滋养细胞发育或功能不全是胚胎早期死亡的重要原因。

（二）病理

发生在妊娠 8 周以内的早期流产，发生流产时胚胎多先死亡，随后发生底蜕膜出血，造成胚胎的绒毛与蜕膜层分离，已分离的胚胎组织如同异物，引起子宫收缩而被排出。因胎盘绒毛发育尚不成熟，多数情况妊娠物可以完整从子宫壁分离而排出，出血不多。

妊娠 8～12 周的早期流产，因胎盘绒毛发育茂盛，与底蜕膜连接较牢固，妊娠产物往往不易完整分离，常有部分组织残留宫腔内影响子宫收缩，致使出血较多。

妊娠 12 周后的晚期流产，因胎盘已完全形成，发生流产时一般先有腹痛，然后排出胎儿、胎盘再剥离排出，其临床过程与早产及足月产相似。

 护理评估

（一）健康史

护士应仔细询问孕妇的停经史、早孕反应情况；阴道流血的持续时间、阴道流血量；有无腹痛，腹痛的部位、性质和程度。应全面询问可能导致流产发生的病因。了解既往有无流产史及发生流产的孕周。

（二）身体状况

停经、腹痛及阴道出血是流产的主要症状。

自然流产按其发生、发展的临床过程分为以下 4 种常见类型和 3 种特殊类型。

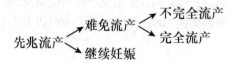

流产四种常见类型及其临床特点如下。

1. 先兆流产　停经后出现少量阴道流血，常为暗红色或血性白带，量比月经量少，有时伴有轻微下腹痛，腰痛及腰骶部坠胀。妇科检查：子宫大小与孕周相符合，子宫颈口未开，胎膜未破，妊娠产物未排出。经休息及治疗护理后，若流血停止、腹痛消失，妊娠可继续；若流血增多或腹痛加剧，则可发展为难免流产。

2. **难免流产** 指流产已不可避免,一般由先兆流产发展而来。表现为阴道流血量增多,阵发性腹痛加重。妇科检查:子宫大小与孕周相符或略小,子宫颈口已扩张,组织尚未排出,有时可见胚胎组织或孕囊堵塞于子宫口。

3. **不全流产** 指妊娠产物一部分排出体外,另一部分残留于子宫内,由难免流产发展而来。残留宫腔的组织影响子宫收缩,出现持续或反复阴道流血,严重时可引起失血性休克。妇科检查:子宫小于孕周,子宫颈口已扩张,有血液自子宫颈口流出,妊娠物堵塞于子宫颈口。

4. **完全流产** 指妊娠物已完全排出,阴道出血逐渐停止,腹痛随之减轻或消失。妇科检查:子宫接近正常大小或略大,子宫颈口已关闭。

常见 4 种流产类型的鉴别要点见表 7-1。

表 7-1 流产的常见类型鉴别要点

类型	症状			体征	
	阴道出血量	腹痛	组织物排除	宫颈口	子宫大小
先兆流产	少	轻微或无	无	关闭	相符
难免流产	增多	加重	无	扩张	相符或略小
不全流产	多	减轻	部分排出	扩张	小于孕周
完全流产	减少或消失	无	完全排出	关闭	接近正常或略大

三种流产特殊类型及其临床特点如下。

1. **稽留流产** 又称过期流产,指胚胎或胎儿死亡后滞留在宫腔中未自然排出者。主要表现:早孕反应消失,若已至妊娠中期,孕妇感腹部不增大,胎动消失。妇科检查:子宫小于孕周,子宫颈口关闭,听诊不能闻及胎心。

2. **习惯性流产** 指孕妇连续发生 3 次或 3 次以上的自然流产。近年多数学者认为连续发生 2 次自然流产即应高度重视。孕妇每次流产多发生于同一妊娠月份,其临床经过与一般流产相同。

3. **流产合并感染** 也称感染性流产。流产时,若阴道流血时间过长、有组织残留于宫腔内,或非法堕胎,均有可能引起宫腔内感染。严重时感染可扩展到盆腔、腹腔乃至全身,并发盆腔炎、腹膜炎、败血症及感染性休克等。

(三)心理-社会评估

患者主要表现为焦虑和恐惧。面对阴道流血往往出现震惊、不知所措,甚至将其过度严重化,同时胎儿的健康也会影响孕妇的情绪,孕妇可能表现为伤心、担忧、烦躁不安等。

(四)辅助检查

1. **实验室检查** 连续测定血 β-HCG、孕激素等动态变化,有助于妊娠诊断和判断预后。

2. **B 超检查** 超声检查可显示有无胎囊、胎动、胎心等,从而可诊断并鉴别流产类型,有助于正确处理。

(五)治疗原则

应根据流产的不同类型进行相应的处理。完全流产一般不需特殊处理。

1. **保胎治疗** 适用于先兆流产、复发性流产。应卧床休息,禁止性生活,减少刺激;必要时给予对胎儿危害小的镇静剂如苯巴比妥;对黄体功能不足者,可每日给予黄体酮 10～20mg,肌内注射,同时口服维生素 E 保胎治疗;并注意及时进行超声检查,了解胚胎发育情况,避免盲目保胎。

2. 清宫术　适用于难免流产、不全流产、稽留流产。一旦确诊，应尽早清除宫腔内容物。不全流产出血多者应在抗休克同时行清宫术；稽留流产可能并发 DIC，应在清宫术前做凝血功能检查，口服雌激素提高子宫平滑肌对缩宫素的敏感性、备血。一次刮不净者可于 5～7 日后再次刮宫。

3. 抗感染　流产合并感染者，出血少先控制感染再清宫；出血多抗感染的同时夹出大块的感染组织，减少出血，继续抗感染治疗，待感染控制后彻底清宫。

4. 对因治疗　如为宫颈内口松弛引起流产，应在妊娠 14～18 周行子宫颈内口环扎术；黄体功能不全者给予黄体酮治疗；甲状腺功能低下者应在孕前及整个妊娠期补充甲状腺素。

三 护理诊断/医护合作性问题

1. 组织灌注量改变　与阴道出血有关。
2. 有感染的危险　与阴道流血时间过长、宫腔内有残留组织等因素有关。
3. 焦虑　与担心胎儿健康等因素有关。
4. 预感性悲哀　与胎儿可能死亡有关。

四 护理措施

（一）一般护理

先兆流产孕妇应绝对卧床休息，禁止性生活，减少刺激，并协助完成日常生活护理。建议合理饮食，加强营养。保持外阴清洁，每日 2 次会阴擦洗，每次大便后及时清洗，以防感染。

（二）清宫术前后的护理

做好术前准备，备缩宫素。检查凝血功能，有凝血功能障碍者及时纠正凝血功能。术中密切观察生命体征，遵医嘱使用宫缩剂，预防出血。术后观察阴道流血及子宫收缩情况，组织物送病理检查；术后应保持外阴清洁、禁止盆浴 2 周、禁止性生活 1 个月，以防逆行感染。

（三）配合治疗的护理

1. 保胎护理　先兆流产需保胎治疗者遵医嘱合理应用药物，协助医生做好 B 超和血 β-HCG 等检查，监测胚胎发育情况，有异常及时报告医生。经两周治疗病情不缓解应停止保胎。

2. 休克护理　大量出血伴休克者，严密观察生命体征，取中凹位、吸氧、保暖，评估出血量，迅速建立静脉通道，遵医嘱补充血容量。

3. 预防感染　保持外阴部清洁，勤更换消毒会阴垫。密切监测患者体温、白细胞计数、阴道出血及分泌物的气味、性状，若发现感染表现及时报告医生，遵医嘱给予药物治疗。

（四）心理护理

主动关心孕妇，与其建立良好的护患关系，鼓励孕妇进行开放性沟通，表达其内心感受，宣泄不良情绪。帮助患者及家属接受现实，顺利度过悲伤期。

（五）健康教育

术后采取避孕措施半年以上，才能再次妊娠；若出现下腹痛、阴道出血增多、发热等表现，需及时就诊。复发性流产者需在下一次孕前对男女双方进行详细检查，对因处理；一旦妊娠应卧床休息，加强营养，禁止性生活，补充维生素 C、维生素 B、维生素 E 等，如黄体功能不足，按医嘱正确使用黄体酮治疗以预防流产，保胎措施必须超过以往发生流产的妊娠月份。

第二节 异位妊娠

● 案例7-2

　　患者，女，25岁，已婚，平素月经规律，色红，量中等，有盆腔炎病史。本月月经延迟来潮15日，来潮后13日未结束，呈淋漓出血。今晨突发左侧小腹部剧烈疼痛，呈撕裂样，急诊入院。查体：面色苍白、脉搏细数，血压70/50mmHg，腹部检查压痛、反跳痛。妇科检查：阴道穹后部饱满、宫颈举痛。

　　根据以上资料，请回答：

　　1. 该患者最可能发生的情况是什么？

　　2. 该类患者常见的护理诊断及护理措施是什么？

一 概述

　　正常妊娠时，受精卵着床于子宫体腔内膜。若受精卵在子宫体腔以外着床发育称异位妊娠（ectopic pregnancy），习称宫外孕（extrauterine pregnancy）。异位妊娠包括输卵管妊娠、卵巢妊娠、腹腔妊娠、宫颈妊娠及阔韧带妊娠等。其中，输卵管妊娠最为常见，占异位妊娠的95%左右。

　　输卵管妊娠因其发生部位不同又可分为间质部、峡部、壶腹部和伞部妊娠（图7-1）。以壶腹部妊娠多见，约占78%。输卵管妊娠是妇产科常见急腹症，当输卵管妊娠发生流产或破裂时，致腹腔内出血，如不及时诊断、处理，严重者可危及生命。

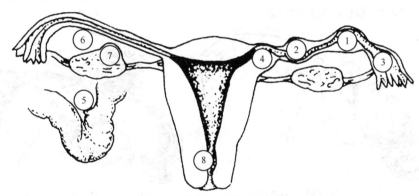

图 7-1　异位妊娠的发生部位

①输卵管壶腹部妊娠；②输卵管峡部妊娠；③输卵管伞部妊娠；④输卵管间质部妊娠；⑤腹腔妊娠；⑥阔韧带妊娠；⑦卵巢妊娠；⑧宫颈妊娠

（一）病因

　　1. 输卵管炎症　包括输卵管黏膜炎和输卵管周围炎，是引起输卵管妊娠最主要的病因。慢性炎症可以使输卵管管腔黏膜粘连，管腔变窄，纤毛缺损，输卵管与周围粘连，均可影响受精卵的正常运行。

　　2. 输卵管发育不良或功能异常　输卵管过长、肌层发育差、黏膜纤毛缺乏等发育不良；输卵管蠕动、纤毛活动及上皮细胞的分泌功能异常，均可影响受精卵的正常运行。

　　3. 辅助生殖技术　近年由于辅助生育技术的应用，使输卵管妊娠发生率增加，既往少见的异位妊娠，如卵巢妊娠、宫颈妊娠、腹腔妊娠的发生率增加。

4. 其他　如输卵管周围肿瘤的压迫，输卵管手术后，子宫内膜异位症等均可导致输卵管妊娠的发生。

（二）病理

1. 输卵管妊娠的结局　输卵管妊娠时，由于输卵管管腔狭窄，管壁薄，蜕膜形成差，不能适应胚胎的生长发育。因此，当输卵管妊娠发展到一定程度，可出现以下 4 种结局。

（1）输卵管妊娠流产：多见于输卵管壶腹部妊娠，常发生在妊娠 8～12 周。由于输卵管妊娠时管壁形成的蜕膜不完整，囊胚在发育中常向管腔内突出生长，最终突破包膜而出血，导致囊胚与管壁分离（图 7-2），若整个囊胚剥离落入管腔并经输卵管逆蠕动排入腹腔，即形成输卵管完全流产，出血一般不多。若囊胚剥离不完整，有一部分组织仍残留于管腔，则为输卵管不完全流产，可导致持续或反复出血，出现血量及出血持续时间与残留在输卵管的组织数量多少有关。

（2）输卵管妊娠破裂：多见于输卵管峡部妊娠，常发生在妊娠 6 周左右。当囊胚生长时绒毛侵蚀管壁的肌层及浆膜层，最终穿破浆膜，形成输卵管妊娠破裂（图 7-3）。由于输卵管肌层血管丰富，输卵管妊娠破裂所致的出血较输卵管妊娠流产严重，短期内即可发生大量腹腔内出血，导致失血性休克。亦可因反复出血，形成盆腔及腹腔血肿。

（3）陈旧性宫外孕：有时输卵管妊娠发生流产或破裂后出血量不多，可因长期反复内出血形成盆腔血肿，血肿机化变硬，并与周围组织粘连，临床上称为"陈旧性宫外孕"。

（4）继发性腹腔妊娠：发生输卵管妊娠流产或破裂后，胚胎被排入腹腔，大部分死亡。但偶尔也有存活者，若存活胚胎的绒毛组织仍附着于原位或排至腹腔后重新种植而获得营养，可继续生长发育，形成继发性腹腔妊娠。

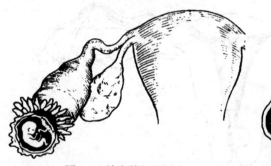
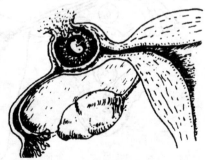

图 7-2　输卵管妊娠流产　　　　　图 7-3　输卵管妊娠破裂

2. 子宫变化　子宫肌纤维增生肥大，子宫增大变软，但子宫增大与停经月份不符。子宫内膜出现蜕膜反应。有时蜕膜可完整剥离，随阴道出血排出三角形的蜕膜管型；有的则呈碎片排出。排出的组织不见绒毛，组织学检查无滋养细胞。

二 护理评估

（一）健康史

仔细询问月经史，以准确推断停经时间。对不孕、放置宫内节育器、绝育术、输卵管复通术、盆腔炎等与发病相关的高危因素予以高度重视。

（二）身体状况

输卵管妊娠的临床表现与受精卵着床部位、有无流产或破裂、出血量多少及出血时间长短等有关。

1. 症状

（1）停经：多数患者停经 6～8 周以后出现不规则阴道流血，但有 20%～30% 的患者因月经仅过期几天无明显停经史，或误将异位妊娠时出现的不规则阴道流血误认为月经。

（2）腹痛：是输卵管妊娠患者就诊的主要症状。输卵管妊娠未发生流产或破裂前，常表现为一侧下腹部隐痛或酸胀感。输卵管妊娠流产或破裂时，典型病例突感下腹部一侧剧烈撕裂样疼痛，常伴有恶心、呕吐。若血液局限于病变区，主要表现为下腹部疼痛，当血液积聚于直肠子宫陷凹处则出现肛门坠胀感。随着腹腔内积血增多，疼痛逐渐蔓延至全腹；当血液刺激膈肌时，可引起肩胛部放射性疼痛及胸部疼痛。

（3）阴道流血：常有不规则阴道流血，色暗红或深褐色，量少、呈点滴状，一般不超过月经量。

（4）晕厥与休克：由于腹腔内急性出血及剧烈腹痛，轻者出现晕厥，严重者出现失血性休克。休克程度取决于内出血速度及出血量，出血量愈多，速度愈快，症状出现也愈严重，但症状与阴道流血量不成正比。

（5）腹部包块：当输卵管妊娠流产或破裂后形成血肿时间过久，可因血液凝固，逐渐机化变硬，并与周围器官发生粘连而形成包块，若包块较大或位置较高，可于腹部触及。

2. 体征

（1）一般情况：腹腔内出血较多时，患者出现面色苍白、脉搏细数、心率增快、血压下降等休克表现。

（2）腹部检查：腹部压痛、反跳痛，尤以患侧为重，但肌紧张不明显；腹部内出血较多时叩诊移动性浊音。有时下腹部一侧可触及包块。

（3）妇科检查：阴道少量出血，因盆腔积血阴道穹后部饱满、触痛；宫颈有举痛或摇摆痛，是输卵管妊娠的主要体征之一。子宫稍大而软，内出血多时检查子宫有漂浮感。一侧附件可触及边界不清、压痛明显的包块。

（三）心理-社会评估

患者因腹腔内急性大量出血，剧烈腹痛及妊娠终止的现实出现较为激烈的情绪反应，可表现出哭泣、自责、无助、抑郁和恐惧等行为。

（四）辅助检查

（1）阴道穹后部穿刺：是一种简便可靠的诊断方法，适用于疑有腹腔内出血的患者。经阴道穹后部穿刺至子宫直肠陷凹，抽出暗红色不凝血液，说明腹腔有内出血。抽不出血液也不能排除输卵管妊娠的存在。

（2）HCG 测定：β-HCG 测定是早期诊断异位妊娠的重要方法。异位妊娠患者阳性率一般可达 80%～90%，但 β-HCG 阴性者也不能完全排除异位妊娠。连续测定 β-HCG，若倍增时间大于 7 日，异位妊娠的可能性极大；倍增时间小于 1.4 日，异位妊娠的可能性极小。

（3）超声检查：B 超有助于判断异位妊娠的部位和大小。阴道 B 超检查较腹部 B 超检查准确性高。

（4）腹腔镜检查：早期诊断异位妊娠的金标准，可以在确诊的同时行腹腔镜手术治疗。

（5）子宫内膜病理检查：主要适用于阴道流血量较多的患者，目的在于同时排除宫内妊娠流产。取宫腔排出物或刮出物做病理检查，镜下仅见蜕膜未见绒毛者有助于异位妊娠诊断。

（五）治疗原则

处理原则以手术治疗为主，其次是药物治疗及期待疗法。

1. 手术治疗　方式包括保守手术及输卵管切除术。

（1）保守手术：即保留患侧输卵管，适用于有生育要求，对侧输卵管已有病变或切除者。

（2）输卵管切除术：适用于内出血量多，并发休克者。

2. 药物治疗　主要适用于早期输卵管妊娠，未发生输卵管妊娠流产破裂、无明显内出血，要求保留生育功能者。

三 护理诊断/医护合作性问题

1. 组织灌注量不足　与腹腔内出血过多有关。
2. 疼痛　与输卵管妊娠流产或破裂有关。
3. 恐惧　与担心生命安危有关。
4. 预感性悲哀　与即将失去胎儿及担心手术有关。
5. 潜在并发症：失血性休克、贫血。

四 护理措施

（一）一般护理

非手术治疗患者嘱其绝对卧床休息，保持大便通畅，避免运用腹压，减少活动。给予高营养、高维生素和富含铁的饮食，以提高患者抵抗力。

（二）病情观察

严密监测患者生命体征，每 10～15 分钟测量一次并记录；非手术患者如腹痛突然加重，或脸色苍白、血压下降、脉搏加快等，正确评估出血量，并立即通知医生，做好抢救准备；观察化疗药的毒副反应，及时报告医生；保持外阴清洁，预防感染。

（三）配合治疗的护理

实施手术治疗的患者，应积极抗休克并做好术前准备，去枕平卧位、吸氧、开放两条以上静脉通路，输血输液及时补充血容量，按医嘱准确及时给药；术后观察生命体征、阴道流血量、气味，注意外阴清洁，预防感染；复查血常规，观察血红蛋白量及红细胞计数，判断贫血有无改善。

（四）心理护理

护士于术前简明地向患者及家属介绍手术的必要性及异位妊娠的相关知识，帮助患者理解、接受手术治疗方案。术后帮助患者以正常心态接受此次妊娠失败的现实，消除悲伤心理。

（五）健康教育

出院后注意休息，保持良好心态；增加营养、纠正贫血、预防感染；再次妊娠时要及时就医。

第三节 早 产

一 概述

早产（premature delivery）是指妊娠满28周至不足37周间分娩者。此时娩出的新生儿为早产儿，体重一般低于2500g。早产儿各器官发育尚不成熟，出生孕周越小，体重越轻，其预后越差。

胎膜早破、绒毛膜羊膜炎是引起早产的最常见因素，30%～40%早产与此有关。下生殖道及泌尿道感染、妊娠期合并症与并发症、子宫及胎盘因素（子宫畸形、子宫过度膨胀、子宫颈内口松弛，前置胎盘、胎盘早剥）均可诱发早产。

二 护理评估

（一）健康史
仔细询问孕妇有无诱发早产的常见原因，既往有无流产、早产病史，有无烟酒等不良嗜好。

（二）身体状况
早产的临床过程与足月产相似。最初为不规则宫缩，常伴有阴道少量流血或血性分泌物，后可发展为规律子宫收缩。临床可分为先兆早产和早产临产两个阶段。

1. 先兆早产　妊娠满28周至不足37周，有规律或无规律子宫收缩，伴子宫颈管进行性缩短。
2. 早产临产　需符合下列条件：出现规律子宫收缩，每20分钟≥4次，伴子宫颈进行性改变；子宫颈扩张1cm以上；子宫颈展平≥80%。

（三）心理-社会评估
产妇因担心胎儿早产后能否存活产生焦虑、恐惧、害怕及自责等情绪反应。

（四）辅助检查
（1）B超检查：可了解胎方位，测量胎儿双顶径、股骨长度，帮助判断胎龄及胎儿体重。
（2）胎心监护仪：可监测宫缩、胎心、胎盘功能及胎儿宫内情况。

（五）治疗原则
若胎儿存活，胎膜未破、无胎儿窘迫，无严重妊娠合并症及并发症时，通过休息和药物治疗控制宫缩，尽可能保胎至34周。若胎膜已破早产已不可避免时，应积极预防并发症，提高早产儿存活率。

三 护理诊断/医护合作性问题

1. 有围生儿受伤的危险　与早产儿各器官发育不完全有关。
2. 焦虑　与担心早产儿的安危与健康有关。

四 护理措施

（一）一般护理
先兆早产孕妇应绝对卧床休息，禁止性生活，减少刺激，建议合理饮食，加强营养；监测孕妇的生命体征；保持外阴清洁，每日2次会阴擦洗，每次大便后及时清洗，以防感染。

（二）病情观察

观察孕妇用药后的疗效和副作用；严密观察和记录宫缩、有无阴道流血、胎膜是否破裂等情况；密切监测胎动、胎心，了解有无胎儿窘迫。

（三）配合治疗的护理

1. 先兆早产护理　绝对卧床休息，左侧卧位；勿刺激乳头及腹部，慎做肛门和阴道检查，以免诱发宫缩；遵医嘱给予宫缩抑制剂，常用药物有利托君、沙丁胺醇、硫酸镁等；遵医嘱给予地塞米松，以促进胎儿肺成熟，避免早产儿发生呼吸窘迫综合征。

2. 分娩期护理　产程过程中给产妇吸氧，可防止胎儿缺氧及颅内出血。停用宫缩抑制剂，尽量缩短第二产程，做好抢救新生儿窒息的准备。

3. 早产儿护理　密切观察早产儿的生命体征，保持呼吸道通畅，注意保暖，遵医嘱应用抗生素预防感染，肌内注射维生素K，预防新生儿颅内出血。适当推迟哺乳及沐浴，加强新生儿日常护理。

（四）心理护理

向产妇及家属介绍早产的相关知识，减轻焦虑、担忧、恐惧心理。

（五）健康教育

（1）定期产前检查，对可能引起早产的因素应充分重视并积极避免早产发生。

（2）切实加强对高危妊娠的管理，积极治疗妊娠期合并症及并发症，预防胎膜早破及感染。

（3）子宫颈内口松弛者，可于妊娠14～18周行宫颈内口环扎术。

第四节　妊娠期高血压疾病

案例 7-3

孕妇王某，38岁。G_2P_0，妊娠32周，自觉头痛、头晕来医院就诊。入院查体：体温37.7℃，脉搏80次/分，呼吸18次/分，血压150/100mmHg，小腿及脚踝出现凹陷性水肿。子宫大小与孕周相符，头先露，胎心140次/分。

根据以上资料，请回答：

1. 该患者最可能的临床诊断是什么？
2. 该类患者常见的护理诊断及护理措施有哪些？

一　概述

妊娠期高血压疾病（hypertensive disorders in pregnancy）是妊娠与血压升高并存的一组疾病，我国发病率为5%～12%。该组疾病严重影响母婴健康，是孕产妇和围生儿病死率升高的主要原因之一。该组疾病包括妊娠期高血压、子痫前期、子痫及慢性高血压并发子痫前期和慢性高血压合并妊娠。本节重点阐述前三者。

（一）病因

1. 高危因素　流行病学调查发现，妊娠期高血压疾病可能与以下因素有关：①初产妇；②高龄孕产妇（年龄≥35岁）；③精神过度紧张或受刺激，致使中枢神经系统功能紊乱者；④寒冷季节或气温变化过大；⑤有子痫前期家族史（母亲或姐妹）；⑥有慢性高血压、慢性肾炎、糖尿病、贫血、营养不良；⑦体形矮胖者，即体重指数BMI[体重（kg）/身高（m）^{2}]≥24

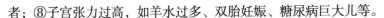

者；⑧子宫张力过高，如羊水过多、双胎妊娠、糖尿病巨大儿等。

2. 病因学说　至今确切的病因不清楚，可能与免疫学说、子宫胎盘缺血缺氧学说、血管内皮细胞受损、营养缺乏、胰岛素抵抗、遗传因素有关。

（二）病理

本病的基本病理生理变化是全身小动脉痉挛，血管内皮损伤及局部缺血，使全身各系统各器官的血液灌注量减少，严重时导致脑、肾、肝等重要器官功能障碍，对母儿造成危害，甚至导致母儿死亡。

二 护理评估

（一）健康史

询问既往有无高血压病史及家族史，妊娠后血压变化情况，是否伴有蛋白尿、水肿等；是否存在高危因素；有无头晕、头痛、视物模糊、上腹部不适等症状。

（二）身体状况

妊娠期高血压疾病分类与临床表现（表 7-2）。

表 7-2　妊娠期高血压疾病分类与临床表现

分类	临床表现
妊娠期高血压	妊娠期出现高血压，收缩压≥140mmHg 和（或）舒张压≥90mmHg，于产后 12 周内恢复正常；尿蛋白（－）；少数患者可伴有上腹部不适或血小板减少。产后方可确诊
子痫前期	
轻度	妊娠 20 周后出现收缩压≥140mmHg 和（或）舒张压≥90mmHg；尿蛋白≥0.3g/24h 或随机尿蛋白（＋）；可伴有上腹部不适、头痛等症状
重度	收缩压≥160mmHg 和（或）舒张压≥110mmHg；尿蛋白≥5.0g/24h 或随机尿蛋白≥（＋＋＋）；持续性头痛或视觉障碍或其他脑神经症状；持续性上腹部不适；血清 ALT 或 AST 升高；血肌酐＞106μmol/L；血小板呈持续性下降并＜$100×10^9$/L；血管内溶血（LDH 升高）
子痫	子痫前期的孕妇发生抽搐，不能用其他原因解释抽搐。子痫抽搐进展迅速，典型表现：眼球固定、瞳孔散大，头偏向一侧，牙关紧闭。继而口角及面部肌肉颤动，随之全身及四肢肌肉强直，双手握拳，上肢屈曲，发生强烈抽动。持续 1～1.5 分钟，其间患者无呼吸、无意识。患者抽搐停止后，呼吸恢复，最后意识恢复子痫多发生在妊娠晚期临产前，称产前子痫。少数发生在分娩过程中，称产时子痫。也有在产后 48 小时内发生者，称产后子痫
慢性高血压并发子痫前期	慢性高血压孕妇妊娠 20 周前无蛋白尿，妊娠后出现蛋白尿≥0.3g/24h；或妊娠前有蛋白尿，妊娠后尿蛋白明显增加，或血压进一步升高，或血小板＜$100×10^9$/L
妊娠合并慢性高血压	妊娠 20 周以前收缩压≥140mmHg 和（或）舒张压≥90mmHg，妊娠期无明显加重；或妊娠 20 周以后首次诊断高血压持续到产后 12 周后

注：①妊娠期高血压疾病的水肿表现无特异性，因此不作为其诊断标准及分类依据；②血压较基础血压升高 30/15mmHg，低于 140/90mmHg 时，不作为诊断依据，但必须严密观察。

> | 链接 |
>
> ### HELLP 综合征
>
> 　　HELLP 综合征以溶血、肝酶升高和血小板减少为特点，是妊娠期高血压疾病的严重并发症，常危及母儿生命。多数发生在产前，主要与血小板被激活和微小血管内皮细胞受损有关。其临床表现多样，典型的临床表现为乏力、右上腹疼痛及恶心呕吐、体重骤增、全身不适等非特异性症状，凝血功能障碍时可出现血尿及消化道出血。
>
> 　　治疗原则：在严密监护母儿情况下，积极治疗妊娠期高血压疾病。早期使用糖皮质激素，适当输注血小板等血制品，适时终止妊娠。对 HELLP 综合征患者要积极解痉、降压治疗，并纠正凝血功能障碍和弥散性血管内凝血（DIC）。HELLP 综合征不是立即剖宫产的指征，多数患者可经阴道分娩。

（三）心理-社会评估

疾病早期孕妇未感明显不适，自己和家属往往都不予重视。当血压明显升高，出现自觉症状时，孕妇和家属紧张、焦虑、恐惧的心理会随之加重。孕妇抽搐后意识恢复，常出现困惑、易激惹、烦躁表现。

（四）辅助检查

1. 常规检查　血常规、尿常规；肝肾功能；凝血功能；胎心监测等。

2. 相关检查　眼底检查；超声心动图；胎盘功能和胎儿成熟度等检查。

（五）治疗原则

1. 妊娠期高血压　休息、镇静，酌情降压治疗。

2. 子痫前期　解痉、镇静、降压，合理扩容，必要时利尿，适时终止妊娠。

3. 子痫　控制抽搐，及时纠正缺氧和酸中毒，一般抽搐控制后 2 小时可考虑终止妊娠。

三　护理诊断/医护合作性问题

1. 有母儿受伤的危险　与发生抽搐、昏迷及胎盘缺血有关。

2. 体液过多　与水钠潴留、低蛋白血症有关。

3. 焦虑　与担心疾病危及母儿健康和生命有关。

4. 潜在并发症：脑出血、心力衰竭、DIC、肾衰竭、胎盘早剥、胎儿窘迫等。

四　护理措施

（一）一般护理

1. 休息　保证充足的睡眠，取左侧卧位，每日睡眠不少于 10 小时。对于精神紧张、焦虑或睡眠欠佳者可给予镇静药，如地西泮。

2. 饮食　保证充足的蛋白质、维生素的摄入，补充钙、铁、镁等微量元素。对于全身水肿者应适当限制盐的摄入。

3. 吸氧　间断吸氧可增加血氧含量，改善全身主要器官和胎盘的氧供。每日 3 次，每次 1 小时。

（二）病情观察

加强高危监护，根据病情需要，增加产前检查次数，告知患者及家属，密切注意病情变化，出现病情加重，及时就诊。注意询问孕妇是否出现头晕、头痛、视力改变等症状，每此产检测体重及血压，必要时复查尿蛋白。注意监测胎动、胎心、胎盘功能及胎儿发育情况。

（三）用药护理

1. 解痉　首选药物硫酸镁，该药有控制子痫抽搐及防止再抽搐的作用。

（1）用药方案：可采用静脉给药或肌内注射。静脉给药首次负荷剂量为 25%硫酸镁 20ml 加于 10%葡萄糖注射液 20ml 中，缓慢静脉推注（时间不少于 5～10 分钟）；继而 25%硫酸镁 60ml 加入 10%葡萄糖注射液 1000ml 静脉滴注，注意控制滴速，以每小时 1～2g 为宜；25%硫酸镁 20ml 加 2%利多卡因液 2ml，臀肌深部注射。24 小时硫酸镁用药总量为 25～30g。

（2）毒性反应：若血清镁离子浓度超过 3.5mmol/L 即可发生镁离子中毒。中毒症状首先表现为膝反射减弱或消失。

（3）注意事项：①膝反射必须存在；②呼吸≥16次/分；③尿量≥17ml/h或≥400ml/24h；④准备解毒剂10%的葡萄糖酸钙，出现中毒症状，立刻停药同时静脉推注10%的葡萄糖酸钙10ml。

2. 镇静 主要用药有地西泮、冬眠药物等。

3. 降压 首选肼屈嗪。根据血压监测来调节降压药物的滴速，血压不可低于130/80mmHg。

4. 利尿 一般不主张用，仅在全身水肿、急性心力衰竭、肺水肿、脑水肿等时，常用呋塞米、甘露醇（心力衰竭时禁用）等利尿剂。

（四）子痫患者护理

1. 专人特护 密切观察病情，每2小时测量并记录血压、脉搏和呼吸。留置尿管，记录24小时出入量。及时、正确地送检血、尿常规及各项特殊检查。

2. 避免刺激 子痫孕妇应安排单间、暗室，避免声、光刺激。医护人员的治疗及护理操作轻柔、相对集中，避免访视。保持病室内空气流通，必要时给予吸氧。

3. 安全护理 床边加床档，防坠床损伤。有义齿者需取出，防止脱落、误吞。床旁备好抢救物品如开口器、拉舌钳、压舌板等，防止抽搐过程中发生舌咬伤或舌根后坠阻塞呼吸道。

4. 保持呼吸道通畅 昏迷患者取头低侧卧位，保持呼吸道通畅。准备吸痰管及电动吸痰器，随时清除口、鼻腔的痰液及呕吐物。

5. 抽搐发作时，立即缓慢静脉推注硫酸镁，并应用有效镇静药物。遵医嘱甘露醇快速静脉滴注降低颅内压。

（五）适时终止妊娠

终止妊娠是治疗妊娠期高血压疾病的有效措施。根据情况选择剖宫产或阴道分娩。重度子痫前期患者分娩后24～48小时仍应严密观察病情，使用硫酸镁解痉降压，预防产后子痫的发生。

（六）心理护理

告知孕妇疾病的发展过程及配合治疗的重要性，多数患者临床症状及体征在产后会逐渐减轻甚至消失，解除其思想顾虑，增强信心，积极配合治疗。

（七）健康教育

（1）加强产前检查，做好妊娠期保健。首次产检应进行风险评估，强调定期产前检查的重要性，注意观察孕妇血压及体重的变化，注意有无水肿及头晕、胸闷、视力改变、上腹部不适等自觉症状。

（2）指导孕妇合理饮食与休息，孕妇饮食应富含优质蛋白质、维生素、铁等，减少脂肪和过量食盐的摄入。有本病高危因素者，补充钙剂可预防疾病的发生。

（3）重视高危因素，积极治疗原发疾病。

第五节 前置胎盘

● 案例7-4

王某，28岁G₂P₁，妊娠32周。今日晨起发现睡裤有血迹，自述多于月经量，无腹痛表现，来医院就诊。妇科检查：子宫软，宫底剑脐之间，胎位LSA，胎心134次/分，并在耻骨联合位置听到胎盘杂音。

根据以上资料，请回答：

1. 该患者最可能的临床诊断是什么？

2. 该类患者常见的护理诊断及护理措施有哪些？

 概述

正常妊娠时胎盘附着于子宫体部的前壁、后壁或侧壁。孕 28 周后，若胎盘附着于子宫下段，胎盘下缘达到或覆盖宫颈内口，位置低于胎儿先露部，称前置胎盘（placenta previa）。前置胎盘多见于经产妇，是妊娠晚期阴道流血最常见的原因，是妊娠晚期严重并发症之一，处理不当可危及母儿生命。

（一）病因

本病病因尚不清楚，可能与以下原因有关。

1. 子宫内膜病变或损伤 当子宫内膜有过损伤，如子宫内膜炎、产褥感染、剖宫产、多产、多次刮宫等，均可引起子宫内膜发育不良或萎缩性病变，子宫蜕膜血管生长不良、营养不足，胎盘为摄取足够的营养而扩大面积，伸展到子宫下段，形成前置胎盘。

2. 胎盘面积过大或胎盘形状异常 由于多胎妊娠、巨大儿形成过大面积的胎盘，伸展至子宫下段或遮盖了子宫颈内口；或有副胎盘延伸至子宫下段，形成前置胎盘。

3. 受精卵发育迟缓 受精卵到达宫腔时，因其尚未达到植入条件而继续下移植入子宫下段，形成前置胎盘。

4. 宫腔形态异常 子宫畸形或子宫肌瘤等原因使宫腔的形态改变致胎盘附着于子宫下段。

5. 其他原因 有报道，吸烟、吸毒者可引起胎盘的血流减少，缺氧使胎盘代偿性增大。

（二）分类

根据胎盘边缘与子宫颈内口的关系，将前置胎盘分为完全性、部分性和边缘性三种类型（图 7-4）。

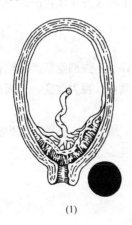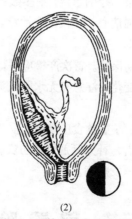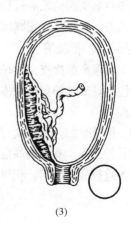

(1)   (2)   (3)

图 7-4 前置胎盘的类型

（1）完全性前置胎盘；（2）部分性前置胎盘；（3）边缘性前置胎盘

1. 完全性前置胎盘 指子宫颈内口全部被胎盘组织所覆盖，又称中央性前置胎盘。

2. 部分性前置胎盘 指子宫颈内口部分被胎盘组织所覆盖。

3. 边缘性前置胎盘 指胎盘附着于子宫下段，下缘到达子宫颈内口。

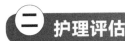

二 护理评估

（一）健康史

除个人健康史外，在孕产史中应尤其注意询问有无剖宫产史、人工流产史及子宫内膜炎等前置胎盘的高危因素；并详细记录具体经过及医疗处理情况。

（二）身体状况

1. 症状　妊娠晚期或临产时，突发性无诱因、无痛性反复阴道流血是前置胎盘的典型症状。阴道流血时间、反复发作的次数、流血量多少与前置胎盘的类型有关。完全性前置胎盘初次出血时间多在妊娠 28 周左右，反复出血的次数频繁，量较多，有时一次大量阴道流血可导致失血性休克。边缘性前置胎盘初次出血时间发生较晚，多发生于妊娠 37～40 周或临产后，血量也较少。部分性前置胎盘出血情况介于完全性前置胎盘和边缘性前置胎盘之间。

2. 体征　由于反复多次或大量阴道流血，可致患者出现失血性贫血，贫血程度与阴道流血量及流血持续时间成正比，出血严重者可发生休克。由于子宫下段有胎盘占据，影响胎先露入盆，故常见胎头高浮，并有约 1/3 患者出现胎位异常，其中以臀先露多见。可在耻骨联合上方听到胎盘血流音。

（三）心理-社会评估

孕妇及其家属可因突然发生阴道流血而感到恐惧或焦虑，既担心孕妇的健康，更担心胎儿的安危，可能显得恐慌、紧张、手足无措等。

（四）辅助检查

1. 超声检查　是首选方法。胎盘定位准确率达95%以上，可反复检查。

2. 产后检查胎盘及胎膜　胎盘的前置部分可见陈旧紫褐色血块附着，而且胎膜破口处距胎盘边缘小于7cm，则为部分性前置胎盘。

（五）治疗原则

治疗原则为抑制宫缩、制止出血、纠正贫血和预防感染。根据病情综合考虑处理方案。

1. 期待疗法　一般情况良好，妊娠<34 周、胎儿体重<2000g，胎儿存活、阴道流血量不多者，应在保证孕妇安全的前提下采取期待疗法，尽可能延长孕周，以提高围生儿存活率。

2. 终止妊娠

（1）终止妊娠的指征：适用于反复发生多量出血，甚至休克者；胎龄达 36 周以上；胎儿成熟度检查提示胎儿肺成熟者；胎龄未达 36 周，出现胎儿窘迫应终止妊娠。

（2）终止妊娠方法：视不同情况可采取剖宫产或阴道分娩。剖宫产适用于完全性前置胎盘，持续大量阴道流血；出血量较多的部分性和边缘性前置胎盘；先露高浮，胎心、胎位异常，短时间内不能结束分娩者。阴道分娩适用于边缘性前置胎盘、枕先露、阴道流血不多、无头盆不称及胎位异常，估计在短时间内能结束分娩者。

三 护理诊断/医护合作性问题

1. 组织灌注量不足　与阴道流血有关。

2. 恐惧　与出血、担心胎儿安危有关。

3. 潜在并发症：失血性休克、失血性贫血。

4. 有感染的危险　与前置胎盘剥离面靠近子宫颈口，细菌易上行感染有关。

四 护理措施

（一）一般护理

出血期间住院观察，绝对卧床休息，采取左侧卧位；应禁止性生活和肛门检查；保持会阴清洁、干燥。出血多致贫血患者除输血、口服硫酸亚铁等措施外，还应加强饮食营养指导。

（二）病情观察

严密监测孕妇血压体温、脉搏、心率、尿量并记录；观察阴道流血量、颜色、性状；监测胎心、胎动情况，观察产程进展。

（三）配合治疗的护理

1. 期待疗法 ①绝对卧床休息，采取左侧卧位，应提供一切生活护理；②定时间断吸氧，每日3次，每次半小时；③加强营养，进食高蛋白、含铁丰富的食物；④遵医嘱用药，如止血药、宫缩抑制剂、镇静剂等；⑤减少刺激，禁止性生活、肛门检查、阴道检查、灌肠，腹部检查动作要轻柔；⑥预防感染，保持外阴部清洁，用消毒会阴垫，勤换会阴垫。

2. 终止妊娠 若为阴道分娩，应在输血、输液的情况下，协助人工破膜，腹带包扎腹部，同时静脉滴注缩宫素以加强宫缩。阴道分娩后，仔细检查子宫颈有无裂伤。观察子宫收缩情况，防止产后出血。若需剖宫产，应做好术前准备。

（四）心理护理

建立良好的护患关系，护理人员应向患者及家属解释本病的基本情况，提供心理安慰，给予情绪支持。鼓励患者表达焦虑与恐惧，并允许家属陪伴。

（五）健康教育

加强对孕妇的管理和宣教。指导孕前期妇女避免吸烟、酗酒等不良行为，避免多次刮宫、引产或宫内感染，减少子宫内膜损伤或子宫内膜炎。对妊娠期出血，无论量多少均应就医，做到及时诊断，正确处理。

第六节 胎盘早期剥离

● 案例7-5

初孕妇，24岁，妊娠34周，今晨外出，腹部意外受到撞击后出现持续性腹痛。妇科检查：子宫硬如板状，有压痛，宫底高度大于妊娠周数，无阴道出血，胎心胎动消失。

根据以上资料，请回答：

1. 该患者最可能的临床诊断是什么？
2. 该类患者常见的护理诊断及护理措施有哪些？

一 概述

妊娠20周后或分娩期，正常位置的胎盘在胎儿娩出前，部分或全部从子宫壁剥离，称胎盘早期剥离（placental abruption），简称胎盘早剥。胎盘早剥是妊娠晚期的一种严重并发症，往往起病急、进展快，若处理不及时可危及母儿生命。

（一）病因

本病确切的病因目前尚不十分清楚，其发病可能与以下因素有关。

1. 血管病变　孕妇患严重妊娠期高血压疾病、慢性高血压、慢性肾脏疾病或全身血管病变时，由于底蜕膜螺旋小动脉痉挛或硬化，破裂出血，血液流至底蜕膜与胎盘之间，形成胎盘后血肿，致使胎盘与子宫壁分离。

2. 机械性因素　孕妇腹部直接受到撞击或挤压；脐带过短或脐带绕颈相对过短，分娩过程中胎儿下降过度牵拉脐带；羊膜腔穿刺时刺破前壁胎盘附着处，血管破裂出血等，均可引起胎盘剥离。

3. 宫腔内压力骤减　双胎妊娠分娩时第一胎娩出过速；羊水过多、人工破膜后羊水流出过快，均可使宫腔内压力骤减，子宫突然收缩，胎盘与子宫壁之间发生错位剥离。

4. 子宫静脉压突然升高　妊娠晚期或临产后，孕妇若长时间仰卧位，妊娠子宫压迫下腔静脉，回心血量减少，子宫静脉淤血，静脉压升高，可导致底蜕膜血管破裂，发生胎盘早剥。

（二）病理与分类

胎盘早剥的主要病理变化为底蜕膜出血，导致胎盘从附着处剥离。根据出血的方式将胎盘早剥分为以下 3 种类型（图 7-5）。

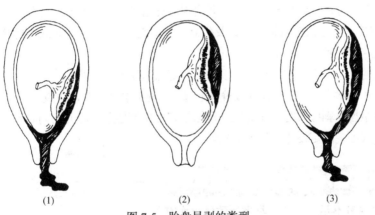

图 7-5　胎盘早剥的类型
（1）显性剥离；（2）隐性剥离；（3）混合性剥离

（1）显性剥离（外出血）：胎盘剥离后，剥离面出血突破胎盘边缘，并沿着胎膜与子宫壁之间经子宫颈管流出，有阴道流血。

（2）隐性剥离（内出血）：若胎盘边缘与子宫壁未剥离，或胎先露部固定于骨盆入口，使得胎盘后出血不能流出，无阴道流血。

（3）混合性剥离：胎盘后血肿因积血增多，血液冲开胎盘与胎膜而导致流血。

胎盘剥离隐性出血时，胎盘后血肿不断增大，局部压力增大，血液侵入子宫肌层，引起子宫肌纤维分离、断裂及变性，当血液侵入子宫浆膜层时，子宫表面出现紫蓝色瘀点瘀斑，称子宫胎盘卒中。严重的胎盘早剥可引起弥散性血管内凝血（DIC）。

二 护理评估

（一）健康史

询问有无妊娠期高血压、慢性高血压、严重肾脏疾病、外伤等导致胎盘早剥的诱因；了解本次妊娠有无阴道出血、腹痛等情况。

（二）身体状况

根据胎盘剥离面积及病情严重程度将胎盘早剥分为以下3度。

Ⅰ度：以外出血为主，多见于分娩期，胎盘剥离面积小；有轻微腹痛或无腹痛。腹部检查：子宫大小与孕周相符，胎位清楚，胎心正常；多在产后胎盘检查时见母体面有凝血块。

Ⅱ度：胎盘剥离面积占胎盘总面积的1/3左右；常伴有突然发生的持续性腹痛、腰酸、腰背痛，疼痛程度与胎盘后积血量成正比。多无阴道出血或仅有少量出血，贫血程度与阴道出血量不相符。腹部检查：子宫大于相应孕周，宫底因胎盘后血肿增大而升高。胎盘附着处压痛明显，宫缩有间歇，胎位可扣及，胎儿存活。

Ⅲ度：胎盘剥离面积大于胎盘面积的1/2；可出现失血性休克表现。腹部检查：子宫硬如板状，宫缩无间歇，胎位扣不清，胎心常消失。无凝血障碍属于Ⅲa，有凝血障碍属于Ⅲb。

（三）心理-社会评估

胎盘早剥孕妇入院时情况危急，孕妇及其家属常常感到高度紧张和恐惧。胎儿死亡及需行子宫切除者易产生恐惧、悲哀情绪。

（四）辅助检查

1. B超检查　可显示胎盘与子宫壁之间出现液性暗区，提示胎盘后血肿。

2. 实验室检查　包括全血细胞计数及凝血功能检查，以了解孕妇的贫血程度和凝血功能。

（五）治疗原则

胎盘早剥的处理原则是纠正休克，及时终止妊娠，防治并发症。

对已处于休克状态者，应立即开放静脉通道，补充血容量，改善血液循环，同时给予吸氧。一旦确诊重型胎盘早剥应及时终止妊娠。根据孕妇的病情轻重、胎儿宫内状况、胎次、宫口扩张程度和胎产式等，决定终止妊娠的方式。

三　护理诊断/医护合作性问题

1. 组织灌注量不足　与胎盘早剥所致的出血有关。
2. 恐惧　与胎盘早剥起病急、进展快，危及母儿生命有关。
3. 潜在并发症：产后出血、凝血功能障碍、急性肾衰竭。

四　护理措施

（一）一般护理

绝对卧床休息，左侧卧位；加强营养，纠正贫血；定时间断吸氧，以改善胎儿宫内供氧；加强会阴护理，保持会阴部清洁卫生。

（二）病情观察

严密监测孕妇血压、脉搏、体温、心率、尿量，并记录；观察阴道流血量、颜色、性状、有无凝血块，与休克程度是否相符；注意腹痛部位、性质、程度及有无伴随症状；注意子宫底的高度与妊娠月份是否相符、有无压痛、子宫壁的紧张度及在宫缩间歇期能否松弛；监测胎心、胎动情况，观察产程进展。

（三）配合治疗的护理

1. 阴道分娩　做好人工破膜准备，配合医生行人工破膜，破膜后立即听胎心音，观察羊水量、性状；用腹带包裹腹部，压迫胎盘使其不再继续剥离，必要时遵医嘱静脉滴注缩宫素，做好接生和抢救新生儿准备。

2. 剖宫产术 迅速做好术前准备及抢救新生儿准备，术中当胎盘娩出后，遵医嘱立即肌内注射宫缩剂，按摩子宫，用热盐水纱布敷子宫，加强宫缩，防止产后出血。

3. 并发症护理 休克患者取中凹卧位、给氧、保暖，迅速建立静脉通道，遵医嘱输血、输液、补充血容量，尽快维持生命体征的平稳；DIC 发生时，遵医嘱及时输入足量新鲜血，补充血容量和凝血因子。

（四）心理护理

建立良好的护患关系，允许孕产妇及家属表达心理感受，并给予心理方面的支持。

（五）健康教育

指导出院后继续注意休息；加强营养纠正贫血，保持外阴部清洁，预防感染。母乳喂养指导；死产者及时给予退乳措施。

第七节 双 胎 妊 娠

 概述

一次妊娠宫腔内同时有两个或两个以上胎儿时称为多胎妊娠（multiple pregnancy），双胎妊娠多见。近年来因辅助生殖技术的广泛开展，多胎妊娠发生率明显增加。

（一）病因

遗传因素；随孕妇年龄增长、胎次越多，多胎机会越多；促排卵药物导致多胎机会增加。

（二）双胎类型及特点

1. 双卵双胎 两个卵子分别受精形成的双胎妊娠称为双卵双胎，约占双胎妊娠的 70%。由于是两个卵子分别受精形成的受精卵，其遗传基因不完全相同，两个胎儿的性别、血型、容貌可相同或不相同。双卵双胎各自形成自己的胎盘和胎囊，有时两个胎盘紧贴在一起，但两者血液互不相通，两个胎囊之间仍隔有两层羊膜和两层绒毛膜。

2. 单卵双胎 由一个受精卵分裂而形成的双胎妊娠称为单卵双胎，约占双胎妊娠的 30%。一个受精卵分裂形成的两个胎儿，遗传基因相同，故两个胎儿的性别、血型相同，容貌酷似。

二 护理评估

（一）健康史

询问家族中有无多胎妊娠史；孕前是否使用促排卵药物，如氯米芬；了解孕妇的年龄、胎次，双卵双胎发生率随孕妇年龄增大和胎次增多而增加。

（二）身体状况

1. 症状 妊娠早期早孕反应较重，妊娠中晚期因子宫增大明显，横膈抬高，可引起呼吸困难，胃部受压，食欲下降，摄入减少。孕妇易感到疲劳，腰背部疼痛症状较单胎妊娠明显。

2. 体征 宫底高度大于正常相应孕周，腹部可触及两个胎头、多个肢体。腹部的不同部位可听到两个速率不一的胎心音，每分钟相差＞10 次。过度增大的子宫压迫下腔静脉，引起下肢水肿、静脉曲张等。

（三）心理-社会评估

双胎妊娠的孕妇在妊娠期必须适应两次角色转变，首先被告知是双胎妊娠时表现出的喜悦心情；另一方面，当知道了双胎妊娠属于高危妊娠，常发生妊娠及分娩期并发症后，孕妇担心胎儿安危，出现焦虑、恐惧。

（四）辅助检查

B超检查在妊娠35日后可见两个妊娠囊，孕6周后可见两个原始心管搏动。B超还可筛查胎儿结构畸形，确定两个胎儿的胎位。

（五）治疗原则

1. 妊娠期　加强营养，预防贫血和妊娠期高血压疾病；注意休息，减少活动量，防止早产；加强产前检查，监护胎儿发育及胎位变化；及时防治并发症。

2. 分娩期　多数双胎可经阴道分娩。严密观察产程进展及胎心变化，有异常情况及时处理。积极防治产后出血。

3. 产褥期　注意观察宫缩情况及阴道流血量，预防产后出血，尤其是产后2～4小时的迟缓性出血。必要时使用抗生素预防感染。

三　护理诊断/医护合作性问题

1. 舒适改变　与呼吸困难、食欲下降、下肢水肿、腰背痛等有关。
2. 潜在并发症：早产、脐带脱垂、胎盘早剥、产后出血等。

四　护理措施

（一）一般护理

妊娠30周后，要少活动，防止胎膜早破及早产；指导孕妇注意多休息，采取左侧卧位，以增加子宫胎盘血液供应；加强营养，多食新鲜的蔬菜和水果，防止便秘。防止跌伤。

（二）病情观察

加强高危监护，增加产前检查次数。双胎妊娠的孕妇易发生妊娠高血压疾病、羊水过多、胎盘早剥、贫血等并发症，因此应加强病情观察，及时发现并处理。

（三）对症护理

卧床时适当垫高床头，减轻对横膈的刺激，以免出现呼吸困难；休息时抬高下肢减轻水肿及静脉曲张。腰背酸痛的孕妇应避免长时间站立，多卧床休息，局部热敷可缓解症状。出现先兆早产者，遵医嘱卧床休息，服用保胎药物，并监测阴道流血、腹痛或阴道流液的情况，注意胎心及胎动。

（四）配合治疗的护理

协助做好接产及抢救新生儿窒息的准备工作。

临产后注意观察产程进展，勤听胎心音；可行会阴切开，减轻胎头受压。第一个胎儿娩出不应过快，以防发生第二个胎儿的胎盘早剥；胎儿娩出后立即断脐，并夹紧脐带的胎盘端，以防第二个胎儿失血；同时固定第二个胎儿呈纵产式。

第二个胎儿一般间隔20分钟娩出，若等待15分钟仍无宫缩，可行人工破膜，遵医嘱静脉滴注低浓度缩宫素促进宫缩。第二胎儿前肩娩出后遵医嘱立即肌内注射或静脉滴注缩宫素，防止产后出血，同时腹部放置沙袋，或用腹带包扎，防止腹压骤降引起休克。

（五）心理护理

帮助双胎妊娠的孕妇完成两次角色转变。告知双胎妊娠虽属于高危妊娠，但孕妇不必过分担心母儿的安危。

（六）健康教育

加强卫生宣教，让孕妇及家属知道多胎妊娠属于高危妊娠，妊娠期、分娩期并发症多，围生儿死亡率高。在妊娠期应重视产前检查，加强妊娠期保健，减少妊娠期、分娩期并发症。告诫人们人为干预"制造"多胎是不可取的。

第八节 羊水量异常

一 羊水过多

（一）概述

妊娠期内羊水量超过 2000ml 者，称为羊水过多（polyhydramnios），发生率为 0.5%～1%。羊水量在数日内急剧增多，称为急性羊水过多；羊水量在数周内缓慢增多，称为慢性羊水过多。

约 1/3 羊水过多的原因不明，称为特发性羊水过多。羊水过多可能与胎儿畸形（其中以中枢神经系统和消化道畸形最常见）、多胎妊娠及妊娠期并发症（糖尿病、重度贫血）、合并症有关。

（二）护理评估

1. 健康史 评估孕妇有无糖尿病、妊娠高血压疾病、多胎妊娠、巨大儿或母儿血型不合等病史。询问羊水量增多的时间及增快的速度，了解孕妇的自觉症状。

2. 身体状况

（1）症状

1）急性羊水过多：较少见。多发生于妊娠 20～24 周，由于羊水量急剧增多，在数日内子宫急剧增大，横膈上抬，患者出现呼吸困难，不能平卧，甚至出现发绀，孕妇表情痛苦，腹部因张力过大而感到疼痛，食量减少。

2）慢性羊水过多：较多见。多发生于妊娠晚期，由于羊水量增加缓慢，症状较缓和，孕妇多能适应。孕妇自诉体重增长过快，不易感觉到胎动。可出现胸闷、气急等症状，但能忍受。

（2）体征：腹部检查时，子宫明显大于孕周，腹壁皮肤紧绷发亮，严重者皮肤变薄、皮下静脉清晰可见。腹壁张力大，触诊时胎位不清，有液体震荡感，胎心遥远或症状、体征不清。常伴有下肢及外阴部水肿和静脉曲张。

3. 心理-社会评估 羊水过多常与母体疾病有关，使孕妇产生负疚感。孕妇及家属担心胎儿发育情况。羊水增多使孕妇压迫症状重，孕妇出现焦虑、恐惧，害怕妊娠不能足月。

4. 辅助检查

（1）B超检查：是羊水过多的重要辅助检查方法。B超不仅能了解羊水量，还可了解胎儿情况，如无脑儿、脑积水、脊柱裂、双胎等。

> **链接**
>
> ### 羊水过多的 B 超诊断标准
>
> 测量羊水最大暗区垂直深度（AFV）：≥8cm 诊断为羊水过多；计算羊水指数（AFI）：孕妇取仰卧头高位，一般以孕妇脐为中心，用腹白线和脐水平线将子宫腔分成四个区，四个区羊水最大暗区垂直深度之和，即为 AFI，AFI≥25cm 诊断为羊水过多，AFI 优于 AFV。

（2）羊水甲胎蛋白（AFP）含量测定：当母血、羊水中 AFP 含量明显增高时，提示胎儿畸形。无脑儿、脊柱裂等神经管缺陷、上消化道闭锁等羊水 AFP 含量呈进行性增加。

5. 治疗原则　根据胎儿有无畸形、孕周及孕妇自觉症状严重程度决定治疗方法。

（1）羊水过多合并胎儿畸形，一经确诊，应立即终止妊娠。

（2）羊水过多但胎儿正常，孕周小于 34 周、胎肺不成熟者，应尽量延长孕周。

（三）护理诊断/医护合作性问题

1. 有胎儿受伤的危险　与羊水过多致胎膜早破、脐带脱垂有关。

2. 焦虑　与担心胎儿可能畸形有关。

（四）护理措施

1. 一般护理　嘱孕妇卧床休息，左侧卧位。若有呼吸困难、心悸、下肢水肿等症状，取半卧位。低盐饮食，多食新鲜蔬菜、水果，防止便秘，避免增加腹压的活动，以防发生胎膜早破。

2. 病情观察　观察孕妇的生命体征，定期测量宫高、腹围和体重，判断病情进展。密切观察并及时发现并发症。观察胎心、胎动及宫缩，及早发现胎儿窘迫及早产的征象。产后应密切观察子宫收缩及阴道流血情况，防止产后出血。

3. 症状护理　临产后，可行人工破膜，警惕脐带脱垂和胎盘早剥的发生。破膜后宫缩乏力，可静脉滴注低浓度缩宫素，滴注过程中密切观察宫缩及胎心情况。

4. 配合治疗的护理　孕妇压迫症状重时，可经腹壁穿刺放羊水以缓解症状。协助医生穿刺放羊水，应注意严格无菌操作，防止感染。穿刺时，在 B 超监测下定位，避开胎盘部位；放羊水时，速度不宜过快，每小时约 500ml，一次放羊水量不超过 1500ml。放液过程注意观察孕妇的生命体征变化，监测胎心，预防胎盘早剥的发生。术后防止腹压骤减引发休克，应在孕妇腹部放置沙袋。

5. 心理护理　加强与孕妇的交流，帮助其积极参与治疗和缓解压力。由于胎儿畸形引产后，护士应帮助孕妇及家属正确看待此次妊娠失败，减轻他们对下次妊娠的担心和恐惧。

6. 健康教育

（1）加强妊娠期卫生宣教，积极治疗糖尿病等原发疾病，预防羊水过多的发生。

（2）定期产前检查，及早发现羊水过多。

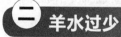 ## 羊水过少

（一）概述

妊娠晚期羊水量少于 300ml 者，称为羊水过少（oligohydramnios），发生率为 0.4%～4%。羊水过少严重影响围生儿的预后，若羊水量少于 50ml，围生儿死亡率高达 88%。

羊水过少的发生主要与羊水产生减少或吸收、外漏增加有关。常见原因包括胎儿泌尿系统畸形；胎盘功能减退；羊膜病变；孕妇脱水、血容量不足或孕妇服用某些药物（如抗利尿剂、

吲哚美辛）等。

（二）护理评估

1. 健康史 详细询问病史，了解孕妇生育史、用药史、有无妊娠合并症、有无先天畸形家族史等，同时了解孕妇感觉到的胎动情况。

2. 身体状况

（1）症状：孕妇于胎动时自觉腹痛。胎盘功能减退时，胎动减少。腹部增大不明显，体重增加较少。

（2）体征：宫高腹围较正常孕周偏小；触诊时子宫敏感性增强；临产后阵痛剧烈，宫缩不协调，产程延长。人工破膜后见羊水量少，多有胎粪污染。

3. 心理-社会评估 孕妇及家属常担心胎儿畸形和新生儿安危。

4. 辅助检查

（1）B超检查：可以显示羊水量，羊水最大暗区垂直深度（AFV）≤2cm、羊水指数（AFI）≤5cm 为羊水过少。

（2）胎儿电子监护：羊水过少的主要威胁是脐带及胎盘受压，则出现胎心变异减速和晚期减速。

5. 治疗原则 根据胎儿有无畸形和孕周大小选择治疗方案。

（1）羊水过少合并胎儿畸形，一经确诊，尽早终止妊娠。

（2）羊水过少但胎儿正常，如妊娠已足月，应立即终止妊娠。若合并胎盘功能减退、胎儿窘迫或羊水胎粪污染严重，短时间不能结束分娩者，应行剖宫产术。如妊娠未足月，胎肺不成熟，可增加羊水量行期待治疗，经羊膜腔灌注液体可缓解脐带受压，延长孕周。

（三）护理诊断/医护合作性问题

1. 有胎儿受伤的危险 与羊水过少致胎儿宫内窘迫、宫内发育迟缓等有关。

2. 焦虑 与担心胎儿畸形有关。

（四）护理措施

1. 一般护理 注意休息，左侧卧位，改善胎盘血液供应；吸氧；要求孕妇自我监测胎动计数。

2. 病情观察 定期测量宫高、腹围及体重。勤听胎心，了解胎儿宫内情况。可做 NST 进行胎盘功能检查及胎儿储备功能检查。

3. 治疗配合的护理

（1）羊膜腔穿刺注液的护理配合：为延长孕周，可经羊膜腔灌注液体。要求严格无菌操作。穿刺术后遵医嘱使用宫缩抑制剂，预防早产。

（2）决定行剖宫产者，应积极配合做好术前准备，如备皮、配血、留置尿管等。

（3）做好新生儿抢救准备，配合抢救新生儿。

4. 心理护理 向孕妇及家属解释病情，引导孕妇配合并参与治疗。胎儿死亡的孕妇给予安慰，帮助她们面对现实。

5. 健康教育 加强卫生宣教，强调产前检查的重要性，做好产前筛查工作。产后注意休息，保持情绪稳定。

第九节　胎膜早破

一　概述

胎膜在临产前破裂称胎膜早破（premature rupture of membranes），发生率占分娩总数的2.7%～7%。胎膜早破常致早产、围生儿死亡，宫内及产后感染率升高。

（一）病因

1. 生殖道病原体上行感染　引起胎膜炎，使胎膜局部张力下降而破裂。
2. 羊膜腔压力高　双胎妊娠、羊水过多。
3. 胎膜受力不均　胎位不正，头盆不称，骨盆狭窄等，使前羊膜囊承受压力过大，致羊膜破裂。
4. 子宫颈内口松弛　使胎囊失去正常支持力而发生胎膜早破。
5. 其他　缺乏维生素C、锌和铜导致胎膜发育异常；妊娠晚期性交、腹部撞击，羊膜镜检查等亦能促使破裂。

（二）母儿影响

1. 对母体的影响　感染、胎盘早剥、产后出血。
2. 对胎儿的影响　易引发早产、感染、脐带脱垂、胎儿窘迫、围生儿死亡率增加。

二　护理评估

（一）健康史

评估孕妇是否有创伤史，妊娠晚期性交，感染史，此次妊娠是否有羊水过多、胎位不正或头盆不称等。

（二）身体状况

1. 症状　孕妇突感阴道有液体流出，不能控制，继而间断少量排出，羊膜破口很小时，流出的羊水量少，腹压增加，负重时羊水流出。
2. 体征　肛门指诊触不到前羊水囊，上推胎头时有液体流出。羊膜腔感染时，母儿心率加快，子宫有压痛。

（三）心理-社会评估

突然发生阴道流液，使孕妇及家属惊慌，因担心胎儿及孕妇健康产生紧张焦虑情绪。

（四）辅助检查

1. 阴道液酸碱度检查　可用pH试纸法测定，正常阴道pH为4.5～5.5，而羊水pH为7～7.5，阴道液pH≥6.5时，提示胎膜早破。

2. 阴道液体涂片检查　涂片干燥后镜检，查见羊齿状结晶，可诊断胎膜早破。

（五）治疗原则

根据情况采取期待疗法或终止妊娠，注意预防感染及脐带脱垂。

期待疗法：适用于妊娠28～35周、无感染、胎儿宫内状态良好、羊水平段≥3cm者。

终止妊娠：妊娠>35周或有感染征象，应立即终止妊娠，根据情况采取剖宫产。

三 护理诊断/医护合作性问题

1. 有围生儿受伤的危险 与脐带脱垂、早产有关。
2. 有感染的危险 与下生殖道内病原体上行感染有关。
3. 焦虑 与担心自身及围生儿安危有关。

四 护理措施

（一）一般护理

破膜后指导产妇卧床休息，抬高臀部，以预防脐带脱垂；放置吸水性好的消毒会阴垫，勤换会阴垫，保持外阴部清洁。

（二）病情观察

密切观察体温、脉搏、羊水性状和白细胞计数并记录，有问题及时报告医生；监测胎心NST、阴道检查确定有无脐带脱垂（图7-6），如有脐带脱垂应在数分钟内结束分娩。

（三）配合治疗的护理

（1）尽量少做肛查和阴道检查，破膜超过12小时遵医嘱给抗生素预防感染。

（2）遵医嘱给地塞米松促进胎儿肺成熟。

（四）心理护理

向孕妇和家属介绍可能发生的情况，治疗及护理过程，取得理解和配合。尽量陪伴孕妇，引导其说出内心感受，并给以安慰。脐带脱垂时，护理人员应当保持镇静，避免增加孕妇紧张情绪。

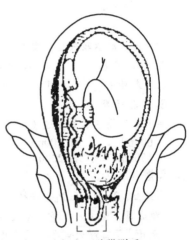

图7-6 脐带脱垂

（五）健康教育

使孕妇重视妊娠期卫生保健；妊娠后期禁止性交；避免负重及腹部受撞击；子宫颈口松弛者提前行宫颈环扎术。

小结

妊娠期并发症是妊娠期常见病理问题，妊娠期可能出现的常见并发症包括自然流产、异位妊娠、早产、妊娠期高血压疾病、前置胎盘、胎盘早剥、双胎妊娠、羊水量异常及胎膜早破。这些问题会影响孕妇妊娠期身体健康及心理情绪，对孕妇和胎儿来说具有较大的危害。通过本章学习学生应该掌握自然流产、异位妊娠、妊娠期高血压疾病、前置胎盘、胎盘早剥的护理评估和护理措施；熟悉早产、羊水量异常、胎膜早破及双胎妊娠的护理评估和护理措施；了解以上各疾病的病因；学会识别妊娠期并发症，能运用护理程序为患者提供安全放心的整体护理。

目标检测

一、选择题

A1 型题

1. 引起早期流产的主要病因是（   ）

A. 子宫畸形
B. 母儿血型不合
C. 胎盘梗死
D. 染色体异常
E. 黄体功能低下

2. 关于流产，下列描述正确的是（　　）
   A. 先兆流产时子宫大小与停经月份不符
   B. 稽留流产时子宫大小与停经月份相符
   C. 早期流产是指妊娠 20 周以前发生流产
   D. 习惯性流产指流产连续发生两次者
   E. 流产指妊娠不满 28 周，胎儿体重不足 1000g 而终止者

3. 异位妊娠最常发生的部位是（　　）
   A. 阔韧带　　B. 子宫　　C. 卵巢
   D. 输卵管　　E. 腹腔

4. 引起输卵管妊娠最常见的原因是（　　）
   A. 慢性输卵管炎
   B. 肿瘤压迫输卵管
   C. 输卵管结扎后再通
   D. 输卵管发育异常
   E. 孕卵游走

5. 诊断前置胎盘较安全可靠的方法是（　　）
   A. 阴道检查　　　B. 肛门检查
   C. B 超检查　　　D. X 线检查
   E. 化验检查

6. 羊水过多指羊水量超过（　　）
   A. 600ml　　B. 800ml　　C. 1000ml
   D. 1500ml　　E. 2000ml

A2 型题

7. 苏女士，26 岁，G_1P_0。停经 56 日，阴道流血 2 日，少于月经量，无腹痛，子宫颈口未开，子宫增大如孕 8 周，此时该患者最可能的诊断是（　　）
   A. 先兆流产　　B. 难免流产
   C. 完全流产　　D. 不全流产
   E. 稽留流产

8. 王女士，28 岁，孕 8 周，出现先兆流产表现，需进行保胎治疗，下列护理措施中错误的是（　　）
   A. 避免刺激宫缩的活动
   B. 严密观察并记录宫缩、阴道流血等情况
   C. 绝对卧床休息，以左侧卧位为宜
   D. 给予黄体酮治疗
   E. 遵医嘱应用宫缩剂

9. 孙女士，28 岁。停经 45 日，昨日起感到阵发性腹痛，阴道流血如月经量。妇检：子宫大小与停经周数相符，宫颈口已开大

1cm。该患者考虑为（　　）
   A. 先兆流产　　　B. 难免流产
   C. 稽留流产　　　D. 习惯性流产
   E. 感染性流产

10. 张女士，25 岁。妊娠 10 周时出现阵发性下腹痛及大量阴道出血，伴小块组织物排出，并发生失血性休克，应首先考虑（　　）
    A. 先兆流产　　　B. 难免流产
    C. 不全流产　　　D. 完全流产
    E. 稽留流产

11. 赵女士，28 岁。因停经 42 日，少量阴道流血 2 日，尿妊娠试验阳性，行人工流产术，吸刮出少量组织，未见绒毛，病理报告为"蜕膜组织"。首先应考虑（　　）
    A. 先兆流产　　　B. 月经不调
    C. 慢性子宫内膜炎 D. 异位妊娠
    E. 滋养细胞疾病

12. 柯女士，38 岁，妊娠 32 周。既往体健。检查：血压 150/100mmHg，膝部以下水肿，尿蛋白微量，伴有头痛，可初步诊断为（　　）
    A. 妊娠期高血压　B. 轻度子痫前期
    C. 重度子痫前期　D. 子痫
    E. 妊娠合并慢性高血压

13. 王女士，孕 24 周，重度子痫前期，今晨患者发生抽搐时，首要的护理措施是（　　）
    A. 使患者取头低侧卧位，保持呼吸道通畅
    B. 加床档，防止受伤
    C. 观察病情，详细记录
    D. 用舌钳固定舌头，防止舌咬伤及舌后坠
    E. 立即静脉推注硫酸镁

14. 夏女士，停经 35 周，夜间醒来发现大量阴道流血，未伴其他不适。应首先考虑（　　）
    A. 早产　　　　　B. 子宫破裂
    C. 前置胎盘　　　D. 胎盘早期剥离
    E. 异位妊娠

15. 王女士，妊娠 32 周。腹部因车祸受撞击后发生腹痛，渐加剧，无阴道流血。查体：呈重度贫血貌，子宫大于孕周，宫底升高，胎位扪不清，胎心 110 次/分。应首先考虑（　　）

A. 早产 B. 子宫破裂

C. 前置胎盘 D. 胎盘早剥

E. 胎盘边缘血窦破裂

16. 周女士，妊娠 30 周。诊断为重度子痫前期，用硫酸镁每日 15g，7 日，尿量减少 1 日，今发现患者膝腱反射消失。首选的处理方法是（ ）

A. 静脉注射呋塞米 40mg

B. 立即注射氯丙嗪合剂半量

C. 静脉滴注低分子右旋糖酐 500ml

D. 20%甘露醇 250ml 静脉快速滴注

E. 立即停用硫酸镁，并给 10%葡萄糖酸钙 10ml 缓慢静脉注射

17. 王女士，妊娠 32 周。因腹部迅速增大，伴气急、心悸、不能平卧 2 日入院。检查：心率 102 次/分，呼吸 32 次/分，血压 120/80mmHg，下肢水肿（++），腹围 102cm，胎心音轻而远，胎位不清，应首先考虑为（ ）

A. 双胎 B. 妊娠合并心脏病

C. 胎盘早剥 D. 急性羊水过多

E. 卵巢囊肿蒂扭转

A3/A4 型题

（18~22 题共用题干）

王女士，28 岁，第一胎，现孕 34 周。午休醒来后突然感到一股液体从阴道流出，自己不能控制，来院就诊。查体：体温 36.7℃，脉搏 80 次/分，前羊膜囊消失，胎心 130 次/分。

18. 为进一步明确诊断，应首先考虑选用的辅助检查方法是（ ）

A. 阴道穹后部穿刺术

B. 腹腔镜检查

C. 阴道液酸碱度检查

D. 宫腔镜

E. 刮宫

19. 该患者最可能的诊断是（ ）

A. 流产 B. 异位妊娠

C. 前置胎盘 D. 胎膜早破

E. 羊水过多

20. 该类情况的处理原则是（ ）

A. 剖宫产终止妊娠

B. 阴道助产

C. 纠正休克

D. 期待疗法

E. 回家观察

21. 关于该类患者的护理措施，下列描述不正确的是（ ）

A. 促进胎儿肺成熟

B. 鼓励下床活动

C. 抑制宫缩

D. 取臀高位，预防脐带脱垂

E. 预防感染

22. 住院过程中，患者不听劝告自行下地活动，发生脐带脱垂，处理措施是（ ）

A. 数分钟内结束分娩

B. 嘱静卧观察

C. 送入 B 超室等待检查

D. 给缩宫素引产

E. 臀高位观察

二、名词解释

1. 异位妊娠

2. 胎膜早破

3. 羊水过少

4. 前置胎盘

5. 子宫胎盘卒中

6. 胎盘早剥

三、简答题

1. 简述各类流产的处理原则。

2. 简述子痫患者的护理。

四、论述题

论述前置胎盘期待疗法的原则及护理措施。

（左欣鹭）

第八章　妊娠合并症妇女的护理

妊娠虽是一个正常的生理过程，但如孕妇在妊娠期合并有内外科疾病，妊娠期特殊的生理变化将会与妊娠合并症形成相互影响，严重威胁母儿健康，甚至导致母儿死亡。加强妊娠期保健，严密产时监护，可有效防止疾病的发生和发展；及时发现、及时处理，能有效降低疾病对母儿的危害，保障母儿安全度过妊娠期、分娩期及产褥期，促进母儿健康。本章重点学习妊娠合并心脏病、妊娠合并糖尿病、妊娠合并贫血、妊娠合并病毒性肝炎疾病的护理评估及护理措施，了解妊娠各合并症的辅助检查及治疗原则。

第一节　心　脏　病

● 案例 8-1

王女士，26 岁，已婚，妊娠 28 周，自诉有先天性心脏病病史，体力劳动后感到胸闷、气短、呼吸困难，休息时无明显不适。从未进行产前检查。目前检查：血压 99/68mmHg，心率 98 次/分，呼吸 22 次/分，心尖区听到收缩期Ⅱ级吹风样杂音，肺部无啰音，无发绀。实验室检查无明显异常。

根据以上资料，请回答：
1. 该患者目前所属心功能分级。
2. 该类患者健康教育内容。

一　概述

妊娠合并心脏病是产科领域中常见的严重合并症，妊娠期、分娩期、产褥期心脏负担加重，正常心脏具有一定代偿功能，心脏病患者随时会出现心脏功能代偿失调而诱发心力衰竭，在我国孕产妇死亡原因顺位中居第二位，位于非直接产科死亡原因的首位。

（一）妊娠、分娩对心血管系统的影响

1. 妊娠期　孕妇血容量一般自妊娠第 6 周开始逐渐增加，至 32~34 周达高峰，较妊娠前增加 30%~45%，此后维持较高水平，产后 2~6 周逐渐恢复正常。血容量的增加引起心排出量增加和心率加快，尤其在妊娠晚期，随着子宫增大，膈肌升高，使心脏向左前、向上发生移位，大血管扭曲，增加心脏负担，诱发心力衰竭。

2. 分娩期 此期是心脏负担最重的时期。第一产程每次子宫收缩时有 250～500ml 的血液被挤入体循环导致全身循环血量增加,加重心脏负担;第二产程除子宫收缩外,产妇屏气用力动作使肺循环压力增加,回心血量进一步增加,心脏前后负荷显著加重;第三产程胎儿娩出使腹腔内压力骤降,大量血液流向腹腔脏器,使回心血量减少;继之胎盘循环停止,子宫收缩使子宫血窦内约 500ml 血液进入体循环,使回心血量骤增,造成血流动力学急剧变化,极易诱发心力衰竭。

3. 产褥期 产后 3 日内,子宫收缩使大量血液进入体循环,且组织间隙内潴留的液体也回流至体循环,使体循环血容量增加。

总之,妊娠 32～34 周及以后、分娩期及产后 3 日内均是心脏病孕产妇发生心力衰竭的最危险时期,甚至危及母儿生命,应加强监护,预防心力衰竭的发生,确保母儿安全。

(二)心脏病对妊娠、分娩的影响

心脏病患者心功能正常时对妊娠无不良影响,但若孕妇发生心力衰竭,由于缺氧可导致流产、早产、胎儿宫内发育迟缓、胎儿窘迫甚至死胎。

某些治疗心脏病的药物(如地高辛)可以通过胎盘到达胎儿体内,对胎儿存在一定毒性作用。

二 护理评估

(一)健康史

应仔细询问孕妇有无心脏病史、心脏病的类型、心脏功能状况、心力衰竭史及孕产史;详细了解本次妊娠经过,了解孕妇有无妊娠高血压疾病、重度贫血、上呼吸道感染等诱发心力衰竭的因素。

> **链接**
>
> **早期心力衰竭的表现**
>
> (1)轻微活动后即出现胸闷、心悸、气短。
> (2)休息时心率每分钟超过 110 次,呼吸频率每分钟超过 20 次。
> (3)夜间常因胸闷而坐起呼吸,或到窗口呼吸新鲜空气。
> (4)肺底部出现少量持续性湿啰音,咳嗽后不消失。

(二)身体状况

1. 一般状况评估 一般情况下,妊娠合并心脏病孕妇无特异性症状,患者劳累后感心悸、气短、疲乏无力、进行性呼吸困难,夜间憋醒、端坐呼吸,胸闷、胸痛及咳嗽、咯血、发绀等。心脏听诊有Ⅱ级以上舒张期杂音或Ⅲ级以上粗糙的全收缩期杂音,严重心律失常,心界扩大等。评估孕妇的睡眠、活动、休息、饮食、出入量等情况,尤其应注意评估孕妇有无早期心力衰竭的表现。

2. 心功能评估 根据美国纽约心脏病协会(NYHA)指标,确定孕产妇的心功能。心功能分为以下 4 级。

Ⅰ级:一般体力活动不受限。

Ⅱ级:一般体力活动稍受限,活动后心悸、轻度气短,休息时无症状。

Ⅲ级:一般体力活动显著受限,休息时无不适,轻微日常工作即感不适、心悸、呼吸困难,或既往有心力衰竭史。

Ⅳ级：不能进行任何体力活动，休息时仍有心悸、呼吸困难等心力衰竭表现。

3. 产科情况　主要表现为胎心和胎头异常、胎儿生长发育受限及早产等异常情况。

（三）心理-社会评估

孕产妇和家属可能会产生恐惧感，害怕心脏病会影响胎儿健康而有自责、自卑感，担心自身和胎儿的生命安全而产生焦虑感。应注意评估孕产妇及家属对疾病的认知程度和接受能力。

（四）辅助检查

1. 心电图检查　提示严重的心律失常，如心房颤动、Ⅲ度房室传导阻滞、ST 段改变、T 波异常等。

2. X 线检查　可显示有心脏扩大，尤其个别心腔的扩大，部分患者可出现肺部影像异常。

3. 超声心动图　反映各心腔大小的变化、心瓣膜结构及功能情况、运动异常，可见心肌肥厚及心内结构畸形。

4. 胎儿电子监护仪　预测宫内胎儿储备能力，评估胎儿健康。

（五）治疗原则

加强妊娠期保健，预防心力衰竭，控制感染，适时终止妊娠。

1. 非妊娠期　应加强婚前、孕前咨询，明确心脏病的类型、程度及心功能状态，并确定能否妊娠，病情轻、心功能Ⅰ～Ⅱ级、无心力衰竭史、无并发症者可以妊娠。孕后从妊娠早期开始应密切进行产前监护，预防心力衰竭；病情重、心功能≥Ⅲ级、有心力衰竭史，肺动脉高压，发绀型心脏病、严重心律失常、活动性风湿热等情况不宜妊娠。年龄在 35 岁以上，心脏病病程较长者，发生心力衰竭的可能性极大，不宜妊娠。

2. 妊娠期

（1）终止妊娠：凡不宜妊娠的心脏病孕妇，应在妊娠 12 周前行人工流产。

（2）严密监护：定期产前检查能及早发现心力衰竭的早期征象，妊娠期顺利者，亦应在 36～38 周提前住院待产。

3. 分娩期　心功能Ⅰ～Ⅱ级，胎儿不大，胎位正常，条件良好者可考虑严密监护下阴道试产。其他情况可选择剖宫产。

4. 产褥期　产后 3 日内，尤其 24 小时内是心力衰竭发生的危险期，产妇应卧床休息且需严密监护。按医嘱应用广谱抗生素，产后 1 周无感染征象时停药。心功能Ⅲ级或以上者不宜哺乳，应给予退乳。

三 护理诊断/医护合作性问题

1. 活动无耐力　与心脏负荷增加、心功能不全有关。

2. 自理能力缺陷　与心脏病活动受限及卧床休息有关。

3. 潜在并发症：心力衰竭、感染、洋地黄中毒、胎儿宫内窘迫。

4. 预感性悲痛　与担心危及生命、疾病长期折磨有关。

四 护理措施

（一）一般护理

（1）加强产前检查及家庭访视，妊娠 20 周前每 2 周检查 1 次，妊娠 20 周后，需每周检查

1次。注意监测生命体征变化及心功能情况，监护胎儿宫内状况，及早发现心力衰竭和胎儿窘迫征象，出现心力衰竭者随时入院治疗，预产期前2～4周住院待产。

（2）保证休息，孕妇每天睡眠时间保证10小时以上，宜午休2小时，若有条件，孕30周后可完全卧床休息。休息时取左侧卧位或半卧位，提供良好的支持系统，避免过度劳累及情绪激动诱发心力衰竭。

（二）病情观察

1. 防治各种并发症 积极预防上呼吸道感染、贫血、妊娠高血压疾病、心律失常等诱发心力衰竭的因素。必要时持续监测心率、心律、呼吸、血压、血氧饱和度等，临产后及时加用抗生素预防感染。

2. 急性心力衰竭的处理 协助患者采取半卧位或坐于床上，双腿下垂，以减少回心血量，减轻心脏负荷。立即高流量6～8L/min加压吸氧，可用50%的乙醇湿化。紧急情况下可用四肢轮流三肢结扎法，以减少静脉回心血量，在一定程度上可减轻心脏负担。遵医嘱用药并观察疗效和不良反应。

（三）配合治疗的护理

1. 阴道分娩者的护理

（1）第一产程：安慰及鼓励产妇，消除产妇紧张情绪，必要时遵医嘱使用地西泮、哌替啶等镇静剂。分娩时采取半卧位，宫缩时，指导产妇深呼吸及放松技巧以减轻不适，密切观察产程进展和产妇生命体征的变化，每15分钟测血压、脉搏、呼吸、心率各1次，每30分钟测胎心率1次，正确识别早期心力衰竭征象。产程开始后即应遵医嘱使用抗生素预防感染。

（2）第二产程：每10分钟测血压、脉搏、呼吸、心率及胎心率各1次，或持续监护。避免产妇屏气用力加腹压，应协助医生行会阴侧切、胎头吸引产钳助产以缩短第二产程，减少产妇体力消耗，密切观察母儿情况，做好抢救新生儿窒息的各种准备。

（3）预防产后出血和感染：胎儿娩出后，立即在产妇腹部放置1kg的沙袋，持续24小时，以防腹压骤降诱发心力衰竭；为防止产后出血，加重心力衰竭，可静脉注射或肌内注射缩宫素10～20U加强宫缩，禁用麦角新碱；若产后出血多，遵医嘱输血、输液时应减慢速度，并随时评估心脏功能。

2. 剖宫产者的护理 做好剖宫产的术前准备、术中配合及抢救新生儿窒息的准备。

3. 产褥期的护理

（1）产后72小时内尤其24小时内产妇应半卧位或左侧卧位，保证充足休息，必要时遵医嘱给与镇静剂；严密监测生命体征，正确识别早期心力衰竭；在心功能允许时，鼓励早期下床适度活动，以减少血栓的形成、预防便秘等。

（2）指导产妇摄取清淡饮食，防止便秘，有便秘者，必要时遵医嘱使用缓泻剂，防止用力排便诱发心力衰竭。

（3）保持外阴部清洁，做好会阴护理。注意观察体温、伤口、子宫复旧、恶露等情况，产后预防性使用协助恢复心功能的药物及抗生素至产后1周左右。

（四）心理护理

及时提供信息，安慰鼓励孕产妇，消除其思想顾虑和紧张心理，增强信心，鼓励积极配合治疗；提供安静、舒适的休息和分娩环境，多与孕妇及家属沟通，耐心听取患者的诉说，保持情绪平稳，保障母儿健康，确保孕产妇和新生儿得到良好的照顾。

（五）健康教育

（1）不宜妊娠者，嘱其严格避孕或采取绝育措施，并指导避孕方法；可以妊娠者，告知加强产前检查的必要性及检查时间，教会孕妇自我监测心脏功能和胎儿的方法。

（2）帮助孕妇及其家庭成员掌握妊娠合并心脏病的相关知识，积极治疗心脏病，出现心力衰竭或胎儿窘迫征象应及时就诊。

（3）合理饮食及休息，避免便秘、劳累、情绪激动，预防感冒，以免诱发心力衰竭。

（4）鼓励产妇适度参与照顾新生儿，促进亲子关系的建立，减少产后抑郁症的发生。

第二节 糖 尿 病

● 案例 8-2

李女士，29 岁，已婚，妊娠 30 周，妊娠期出现"三多"症状，空腹血糖 8.8mmol/L，孕妇比较担心自己腹中胎儿。

根据以上资料，请回答：

1. 该孕妇最可能的临床诊断是什么？

2. 此种情况对孕妇及胎儿、新生儿有什么影响？

一 概述

糖尿病是一组以慢性血糖水平升高为特征的全身代谢性疾病，因胰岛素分泌不足和（或）胰岛素作用缺陷而引起的碳水化合物、脂肪和蛋白质等代谢异常。妊娠合并糖尿病是一种特殊的糖尿病，其临床经过复杂，病情较重，或血糖控制不良者，母、儿均有近、远期并发症，应积极控制孕妇血糖，控制并发症的发生。妊娠合并糖尿病包括以下 2 种情况。

1. 糖尿病合并妊娠 指原有糖尿病的基础上合并妊娠，该类型者不足 10%。

2. 妊娠期糖尿病 指妊娠期首次发病或发现的糖尿病患者，不论分娩后是否持续存在，均可诊断为妊娠期糖尿病。该类型者占糖尿病孕妇的 90% 以上。

（一）妊娠、分娩对糖尿病的影响

1. 妊娠期 妊娠早中期，孕妇葡萄糖需求量升高，胎儿的营养需求量不断增加，胎儿从母体摄取的葡萄糖也不断增加，孕妇血糖会随着妊娠进展而逐渐降低。因此，孕妇如果长时间空腹易发生低血糖或酮症酸中毒；到了妊娠中晚期，随着血容量的不断增加，血液稀释，胰岛素相对不足，加之孕妇体内拮抗胰岛素样物质增加，如糖皮质激素、胎盘催乳素、孕激素、泌乳素等，使孕妇机体对胰岛素的敏感性逐渐下降，此时若胰岛素代偿性分泌不足，使得血糖增高，容易发生妊娠期糖尿病或使原有糖尿病加重。

2. 分娩期 分娩过程中，情绪紧张及疼痛可使血糖波动，产妇体力消耗较大，加之产妇进食减少，容易发生低血糖。

3. 产褥期 胎盘娩出后，体内抗胰岛素样物质迅速消失，机体对胰岛素的需要量减少，若母体糖原量少，能量供应不足，易出现低血糖，甚至发生低血糖休克及酮症酸中毒。

（二）糖尿病对妊娠的影响

1. 对孕妇影响 高血糖可使流产、妊娠期高血压疾病、感染、羊水过多、酮症酸中毒等发生率相对高，孕妇及围生儿预后较差。感染是糖尿病的主要并发症，以泌尿系统感染最为常见，且感染后易引发酮症酸中毒。羊水过多也增加了胎膜早破、早产的发生率，对母儿的危害性较大。

2. 对胎儿的影响　孕妇血糖控制不好，会增加胎儿高胰岛素血症发生率，促进蛋白质和脂肪合成，并对脂肪分解有一定抑制作用，从而导致巨大儿发生率明显增高，难产、手术产率、产伤及产后出血发生率也明显增高。胎儿宫内窘迫甚至胎死宫内的发生率升高，胎儿畸形、早产和胎儿生长受限发生率明显增高。

3. 对新生儿的影响　新生儿呼吸窘迫综合征发生率增加，而且容易出现新生儿低血糖，严重时危及新生儿生命。低钙血症、低镁血症、高胆红素血症及红细胞增多症等的发生率均较正常妊娠的新生儿高。

二、护理评估

（一）健康史

评估孕妇有无糖尿病病史及糖尿病家族史，询问过去生育史中有无习惯性流产、胎死宫内、胎儿畸形、巨大儿、胎儿生长受限、新生儿死亡等情况；询问本次妊娠经过及目前治疗情况。

（二）身体状况

评估孕妇有无"三多一少"症状，即多饮、多食、多尿、体重下降，有无全身乏力、外阴阴道瘙痒、视物模糊等。此外应注意评估糖尿病孕妇有无并发症，如低血糖、高血糖、妊娠期高血压疾病、酮症酸中毒、羊水过多、感染等。但大多数妊娠期糖尿病患者无明显临床表现，常在进行血糖检查时被发现。

链接

妊娠期糖尿病的高危因素

①孕妇因素：年龄≥35岁、妊娠前超重或肥胖、糖耐量异常、多囊卵巢综合征；②家族史：糖尿病家族史；③妊娠分娩史：不明原因的死胎、死产、流产史、巨大儿分娩史、胎儿畸形和羊水过多史；④本次妊娠因素：妊娠期发现胎儿大于孕周、羊水过多，反复外阴阴道假丝酵母菌病者。

（三）心理-社会评估

评估孕妇及家人对疾病知识的了解程度，有无担心、焦虑、自责等情绪反应。

（四）辅助检查

1. 实验室检查

（1）血糖测定：两次或两次以上空腹血糖≥5.8mmol/L者，即可诊断为妊娠期糖尿病。

（2）妊娠期糖尿病筛查：糖筛查试验用于妊娠期糖尿病的筛查，建议孕妇于24～28周进行。方法：葡萄糖粉50g溶于200ml水中，嘱孕妇在5分钟内服完，1小时后测血糖，血糖≥7.8mmol/L（140mg/dl）为糖筛查异常。需进一步查空腹血糖，空腹血糖异常者可诊断为糖尿病；若空腹血糖正常，再行75g口服葡萄糖耐量试验。

（3）口服葡萄糖耐量试验（OGTT）：现我国多采用75g口服葡萄糖耐量试验。方法：空腹12小时后，查空腹血糖，将葡萄糖粉75g溶于200ml水中口服，分别于1、2、3小时测血糖值。

其 4 个时点正常上限值分别为空腹 5.6mmol/l，1 小时 10.3mmol/l，2 小时 8.6mmol/l，3 小时 6.7mmol/l。其中两项或两项以上达到或超过正常值，可诊断为妊娠期糖尿病；仅一项超过正常值，则诊断为糖耐量异常。

2. 并发症的检查　包括眼底检查、24 小时尿蛋白定量测定、尿酮体及肝肾功能检查等。

3. 胎儿监护　可通过产科检查、B 超、羊水检查及胎儿电子监护等了解胎儿发育情况及胎儿成熟度，注意有无巨大儿、胎儿生长受限、胎儿畸形等。

（五）治疗原则

糖尿病妇女于妊娠前应根据病情严重程度，确定可否妊娠。尽可能将孕妇血糖控制在正常或接近正常范围内，在确保母儿安全的前提下，尽量将终止妊娠的时间推迟至预产期或接近预产期（38～39 周）；若血糖控制不理想，或合并有严重并发症，在促进胎儿肺成熟后立即选择适当的分娩方式。

三　护理诊断/医护合作性问题

1. 有胎儿受伤的危险　与糖尿病引起的胎儿生长受限、巨大儿、胎儿畸形、新生儿低血糖等有关。

2. 有感染的危险　与糖尿病患者的细胞等多种功能缺陷有关。

3. 营养失调：低于或高于机体需要量　与糖代谢异常有关。

4. 知识缺乏：缺乏糖尿病的相关知识。

四　护理措施

（一）一般护理

1. 控制饮食　饮食控制很重要，75%～80%妊娠期糖尿病孕妇仅用饮食控制即可维持血糖在正常范围。碳水化合物选择含糖较低的粗粮，如荞麦、玉米、薯类等；蛋白质选择如鱼、肉、蛋、牛奶和豆制品等优质蛋白；提倡低盐饮食；同时注意补充钙、铁、叶酸及其他微量元素。保证胎儿正常的生长发育并避免发生酮症酸中毒，是理想的饮食控制目标。

2. 适度运动　可提高胰岛素的敏感性，降低血糖，使体重增加不至过高，有利于糖尿病病情的控制和正常分娩。运动方式可选择散步，一般每日至少 1 次，于餐后 1 小时进行，每次 20～30 分钟，以不引起心悸、宫缩、胎心率变化为宜。整个妊娠期体重增加控制在 10～12kg 范围内较为理想。先兆流产或合并其他严重并发症的孕妇不宜采取运动方式控制血糖。

（二）用药护理

对饮食、运动治疗不能控制的糖尿病孕妇，遵医嘱应用药物控制血糖，以避免低血糖、酮症酸中毒的发生，因磺脲类及双胍类降糖药均能通过胎盘对胎儿产生毒性反应，故孕妇不宜口服降糖药物治疗，胰岛素是主要的治疗药物。一般妊娠 20 周时胰岛素的需要量开始增加，需及时进行调整。临床上常用血糖值和糖化血红蛋白作为监测指标。

（三）病情观察

加强监护，防止围生儿受伤。

1. 妊娠期　孕前糖尿病患者应密切监测血糖变化，及时调整胰岛素剂量。妊娠早期每周检查一次直至妊娠第 10 周，妊娠中期应每 2 周检查一次，一般妊娠 20 周时胰岛素的需要量开始增加，需及时进行调整，妊娠 32 周以后应每周行产前检查一次。

2. 分娩期 分娩时，注意休息、镇静，鼓励左侧卧位，严密监测血糖、尿糖和尿酮体变化，防止发生低血糖。密切监测宫缩、胎心变化，避免产程延长，应在 12 小时内结束分娩，产程超过 16 小时易发生酮症酸中毒、胎儿缺氧和感染。

3. 产褥期 预防产褥感染，保持外阴部清洁，做好会阴护理。注意观察体温、伤口、子宫复旧、恶露等情况。鼓励母乳喂养，接受胰岛素治疗的母亲，哺乳不会对新生儿产生不利影响。

（四）心理护理

向孕妇及家属介绍妊娠合并糖尿病的有关知识，妊娠合并糖尿病对母儿的影响取决于糖尿病病情及血糖控制水平，只要病情稳定，血糖水平控制良好，不会对母儿造成较大危害，鼓励孕妇及家属以积极的心态面对压力，帮助澄清错误的观念和行为。嘱孕妇加强产前检查，遵医嘱控制饮食、适度运动和正确用药，尽量将血糖控制在正常或接近正常范围内，以促进母儿健康。

（五）健康教育

（1）指导孕妇正确控制血糖，提高自我监护和护理的能力，避免发生不良后果。

（2）产后指导产妇保持会阴清洁干燥，注意观察恶露情况，预防产褥感染及泌尿系统感染。鼓励母乳喂养，接受胰岛素治疗的母亲，哺乳不会对新生儿产生不利影响。

（3）定期接受产科及内科复查，对其糖尿病病情进行重新评价。

（4）产后应长期避孕，不宜采用药物避孕及宫内避孕器具。

第三节 病毒性肝炎

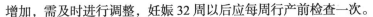

● 案例 8-3

张女士，25 岁，已婚，因妊娠 14 周进行产前检查。她 5 年前曾患"乙型肝炎"，经积极治疗后临床症状消失，肝功能各项指标恢复正常。

根据以上资料，请回答：

1. 该女士能否继续妊娠？

2. 该患者很担心肝炎病毒对胎儿的影响，作为一名护士，请为患者提供健康指导。

一 概述

病毒性肝炎是由多种肝炎病毒感染引起，以肝细胞变性坏死为主要病变的传染病，是妊娠妇女肝病和黄疸最常见的原因，以乙型肝炎病毒感染最常见，母婴垂直传播是重要传播途径。妊娠合并重型肝炎对母儿的危害较大，是我国孕产妇死亡的主要原因之一。

（一）妊娠、分娩对病毒性肝炎的影响

妊娠后，母体新陈代谢增加，营养物质消耗增加，肝糖原储备降低，使肝脏负担加重；雌激素水平增高，雌激素在肝内代谢灭活，增加肝脏负担，并妨碍肝对脂肪的运转和胆汁的排泄；胎儿的部分代谢产物需要在母体肝内解毒；分娩时体力消耗过多、酸性代谢产物增加，产后出血、手术、麻醉等均可加重肝损害，因而妊娠期重型肝炎发生率较非妊娠期增高。

（二）病毒性肝炎对妊娠的影响

病毒性肝炎发生在妊娠早期可使早孕反应加重，晚期则使妊娠期高血压疾病发病率增高，可能与肝对醛固酮的灭活能力下降有关；因肝功能受损，凝血因子合成不足，易发生产后出血；重症肝炎常并发 DIC，威胁孕产妇生命。

病毒性肝炎的孕产妇，其流产、早产、死胎、死产和新生儿死亡率均明显增高，胎儿畸形发病率增加约 2 倍。通过母婴垂直传播，增加了围生儿感染的概率。

> **链接**
>
> ### 母婴间传播情况
>
> 甲型肝炎不能通过胎盘感染胎儿，但分娩过程中接触母血或受粪便污染可使新生儿感染。
>
> 乙型肝炎的母婴传播途径：①垂直传播，HBV 通过胎盘引起宫内传播；②产时传播，为主要途径，占 40%～60%，胎儿通过产道时接触含 HBsAg 的母血、羊水、阴道分泌物，或子宫收缩使胎盘绒毛破裂，母血漏入胎儿血循环使胎儿感染；③产后传播，母乳喂养及接触母亲唾液传播。丙型和丁型肝炎也存在母婴传播。戊型肝炎目前已有母婴间传播的病例报告。

二 护理评估

（一）健康史

评估孕妇有无与病毒性肝炎患者密切接触史，半年内有无输血或使用血液制品史，询问有无肝炎家族史及当地流行史，患病时间、既往实验室检查结果、治疗经过、使用药物等，了解患者及家属对肝炎知识的认知程度。

（二）身体状况

1. 症状　妊娠反应无法解释的消化道症状，如食欲缺乏、厌油、恶心、呕吐、腹胀，伴有肝区痛、乏力、畏寒、发热、皮肤瘙痒等症状。

2. 体征　观察全身皮肤及巩膜有无黄染现象，检查肝脏大小，有无触痛、叩击痛等。

（三）心理-社会评估

评估孕妇及家人对疾病的认知程度及家庭社会支持系统是否完善。孕妇会害怕病毒传染给孩子，导致胎儿畸形、死胎，从而产生焦虑心理。同时因需要隔离治疗，病程较长，自尊受到影响，而有自卑、郁闷、情绪低落等表现。

（四）辅助检查

1. 肝功能的检查　除外其他原因的血清 ALT 升高，特别是升高 10 倍以上，持续时间较长。血清胆红素＞17.1μmol/L（＞1mg/dl）。

2. 肝炎病毒血清标记物检测

（1）甲型病毒性肝炎：潜伏期 2～7 周（平均 30 日），急性期血清中抗 HAV-IgM 在发病第 1 周可阳性，1～2 个月下降，3～6 个月消失，对早期诊断十分重要，特异性高。

（2）乙型病毒性肝炎：潜伏期 1.5～5 个月（平均 60 日），检查血清中乙型病毒性肝炎标志物，主要是"乙肝两对半"和 HBV-DNA。

1）HBsAg 阳性是 HBV 感染的特异性标志，其滴度随病情恢复而下降。

2）HBeAg 是核心抗原亚成分，其阳性和滴度反应 HBV 复制及传染性强弱。抗 HBe 出现，意味着血清中病毒颗粒减少消失，传染性减低。

3）HBcAg 为病毒核心抗原，其阳性表示 HBV 在体内复制。高滴度抗 HBc-IgM 见于急性乙肝，抗 HBc-IgG 见于恢复期和慢性感染。

4）HBV-DNA，DNA 多聚酶阳性为 HBV 存在的直接标志。

（3）丙型病毒性肝炎：潜伏期 2～26 周，目前无 HCV 抗原检测方法，如出现 HCV 抗体可诊断 HCV 感染。

3. 凝血功能检查　凝血酶原时间延长，PTA 正常值为 80%～100%，是判断病情严重程度和预后的主要指标。

4. B 超检查　主要观察肝脾大小，有无肝硬化存在，有无腹腔积液等。

（五）治疗原则

病毒性肝炎肝功能异常者原则上不宜妊娠，处理原则与非妊娠期肝炎患者基本相同。

1. 妊娠期

（1）轻型肝炎：积极护肝、对症、支持治疗，加强监护，避免应用可能损伤肝脏的药物（如雌激素、镇静麻醉药），并预防感染，有黄疸者立即住院，按重症肝炎处理。

（2）重型肝炎：保护肝脏，积极预防及治疗并发症。如改善氨异常代谢，限制蛋白质的摄入，保持大便通畅。严密监测病情变化，预防感染、DIC 及肾衰竭。妊娠末期重症肝炎患者，经积极治疗 24 小时后以剖宫产终止妊娠为宜。

2. 分娩期　分娩方式以产科指征为主，妊娠合并重型肝炎者应选择有利时机采取剖宫产终止妊娠，并积极预防产后出血。

3. 产褥期　选用对肝脏损害较小的广谱抗生素预防感染；注意新生儿隔离；免疫接种防止母婴传播。

三 护理诊断/医护合作性问题

1. 营养失调：低于机体需要量　与厌食、恶心、呕吐、营养摄入不足有关。
2. 有感染的危险　与病毒性肝炎具有传染性及存在母婴传播有关。
3. 潜在并发症：产后出血、肝性脑病等。

四 护理措施

（一）一般护理

1. 改善营养状况　向患者讲解摄取足够营养对身体康复及胎儿发育的重要性，给予高维生素、优质蛋白、足量碳水化合物、低脂肪饮食，预防和纠正贫血。

2. 保证休息　避免体力劳动，保持大便通畅，减少氨及毒素的吸收。

（二）病情观察

1. 防治肝性脑病　严密观察有无性格改变、行为异常、扑翼样震颤等肝性脑病的前驱症状。遵医嘱给与保肝药物，严格限制蛋白质的摄入，严禁肥皂水灌肠。

2. 防治产后出血

（1）产前：于分娩前一周遵医嘱给予维生素 K_1 20～40mg 肌内注射，每日 1 次；查血型及凝血功能，配新鲜血液、纤维蛋白原或血浆等，以备大出血时急用。

（2）产时：正确处理产程，第二产程给与阴道助产，防止滞产及软产道损伤；胎肩娩出后立即给予宫缩剂减少出血。

（3）产后：严密观察阴道流血、子宫收缩、血压、脉搏、意识、尿量等情况，发现异常及时报告医生并配合处理。

3. 防止交叉感染　肝炎孕产妇检查及分娩宜在专设的诊室和隔离产房，所用物品、器械应单独使用，用后及时用 2000mg/L 的含氯消毒液浸泡后按相关规定处理。

4. 阻断母婴传播

（1）分娩期严格消毒隔离制度，防止产程延长、软产道裂伤、羊水吸入和新生儿产伤。

（2）胎儿娩出后，留脐血做血清病原学检查。

（3）新生儿隔离 4 周，母血 HBsAg、HBeAg 及抗-HBc 三项阳性及后两项阳性产妇均不宜哺乳。

（4）仅 HBsAg（＋）的产妇，可母乳喂养；HBeAg（＋）的产妇，不可母乳喂养。

（三）用药护理

新生儿免疫接种：①主动免疫，新生儿出生后 24 小时内注射乙肝疫苗 30μg，生后 1 个月、6 个月再分别注射 10μg。②被动免疫，新生儿出生后立即注射乙肝免疫球蛋白 0.5ml，生后 1 个月、3 个月再各注射 0.16ml/kg。③联合免疫，新生儿出生后 48 小时内肌内注射乙肝免疫球蛋白 0.5ml，乙肝疫苗仍按上述方法进行，有效保护率可达 94%。

（四）心理护理

详细讲解疾病的相关知识，取得家属的理解和配合，减缓孕妇的自卑心理，提高自我照顾能力，使其放下思想包袱。开导患者面对现实，正确对待疾病，消除患者恐惧感和焦虑的心理，增强战胜疾病的信心，并以积极的心态去适应母亲的角色。

（五）健康教育

（1）指导新生儿喂养，目前主张只要新生儿接受免疫，仅 HBsAg 阳性的母亲可为婴儿哺乳。不宜哺乳者应及早退乳，退乳不能用对肝脏有损害的药物如雌激素，可口服生麦芽或乳房外敷芒硝。对不宜哺乳者，应教会产妇及家属人工喂养的知识和技能。

（2）继续为产妇提供保肝治疗指导，加强休息和营养，促进康复。

（3）指导避孕措施，禁用避孕药，痊愈后至少半年，最好 2 年再生育。

第四节　贫　血

 概述

贫血是由多种病因引起的，通过不同的病理过程，使人体外周血红细胞容量减少，低于正常范围下限的一种常见的临床症状。由于妊娠期血容量增加，且血浆增加多于红细胞增加，血液呈稀释状态，又称生理性贫血。贫血是妊娠期常见的合并症之一，以缺铁性贫血最为常见，占妊娠期贫血的 95%。另外有巨幼细胞性贫血和再生障碍性贫血等。

（一）病因

妊娠早期，孕妇常因胃肠功能失调，致恶心、呕吐、食欲缺乏或腹泻而影响铁的摄入。由于妊娠期血容量增加及胎儿生长发育的需要，对铁的需要量明显增加，孕妇每日需铁至少 4mg。而每日饮食中含铁 10～15mg，吸收率仅为 10%，即 1～1.5mg，妊娠晚期铁的最大吸收率虽达

40%，但仍不能满足需求，若不补充铁剂，容易耗尽体内储存铁而造成贫血。

（二）贫血对妊娠的影响

1. 对母体的影响　妊娠可使原有贫血病情加重，不同程度的贫血均会使孕妇的抵抗力低下，对分娩、出血、手术和麻醉的耐受力差。重度贫血可引起贫血性心脏病、妊娠期高血压疾病性心脏病等并发症的发生，危及孕产妇生命。

2. 对胎儿的影响　因孕妇骨髓和胎儿在竞争摄取母体血清铁的过程中，一般胎儿组织总是按其需要摄取，故一般情况下胎儿缺铁程度不会太严重。孕妇严重贫血时，胎儿生长发育所需的营养物质缺乏，容易造成胎儿生长受限、胎儿宫内窘迫、早产、死胎或死产等不良后果。

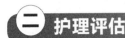 护理评估

（一）健康史

评估孕妇既往有无急慢性失血病史；评估孕妇既往月经情况，有无月经过多、经期过长等；评估孕妇的社会文化背景，既往饮食习惯或禁忌，有无异食癖；评估妊娠早期恶心、呕吐等反应情况；既往有无胃肠道功能紊乱病史。

了解孕妇的年龄、身高和孕前体重，贫血的治疗经过、使用药物等情况。

（二）身体状况

1. 症状　轻度贫血者多无明显症状，严重贫血者可有乏力、头晕、心悸、气短、食欲缺乏、腹胀、水肿等表现。

2. 体征　检查可见皮肤黏膜苍白、皮肤毛发干燥、脱发、指甲脆薄或反甲等，并可伴发口腔炎、舌炎等。

（三）心理-社会评估

评估孕妇及家属对疾病的认知情况、心理压力和社会支持系统情况。贫血对母儿可造成不利影响，孕妇及家属多有焦虑不安等心理。

（四）辅助检查

血象检查及血清铁浓度测定是诊断贫血并判定其程度的主要依据。

1. 血象　呈小细胞低色素性贫血。血红蛋白<100g/L，血细胞比容<0.30或红细胞计数<3.5×10^{12}/L，则可诊断为妊娠期贫血。妊娠期贫血可分为4度：①轻度：红细胞（3.0～3.5）×10^{12}/L，血红蛋白91～99g/L；②中度：红细胞（2.0～3.0）×10^{12}/L，血红蛋白61～90g/L；③重度：红细胞（1.0～2.0）×10^{12}/L，血红蛋白31～60g/L；④极重度：红细胞≤1.0×10^{12}/L，血红蛋白≤30g/L。

2. 血清铁测定　能灵敏反映缺铁状况，孕妇血清铁<6.5μmol/L（35μg/dl），可诊断为缺铁性贫血。

3. 骨髓检查　骨髓象为红细胞系统呈轻度或中度增生活跃，以中、晚幼红细胞增生为主。

（五）治疗原则

解除导致缺铁性贫血的病因，治疗并发症，主要采用铁剂治疗。轻度贫血者口服铁制剂，重度贫血或严重胃肠道反应不能口服者，可改用右旋糖酐铁或山梨醇铁深部肌内注射。同时积极预防产后出血和产褥感染。

三 护理诊断/医护合作性问题

1. 活动无耐力　与贫血、机体乏力有关。
2. 营养失调：低于机体需要量　与铁的需要量增加、含铁食物摄入不足等有关。
3. 有感染的危险　与贫血导致机体抵抗力低下有关。
4. 知识缺乏：缺乏相关妊娠期营养需求的知识。

四 护理措施

（一）一般护理

1. 饮食指导　建议孕妇增强营养，多食富含铁的食物，纠正偏食等不良饮食习惯。
2. 活动与休息　保证充足睡眠，左侧卧位，根据身体状况适当体力活动，避免劳累；严重贫血者充分休息并注意安全，避免因头晕、乏力晕倒而发生意外；指导母乳喂养，但要避免疲劳，重度贫血不宜哺乳者指导产妇及家属人工喂养的方法。

（二）病情观察

1. 定期进行产前检查，注意观察孕妇生命体征、血象变化及胎儿宫内生长发育情况，以防贫血性心脏病、胎儿生长发育受限、胎儿宫内窘迫等并发症，并积极防治各种感染。
2. 分娩期应密切观察产程进展，尽量缩短第二产程，必要时给与阴道助产；积极预防产后出血，当胎儿前肩娩出后，遵医嘱肌内注射或静脉滴注缩宫素；接产过程严格执行无菌操作规程，产后做好会阴护理，保持外阴清洁干燥，按医嘱给予抗生素，严密观察有无感染征象。

（三）用药护理

（1）指导正确补充铁剂纠正贫血：以口服铁剂为主，建议妊娠 4 个月后，遵医嘱服用铁剂，如硫酸亚铁 0.3g，每日 3 次，同时服维生素 C 0.1～0.3g 或 10% 稀盐酸 0.5～2ml 以促进铁的吸收，铁剂对胃黏膜有刺激作用，应餐后或餐中服用。对于重度缺铁性贫血或严重胃肠道反应不能口服铁剂者，可给予右旋糖酐铁或山梨醇铁深部肌内注射。

（2）中、重度贫血的孕妇应在临产前遵医嘱给与维生素 K_1、卡巴克洛（安络血）、维生素 C 等药物，并应配血备用。

（四）心理护理

为产妇提供心理支持，注意休息、加强营养，避免疲劳。产后指导母乳喂养，加强亲子互动；重度贫血不宜母乳喂养者应详细讲解原因，指导产妇及家属退乳的方法和人工喂养的方法，避免产后抑郁症的发生。

（五）健康教育

（1）加强妊娠期营养，摄取高铁、高蛋白、富含维生素 C 的食物，如动物肝脏、瘦肉、蛋类及深色蔬菜等，纠正偏食、挑食等不良习惯。

（2）妊娠 4 个月起应常规补充铁剂，每日口服硫酸亚铁 0.3g，预防妊娠期贫血；定期产前检查，及早发现贫血并纠正，指导正确服用铁剂的方法。

小结

1. 妊娠合并心脏病孕产妇的主要死亡原因是心力衰竭。妊娠 32～34 周、分娩期和产后最初 3 日内，是最易发生心力衰竭的时期。妊娠期和产程中应严密观察，积极防治心力衰竭。
2. 妊娠合并糖尿病包括两种类型：妊娠合并糖尿病和妊娠期糖尿病。饮食控制是糖尿病治疗的基础，必要时用胰岛素治疗，并积极防治孕妇发生并发症。

3. 妊娠合并肝炎有多种类型，以乙型肝炎多见。乙肝病毒母婴传播途径复杂，对胎儿、新生儿影响较大。应做好孕妇及新生儿的免疫预防工作。处理原则为严格隔离，加强营养，卧床休息，应用药物保肝治疗。严密监护，预防重症肝炎、DIC、产后出血及感染。

4. 妊娠合并贫血最常见的类型是缺铁性贫血。重度贫血时，会导致贫血性心脏病、失血性休克、感染、胎儿生长受限、胎儿窘迫、早产或死胎等。妊娠期应加强营养，缺铁性贫血治疗主要用硫酸亚铁。护理重点是纠正贫血，预防产后出血和感染。

 目标检测

一、选择题

A1 型题

1. 妊娠合并病毒性肝炎，临近产期有出血倾向可用（　　）
   A. 缩宫素　　　　　B. 维生素 K
   C. 维生素 C　　　　D. 维生素 D
   E. 卡巴克洛

2. 患者，女，28 岁，妊娠 20 周后被确诊为缺铁性贫血，现需口服硫酸亚铁，正确的服药时间是（　　）
   A. 餐前　　　　　　B. 餐后
   C. 晨起　　　　　　D. 睡前
   E. 空腹时

A2 型题

3. 初产妇，29 岁，现妊娠 24 周，近期食欲缺乏，厌油腻，恶心呕吐，肝区不适，肝功能异常，HBsAg（＋），乙型肝炎 e 抗原阳性。在护理过程中应特别注意（　　）
   A. 向患者耐心解释病情
   B. 专人护理
   C. 留血化验
   D. 隔离、消毒，防止交叉感染
   E. 给与清淡易消化饮食

4. 患者女，26 岁。风湿性心脏病患者，咨询是否可以妊娠。护士应告诉她做决定的依据主要是心功能分级。下列可妊娠的是.
   A. 心功能Ⅱ级　　　B. 心功能Ⅲ级
   C. 心功能Ⅳ级　　　D. 既往有心力衰竭史
   E. 风湿热活动者

5. 初孕妇，26 岁，早孕反应较重，食欲缺乏、呕吐。现孕 8 周，皮肤黏膜苍白，毛发干燥无光泽，活动无力，易头晕。实验室检查：血红蛋白 50g/L，红细胞比容 0.15，血清铁 6.0μmol/L。下列妊娠期健康宣教内容中错误的是（　　）
   A. 应列为高危妊娠加强母儿监护
   B. 如果服用铁剂时胃肠道反应较轻，则不需同服维生素 C
   C. 摄入高铁、高蛋白质及高维生素 C 食物
   D. 重点评估胎儿宫内生长发育状况
   E. 给予心理支持，减少心理应激

6. 某孕妇，27 岁，宫内妊娠 38 周，妊娠合并糖尿病。下述描述正确的是（　　）
   A. 易发生羊水过少
   B. 新生儿应按过期产儿加强护理
   C. 分娩过程中，产妇血糖更高
   D. 易出现新生儿低血糖
   E. 前置胎盘的发生率增加

A3/A4 型题

（7～9 题共用题干）

某女，34 岁。初孕，孕 16 周发现心慌、气短，经查心功能Ⅱ级。经过增加产前检查次数，严密监测妊娠期经过等，目前孕 37 周，自然临产。

7. 该孕妇在分娩期应注意的问题中，描述错误的是（　　）
   A. 常规吸氧
   B. 胎盘娩出后，腹部放置 5kg 沙袋
   C. 采取产钳助产
   D. 注意补充营养
   E. 注意保暖

8. 为预防妊娠期间发生心力衰竭，下列描述错误的是（　　）

A. 每日睡眠 10 小时

B. 自由活动，不必卧床休息

C. 限制食盐摄入

D. 定期做产前检查

E. 休息时取左侧半卧位

9. 该产妇的产褥期护理，下列描述正确的是（　　）

A. 为避免菌群失调，不得使用抗生素

B. 产后第一天，最容易发生心力衰竭

C. 为了早期母子感情的建立，不要让别人帮忙

D. 积极下床活动，防止便秘

E. 住院观察 1 周

二、简答题

1. 简述妊娠合并心脏病妇女妊娠期预防心力衰竭的措施。

2. 简述妊娠合并缺铁性贫血患者的护理措施。

（毛先华）

第九章 高危妊娠妇儿的护理

高危妊娠是指在妊娠期有可能使孕产妇、胎儿及新生儿健康受到威胁的妊娠或导致难产的妊娠。医疗保健机构实施高危孕妇监护及管理，通过对妊娠期妇女实施全面系统的产前检查，尽早筛查出具有高危因素及高危妊娠的孕妇，并进行专册登记、监护和管理，提高高危妊娠检出率、随诊率及住院分娩率，有效降低孕产妇死亡率、围生儿死亡率和病残儿出生率，以保障孕妇安全度过妊娠期、分娩期及产褥期。

第一节 高危妊娠妇女的护理

 概述

造成高危妊娠的因素通常并不只是单一的一个，常是由于生理、心理和社会等各种因素导致的妊娠并发症或妊娠合并症。因此，高危妊娠的范畴包括了所有病理产科情况。

具有高危因素的孕妇称为高危孕妇，导致高危妊娠的因素包括以下几种。

1. 社会经济因素、个人条件　孕妇及丈夫职业稳定性差、收入低、居住环境差、未婚、年龄≤16岁或≥35岁、妊娠前体重≤45kg或≥85kg、身高≤145cm及遗传性疾病等均可导致高危妊娠。

2. 异常孕产史　自然流产、异位妊娠、早产、死胎、难产、死产、新生儿死亡、新生儿溶血性黄疸、先天性或遗传性疾病史等。

3. 妊娠合并症　心脏病、糖尿病、高血压、肾脏病、甲状腺功能亢进、肝炎、血液病、恶性肿瘤及性病等。

4. 妊娠并发症　妊娠期高血压疾病、前置胎盘、胎盘早剥、羊水过多或过少、胎膜早破、过期妊娠、胎儿宫内发育迟缓及母儿血型不合等。

5. 不良接触史　妊娠期接触大量放射线、化学毒物及服用对胎儿有影响的药物、病毒感染等。

6. 不良嗜好　大量吸烟、饮酒、吸毒。

7. 其他　明显生殖器发育异常、盆腔肿瘤、盆腔手术及剖宫产史、智力低下、明显精神异常。

二 护理评估

高危妊娠妇女的护理评估主要通过高危监护完成，主要包括妊娠期监护、胎儿宫内情况监护、胎盘和胎儿成熟度的监测及胎儿先天畸形及遗传性疾病的宫内诊断。

（一）妊娠期监护

加强孕妇监护是及早发现高危妊娠的主要措施，保健人员在对孕妇进行每次产前检查时，应对孕妇情况进行整体评估，加强妊娠期高危筛查，对照高危孕产妇评分标准（表 9-1）作出判断，发现异常情况，及时转高危门诊随诊观察，必要时住院治疗。

表 9-1　高危孕产妇评分标准

	代码	异常情况	评分		代码	异常情况	评分
一般情况	1	年龄≤16 岁或≥35 岁	10		33	骶耻外径<18cm	
	2	身高≤1.45m	10		34	坐骨结节间径≤8cm	
	3	体重≤40kg 或≥85kg	5		35	畸形骨盆	
	4	胸部脊柱畸形	15		36	臀位、横位（30 周后）	
异常产史	5	自然流产≥2 次	5		37	先兆早产<34 周	
	6	人工流产≥2 次	5		38	先兆早产<34～36 周	
	7	异位妊娠	5		39	盆腔肿瘤	
	8	早产史≥2 次	5		40	羊水过多或过少	
	9	早期新生儿死亡史 1 次	5	本次妊娠异常情况	41	妊娠期高血压、轻度子痫前期	
	10	死胎、死产史≥2 次	10		42	重度子痫前期	
	11	先开异常儿史 1 次	10		43	子痫	
	12	先开异常儿史≥2 次	10		44	妊娠晚期阴道流血	
	13	难产史	10		45	妊娠期肝内胆汁淤积症	
	14	巨大儿分娩史	5		46	胎心≤120 次/分，但>100 次/分	
	15	产后出血史	10		47	胎心持续≥160 次/分	
严重内科合并症	16	贫血 血红蛋白<100g/L	5		48	胎心≤100 次/分	
	17	贫血 血红蛋白<60g/L	10		49	胎动<20 次/12 小时	
	18	活动性肺结核	15		50	胎动<10 次/12 小时	
	19	心脏病心功能 Ⅰ～Ⅱ级	15		51	多胎	
	20	心脏病心功能 Ⅲ～Ⅳ级	20		52	胎膜早破	
	21	糖尿病	15		53	估计巨大儿或 FGR	
	22	乙肝病毒性肝炎	10		54	妊娠 41～41⁺⁶ 周	
	23	活动性病毒性肝炎	15		55	妊娠≥42 周	
	24	肺源性心脏病	15		56	母儿 ABO 血型不合	
	25	甲状腺功能亢进或低下	15		57	母儿 RH 血型不合	
	26	高血压	15	致畸因素	58	孕妇及一级亲属有遗传病史	
	27	肾脏疾病	15		59	妊娠早期接触可疑致畸药物	
妊娠合并性病	28	淋病	10		60	妊娠早期接触物理化学因素及病毒感染	
	29	梅毒	10	社会因素	61	家庭贫困	
	30	获得性免疫缺陷综合征	10		62	孕妇或丈夫文盲或半文盲	
	31	尖锐湿疣	10		63	丈夫长期不在家	
	32	沙眼衣原体感染	10		64	由居住地到卫生院需要 1 小时以上	

注：同时占上表两项以上者，其分数累加。分级如下：轻，5 分；中，10～15 分；重，≥20 分。

（二）胎儿宫内情况监护

1. 一般检查　妊娠早期妇科检查确定是否妊娠及妊娠子宫大小与孕周是否相符等，必要时行辅助检查。妊娠中、晚期定期产前检查，手测法了解宫底高度或尺测子宫长度和腹围，判断胎儿大小与孕周是否相符合，判断胎儿发育情况；腹部胎心听诊，胎心≤110次/分或≥160次/分提示胎心异常；孕妇自我胎动监测可了解胎儿有无缺氧，胎动计数＞30次/12小时为正常，若＜10次/12小时或减少50%提示胎儿缺氧。

2. B超检查　是目前使用最广泛、对胎儿无害的妊娠期检查方法。最早在妊娠第5周可见到妊娠囊，6周后可见到胚芽和原始心管搏动；超声多普勒法最早在妊娠第7周能探测到胎心音。妊娠中晚期可以观察胎儿大小（如胎头双顶径、腹围、股骨长）、胎位、胎心、胎动，胎盘位置及大小、脐带、羊水状况；观察胎儿是否有畸形等。

3. 羊膜镜检查　通过羊膜镜直接窥视羊膜腔内羊水情况，判断胎儿安危。正常羊水呈透明淡青色或乳白色，内含胎发、漂浮胎脂。若羊水呈黄色、黄绿色甚至深绿色，提示胎儿宫内缺氧，并可判断缺氧程度。

4. 胎儿电子监护　胎儿电子监护仪能够连续观察和记录胎心率的动态变化，在临床中应用广泛，并可了解胎心率与胎动及宫缩之间的关系，用来评估胎儿宫内安危情况。监护可在妊娠34周开始，高危妊娠孕妇应酌情提前。

（1）胎心率（FHR）监测：有两种基本变化。

1）胎心率基线（BFHR）：是指在无胎动和无子宫收缩影响时，10分钟以上的胎心率的平均值。胎心率基线由交感神经和副交感神经共同调节。胎心率基线包括每分钟心搏次数（bpm）、FHR变异。正常FHR范围为110～160bpm；FHR＞160 bpm，持续超过10分钟，称为心动过速；FHR＜110 bpm，持续超过10分钟，称为心动过缓。FHR变异是指FHR有较小的周期性波动。胎心率基线摆动包括胎心率的摆动频率和摆动幅度（图9-1）。摆动频率是指1分钟内波动的次数，正常≥6次。摆动幅度指胎心率上下摆动波曲线的高度，正常变动范围为6～25 bpm。基线摆动表示胎儿有一定的储备能力，胎儿健康。如果FHR基线变平即变异消失，则提示胎儿储备能力丧失。

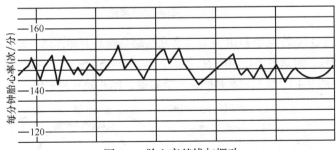

图9-1　胎心率基线与摆动

2）胎心率一过性变化：是指受胎动、宫缩、触诊及声响等外界刺激因素的影响，胎心率会发性暂时性的加快或减慢，随后又能恢复到基线水平。是判断胎儿安危的重要指标。

A. 加速：指宫缩时胎心率基线暂时性增加15 bpm以上，持续时间＞15秒，是胎儿良好的表现，发生的原因可能是胎儿躯干局部或脐静脉暂时受压。这种散发的、短暂的胎心率加速是无害的。如果脐静脉持续受压则会发展为减速，胎儿生命危险。

B. 减速：随宫缩出现的胎心率减慢，分为以下3种表现。

a. 早期减速（ED）：特点是宫缩曲线上升的同时，FHR曲线下降开始，FHR曲线最低点与宫缩曲线高峰几乎一致，下降幅度＜50 bpm，持续时间短，恢复较快（图 9-2），子宫收缩后迅速恢复正常。大多为宫缩时胎头受压迫，脑血流量一时性减少所致。

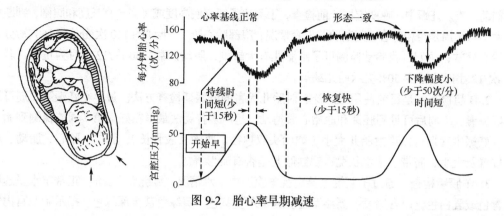

图 9-2　胎心率早期减速

b. 变异减速（VD）：特点是胎心率减速和宫缩无固定直接的关系，下降迅速，下降幅度较大（＞70 bpm），持续时间长短不一，恢复较迅速（图 9-3）。可能为宫缩时脐带受压，兴奋迷走神经引起。

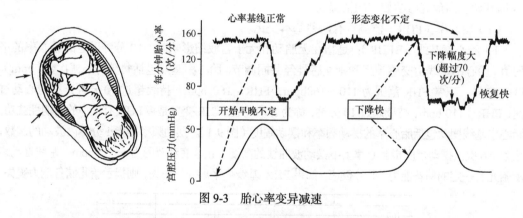

图 9-3　胎心率变异减速

c. 晚期减速（LD）：特点是 FHR 减速大多在宫缩高峰后开始出现，即 FHR 减速曲线波谷落后于宫缩曲线波峰，时间差多在 30～60 秒，下降幅度＜50 bpm，下降缓慢，持续时间较长，恢复时间也较长（图 9-4）。晚期减速是胎盘功能减退，胎儿缺氧的表现。

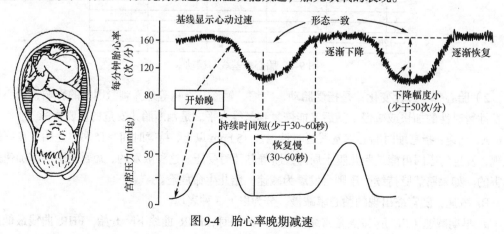

图 9-4　胎心率晚期减速

（2）预测胎儿宫内储备能力

1）无应激试验（NST）：是指在无宫缩、无外界负荷刺激下，对胎儿进行胎心率观察和记录。胎动时伴有一过性胎心率加快为本试验的基础，又称胎儿加速试验。孕妇取半卧位，一个探头放在胎心音区，另一个宫缩压力探头放在宫底下 3 指处或胎动明显处的腹壁上，至少连续监护 20 分钟。正常时每 20 分钟至少有 3 次以上胎动并伴有胎心率加速＞15 bpm，持续时间＞15 秒，为反应型，说明胎儿储备能力良好；若 20 分钟内胎动少于 3 次或胎动时无胎心率加速或胎心率加速＜15 bpm，持续时间＜15 秒，为无反应型，提示胎儿储备能力差，应尽快查找原因。

2）缩宫素激惹试验（OCT）：又称宫缩应激试验（CST），其原理为诱发宫缩后用胎儿监护仪记录胎心率变化，了解胎盘在宫缩时一过性缺氧的变化，从而测定胎儿的储备能力。若多次宫缩后反复出现晚期减速，胎心率基线变异减少，胎动后无胎心率增快，为阳性，提示胎盘功能减退；若宫缩后不出现晚期减速，胎心率基线有变异或胎动后胎心率加快，为阴性，提示胎盘功能良好，1 周内胎儿无死亡危险，1 周后重复本试验。

（三）胎盘功能检查

通过胎盘功能检查间接了解胎儿在宫内的健康状况。

1. 孕妇尿雌三醇（E_3）测定 是了解胎盘功能的常用方法。24 小时尿雌三醇＞15mg 为正常值，10～15mg 为警戒值，＜10mg 为危险值。也可取任意尿测尿雌三醇/肌酐（E/C）的比值，E/C ＞15 为正常值，10～15 为警戒值，＜10 为危险值。

2. 孕妇血清人胎盘催乳素（HPL）测定 HPL 水平能较好地反映胎盘的内分泌功能。妊娠足月时 HPL 值为 4～11mg/L。若该值在妊娠足月时＜4mg/L 或突然降低 50%，提示胎盘功能低下。

3. 胎心电子监护 通过 NST、OCT 预测胎儿宫内储备能力。NST 无反应（阴性）者做 OCT，阳性提示胎盘功能减退。

（四）胎儿成熟度检查

1. 胎龄及胎儿大小 胎龄＜37 周为早产儿（未成熟儿）；37 周到 42 周为足月儿；≥42 周为过期儿。体重＜2500g 为早产儿或足月小样儿，≥4000g 为巨大儿。

2. 测量宫高及腹围 从孕 20～34 周，宫底高度每周增加约 1cm，34 周后宫底增加速度转慢，子宫底高度在 30 cm 以上表示胎儿已成熟。根据宫高及腹围可以估算胎儿大小，简单的估算公式如下。

$$胎儿体重（g）=宫高（cm）×腹围（cm）+200（已入盆者加 500）$$

3. B 超检查 妊娠 22 周起胎头双顶径每周增加约 0.22cm，胎头双顶径值＞8.5 cm，表示胎儿体重＞2500g，提示胎儿已成熟；双顶径＞10 cm，提示巨大儿。

4. 羊水分析 经腹壁羊膜腔穿刺抽取羊水，进行以下项目检测也可以测定胎儿成熟度。

（1）卵磷脂/鞘磷脂（L/S）比值：该值＞2，提示胎儿肺成熟。如果羊水中能测出磷脂酰甘油，亦提示胎儿肺成熟，此值更加可靠。

（2）肌酐：该值＞176.8μmol/L，提示胎儿肾成熟。

（3）胆红素类物质：用 ΔOD450 检测，该值＜0.02 提示胎儿肝成熟。

（4）淀粉酶：该值≥450U/L，提示胎儿唾液腺成熟。

（5）脂肪细胞出现率：该值≥20%，提示胎儿皮肤成熟。

三 护理诊断/医护合作性问题

1. 恐惧　与高危妊娠对胎儿及孕妇自身健康受到威胁有关。
2. 知识缺乏：孕妇及家属对高危因素缺乏认识，对进行定期妊娠期产前保健检查的重要性不了解。
3. 预感性悲哀　与胎儿及孕妇生命受到威胁有关。
4. 潜在并发症：胎儿窘迫、新生儿窒息等。

四 护理措施

（一）一般护理

加强妊娠期营养，给予高蛋白、高维生素、高钙、高铁饮食，遵医嘱补充叶酸、维生素 D。注意休息、保证充足睡眠时间，孕中晚期左侧卧位。保持环境空气清新，注意个人卫生。

（二）病情观察

对高危孕妇监护，严密观察孕妇生命体征及胎心等情况，及时发现病情变化，并作好病情观察记录。早发现妊娠期并发症及妊娠期合并症，注意了解有无阴道流血、腹痛、头痛、眼花、心悸、水肿、胎儿缺氧等症状、体征，及时报告医生处理。临产后严密观察产程进展，注意观察胎心及羊水性状，做好母儿监护。

（三）配合治疗的护理

遵医嘱做好各种标本的采集；认真执行医嘱，提供药物指导和用药观察；向患者及家属解释各种检查及治疗的必要性；做好急救准备及配合；间歇给予孕妇吸氧；提高胎儿对缺氧的耐受力，10%葡萄糖 500ml 加维生素 C 2g，静脉缓慢滴注，每日 1 次，5～7 日为一疗程；对需要行手术终止妊娠或结束分娩的孕产妇，积极配合医生做好术前、术中及术后护理。

（四）心理护理

动态评估孕妇的心理状态，通过提供良好的指导、护理，建立良好的社会支持系统，鼓励患者积极面对，倾诉内心感受；安慰患者及家属放下思想包袱，勇敢面对现实，消除患者恐惧感和焦虑的心理，积极配合医护人员，安全度过妊娠、分娩期，促进患者康复。

（五）健康教育

加强妊娠期保健，孕妇及家属通过走进"孕妇学校"了解妊娠期保健相关知识，孕妇按照医嘱定期产前检查；护士应该向患者介绍高危妊娠过程可能出现的问题及有效的应对措施，孕妇及家属接受高危筛查，降低高危妊娠对母儿的影响，促进母儿健康。

第二节　胎儿窘迫

● 案例 9-1

某女，28 岁，G₁P₀，孕 40⁺³ 周。今日晨起自觉胎动明显减少，由爱人陪伴到产科门诊就医。夫妻两人十分焦急，担心胎儿安危。在护士的配合下产科门诊医生对其进行了检查。检查结果：血压 128/80mmHg，心肺无异常。胎位：枕左前位，胎头未入盆，胎心率 165 次/分。B超测胎头双顶径 9.3cm，见胎儿颈部有脐带回音，胎盘Ⅲ级，最大羊水池深度 3.5cm。

根据以上资料，请回答：

1. 该患者最可能的临床诊断是什么？
2. 该类患者常见的护理诊断及护理措施有哪些？

一 概述

胎儿窘迫指胎儿在子宫内因急性或慢性缺氧危及其健康和生命的综合症状。根据导致胎儿窘迫的病因、发生时间及临床表现分为急性胎儿窘迫和慢性胎儿窘迫。急性胎儿窘迫是剖宫产的主要指征之一，常发生在分娩期，少数发生在妊娠后期，常继发于异常分娩或分娩期并发症，处理不及时，可发生缺血缺氧性脑病，甚至造成胎儿死亡或留下脑瘫、智力低下等终身残疾。慢性胎儿窘迫常发生在妊娠晚期，多伴有孕妇全身性疾病或妊娠期并发症，主要由胎盘功能不全造成胎儿生长迟缓，临产后也易出现急性胎儿窘迫，应高度重视。

引起胎儿窘迫的病因较多，主要可分为以下三方面原因。

1. 母体因素　慢性高血压、慢性肾炎和妊娠期高血压疾病等微小动脉供血不足；严重贫血、严重心肺疾病等红细胞携氧量不足；妊娠中晚期出血性疾病，如前置胎盘、胎盘早剥、子宫破裂、创伤等急性失血；急产、子宫不协调性收缩、缩宫素使用不当，引起过强宫缩；孕妇使用镇静剂和麻醉药过量，抑制胎儿呼吸。

2. 胎盘、脐带因素　过期妊娠引起胎盘功能减退及脐带异常（如脐带先露、脐带脱垂、脐带绕颈、脐带打结）等，均可导致母体与胎儿物质交换障碍，胎儿供血供氧不足，导致胎儿慢性或急性缺氧。

3. 胎儿自身因素　胎儿严重的心血管疾病、呼吸系统疾病、胎儿畸形、母儿血型不合、宫内感染等也可导致胎儿宫内窘迫。

二 护理评估

（一）健康史

了解孕妇既往妊娠史；了解本次有无妊娠期高血压疾病、妊娠中晚期阴道流血、胎膜早破、脐带受压、打结、脱垂等情况；了解本次有无妊娠合并慢性高血压、慢性肾炎、心脏病、贫血等并发症；了解有无胎儿畸形、胎盘功能异常；了解临产后有无产程延长、子宫收缩异常、缩宫素使用不当等。

（二）身体状况

1. 急性胎儿窘迫

（1）胎心率异常：是急性胎儿窘迫最早出现的临床征象。正常胎心率 110～160 次/分。胎儿缺氧的初期出现胎心率加快，胎心率＞160 次/分；若缺氧进一步加重则出现胎心率减慢，胎心率＜110 次/分。当胎心率＜100 次/分时，提示胎儿严重缺氧，可随时发生胎死宫内。

（2）胎动异常：孕妇对胎动的感觉，可作为判断胎儿宫内情况的指标之一。胎儿缺氧初期表现为胎动频繁，缺氧严重时胎动逐渐减弱、次数减少，直至胎动完全消失。临床上见胎动消失 24 小时后胎心音才消失，可见孕妇自我监测胎动具有重要临床意义。

（3）胎粪污染羊水：若羊水被胎粪污染，胎心监护正常，则不必作特殊处理。但若羊水被胎粪污染时胎心监护异常，且有胎儿宫内缺氧情况，可能会引起胎粪吸入综合征，导致不良胎儿结局。

2. 慢性胎儿窘迫　多发生于妊娠晚期，临产后多转为急性胎儿窘迫。慢性胎儿窘迫最早表现为胎动减少，正常胎动计数≥6 次/2 小时，若<6 次/2 小时或减少 50%者，提示胎儿缺氧可能。此外，还可根据脐动脉多普勒超声血流、胎儿电子监护等，进行评估诊断。

（三）心理-社会评估

患者及家属因担心胎儿安全而紧张焦虑，对需要行手术分娩产生犹豫、无助及恐惧，迫切希望了解目前的临床状况。胎儿不幸死亡的患者及家属，从感情上难以接受现实，心理会受到强烈创伤，产生否认、愤怒、抑郁等心理反应。

（四）辅助检查

1. 胎心监护　胎心率基线（BFHR）变异消失，无应激试验（NST）无反应型，缩宫素激惹试验（OCT）出现频繁的晚期减速或变异减速，均提示胎儿窘迫。

2. 羊膜镜检查　见羊水浑浊呈浅绿色、黄绿色甚至棕黄色，提示胎儿窘迫。

3. 胎儿头皮血血气分析　破膜后取胎儿头皮血作血气分析，若胎儿头皮血 pH<7.20（正常 pH 为 7.25～7.35），PO_2<10mmHg（正常为 15～30mmHg），PCO_2>60mmHg（正常为 35～55mmHg），可诊断为酸中毒，提示胎儿缺氧。

4. 胎盘功能检查　连续监测孕妇 24 小时尿 E_3 值，如妊娠晚期多次测定在 10mg 以下或急剧减少 30%～40%，提示胎盘功能低下，胎儿缺氧。

（五）治疗原则

1. 急性胎儿窘迫　积极寻找原因并给予纠正。若子宫颈口未开全，胎儿窘迫情况不严重，嘱产妇左侧卧位、吸氧，增加子宫胎盘血液灌注量。经处理后胎心率恢复正常，继续观察。若病情紧急或经上述处理无效，宫口未开全，估计短时间内不能经阴道分娩者，应立即行剖宫产结束分娩。若宫口开全，胎先露部已达坐骨棘平面以下 3cm，行阴道助产术迅速娩出胎儿。

2. 慢性胎儿窘迫　应针对病因，视孕周、胎儿成熟度和胎儿窘迫的严重程度进行处理。

三　护理诊断/医护合作性问题

1. 气体交换受损　与子宫-胎盘-脐带血循环不良或脐带受压、血流缓慢或中断，导致胎儿供血供氧不足有关。

2. 焦虑　与预感到胎儿健康受到威胁有关。

3. 预感性悲哀　与预感到胎儿生命受到威胁及胎儿死亡有关。

四　护理措施

（一）一般护理

1. 体位　立即嘱患者左侧卧位，若胎膜已破应取臀高位，预防脐带脱垂。

2. 给氧　急性胎儿窘迫宜采取面罩吸氧，直至胎心恢复；慢性胎儿窘迫采取间歇吸氧，每次 30 分钟/次，每日 2～3 次。

3. 缓解宫缩　如因使用缩宫素不当引起的胎儿窘迫应立即停止滴注缩宫素。

（二）病情观察

1. 严密观察胎心变化　首选胎儿监护仪严密观察胎心变化情况；也可每 5～10 分钟腹部胎心听诊一次，并做好胎心观察记录。

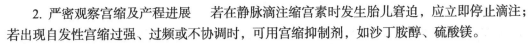

2. 严密观察宫缩及产程进展　若在静脉滴注缩宫素时发生胎儿窘迫，应立即停止滴注；若出现自发性宫缩过强、过频或不协调时，可用宫缩抑制剂，如沙丁胺醇、硫酸镁。

（三）配合治疗的护理

1. 急性胎儿窘迫　经积极处理胎心好转者，继续待产。若未见好转，应及时做好阴道助产或剖宫产手术的准备，迅速结束分娩，并做好新生儿复苏的抢救准备。

2. 慢性胎儿窘迫　针对病因，积极治疗妊娠并发症及合并症，改善胎儿子宫胎盘血供，促进胎儿生长发育。若因过期妊娠胎盘功能减退者，应告知患者采取适当方式及时终止妊娠。

（四）心理护理

加强医患沟通，帮助分析现实情况；耐心做好孕产妇及家属的思想工作，提供相关信息，稳定孕产妇情绪，使孕产妇及家属积极配合治疗。

（五）健康指导

1. 加强高危妊娠监护和产前胎儿监护，指导高危孕妇定期就诊，增加产检次数，积极治疗妊娠合并症及妊娠并发症，消除胎儿窘迫的诱因。

2. 向患者及家属耐心讲解胎儿窘迫可能导致的后果及终止妊娠的相关知识，帮助理解及接受手术。

第三节　新生儿窒息的护理

● 案例 9-2

某女，28 岁，G_1P_0，孕 40^{+3} 周。今日晨起自觉胎动明显减少。在护士的配合下产科门诊医生对其进行了检查。检查结果：血压 128/80mmHg，心肺无异常。胎位：枕左前位，胎头未入盆，胎心率 165 次/分。B 超测胎头双顶径 9.3cm，见胎儿颈部有脐带回音，胎盘Ⅲ级，最大羊水池深度 3.5cm。行剖宫产术娩出新生儿，出生后 1 分钟 Apger 评分：四肢青紫，心率 80 次/分，呼吸微弱，不规则，肌张力弱，喉反射微弱。

根据以上资料，请回答：

1. 该新生儿 Apger 评分结果是什么？

2. 该类患儿存在的护理诊断及护理措施有哪些？

一 概述

新生儿窒息是指胎儿娩出后一分钟，仅有心跳而无呼吸或未建立规律呼吸的缺氧状态。其是新生儿死亡及致残的主要原因之一，应积极防治。

导致新生儿窒息的病因较多，主要可分为以下几种。

1. 胎儿窘迫　因各种因素致胎儿在分娩前或分娩过程中发生胎儿窘迫，使胎儿处于缺氧状态，未能得到及时纠正。

2. 呼吸中枢受抑制或损害　常因分娩过程中产程延长，胎头受压时间过长，颅内缺氧，造成脑水肿、脑出血，导致颅内压升高，影响延髓生命中枢氧的供应，致使呼吸中枢受损害。也可因分娩过程中应用麻醉剂、镇静剂，造成呼吸中枢抑制。

3. 呼吸道阻塞　在娩出过程中胎儿吸入羊水、黏液、胎粪等，引起呼吸道阻塞，导致气体交换受损。

4. 早产或胎儿发育异常　早产儿、先天性心血管疾病、肺发育不良、呼吸道畸形等,可导致新生儿窒息。

二 护理评估

（一）健康史

了解有无导致新生儿窒息的诱因,如妊娠期高血压疾病、前置胎盘、胎盘早剥、心脏病、产程过长、胎膜早破等;了解分娩过程中是否使用大量镇静剂;有无胎儿先天性心脏病、颅内出血、胎儿畸形、脐带脱垂、胎儿窘迫等。

（二）身体状况

新生儿出生后1分钟Apgar评分结果决定是否需要立即进行新生儿复苏,正常新生儿Apgar评分8～10分。如1分钟评分有异常,经积极处理后5分钟再次评分。5分钟Apgar评分对评估新生儿预后很有意义,评分越低,酸中毒和低氧血症越严重,若5分钟评分≤3分,提示预后较差。新生儿窒息的程度根据Apgar评分进行观察评定。

1. 轻度窒息　又称青紫窒息,Apgar评分4～7分。新生儿面部及全身皮肤发绀,呈青紫色,呼吸表浅、不规则,心跳规则、心音有力,心率减慢80～120次/分,对外界刺激有反应,喉反射存在,肌张力好,四肢稍屈。若抢救治疗不及时,可转为重度窒息。

2. 重度窒息　又称苍白窒息,Apgar评分0～3分。新生儿全身皮肤苍白、厥冷,指端及口唇发绀,无呼吸或仅有喘息样微弱呼吸,心跳不规则,心音弱,心率慢（<80次/分）,对外界刺激无反应,喉反射消失,肌张力松弛。如果抢救不及时可导致死亡。

（三）心理-社会评估

由于新生儿危在旦夕,产妇一方面担心失去自己的孩子,另一方面又担心复苏后留有后遗症。为此,产生焦虑、悲伤心理,神情不安,表现为急切向医生、护士询问新生儿情况,常常忽略分娩及切口的疼痛。

（四）辅助检查

检测新生儿血氧分压、二氧化碳分压、新生儿头皮血pH,了解缺氧及酸中毒的程度。

（五）治疗原则

分娩期评估有无引起新生儿窒息的危险因素,做好新生儿复苏的准备,如药品、器械、氧气等。一旦发生新生儿窒息要迅速准确地实施复苏方案,以免留下后遗症,降低新生儿死亡率。

三 护理诊断/医护合作性问题

（一）新生儿

1. 清理呼吸道无效　与呼吸道存在羊水、黏液有关。
2. 有受伤的危险　与气体交换受损、抢救操作、脑缺氧有关。
3. 体液不足　与体液丢失、进食不好有关。
4. 有感染的危险　与羊水吸入、吸痰,新生儿抵抗力低下有关。

（二）产妇

1. 恐惧　与担心孩子生命受到威胁有关。

2. 预感性悲哀　与可能失去新生儿有关。

3. 潜在并发症：产后出血、产道损伤、产褥感染。

四 护理措施

（一）一般护理

产程观察过程中，估计产妇存在可能导致新生儿窒息高危因素时，护士应提前做好新生儿复苏准备工作。新生儿娩出后迅速擦干全身羊水，注意保暖，及时实施复苏。复苏时动作轻柔、避免损伤。

（二）新生儿复苏护理

实施 ABCDE 复苏方案。前三项最为重要，其中 A 是根本，B 是关键，评价贯穿于整个复苏过程，呼吸、心率、皮肤颜色是新生儿窒息复苏的重要评估指标。

A. 清理呼吸道　①当胎头仰伸时不要急于外旋转，用手挤压清理口鼻咽部黏液及羊水。②胎儿娩出断脐后，立即仰卧于 30～32℃ 保温抢救台进行复苏，头略后仰低于躯干、颈部伸直，在自主呼吸前用吸痰管继续吸净口咽、鼻腔黏液及羊水，吸引时间不应超过 10 秒。注意先吸口后吸鼻，以免刺激呼吸，引起吸入性肺炎。操作时动作轻柔，避免损伤气道黏膜。

B. 建立呼吸　①触觉刺激：经上述 A 处理，确定呼吸道清理干净，若新生儿无啼哭或哭声不响亮，可轻拍足底或摩擦背部皮肤刺激建立自主呼吸。②正压通气：新生儿无自主呼吸或仅有喘息样呼吸，心率<100 次，应立即采用复苏气囊面罩或气管插管加压给氧，每分钟 30 次，氧气压力不可过大，开始压力为 15～20mmHg，以后减至 11～15mmHg，待自主呼吸建立后，改为一般给氧。③口对口人工呼吸：如无上述设备，可采取口对口人工呼吸，将纱布四折置于新生儿的口鼻上，一手托起新生儿颈部使其头后仰，另一手轻压腹部以防气体进入胃内，然后对准新生儿口鼻部轻轻吹气，见到胸部微微隆起时停止吹气，然后轻压腹部，协助气体排出，如此反复，每分钟 30 次，直至患儿建立自主呼吸为止。

C. 维持正常循环　经正压给氧 30 秒，新生儿心率<60 次/分或心跳停止者，可在正压通气的同时进行胸外心脏按压。方法：新生儿仰卧位，①双拇指法，操作者双拇指并排或重叠置于患儿胸骨中下 1/3 处，其余手指围绕胸廓托在背后；②中示指法，操作者一手示指及中指按压胸骨中下 1/3 处，另一手或硬垫支撑患儿背部。按压频率 100 次/分钟，按压深度为胸廓下陷 1～2cm，每次按压后随即放松，按压与放松时间大致相同，按压有效者可摸到颈动脉和股动脉搏动。

D. 药物治疗　建立有效静脉通道，保证药物应用。肾上腺素 0.2ml/kg 静脉注射以刺激心跳；5%碳酸氢钠 3～5ml/kg，溶于 25%葡萄糖液 20ml，新生儿娩出后 5 分钟内自脐静脉缓慢注射，纠正酸中毒；扩容可用全血、生理盐水、5%白蛋白等。

E. 评价　在复苏过程中随时评价患儿的皮肤颜色、自主呼吸、心率、喉反射、肌张力，为确定进一步的抢救方案提供依据。

（三）复苏后护理

1. 复苏后新生儿属于高危儿，应转入新生儿科病房监测治疗。

2. 密切观察新生儿面色、心率、呼吸频率及节律，继续吸氧直至皮肤红润、呼吸平稳。

3. 保持呼吸道通畅，给予侧卧位或平卧位，头偏向一侧，及时吸出呼吸道分泌物。

4. 注意保暖，监测体温、尿量，记出入量，适当延缓哺乳以免呕吐，及时清除呕吐物，防止再度窒息和并发吸入性肺炎，发现异常及时报告医生。

5. 保持病室安静，暂不沐浴，操作轻柔。

6. 遵医嘱给药，预防吸入性肺炎及颅内出血。

（四）心理护理

护士应及时与产妇及家属沟通，及时告知新生儿的情况，耐心向其做好救治过程及患儿病情解释，得到产妇及家属的充分理解。

（五）健康指导

指导产妇及家属学会观察患儿面色、呼吸、哭声、吸吮力、大小便情况，以便及时发现异常情况及时就诊治疗。对重度窒息的患儿应指导产妇及家属观察新生儿的精神、神经情况及远期表现，及早发现、治疗智障等远期后遗症。

小结

加强高危妊娠监护，能有效降低孕产妇死亡率、围生儿死亡率和病残儿出生率，保障孕产妇安全度过妊娠、分娩及产褥期。

胎心改变是急性胎儿窘迫最早出现的临床征象，产程中护士必须严密观察胎心变化，及时发现胎儿窘迫，并协助医生果断正确地处理。

新生儿窒息指胎儿娩出后的缺氧状态，根据出生后1分钟的心率、呼吸、喉反射、肌张力、皮肤颜色进行评分，评估窒息程度。护理重点是积极协助医生按ADCDE步骤进行复苏抢救，复苏后仍应加强护理、密切观察病情、预防并发症发生。

目标检测

A1 型题

1. 急性胎儿窘迫最早出现的征象是（　　）

   A. 胎心率持续＞160 次/分

   B. 胎心率持续减慢＜110 次/分

   C. 胎动减少

   D. 胎动增加

   E. 羊水Ⅲ度污染

2. 下述不属于 Apgar 评分内容的是（　　）

   A. 心率　　　B. 皮肤颜色

   C. 体温　　　D. 肌张力

   E. 喉反射

3. 关于新生儿复苏后处理，下列描述错误的

   是（　　）

   A. 保暖、静卧

   B. 继续吸氧、严密观察

   C. 保持呼吸道通畅

   D. 早期哺乳

   E. 预防感染和颅内出血

4. 关于新生儿窒息的处理，应首选（　　）

A. 人工呼吸

B. 氧气吸入

C. 清理呼吸道

D. 应用呼吸中枢兴奋剂

E. 纠正酸中毒

A2 型题

5. 某女，25 岁，孕 39 周，LOA，宫口开大5cm，胎心率 104 次/分，电子胎心监护显示"晚期减速"，胎儿头皮血 pH7.15，此时最恰当的处理是（　　）

   A. 左侧卧位，面罩吸氧

   B. 继续观察，待其自然分娩

   C. 剖宫产术

   D. 缩宫素静脉滴注

   E. 待宫口开全产钳助产

6. 某女，26 岁，经阴道分娩一 3200g 女婴，出生后护士对该新生儿进行评估，下列Apgar 评分为 1 分的是（　　）

   A. 经刺激有咳嗽、恶心

   B. 心率 110 次/分

C. 四肢稍屈

D. 呼吸规则、间断哭声

E. 皮肤红润

7. 某女，27 岁，孕 32 周顺产一男婴，新生儿体重 2.1kg，唇周发绀，呼吸急促，此时应给予（　　）

A. 纯氧吸入

B. 间歇高流量给氧

C. 间歇低流量给氧

D. 持续高流量给氧

E. 持续高浓度给氧

A3/A4 型题

（8～11 题共用题干）

一刚出生新生儿，全身苍白，心率 80 次/分，呼吸 18 次/分，不规则，四肢略屈曲，吸引口腔分泌物刺激喉部时有动作反应，弹足底无反应。

8. 该新生 Apgar 评分为（　　）

A. 8 分　　　　B. 7 分　　　　C. 6 分

D. 5 分　　　　E. 4 分

9. 该新生儿的处理应首选（　　）

A. 保暖　　　　B. 清理呼吸道

C. 面罩给氧　　D. 口对口人工呼吸

E. 药物治疗

10. 护士进行新生儿复苏时，胸外心脏按压时胸廓下陷应为（　　）

A. 1～2cm　　　B. 2～3cm

C. 3～4cm　　　D. 4～5cm

E. 0～1cm

11. 护士进行新生儿复苏时，胸外心脏按压的部位是（　　）

A. 胸骨体 1/5　　B. 胸骨体 1/4

C. 胸骨体中下 1/3　D. 胸骨体中段

E. 胸骨体左侧

（黎　梅）

第十章　异常分娩妇女的护理

分娩是一个多因素参与的、复杂的、相互适应的动态过程，其主要影响因素有产力、产道、胎儿及产妇精神心理因素，其中任何一个或一个以上因素异常或几个因素间不能相互适应，可导致分娩过程受阻，称异常分娩，又称难产。在分娩过程中，难产与顺产在一定条件下可以相互转化，若医务人员观察和处理及时、得当，难产可能转变为顺产；若处理不及时或不得当，顺产也可以转变为难产。

第一节　产力异常

● 案例 10-1

产妇刘某，32 岁。因停经 40 周，规律宫缩 8 小时入院。平素月经规律，$14\dfrac{5\sim6}{28\sim30}$，色红，量中等。停经 4^+ 月感胎动持续至今，常规产前检查，未发现异常。昨晚 12 点出现阵发性腹痛，伴少量阴道血性分泌物，于今晨 8 点入院。体查：宫高 33cm，腹围 92cm，枕右前位，骨盆外测量正常，宫缩 30～40 秒/4～5 分，胎心 144 次/分，宫口开大 3cm，S^{-1}。2 小时后复查：宫缩 20～30 秒/5～6 分，胎心 156 次/分，宫口开大 4.5cm，S^{-1}。

根据以上资料，请回答：

1. 该产妇最可能的临床诊断是什么？
2. 该类产妇的护理诊断及护理措施有哪些？

产力包括子宫收缩力、腹肌、膈肌及肛提肌收缩力，子宫收缩力为主要产力，贯穿于分娩全过程。在分娩过程中，子宫收缩的节律性、对称性和极性异常或其强度、频率发生改变称为子宫收缩力异常，亦称产力异常。产力异常根据频率、强度不同分为子宫收缩乏力（简称宫缩乏力）和子宫收缩过强（简称宫缩过强）两类；根据宫缩是否协调，又分为协调性和不协调性子宫收缩两类（图 10-1）。

一　宫缩乏力

（一）概述

引起宫缩乏力的原因有以下几种。

1. 精神因素　初产妇，尤其是高龄初产妇，因缺少分娩经历，易焦虑、恐惧、精神过度紧张使大脑皮质功能紊乱，影响子宫收缩。

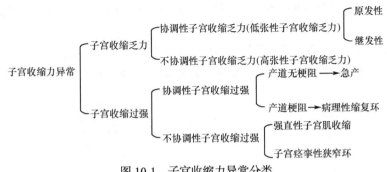

图 10-1　子宫收缩力异常分类

2. 头盆不称或胎位异常　胎儿先露部在临产后下降受阻，不能紧贴子宫下段及子宫颈内口，无法引发有力的反射性子宫收缩，导致继发性宫缩乏力。

3. 子宫因素　巨大儿、羊水过多、多胎妊娠等使子宫肌纤维过度伸展，失去正常收缩能力；多次分娩、子宫急慢性炎症可使子宫肌纤维变性、结缔组织增生，影响子宫收缩；子宫畸形、子宫肌瘤及子宫发育不良等均能引起宫缩乏力。

4. 内分泌因素　临产后产妇体内雌孕激素比例失调，缩宫素与前列腺素分泌不足均可导致宫缩乏力。

5. 药物因素　在产程中应用大剂量的镇静剂、镇痛剂及麻醉剂，如苯巴比妥钠、哌替啶、吗啡、氯丙嗪等，可使子宫收缩受到抑制，导致宫缩乏力。

6. 其他　营养不良、贫血和某些慢性疾病所致体质虚弱者，临产后产妇进食、睡眠不足，体力消耗大，水电解质紊乱，膀胱充盈等，均可导致宫缩乏力。

（二）护理评估

1. 健康史　询问并仔细查看产前检查记录，了解产妇本次妊娠经过、身体发育状况、骨盆测量值、胎儿大小、有无妊娠并发症及合并症；既往病史、生育史；评估临产时间、胎心、胎动情况；评估子宫收缩的节律性、对称性和极性，宫缩持续时间、间歇时间和强度，以及有无头盆不称情况；了解有无产程曲线异常及胎先露下降异常等。

2. 身体状况

（1）协调性宫缩乏力：也称低张性宫缩乏力。其特点：子宫收缩具有正常的节律性、对称性和极性，但宫缩强度弱，宫腔内压力低于 15mmHg，持续时间短，间歇时间长，宫缩次数 < 2 次/10 分钟；当宫缩达高峰时，宫体隆起不明显，用手指按压宫底部肌壁仍可出现凹陷。

根据宫缩乏力在产程中出现时间分为原发性宫缩乏力和继发性宫缩乏力。①原发性宫缩乏力：指产程开始即出现宫缩乏力，宫口不能如期扩张，胎先露不能如期下降，多表现为潜伏期延长；②继发性宫缩乏力：指产程开始时子宫收缩力正常，当产程进展到某一阶段时子宫收缩力减弱，宫口扩张及先露下降缓慢，多表现为第一产程活跃期或第二产程延长，甚至停滞，常见于中骨盆与骨盆出口平面狭窄，持续性枕横位或枕后位等情况。

（2）不协调性宫缩乏力：也称高张性宫缩乏力，子宫收缩失去正常的节律性、对称性、极性，多见于初产妇。临床表现：子宫收缩的极性倒置，宫缩兴奋点不源自两侧子宫角部，而来自子宫下段的一处或多处，节律不协调，宫腔压力达 20mmHg，宫缩时子宫下段较子宫底部收缩力强,宫缩间歇期子宫肌壁不完全放松。这种宫缩不能如期使子宫颈口扩张、胎先露下降,属无效宫缩。产妇自觉腹部疼痛剧烈、拒按、烦躁不安,严重者出现肠胀气、尿潴留等。产科检查见下腹部压痛,宫缩间歇期不明显,胎位不清,胎心音不规则,宫口扩张与胎先露下降停滞或延缓。

(3)产程曲线异常:宫缩乏力可使宫口扩张及胎先露下降缓慢甚至停滞。宫缩乏力可导致以下8种产程曲线异常,可同时出现,也可单独存在(图10-2)。

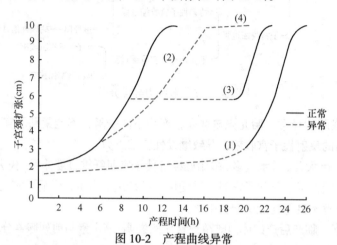

图10-2 产程曲线异常

(1)潜伏期延长;(2)活跃期延长;(3)活跃期停滞;(4)第二产程延长

①潜伏期延长:初产妇超过16小时称潜伏期延长。②活跃期延长:初产妇超过8小时称活跃期延长。③活跃期停滞:进入活跃期后,宫口扩张停止达2小时以上者称活跃期停滞。④第二产程延长:第二产程初产妇超过2小时(硬膜外麻醉无痛分娩时以超过3小时为标准)、经产妇超过1小时尚未分娩者称第二产程延长。⑤第二产程停滞:第二产程胎头下降无进展达1小时者称第二产程停滞。⑥胎头下降延缓:活跃晚期及第二产程,胎头下降速度初产妇小于1.0cm/h,经产妇小于2.0cm/h,称为胎头下降延缓。⑦胎头下降停滞:活跃期晚期胎头下降停止达1小时以上,称胎头下降停滞。⑧滞产:总产程超过24小时,称为滞产。

(4)对母儿的影响

1)对产妇的影响:①体力消耗,宫缩乏力导致产程延长,产妇精神与体力消耗、休息不好、进食少,易出现疲惫、全身无力、肠胀气,严重者引出现脱水、酸中毒、低钾血症等;②产伤,局部组织缺血、水肿、坏死,产后可导致排尿困难、尿潴留,严重者可形成生殖道瘘;③产后出血:宫缩乏力可影响胎盘剥离及娩出,影响子宫壁血窦关闭导致产后出血;④产后感染:产程延长、肛查或阴道检查次数增多、胎膜早破、产后出血等增加感染机会;此外产程延长,使手术产率增高,产褥感染概率增加。

2)对胎儿及新生儿的影响:不协调性宫缩乏力,宫缩间歇期子宫肌不能完全放松,导致胎盘胎儿血循环障碍,出现胎儿窘迫,甚至胎死宫内;宫缩乏力导致产程延长,手术助产机会增多,易发生新生儿产伤、新生儿窒息、颅内出血等,围生儿死亡率增高。

3. 心理-社会评估 评估产妇焦虑程度,产妇和家人对新生儿的看法,产妇是否有良好的支持系统。

4. 辅助检查

(1)胎儿电子监护仪:监测胎心与宫缩的频率、持续时间及强度的变化。

（2）阴道检查：适时进行阴道检查，了解宫颈软硬度、厚薄，宫口扩张及胎先露下降情况，骨盆腔大小。

（3）实验室检查：尿液检查可出现尿酮体阳性；血液生化检查可出现二氧化碳结合力降低，钠、钾等电解质改变。

链接

Bishop 子宫颈成熟度评分

临床常利用 Bishop 评分法评估子宫颈成熟度，估计人工破膜加强宫缩的效果。该评分满分为 13 分，若产妇得分≤3 分，人工破膜引产多失败，应选用其他方法；4～6 分成功率约为 50%；7～9 分成功率约为 80%；>9 分均可成功（表 10-1）。

表 10-1 Bishop 子宫颈成熟度评分表

指标	分数			
	0	1	2	3
宫口扩张（cm）	0	1～2	3～4	≥5
子宫颈管消退（%）（未消退为 2～3cm）	0～30	40～50	60～70	80～100
先露部位（坐骨棘水平=0）	−3	−2	−1～0	+1～+2
子宫颈硬度	硬	中	软	
宫口位置	后	中	前	

---

5. 治疗原则

（1）协调性宫缩乏力：首先应寻找原因，针对原因进行处理。若头盆不称或明显胎位异常，估计不能经阴道分娩者，应及时行剖宫产术；若无头盆不称和胎位异常，估计可经阴道分娩者，应加强宫缩。

（2）不协调性宫缩乏力：处理原则是调整子宫收缩，恢复子宫收缩的节律性、对称性和极性。在子宫收缩恢复为协调性宫缩之前，禁用缩宫素。经上述处理无效者，或伴有头盆不称、胎儿窘迫，应尽早行剖宫产术。

（三）护理诊断/医护合作性问题

1. 疲乏　与宫缩乏力、产程延长有关。

2. 焦虑　与担心自身及胎儿安全有关。

3. 有体液不足的危险　与产妇消耗过大及失血有关。

4. 潜在并发症：产后出血、感染、胎儿窘迫等。

（四）护理措施

1. 一般护理　改善产妇全身状况。①提供舒适、安静、空气流通的待产与分娩环境；指导产妇左侧卧位；对于过度疲劳或烦躁不安的产妇，遵医嘱给予镇静剂，以保证充分休息。②鼓励产妇进食营养丰富、易消化的半流质饮食，注意营养与水分的补充。③督促产妇及时排空膀胱与直肠，以促进宫缩。自然排尿有困难者，可行诱导排尿，无效予以导尿。初产妇宫口扩张不足 4cm、胎膜未破、胎头已衔接者，可予温肥皂水灌肠，刺激子宫收缩，加速产程进展。

2. 病情观察　①观察产妇精神状况及大小便情况。②观察生命体征、宫缩、子宫颈扩张、胎先露下降及胎心率情况，是否破膜，羊水的量、色、性状，发现异常及时报告医生。

3. 配合治疗的护理

（1）协调性宫缩乏力

1）第一产程：经改善全身状况后仍宫缩乏力者，排除头盆不称、胎位异常、骨盆狭窄、胎儿窘迫等，应加强宫缩。①人工破膜：子宫颈口扩张达 3cm，无头盆不称，且胎头已衔接者，可在宫缩间歇期行人工破膜，破膜前应排除脐带先露情况；破膜时应观察羊水的量、色及性状，听胎心，了解胎儿安危情况；破膜后胎先露直接压迫子宫下段及宫颈内口，可引起子宫收缩加强，加速产程进展。②遵医嘱静脉滴注缩宫素加强宫缩，予生理盐水 500ml 静脉滴注，调节滴速 4～5 滴/分，加入缩宫素 2.5U，摇匀，根据宫缩强弱调整滴速，调整间隔为 15～30 分钟，直至宫缩持续 40～60 秒，间隔 2～3 分钟，通常不超过 60 滴/分。③遵医嘱缓慢静脉推注地西泮 10mg，软化子宫颈，促进产程进展。适用于宫口扩张缓慢及子宫颈水肿的产妇。④遵医嘱应用前列腺素，该类药物有促进子宫收缩的作用。给药途径有静脉滴注和阴道穿后部给药，胎膜已破者禁止阴道给药。经上述处理，宫缩无明显加强，产程无进展或出现胎儿窘迫征象者，应及时行剖宫产术。

2）第二产程：当胎头双顶径已通过坐骨棘平面，遵医嘱静脉滴注缩宫素，等待阴道分娩，也可行胎头吸引术或产钳术助产；若胎头双顶径在坐骨棘平面以上或伴有胎儿窘迫征象，应协助医生行剖宫产术，备齐新生儿用物及新生儿抢救的物品。

3）第三产程：预防产后出血，当胎儿前肩娩出后遵医嘱立即肌内注射缩宫素 10U 或给予缩宫素 10～20U 静脉滴注，也可静脉推注麦角新碱 0.2mg，但高血压、心脏病产妇禁用。协助新生儿早接触、早吸吮，通过刺激乳头加强宫缩预防产后出血。对产程长、破膜时间长及手术产者，应遵医嘱给予抗生素预防感染。

（2）不协调性宫缩乏力：应调节宫缩，遵医嘱给予镇静剂，如哌替啶 100mg 肌内注射，使产妇充分休息，恢复为协调性宫缩，恢复后如仍为宫缩乏力，按协调性宫缩乏力处理。在子宫收缩恢复为协调性宫缩之前，禁用缩宫素。经上述处理无效者，或伴有头盆不称、胎儿窘迫等，应协助医生尽早行剖宫产术。

4. 用药护理　第一产程静滴缩宫素过程中，应有专人观察宫缩、听胎心音及测量血压，观察产程进展。如发现宫缩持续时间超过 1 分钟，间歇时间不足 2 分钟，胎心率异常，应立即停止静脉滴注缩宫素；血压升高，应减慢滴速或停止滴注，并及时通知医生。

5. 心理护理　鼓励产妇说出心中的担忧，聆听产妇倾诉不适，及时提供产程进展情况及治疗护理程序，随时解答产妇及家属的疑问，使产妇树立分娩信心，并鼓励家属多为产妇提供照护及心理支持。

6. 健康教育　加强产前教育，充分发挥孕妇学校作用，宣教分娩知识，让孕妇及家属了解分娩过程。临产后，指导产妇休息、进食、排尿及排便，配合医护工作。产后嘱产妇注意宫缩、阴道流血情况，观察恶露的量、色及气味，保持外阴部清洁，加强营养。指导母乳喂养。

二 宫缩过强

（一）概述

宫缩过强分为协调性宫缩过强和不协调性宫缩过强，与以下因素有关。①产妇精神过度紧张、多次宫腔内操作、粗暴的产科操作等均可引起子宫壁局部肌肉痉挛，导致不协调性宫缩过强。②缩宫素使用不当或产妇对缩宫素敏感、产道梗阻、胎盘早剥血液浸润子宫肌层可引起子宫强直性收缩。

（二）护理评估

1. 健康史　询问并认真查阅产前检查记录，了解经产妇既往有无急产史，了解产妇临产后有无精神紧张、有无胎盘早剥、有无缩宫素应用不当、反复宫腔操作等诱发因素。评估临产时间，宫缩强度、频率，胎心等情况。

2. 身体状况

（1）协调性子宫收缩过强：表现为子宫收缩具有正常的对称性和极性，但收缩力过强（宫缩时宫腔压力≥60mmHg）、过频（10 分钟内有 5 次或以上的宫缩），产妇感腹部疼痛剧烈。如产道无阻力，产程进展迅速，分娩可在短时间内结束。总产程不足 3 小时者，称为急产，以经产妇多见。若产道有梗阻，可使子宫体部肌层越来越厚，子宫下段肌层越来越薄，形成一环形凹陷，并随宫缩上升达脐部或脐上，即病理性缩复环（图 10-3）。子宫下段有压痛，伴血尿，不及时处理可致子宫破裂。

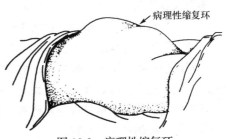

图 10-3 病理性缩复环

（2）不协调性子宫收缩过强

1）强直性子宫收缩：子宫肌强直性痉挛性收缩，无节律性，间歇期短，甚至无间歇。产妇因持续性腹痛常有烦躁不安、腹部拒按表现，胎方位触诊不清，胎心音听不清。若产道有梗阻可出现病理性缩复环等先兆子宫破裂征象。

2）子宫痉挛性狭窄环：子宫局部平滑肌呈痉挛性、不协调性收缩形成环状狭窄，持续不放松。常发生于子宫上下段交界处及胎体狭窄部，以胎儿颈部、腰部常见（图 10-4）。产妇多有持续性腹痛，子宫颈扩张缓慢，胎先露下降停滞，胎心音不规则。阴道检查在宫腔内可触及较硬而无弹性狭窄环，此环不同于病理性缩复环，不随宫缩上升。

（3）对母儿的影响

1）对产妇的影响：宫缩过强、过频，产程进展过快，可致产妇软产道裂伤，多表现为子宫颈、阴道及会阴撕裂伤，甚至子宫破裂。宫缩过强致宫腔压力增高，羊水栓塞风险增高。子宫局部形成痉挛性狭窄环可使产程延长、胎盘嵌顿，增加产后出血、感染及手术的机会。

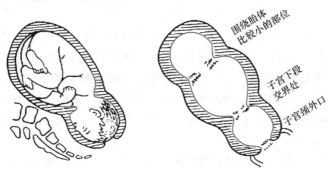

图 10-4 子宫痉挛性狭窄环

2）对胎儿、新生儿的影响：宫缩过强、过频使子宫胎盘血流量减少，易致胎儿窘迫、新生儿窒息，甚至死亡。胎儿娩出过快，胎头在产道内受到的压力骤然解除，易致新生儿颅内出血；来不及消毒致新生儿感染；新生儿坠地致骨折、外伤。

3. 心理-社会评估 重点评估产妇的紧张、恐惧程度，是否有良好的家庭、社会支持系统。

4. 辅助检查

（1）胎儿电子监护仪：及时了解胎心及宫腔压力情况，观察宫缩强度、频率等变化。

（2）阴道检查及肛门检查：适时进行肛门、阴道检查，了解子宫颈口扩张、胎先露下降情况。

5. 治疗原则　应以预防为主。

（1）协调性宫缩过强：有急产史的孕妇，应提前2周住院待产。临产后慎用缩宫素及其他可促进宫缩的产科处理，如灌肠、人工破膜等；胎儿娩出时指导产妇避免使用腹压；急产来不及消毒及新生儿坠地时，给予抗生素预防感染。给予新生儿维生素 K_1 10mg 肌内注射预防颅内出血，尽早给予精制破伤风抗毒素 1500U 肌内注射。

（2）不协调性宫缩过强：一旦出现强直性子宫收缩或子宫痉挛性狭窄环，立即停止产科操作、停用缩宫素，认真查找原因；给产妇吸氧，并应用宫缩抑制剂；如宫缩恢复正常，产道无梗阻，胎心正常，可等待自然分娩或阴道助产；如异常宫缩不缓解，出现胎儿窘迫、病理性缩复环或产道有梗阻，尽早行剖宫产术；如胎死宫内，应先缓解宫缩，之后阴道助产处理死胎，以尽可能不损伤母体为原则。

（三）护理诊断/医护合作性问题

1. 急性疼痛　与宫缩过强、过频有关。

2. 焦虑　与担心自身及胎儿安危有关。

3. 有感染的危险　与产道损伤、失血过多致抵抗力下降有关。

4. 有母儿受伤的危险　与产程进展过快致软产道损伤、新生儿产伤有关。

5. 潜在并发症：子宫破裂、产后出血。

（四）护理措施

1. 一般护理　指导有急产史的孕妇预产期前2～3周不外出，以免发生意外。嘱产妇一旦出现临产先兆，应卧床休息，取左侧卧位。帮助按摩背部、腰骶部减轻疼痛。产妇需排大小便前，应先查宫口大小和先露高低，以防胎儿坠地，造成意外伤害。

2. 病情观察　监测生命体征的变化；密切观察宫缩强度、频率，胎心率的变化及产程进展，注意破膜、羊水情况；发现先兆子宫破裂征象，及时报告医生处理；做好接产和新生儿窒息的抢救准备。产后应注意观察生命体征、子宫的复旧、会阴伤口、阴道出血及产后恶露的情况。

3. 配合医疗的护理　出现宫缩过频、过强，应嘱产妇哈气，避免屏气用力，迅速做好接产及新生儿抢救的准备；出现强直性子宫收缩，遵医嘱使用宫缩抑制剂，如用药后仍不缓解，应迅速做好剖宫产术前准备；出现子宫痉挛性狭窄环，应协助医生查找原因，对症处理。

4. 心理护理　与产妇多沟通，分散注意力以减轻不适感；提供产妇产程进展及胎儿安危的信息，指导产妇缓解疼痛的方法；关心、体贴产妇，减轻产妇的精神紧张，积极配合分娩；如发生新生儿意外，应帮助产妇应对悲伤。

5. 预防　加强产妇监护，有急产史的经产妇；做好妊娠期保健工作，消除产妇的紧张情绪；进入产程后避免过度疲劳；正确使用宫缩剂；行阴道检查及宫腔内操作时动作轻柔。

6. 健康教育　产后应注意观察恶露的量、色、性状；嘱产妇保持外阴清洁，预防感染；指导产妇母乳喂养，选择合适的避孕措施，并给予生育指导。

第二节　产道异常

● 案例 10-2

产妇张某，25岁，孕39周。产前检查示：宫高34cm，腹围98cm，胎心144次/分，枕左

前位，胎头已衔接，无宫缩，骨盆测量值：髂棘间径 25cm，髂嵴间径 27cm，骶耻外径 17cm，坐骨棘间径 10cm，坐骨结节间径 9cm，耻骨弓角度大于 90°。

根据以上资料，请回答：

1. 该产妇骨盆是否正常？
2. 该产妇应选择的最佳分娩方式是什么？
3. 该类产妇最常见的护理诊断及护理措施有哪些？

一 概述

产道异常包括骨产道异常和软产道异常，临床以骨产道异常多见。产道异常可阻碍胎先露下降，影响产程顺利进展，导致难产。

（一）骨产道异常

骨产道异常是指骨盆形态异常或径线过短，使骨盆腔容积小于胎先露部可通过的限度，阻碍胎先露下降，使产程不能顺利进展，又称狭窄骨盆。狭窄骨盆是导致异常分娩的主要原因之一。狭窄骨盆的分类如下所述。

（1）骨盆入口平面狭窄（contracted pelvic inlet）：入口前后径＜10cm，骶耻外径＜18cm，对角径＜11.5cm。常见有两种类型：单纯扁平骨盆（图 10-5）和佝偻病性扁平骨盆（图 10-6）。

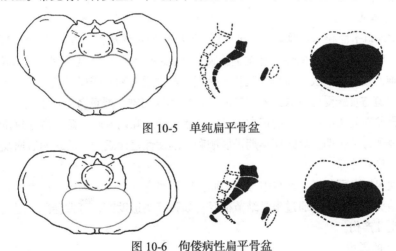

图 10-5　单纯扁平骨盆

图 10-6　佝偻病性扁平骨盆

（2）中骨盆及骨盆出口平面狭窄：骨盆入口各径线值正常，两侧骨盆壁向内倾斜，坐骨棘间径＜10cm，坐骨结节间径＜8cm，坐骨结节间径与出口后矢状径之和＜15cm，耻骨弓角度＜90°。我国妇女中骨盆及骨盆出口平面狭窄有两种常见类型：漏斗骨盆（图 10-7）及横径狭窄骨盆。

（3）骨盆三个平面狭窄：骨盆各平面的形态正常，但各平面径线均较正常值小 2cm 或更多，又称均小骨盆。多见于身材矮小、体型匀称的妇女。

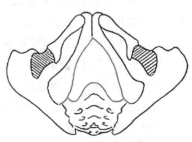

图 10-7　漏斗骨盆

（4）畸形骨盆：骨盆失去正常形态及对称性，包括偏斜骨盆、骨盆骨折所致畸形骨盆等。

（二）软产道异常

软产道由子宫下段、子宫颈、阴道及骨盆底软组织构成。临床因软产道异常导致难产的情况较为少见，易被忽视。应于妊娠早期常规行阴道检查，以便及早发现，及时处理，保证分娩顺利进行。软产道异常包括以下几种情况。

1. 外阴异常　会阴坚韧、外阴水肿、外阴瘢痕等。

2. 阴道异常　阴道横隔、阴道纵隔、阴道瘢痕性狭窄、阴道尖锐湿疣等。

3. 子宫颈异常　常见的子宫颈异常为宫颈坚韧、水肿，宫颈瘢痕，宫颈肌瘤、宫颈癌等。宫颈坚韧多见于高龄初产妇，宫颈组织缺乏弹性。宫颈水肿多见于持续性枕后位或滞产。如宫口未开全，产妇过早屏气用力，使子宫颈前唇长时间受压于胎头与耻骨联合之间可致宫颈水肿。

4. 子宫下段异常　随着剖宫产率的增高，剖宫产术后并发症也呈上升趋势，子宫下段的切口感染、瘢痕造成血管闭塞、血运障碍，下段组织坚韧，遇到梗阻性难产可发生子宫下段破裂。

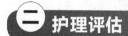 **护理评估**

（一）健康史

仔细查阅产妇产前检查的有关资料，评估本次妊娠的经过及身体反应，妊娠过程是否顺利，评估骨盆情况。详细了解既往孕产史，是否有难产、新生儿产伤史。详细了解其他疾病史，如佝偻病、脊髓灰质炎及骨盆外伤、脊柱和髋关节结核等病史。

（二）身体状况

1. 症状与体征

（1）骨盆入口平面狭窄：因胎头衔接受阻，易出现胎先露及胎方位异常，产妇腹形呈尖腹、悬垂腹，检查时跨耻征多为阳性，易发生胎膜早破、脐带脱垂，常继发宫缩乏力及子宫破裂，可致梗阻性难产或潜伏期及活跃早期延长，活跃后期进展顺利。产程延长，易导致胎儿窘迫及颅脑损伤。尿道与直肠受压过久易发生产时、产后排尿困难，严重者出现生殖道瘘。

（2）中骨盆平面狭窄：胎头能正常衔接，但胎头俯屈和内旋转受阻，常导致持续性枕横位和枕后位。表现为潜伏期及活跃期早期进展顺利，继发性宫缩乏力，活跃期后期及第二产程延长，甚至第二产程停滞。

（3）骨盆出口平面狭窄：常与中骨盆平面狭窄同时存在，表现为第一产程进展顺利，第二产程停滞，胎头双顶径不能通过坐骨结节横径；如强行阴道助产，可致会阴、阴道、盆底肌肉的损伤及新生儿产伤。

2. 对母儿的影响

（1）对产妇的影响：易致胎膜早破、脐带脱垂、胎位异常、产程延长、软产道损伤、子宫破裂、产后出血、产后感染等；产道狭窄、手术助产机会增多。

（2）对胎儿及新生儿的影响：导致胎儿窘迫或死亡，新生儿颅内出血、产伤及感染等。

（三）心理-社会评估

由于产道异常、产程过长、分娩困难，产妇常表现出恐惧和紧张情绪，担心自身及胎儿安全，表现出强烈的无助感，护理人员应及时评估产妇情绪，了解孕产妇的支持系统。

（四）相关检查

1. 一般检查　观察产妇的体型、步态，有无跛足、脊柱及髋关节畸形，米氏菱形窝是否对称，有无悬垂腹等。

2. 骨盆测量　包括骨盆外测量和骨盆内测量，是诊断骨盆狭窄的主要方法。骨盆外测量有异常者，应行骨盆内测量。

3. 腹部检查　估计头盆关系，如已临产但胎头仍未衔接，应行胎头跨耻征检查，估计头盆关系。检查方法：产妇排空膀胱后仰卧、两腿伸直，检查者将一手放在耻骨联合上方，另一手将浮动的胎头向骨盆腔方向推压。如胎头低于耻骨联合平面，称跨耻征阴性，表示头盆相称；若胎头与耻骨联合在同一平面，称跨耻征可疑阳性，表示可疑头盆不称；若胎头高于耻骨联合平面，称跨耻征阳性，表示头盆不称（图 10-8）。对跨耻征阳性的孕妇，应让其双腿屈曲半卧位，再次行胎头跨耻征检查，若转为阴性，提示骨盆倾斜度异常，无头盆不称。

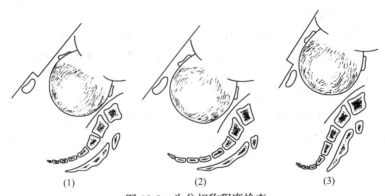

(1)　　　　　　(2)　　　　　　(3)

图 10-8　头盆相称程度检查
（1）头盆相称；（2）可疑头盆不称；（3）头盆不称

4. 会阴检查　了解外阴、阴道、子宫颈有无异常。

5. B超检查　了解胎先露与骨盆的关系，测量胎头双顶径、胸径、腹径、股骨长度，判断是否能经阴道分娩。

（五）治疗原则

明确骨盆狭窄类型和程度，围绕母儿生命安全等综合分析，决定分娩方式。

三　护理诊断/医护合作性问题

1. 焦虑　与担心自身和胎儿的安危有关。
2. 有新生儿窒息的危险　与产道异常、产程延长有关。
3. 有感染的危险　与胎膜早破、产程延长等有关。
4. 潜在并发症：子宫破裂。

四　护理措施

（一）一般护理

1. 为产妇提供舒适温馨的待产环境，待产室内整洁，空气流通，温度、湿度适宜。
2. 保证产妇的营养、水分摄入，鼓励产妇进高热量、易消化饮食，指导产妇多休息，保持良好的产力。

（二）病情观察

1. 密切观察胎心，及时发现胎儿窘迫征象；破膜后立即听胎心，观察羊水量、色与性状，必要时行阴道检查，了解有无脐带脱垂等情况，如有异常及时报告医生处理。
2. 观察子宫收缩及产程进展情况，了解宫缩强度、频率、持续时间或应用胎儿电子监护仪动态监测。如出现先兆子宫破裂征象，应立即停止试产，及时处理，避免发生子宫破裂。

（三）配合治疗的护理

1. 骨盆明显狭窄　遵医嘱做好剖宫产术前准备及新生儿抢救准备。

2. 轻度入口平面狭窄及头盆不称者在严密监护下试产，试产时间 2~4 小时。

（1）专人守护，保证良好产力。

（2）密切观察产程进展。用手或胎儿电子监护仪监测子宫收缩及胎心率变化，发现异常及时停止试产，报告医师处理。

3. 中骨盆平面狭窄　如宫口开全，胎头双顶径达坐骨棘水平或更低，可经阴道助产；若胎头双顶径在坐骨棘水平以上或出现胎儿窘迫，则应协助行剖宫产术结束分娩。

4. 骨盆出口平面狭窄　如出口横径与出口后矢状径之和<15cm，足月活胎不经阴道分娩，不应试产，协助行剖宫产术终止妊娠。

5. 软产道异常　外阴水肿者予以局部湿热敷；配合医生完成阴道横隔、阴道纵隔及会阴切开术。宫颈水肿者，遵医嘱在子宫颈两侧各注入 0.5%利多卡因 5~10ml 或静脉推注地西泮 10mg，并在宫口近开全时用手将水肿的子宫颈前唇上推，使胎头越过子宫颈经阴道分娩。如上述处理无效则行剖宫产术。

6. 预防产后出血和感染　胎儿娩出后遵医嘱使用宫缩剂、抗生素，预防产后出血及感染。

7. 高危儿护理　胎头在产道受压时间过长或手术助产的新生儿，应严密观察，并遵医嘱处理，预防新生儿颅内出血。

（四）心理护理

及时与产妇、家属沟通，让孕妇及家属了解骨盆异常的情况与可能的分娩方式，了解产道异常对母儿的影响。对经全面评估行阴道试产者，应向产妇及家属讲解自然分娩的可能性及好处，增强产妇的自信心；及时提供产程进展情况，耐心解答产妇及家属的疑问，导乐陪产，减轻产妇的焦虑。

（五）健康教育

指导孕妇定期行产前检查，及早发现骨盆异常。指导产妇预防与识别胎膜早破，一旦出现胎膜早破避免直立位，立即来院就诊。讲解产道异常对母儿的影响，指导有头盆不称、胎先露高浮及跨耻征阳性产妇提前入院待产。宣教母乳喂养、新生儿护理及产褥期保健的知识。

第三节　胎儿异常

● 案例 10-3

产妇陈某，31 岁，G₁P₀。因停经 40 周，阵发性腹痛 9 小时入院。昨晚 12 点出现阵发性腹痛，伴少量阴道血性分泌物，于今晨 9 点入院。体查：宫高 32cm，腹围 93cm，骶右前位，骨盆外测量正常，宫缩 30~40 秒/4~5 分，胎心 144 次/分，宫口开大 2cm，S⁻¹，胎膜已破，羊水清亮。

根据以上资料，请回答：

1. 该产妇最可能的临床诊断是什么？

2. 该产妇的护理诊断及护理措施有哪些？

概述

胎儿异常包括胎位异常和胎儿发育异常。枕前位为正常胎位，约占90%，其余均为胎位异常，是造成难产的常见原因之一。临床常见异常胎位有臀位、持续性枕后位或枕横位等。其中，臀位是最常见的异常胎位。在头位分娩过程中，胎头内旋转受阻，于分娩后期仍然位于母体骨盆的后方或侧方，致使分娩发生困难者称为持续性枕后位或枕横位。胎儿纵轴与母体纵轴相垂直，胎体横卧于母体骨盆入口平面之上，胎先露为肩，称为肩先露，亦称横位。肩先露是对母儿最不利的胎方位，足月活胎不能经阴道自然娩出。胎儿发育异常包括巨大胎儿、胎儿畸形等。

二 护理评估

（一）健康史

查阅产前检查资料，如身高、骨盆测量值、胎方位等，估计胎儿大小、有无羊水过多、前置胎盘等。了解既往分娩情况，有无头盆不称，糖尿病史，有无分娩巨大胎儿、畸形儿等家族史。

（二）身体状况

1. 胎位异常

（1）臀位：因胎头比胎臀大，分娩时后出胎头无明显变形，常造成娩出困难。产科腹部检查：腹部呈纵椭圆形，宫底部可触及圆而硬有浮球感的胎头，耻骨联合上方可触到不规则、软而宽的胎臀，胎心音在脐右（或左）上方最清楚。阴道检查：可触及胎臀、胎足或胎膝。

（2）持续枕后位、枕横位：由于胎儿枕骨持续位于母体骨盆的侧后方，直接压迫直肠，宫口未开全产妇自觉肛门坠胀及排便感，过早屏气使用腹压，易致产妇疲劳、肠胀气、尿潴留等，宫颈前唇水肿，影响产程进展。产科腹部检查：胎背位于母体腹部的后方或侧方，前腹壁容易触及胎儿的肢体，有时在母体耻骨联合上方可触及胎儿颏部；胎心音在母体脐下偏外侧或在胎儿肢体侧最清晰。阴道检查：枕后位时盆腔后部空虚，胎头矢状缝位于骨盆斜径或前后径上，大囟门在骨盆侧前方，小囟门在骨盆侧后方或后方；枕横位时触及矢状缝与骨盆横径一致，大、小囟门分别位于骨盆的两侧。

（3）横位：临产后如不及时处理，易发生嵌顿性横位或称忽略性肩先露（图10-9），进而导致子宫破裂。

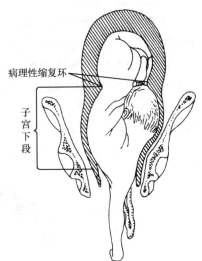

图 10-9 忽略性肩先露

（4）面先露：因胎头极度仰伸，衔接受阻，可导致潜伏期延长、活跃期延长或停滞。颏后位足月活胎不能经阴道分娩，处理不及时可致子宫破裂。

2. 胎儿发育异常

（1）巨大胎儿：指胎儿体重达到或超过4000g。孕妇自觉腹部增长较快，妊娠晚期易出现呼吸困难等压迫症状。产科腹部检查：子宫大于孕周，胎体大，胎心听诊位置较高，常发生头盆不称导致难产。

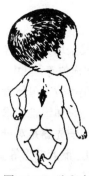

（2）胎儿畸形：常见有脑积水（图 10-10）、无脑儿。脑积水者大量脑脊液潴留在脑室内外，使头颅体积增大，常表现为头盆不称；阴道检查：有胎头大，囟门大且紧张，颅骨薄而软如乒乓球的感觉；处理不及时可致子宫破裂，常合并脊柱裂、足内翻等畸形。

（三）心理-社会评估

评估产妇焦虑程度，产妇及家属对相关知识的了解程度，产妇有无良好的家庭、社会支持系统。

图 10-10 脑积水

三 护理诊断/医护合作性问题

1. 焦虑　与担心难产、手术产、胎儿畸形等有关。
2. 有胎儿受伤的危险　与胎膜早破、脐带脱垂、手术助产有关。
3. 潜在并发症：子宫破裂、产后出血、产褥感染。

四 护理措施

（一）一般护理

鼓励产妇进食与休息，保持良好的体力，必要时遵医嘱给予补液，维持水、电解质平衡。指导产妇合理用力，勿过早屏气用力，及时排空大小便，避免膀胱充盈影响宫缩与先露下降。

（二）病情观察

临产后严密观察宫缩、胎心音与产程进展情况，观察产妇的体力情况，观察胎膜破裂、羊水情况，有异常及时报告医生处理。

（三）配合治疗的护理

1. 纠正胎位　告知孕妇定期进行产前检查。孕 30 周后仍为臀位或横位者，应指导矫正胎位。方法：孕妇排空膀胱、松解裤带，取胸膝卧位（图 10-11），每日 2 次，每次 15 分钟，1 周后复查；激光照射或艾灸至阴穴，每日 1 次，每次 15～20 分钟，5 次为一疗程。

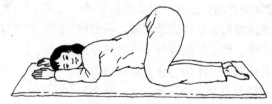

图 10-11 膝胸卧位

2. 终止妊娠　根据孕产次、既往分娩史，结合产力、骨盆情况、胎位、胎儿大小等因素，综合分析，选择分娩方式，终止妊娠。

（1）臀位：阴道分娩者，第一产程，嘱产妇取左侧卧位，少活动，禁灌肠，少肛门检查；一旦破膜立即听胎心，抬高床尾，行阴道检查，了解有无脐带脱垂。发现异常，立即吸氧并报告医生处理。若宫口未全开，阴道外口见胎足，接产者应消毒外阴，使用"堵"外阴的方法，促使宫颈口和阴道充分扩张，防止后出头困难（图 10-12）。第二产程，做好术前准备，配合医生行会阴侧切及臀助产术，胎儿脐部娩出后，2～3 分钟娩出胎头，最长不超过 8 分钟。

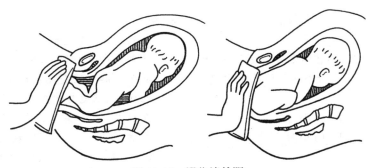

图 10-12 臀位堵外阴

（2）持续性枕后位与枕横位：临产后指导产妇配合，促进产程进展。枕横位者，嘱产妇朝向胎背对侧方向侧卧，以利胎头枕部转向前方；枕后位者，嘱其勿过早屏气用力，防止子宫颈水肿及疲乏。不要过早干预产程，尽量减少不必要的阴道检查，严格无菌操作。宫口开全后，如胎头双顶径已达坐骨棘平面或平面以下，做好阴道助产术的准备；如胎头双顶径在坐骨棘平面以上或胎儿窘迫，做好剖宫产术前准备与新生儿抢救准备。

（3）横位：胎儿存活，及时协助行剖宫产术终止妊娠，胎儿已死，无先兆子宫破裂征象，协助行毁胎术。

（4）面先露：颏前位给予阴道试产，若试产失败、头盆不称、胎儿窘迫或为颏后位，应协助行剖宫产术终止妊娠。

3. 预防产后出血和感染　胎儿前肩娩出后应遵医嘱立即注射缩宫素；胎盘娩出后，仔细检查软产道，发现裂伤应及时修补，遵医嘱给予抗生素预防感染。

（四）心理护理

热情、主动与产妇沟通，及时、耐心解答产妇及家属的疑问，消除其紧张、焦虑、恐惧情绪，并将产妇及胎儿的状况告知产妇及家属，帮助产妇顺利度过分娩期。

（五）健康教育

指导孕妇加强妊娠期保健，发现胎位异常及时矫正。提供产褥期保健、新生儿喂养、避孕及生育指导，指导产妇产后注意休息，加强营养，促进身体恢复。胎儿已死者，指导退乳方法。

小结

本章主要介绍了产力异常、产道异常、胎儿异常的护理评估、护理诊断与护理措施。学生通过学习本章，学会识别异常分娩，并能配合医生处理异常分娩，能为异常分娩的产妇实施护理措施及进行健康宣教。

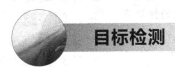

目标检测

一、选择题

A1 型题

1. 宫缩乏力行人工破膜促进产程进展时，最适用的情况是（　　）

   A. 头位，宫口开大 1cm

   B. 横位，宫口开大 2cm

   C. 臀位，宫口开大 2cm

   D. 臀位，宫口开大 3cm 以上

   E. 头先露，已衔接，宫口开大 4cm

2. 可在监护下试产的是（　　）

   A. 漏斗骨盆

   B. 畸形骨盆

   C. 严重的会阴瘢痕

   D. 跨耻征可疑阳性

E. 头位，骨盆出口平面狭窄

A2 型题

3. 某女，孕1产0，因宫缩乏力导致第一产程潜伏期延长，该患者潜伏期时间至少超过了（　　）
   A. 8小时　　　　B. 12小时
   C. 14小时　　　D. 16小时
   E. 18小时

4. 某女，孕1产0，宫内妊娠40周，临产7小时，因宫缩乏力应用缩宫素加强宫缩，下列处理方法描述正确的是（　　）
   A. 专人守护，严密观察宫缩及胎心音
   B. 用药后宫缩越强效果越好
   C. 出现血压升高应停药，并给予降压药
   D. 如出现胎儿窘迫，只要调整缩宫素的滴速即可
   E. 效果不好时，可调整滴速为60滴/分

5. 某女，32岁，孕32周，产前检查发现臀位，咨询纠正胎位的方法，护士回答正确的是（　　）
   A. 不用处理，任其自然发展
   B. 多散步，多做跳跃运动
   C. 行外倒转术
   D. 做膝胸卧位，每日2次
   E. 等临产后行剖宫产

6. 某女，28岁，第二胎，孕40周，临产3小时自娩一女婴，下列不可能出现的后果是（　　）
   A. 产后出血　　　B. 产褥感染
   C. 软产道损伤　　D. 新生儿颅内出血
   E. 生殖道瘘

7. 某产妇，27岁，足月临产17小时入院，腹部见病理性缩复环，下列最可能的情况是（　　）
   A. 臀位　　　　　B. 宫缩乏力
   C. 头盆不称　　　D. 胎儿畸形
   E. 软产道异常

8. 初产妇，29岁，孕40周，宫口开全2小时频频用力，未见胎头拨露。腹部检查：宫底部为臀，腹部前方可触及胎体，未触及胎头。肛门检查胎头已达坐骨棘水平下2cm，矢状缝与骨盆前后径一致，大囟门在前方，此时最可能的情况是（　　）
   A. 枕前位　　　　B. 枕横位
   C. 头盆不称　　　D. 持续性枕后位
   E. 持续性枕横位

A3/A4 型题

（9、10题共用题干）

　　某女，28岁，G_1P_0，临产5小时，检查：骶左前位，胎心140次/分，宫缩规律，阴道检查：宫口开大1.5cm，先露平坐骨棘水平，产妇呈痛苦面容，3小时后阴道检查宫口仍为1.5cm，先露平坐骨棘水平，宫缩时宫底不硬，胎心120次/分。

9. 上述病例最可能的诊断是（　　）
   A. 先兆子宫破裂　B. 宫缩过强
   C. 原发性宫缩乏力D. 协调性宫缩乏力
   E. 不协调性宫缩乏力

10. 对该产妇的正确处理是（　　）
   A. 行产钳术　　　B. 人工破膜
   C. 针灸穴位　　　D. 注射哌替啶
   E. 静脉滴注缩宫素

二、名词解释

1. 潜伏期延长
2. 活跃期延长
3. 第二产程延长
4. 滞产
5. 病理性缩复环
6. 持续性枕横位

三、问答题

1. 简述协调性宫缩乏力的处理方法。
2. 简述臀先露妊娠期的处理方法。

（李耀军）

第十一章 分娩期并发症妇女的护理

分娩期并发症是指因分娩的直接或间接因素引起的疾病，严重者威胁母儿生命，甚至导致母儿死亡，是孕产妇死亡的主要原因。加强妊娠期保健，严密产时监护，可有效预防分娩期并发症的发生；及时发现、及时处理，能有效降低对母儿的危害。本章重点阐述产后出血、子宫破裂、羊水栓塞。

第一节 产后出血

● 案例 11-1

某女，28 岁，G_2P_1，孕 39^{+4} 周，LOA，顺产。胎儿娩出后 15 分钟见阴道少量流血，助产士按照操作常规协助胎盘胎膜娩出，查：胎盘胎膜完整，其后产房留观。产后 1 小时观察发现产妇阴道流血较多，BP 86/58mmHg，P 100 次/分。面色苍白，出冷汗。子宫软、轮廓不清，挤压子宫底见阴道大量暗红色血液流出，并伴血凝块，估计总出血量约 1000ml。

根据以上资料，请回答：

1. 该产妇最可能的临床诊断是什么？
2. 该类产妇主要的护理诊断及护理措施有哪些？

一 概述

胎儿娩出后 24 小时内阴道出血量超过 500ml 者，称为产后出血，是分娩期严重并发症，其发生率占分娩总数的 2%～3%，是我国目前导致孕产妇死亡的首位原因。产后出血 80%发生在产后 2 小时以内，疾病的预后与产妇失血量、失血速度、产妇体质及能否得到及时有效处理有关。大量出血可导致失血性休克，抢救不及时可导致产妇死亡。

引起产后出血的四大原因如下。

1. 子宫收缩乏力 是导致产后出血的最主要因素，发生率占产后出血的 70%～80%。

（1）全身性因素：产妇精神过度紧张、产程延长、产妇体力衰竭，临产后使用过量镇静剂、麻醉剂，合并急慢性全身性疾病等。

（2）局部因素：①子宫过度膨胀使肌纤维过度伸展；②子宫肌纤维退行性变；③子宫本身病变；④子宫平滑肌水肿、渗出，如妊娠高血压疾病、重度贫血、子宫胎盘卒中；⑤子宫下段收缩力弱致血窦不易关闭。

2. 胎盘因素　胎儿娩出后 30 分钟，胎盘尚未娩出者，称胎盘滞留，包括剥离后滞留、嵌顿，胎盘剥离不全、粘连、植入及胎盘胎膜残留。

3. 软产道裂伤　常因急产、子宫收缩过强、胎儿过大导致宫颈裂伤，甚至子宫下段撕裂伤。

4. 凝血功能障碍　较少见，但后果严重。①产科并发症，如 DIC；②妊娠合并凝血功能障碍性疾病，如血小板减少症。

 护理评估

（一）健康史

评估孕妇既往妊娠分娩史，评估本次妊娠产前、产时及产后相关因素。详细了解有无前置胎盘、胎盘早剥、妊娠高血压疾病、巨大儿、双胎妊娠，有无产程延长及手术产。详细了解产后出血的时间、出血量及血液形状。

（二）身体状况

产妇主要表现为大量阴道流血，病情严重者常伴有不同程度的失血性休克及继发性贫血。

1. 产后出血不同原因的临床表现　见表 11-1。

表 11-1　产后出血不同原因的临床表现

出血原因	临床表现
子宫收缩乏力	胎盘娩出后出现大量阴道流血，呈间歇性，色暗红；腹部检查：子宫软，轮廓不清，挤压子宫底见阴道流血增多，可有血凝块；按摩子宫及使用宫缩剂后宫体变硬，阴道流血减少或停止。
软产道裂伤	胎儿娩出过程中或胎儿娩出后立即出现持续性、鲜红色血液从阴道流出，可自凝
胎盘因素	胎儿娩出后、胎盘尚未娩出，或胎盘、胎膜娩出不完整，出现多量阴道流血，血色暗红，可自凝
凝血功能障碍	胎盘娩出前、后出现持续性阴道流血，可伴有皮肤黏膜或其他部位出血，血液不凝，不易制止，实验室检查有凝血功能指标异常

2. 隐性出血　阴道流血少，血液积聚在阴道或宫腔内，触摸宫底升高，子宫软，挤压宫底时有血块和血液自阴道流出。产妇阴道流血量与休克程度不成正比，应考虑存在宫腔内积血。

3. 失血征象　患者出现休克前常表现为口渴、恶心、呕吐、烦躁不安、打哈欠、头晕目眩，随之出现面色苍白、出冷汗、胸闷、呼吸急促、脉搏细数、血压下降等。

（三）心理-社会评估

产妇因出现大量阴道流血，对自身健康感到担忧；其家属因担心产妇生命安危，出现情绪紧张、急躁、焦虑、恐惧等心理反应，急迫需要得到医护人员的支持，并希望了解病情的预后。

（四）辅助检查

1. 血常规　根据红细胞计数减少及血红蛋白下降的程度，判断有无贫血及贫血程度。根据白细胞总数及分类计数了解有无感染存在。

2. 血型检查及交叉配血试验　及时做好输血准备。

3. 凝血功能检查　了解有无凝血功能障碍。

（五）治疗原则

出现异常阴道流血，应立即查明出血原因，及时采取针对性的有效措施迅速止血，同时积极防治休克、预防感染。

三 护理诊断/医护合作性问题

1. 组织灌注量不足 与失血过多有关。

2. 恐惧 与担忧生命安危等有关。

3. 活动无耐力 与失血过多导致身体虚弱，以及产后营养摄入不足有关。

4. 有感染的危险 与贫血、低蛋白血症致机体抵抗力低下，胎盘粘连、胎盘残留、宫腔操作，软产道裂伤等有关。

四 护理措施

（一）一般护理

1. 护士发现异常出血应立即报告医生，进行相应检查，迅速判断出血原因；患者取平卧位或中凹位，立即给氧、注意保暖，同时迅速建立静脉通道。

2. 为产妇提供清洁、安静、舒适的环境，保证充足的睡眠；给予高热卡、高蛋白、高维生素、富含铁、易于消化的饮食，宜少食多餐。

3. 患者病情稳定，一般情况改善后鼓励产妇下床活动。

4. 注意保持外阴清洁干燥，每日用 0.2%聚维酮碘溶液擦洗外阴 2 次，大小便后冲洗外阴。

5. 加强指导，协助产妇早进行母乳喂养。

（二）病情观察

1. 产后留观 2 小时 严密观察产妇呼吸、脉搏、血压，注意观察产妇面色、皮肤黏膜颜色情况；应注意观察子宫收缩、子宫底高度、阴道流血量、膀胱充盈情况、会阴及阴道有无血肿等；发现产妇阴道流血多或有休克征兆时应立即报告医生。

2. 监测体温变化，观察恶露性状及伤口情况，遵医嘱定时送检标本，并根据血常规化验结果，了解有无感染迹象，发现异常及时报告医生。

（三）配合治疗的护理

密切配合医生争分夺秒进行抢救，挽救产妇生命。针对病因及时采取有效措施，迅速止血。

1. 协助医生迅速止血

（1）宫缩乏力性出血：主要措施是迅速按摩子宫，同时根据情况可选用缩宫素、麦角新碱、卡前列素氨丁三醇（欣母沛）等药物加强宫缩，如无效再采用其他方法止血（表 11-2、图 11-2）。

表 11-2 宫缩乏力性出血的止血措施

止血措施	具体方法
腹壁按摩子宫或腹壁–阴道双手压迫按摩子宫（图 11-1）	先压出宫腔内积血，然后按摩子宫。①腹壁按摩子宫：手在耻骨联合上按压下腹中部，将子宫上推，另一手置于子宫底部，拇指在前壁，其余四指在后壁，作均匀有节律地按摩子宫。②腹壁–阴道双手压迫按摩子宫：一手从腹部置于子宫体后壁，另一手置于阴道穹窿前部握拳挤压子宫前壁，两手相对紧压子宫并做按摩
应用宫缩剂	遵医嘱用缩宫素 10U 肌内注射或直接宫体注射，可加入 10% 葡萄糖 20ml 静脉缓慢注射，也可用缩宫素 20U 加入 5% 葡萄糖静脉滴注；可用米索前列醇舌下含服或阴道塞药；麦角新碱 0.2～0.4mg 肌内注射或子宫肌壁内注入（心脏病、妊娠高血压疾病、高血压患者慎用）
宫腔填塞纱条（图 11-2）	经按摩子宫和应用宫缩剂无效时，且无手术条件的情况下可采用。必须严格无菌，均匀填塞，不留空隙。填塞后应严密观察血压、脉搏、宫底高度及子宫大小变化等。24 小时后缓慢取出纱条，取出前应先肌内注射宫缩剂，并给予抗生素预防感染
经阴道行子宫动脉结扎、髂内动脉栓塞术或切除子宫	经按摩子宫和应用宫缩剂无效时采用

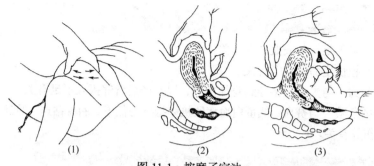

图 11-1　按摩子宫法

（1）腹壁单手按摩子宫；（2）腹壁双手按摩子宫；（3）腹部-阴道双手按摩

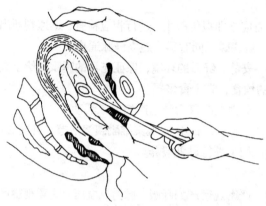

图 11-2　宫腔填塞纱条

（2）胎盘因素：①胎盘胎膜残留：接产者换消毒手套，用碘甘油纱布清宫或用刮匙刮取宫内残留物；②胎盘嵌顿：排空膀胱后用手协助胎盘娩出或使用乙醚麻醉，松解狭窄环后用手取出；③胎盘粘连：行徒手剥离胎盘术，注意检查胎盘胎膜是否完整；④植入性胎盘若不能徒手剥离者，应行子宫次全切除术。

（3）软产道裂伤：协助医生充分暴露裂伤部位，及时准确进行修补有效止血。

（4）凝血功能障碍：应针对病因进行处理，注意观察凝血功能情况；同时尽快输新鲜全血，补充血小板、纤维蛋白原或凝血酶原复合物、凝血因子等。

2. 防治休克　按照失血性休克的补液原则及时补充血容量，遵医嘱输液、输血，纠正水、电解质及酸碱平衡紊乱；备好急救物品及药品，做好护理记录，记录出入液量等。

3. 遵医嘱用药　使用抗生素预防感染，补充铁剂，纠正贫血。

（四）心理护理

护士应耐心、详细地向患者及家属解释出血的原因及所采取的治疗、护理措施，并给予患者及家属精神安慰和心理支持；可允许家属陪伴在患者身旁，以消除紧张情绪，增加安全感；护士参与抢救时应保持冷静、动作敏捷、操作熟练，以良好的态度、精湛的技术、高度的责任心和同情心赢得患者及家属的信任，避免因沟通不好出现医患矛盾。

（五）健康教育

1. 对有产后出血危险的孕产妇需尽早做好抢救准备工作。

2. 告知产妇如何观察产后子宫复旧及恶露变化等知识，如发现异常须及时就诊。

3. 帮助家属为产妇制订出院后膳食计划，以保证营养的补充。

4. 嘱产妇注意休息，及早下床活动，促进恶露排出及产后康复。

5. 鼓励患者及时表达内心的感受及需求，保持良好健康心态，促进心身健康。

6. 指导产妇遵医嘱服药，必要时给予药物纠正贫血，预防感染。

第二节 子宫破裂

● 案例 11-2

某女，农民，28岁，G_3P_1，孕 40^{+6} 周，阵发性腹痛 6 小时，半小时前产妇感下腹剧痛难忍，由家属送往当地乡镇医院就诊。两年前行剖宫产术，现有一女孩。入院时产妇表情痛苦，烦躁不安。护士接诊查：BP 90/60mmHg，R 25 次/分，P 115 次/分；全腹压痛明显，胎位、胎心不清。

根据以上资料，请回答：

1. 该产妇最可能的临床诊断是什么？

2. 该类产妇可能的护理诊断及护理措施有哪些？

一 概述

妊娠期或分娩期由于各种原因导致子宫体部或子宫下段发生破裂称为子宫破裂，其是产科严重并发症，威胁母儿生命，若不能得到及时处理常导致母儿死亡。

近年来，随着城乡妇幼卫生三级保健网的建立，我国孕产妇子宫破裂的发生率有了显著下降，有效降低了围生期母儿的死亡率。但在农村偏远地区，子宫破裂仍然时有发生，尤其是二胎生育政策实施后，高龄孕产妇及剖宫产术后再次妊娠，可能致子宫破裂的高危因素增加，应引起产科医护人员的高度重视。

导致子宫破裂的病因如下所述。①梗阻性难产：如骨盆狭窄、头盆不称、胎位异常（尤其是忽略性横位）或胎儿畸形等。②子宫病变：如瘢痕子宫病史，子宫畸形和子宫壁发育不良等。③阴道助产手术损伤：如宫口未开全行产钳或臀牵引助产手术，忽略性横位内倒转术、毁胎术，人工剥离胎盘术等操作不当。④滥用宫缩剂：使用缩宫素、米索前列醇药物，药物剂量过大或给药速度过快，子宫颈不成熟，胎位不正，梗阻性难产，用药期间对产程观察不仔细等。⑤外伤：意外车祸、跌伤、刀伤等。

二 护理评估

（一）健康史

评估孕产妇既往妊娠分娩史及本次妊娠及分娩期情况。注意了解有无梗阻性难产、子宫病变、剖宫产、阴道助产、外伤、缩宫素及其他药物使用情况等。

（二）身体状况

1. 先兆子宫破裂　典型临床表现：子宫病理性缩复环、下腹部压痛、胎心率改变及血尿。常见于临产后产程延长，胎先露下降受阻者。因子宫收缩过频过强，甚至呈强直性或痉挛性收缩，产妇感下腹部剧烈胀痛难忍，烦躁不安，甚至大喊大叫；宫缩强烈致子宫下段肌层逐渐拉长变薄，子宫体部肌层增厚变短，两者之间形成明显环状凹陷，随产程进展，此凹陷可逐渐上

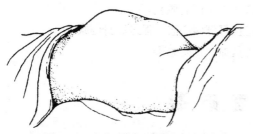

图 11-3　先兆子宫破裂腹部外形

升达脐平甚至脐上，称病理性缩复环。腹部检查：可见一明显的凹陷，呈葫芦状腹（图 11-3），下腹压痛明显。由于宫缩过强，致胎儿供血减少，胎动频繁、胎心改变或听不清。胎先露下降受阻，压迫膀胱，使膀胱黏膜受压充血，导致排尿困难或血尿。

2. 子宫破裂

（1）完全性子宫破裂：子宫肌壁全层破裂，宫腔与腹腔相通，羊水及胎儿的一部分或全部被挤入腹腔。产妇突感下腹撕裂样剧痛，随之子宫阵缩消失，疼痛暂时缓解。之后因血液、羊水及胎儿迅速进入腹腔，产妇很快出现持续性腹痛，逐步蔓延至全腹，可有阴道流血，量可多可少。失血量多者出现休克征象。腹部检查：全腹压痛、反跳痛，腹壁下触及胎儿肢体，胎体的一侧可扪及缩小的宫体，移动性浊音阳性，胎心音消失。阴道检查：胎先露上升，宫口缩小，有时可在宫腔内扪及破裂口。

链接

子宫病理性缩复环与子宫痉挛狭窄环的鉴别见表 11-3。

表 11-3　子宫病理性缩复环与子宫痉挛狭窄环的鉴别

子宫病理性缩复环	子宫痉挛狭窄环
因梗阻性难产子宫强直性收缩所致	因子宫局部肌肉呈痉挛性不协调性收缩所致
是子宫先兆破裂的主要临床表现	可导致产程停滞
在腹外可见腹部呈葫芦状	腹外不可见，阴道检查时在宫腔内可触及
狭窄环可随子宫收缩上升高达脐部以上	狭窄环不随宫缩移动多出现在子宫上下段交界处

（2）不完全性子宫破裂：子宫肌层部分或全层破裂，子宫浆膜层完整，子宫腔与腹腔不通，胎儿仍留在宫腔内。腹部检查：子宫破裂处压痛明显，可触及逐渐增大的血肿，若出血量大可伴失血性休克及胎心变化。

（三）心理-社会评估

由于子宫破裂关系到母儿安危，产妇及家属常产生紧张、担忧、焦虑、恐惧等心理反应，对预期结果难以接受。若胎儿死亡或子宫切除则更使产妇和家属产生悲伤、失望、愤怒等情绪。

（四）辅助检查

1. 腹腔穿刺或阴道穹后部穿刺　可帮助明确有无腹腔内出血。

2. B超检查　可协助确定破裂的部位及程度。

3. 常规检查　血常规检查可见血红蛋白降低、白细胞增加；尿常规检查可见红细胞。

（五）治疗原则

1. 先兆子宫破裂　立即抑制宫缩，给予乙醚麻醉，肌内注射哌替啶；同时立即做术前准备，尽快行剖宫产结束分娩。

2. 子宫破裂　无论胎儿是否存活，均应在积极抢救休克的同时做好术前准备，以尽快止血、取出胎儿为原则，及时行剖腹探查术。

三　护理诊断/医护合作性问题

1. 疼痛　与强烈宫缩、子宫破裂及腹膜刺激有关。

2. 组织灌注量不足　与子宫破裂大出血，致失血性休克有关。

3. 预感性悲哀　与胎儿死亡、切除子宫、产妇生命受到威胁有关。

4. 潜在并发症：感染、贫血。

5. 活动无耐力　与损伤、失血、感染有关。

四 护理措施

（一）一般护理

①积极防治休克；②补充营养；③预防感染。

（二）病情观察

1. 分娩期护理　严密观察，监测产妇宫缩及产程进展情况，若静脉滴注缩宫素应专人护理，及时发现梗阻性难产及先兆子宫破裂的征象，并报告医生。

2. 术前、术中、术后护理　严密观察产妇的生命体征、出血量及尿量，并做好记录。

（三）配合治疗的护理

1. 用药护理　发生先兆子宫破裂时，立即停止使用缩宫素，并遵医嘱给予宫缩抑制剂，如肌内注射或静脉注射哌替啶或地西泮，同时做好剖宫产术前准备，并尽快行剖宫产术。

2. 防治休克　发生子宫破裂时，积极配合医生进行抢救，迅速建立静脉通道，遵医嘱及时补充血容量，在纠正休克的同时做好剖腹探查术前准备，并加强术中护理。

3. 纠正贫血　术后遵医嘱给予铁剂纠正贫血。

（四）心理护理

护士应给予产妇及家属心理支持，耐心倾听产妇的感受，向产妇及家属告知产妇疼痛的原因，并解释采取的治疗和护理措施。指导患者做深呼吸，允许家属陪伴，从精神上减轻患者对疼痛的敏感性。与术后患者谈心，对他们的悲伤表示同情和理解，帮助其度过悲伤阶段。

（五）健康教育

①加强妊娠期保健：孕 30 周及时纠正异常胎位。②正确处理异常分娩：严格掌握应用缩宫素的指征、用法、用量，同时应有专人守护，严密观察宫缩、产程进展及胎心情况，对于先露高、有胎位异常的产妇试产更应仔细观察，手术助产时严格遵守操作规程。如有子宫瘢痕、子宫畸形的产妇试产，要严密观察产程并放宽剖宫产指征。③加强产褥护理：帮助产妇拟定产褥期休养计划，指导胎儿死亡的产妇退乳。如需再次妊娠，应指导其避孕 2 年后再妊娠，并进行避孕指导。

第三节　羊水栓塞

● 案例 11-3

某女，28 岁，G_1P_0，孕 40^{+5} 周，ROA，临产 12 小时，胎心 115 次/分，宫缩间歇 1～2 分钟，持续 50～60 秒，宫口开 6cm，S^0，诊断：胎儿宫内窘迫，立即行剖宫产术。当手术医生取出胎儿后，产妇突然出现烦躁不安，恶心、呕吐、呼吸困难、呛咳、发绀。查体：血压 80/50mmHg，脉搏 120 次/分，呼吸 46 次/分，双肺听诊有湿啰音。

根据以上资料，请回答：

1. 该患者最可能的临床诊断是什么？
2. 该类患者最可能的护理诊断及护理措施有哪些？

 概述

　　羊水栓塞是指在分娩过程中羊水及其有形成分进入母体血循环，引起肺栓塞、休克、DIC 和肾衰竭等一系列病理变化的综合征。临床常起病急，病情凶险，以致抢救常不能有效，相当一部分患者在短时间内突发死亡，故应高度重视，积极预防。

　　（一）病因
　　羊水栓塞是由于羊水中的有形成分如胎儿胎脂、毳毛、胎粪、上皮细胞进入母体血循环引起。羊水进入母血循环必须具备三个条件：①胎膜破裂；②强烈宫缩使羊膜腔内压力过高；③子宫颈或子宫体损伤处有开放的静脉或血窦。羊水进入母体血循环途径：①经宫颈内膜静脉；②胎盘附着处的血窦；③病理状态下开放的子宫壁血窦。发生羊水栓塞的诱因：胎膜早破、人工破膜；宫缩过强如急产或强直性宫缩；前置胎盘、胎盘早剥、宫颈裂伤、子宫破裂、剖宫产术、中期引产羊膜腔穿刺术、钳刮术及巨大儿死胎等均有可能诱发羊水栓塞。

　　（二）病理生理
　　羊水栓塞病理生理变化主要有肺动脉栓塞、肺动脉高压、过敏性休克、DIC 及急性肾衰竭。
　　1. 肺动脉高压　羊水中有形成分如胎脂、毳毛、胎粪、角化上皮细胞等，经肺动脉进入肺循环阻塞小血管引起机械性栓塞，还可激活凝血系统，使肺毛细血管内形成弥散性血栓，进一步阻塞肺小血管。肺小血管阻塞反射性引起迷走神经兴奋，使支气管痉挛、支气管内分泌物增多，使肺通气、肺换气减少。肺小血管阻塞引起肺动脉高压导致急性肺水肿及右心衰竭，继而呼吸循环功能衰竭、休克，甚至死亡。
　　2. 过敏性休克　羊水中有形成分为变应原，进入母体血液循环，引起 I 型变态反应，发生过敏性休克。
　　3. DIC　羊水中含有大量促凝物质，进入母血后，在血管内形成大量微血栓，消耗大量凝血因子，导致 DIC。同时羊水中含有纤溶激活酶，可激活纤溶系统，使产妇的血液系统由高凝状态迅速转变为纤溶亢进，血液不凝，发生严重产后出血。
　　4. 急性肾衰竭期　由于循环功能衰竭引起的肾缺血及 DIC 前期形成的肾内小血管栓塞，引起肾脏缺血、缺氧，导致肾脏器质性损害。

二 护理评估

　　（一）健康史
　　询问有无胎膜早破、前置胎盘、胎盘早剥、巨大儿、死胎等病理产科情况；评估产妇产力情况，在剖宫产术、中期引产羊膜腔穿刺术等手术操作时，应注意预防羊水栓塞的发生。
　　（二）身体状况
　　羊水栓塞可能发生在胎膜破裂后的任何时间，但多数发生于分娩过程中宫缩较强时或分娩后短时间内。典型病例临床表现分为休克、出血、急性肾衰竭三个阶段。
　　1. 休克期（呼吸循环衰竭）　分娩时，或中期妊娠钳刮术中，尤其在破膜后不久产妇突然出现寒战、呛咳、气促、烦躁不安、面色苍白、四肢厥冷，继而出现呼吸困难、发绀、抽搐、昏迷、血压下降、心率增快、肺底部听诊有湿性啰音等。严重者发病急骤,甚至没有前驱症状,仅惊叫一声或打一哈欠,血压迅速下降或消失,于数分钟内迅速死亡。

2. 出血期 表现为难以控制的全身广泛性出血,血不凝,产妇可因出血性休克而死亡。

3. 急性肾衰竭期 羊水栓塞后期产妇出现少尿、无尿和尿毒症的表现。

（三）心理-社会评估

由于起病急、病情发展快,患者家属没有任何心理准备,对突然出现的危重情况感到极度恐惧、惊惶、焦虑不安等,一旦母儿抢救无效,家属往往会产生抱怨、不满甚至愤怒等情绪。

（四）辅助检查

1. 实验室检查 痰液涂片:可查到羊水内容物,下腔静脉取血镜检可见羊水的有形物质。DIC 各项指标呈阳性。

2. 心电图 提示右心房、右心室扩大,ST 段下降。

3. X 线床边摄片 可见双侧肺部弥漫性点状、片状浸润影,沿肺门周围分布,伴轻度肺不张。

（五）治疗原则

立即给氧,迅速解除肺动脉高压,纠正呼吸循环衰竭;改善低氧血症,抗过敏、抗休克;防治 DIC 及肾衰竭;待患者病情缓解尽快结束分娩,使用抗生素防治感染。

三 护理诊断/医护合作性问题

1. 气体交换受损 与肺栓塞、肺动脉高压导致肺血管阻力增加及肺水肿有关。

2. 组织灌流量不足 与过敏性休克、弥散性血管内凝血、大量失血致循环衰竭有关。

3. 潜在并发症:休克、肾衰竭、弥散性血管内凝血、胎儿窘迫。

4. 恐惧 与起病急骤、病情发展快、母儿危重有关。

四 护理措施

（一）急救护理

1. 改善缺氧状态 立即面罩正压给氧,必要时行气管插管或气管切开人工呼吸机给氧,以减轻肺水肿,改善脑缺氧,取半卧位,注意保暖。

2. 补充血容量 快速建立静脉通道,使用静脉留置针,并接上三通管,至少建立三条静脉通道,确保快速输入药物及各种抢救药品。

3. 作中心静脉压（CVP）测定 抽取血做有关羊水有形成分检查。

（二）配合治疗的护理

1. 解除肺动脉高压 遵医嘱迅速使用解痉药,解除支气管平滑肌及血管平滑肌痉挛,解除肺动脉高压,纠正缺氧,扩张脑血管及冠状动脉。

2. 抗过敏 遵医嘱立即静脉注射肾上腺皮质激素。

3. 纠正休克和酸中毒 用低分子右旋糖酐补充血容量后,若血压仍不回升,可用多巴胺静脉滴注并酌情调节滴速。同时使用 5%碳酸氢钠 250ml 静脉滴注。

4. 防治心力衰竭 遵医嘱使用强心剂,如毛花苷丙或毒毛花苷 K。

5. 防治 DIC DIC 早期遵医嘱应用肝素抗凝,后期继发性纤溶亢进时给予抗纤溶药物治疗,同时输鲜血,也补充凝血因子,防止大出血。

6. **防治肾衰竭** 循环血容量已补足后，如仍出现少尿或无尿，应遵医嘱及时使用利尿剂，以消除肺水肿，防治急性肾衰竭，如呋塞米、依他尼酸、甘露醇等。

7. **防治感染** 应遵医嘱使用对肾脏毒性小的广谱抗生素以防治感染。

（三）病情观察

1. 严密观察产程进展，宫缩强度与胎儿情况。

2. 严密观察阴道出血量、血液凝固情况，如子宫出血不止，应做好子宫切除的术前准备。注意观察皮肤黏膜有无瘀点及瘀斑。

3. 密切观察生命体征、神志、尿量、尿色，监测肺部有无湿啰音，并及时记录，发现异常，立即报告医生。

4. **产科处理** 原则上遵医嘱先改善产妇呼吸、循环功能，纠正凝血功能障碍，待病情稳定后协助立即结束分娩。

（四）心理护理

1. 医护人员应向患者家属介绍病情的严重性，以取得配合；理解家属的情绪反应，并给予安慰；陪伴、鼓励、支持患者及家属，使其有信心，配合医疗和护理。

2. 因病情需要切除子宫时应向家属详细交代，并获取手术同意书。

3. 若家属因患者抢救无效死亡，应尽量给予解释并陪伴在旁，帮助其度过哀伤阶段。

（五）健康教育

患者治愈出院时，指导制订康复计划，应向其讲解保健知识，增加营养，加强锻炼，产后42日复查尿常规及凝血功能，防止并发症的发生。

（六）预防措施

加强产前检查，及时发现并处理导致羊水栓塞的并发症，如有前置胎盘、胎盘早剥等并发症者，应提高警惕，及早发现与抢救；严密观察产程进展，正确掌握缩宫素的使用方法，防止宫缩过强；人工破膜应选在宫缩间歇期，位置宜低，破口宜小，羊水流出的速度宜慢；中期妊娠引产者羊膜穿刺不应超过3次，针头要细；钳刮时应先刺破胎膜，使羊水流尽后再钳夹胎块。

小结

　　产后出血是我国孕产妇死亡的首位原因。临床护士应认真做好产程的观察，及时发现问题并采取恰当的处理；能够根据出血的特点，正确分析判断出血的原因，以便及时采取针对性的措施进行止血，同时积极防治休克、预防感染，做好心理护理及健康指导，促进患者康复。

　　子宫破裂是分娩期严重并发症，一旦发生，将直接威胁母儿的生命，产妇及围生儿死亡率高。加强妊娠期监护，提高产科质量，是预防子宫破裂的有效措施。因此，临床护士应正确处理异常产程，严密观察宫缩及产程进展，及时发现先兆子宫破裂征象，及时采取应急措施，同时密切配合医生做好急救护理，保障母儿安全。

　　羊水栓塞因其起病急骤，病程进展快，为分娩期严重并发症，一旦发生将严重危及产妇生命。护士应严密观察产妇的神志、生命体征、宫缩、阴道出血量及出血是否不凝固等，发现异常立即给予急救处理，同时及时通知医生，并密切配合做好相应的急救护理工作。

目标检测

A1 型题

1. 抢救羊水栓塞的首选药物是（　　）

    A. 硫酸镁   B. 麦角新碱

    C. 葡萄糖酸钙   D. 盐酸罂粟碱

E. 5%碳酸氢钠

2. 子宫收缩乏力引起的产后出血,首选的止血措施是( )

A. 静脉滴注缩宫素

B. 按摩子宫同时静脉滴注缩宫素

C. 宫腔填塞纱布

D. 结扎子宫动脉

E. 行子宫切除术

3. 下列不属于先兆子宫破裂临床表现的是( )

A. 子宫收缩力强、间歇时间短

B. 子宫病理性缩复环

C. 子宫下段压痛明显

D. 胎心率 160 次/分

E. 腹壁下清楚触及胎儿肢体

4. 分娩期产妇一旦发现先兆子宫破裂,首选的措施是( )

A. 抗休克,静脉输液、输血

B. 停止一切操作,抑制宫缩

C. 行阴道助产,尽快结束分娩

D. 给予大量抗生素预防感染

E. 立即采取措施,迅速止血

5. 子宫破裂的原因不包括( )

A. 手术操作不当 B. 瘢痕子宫

C. 宫缩剂使用不当 D. 胎先露下降受阻

E. 尿潴留

6. 完全性子宫破裂的典型临床表现是( )

A. 产程中出现阴道大量流血

B. 出现病理性收缩环

C. 产妇喊叫腹痛难忍

D. 子宫缩小,腹壁下清楚扪及胎体

E. 胎心、胎动消失

7. 产妇腹部见病理性缩复环提示可能会发生( )

A. 胎盘早剥 B. 软产道损伤

C. 头盆不称 D. 子宫破裂

E. 羊水栓塞

8. 关于产后出血,下列描述正确的是( )

A. 胎盘娩出后 24 小时内出血达 500ml

B. 胎儿娩出后 24 小时内出血达 500ml

C. 产后 10 日内出血达 500ml

D. 产后 2 周内出血达 500ml

E. 产褥期出血 500ml

9. 引起产后出血的最常见原因是( )

A. 子宫收缩乏力 B. 胎盘残留

C. 软产道损伤 D. 弥散性血管内凝血

E. 胎盘嵌顿

10. 羊水栓塞的临床表现不包括( )

A. 休克 B. 出血

C. 肾衰竭 D. 呼吸困难

E. 宫缩强、腹痛

A2 型题

11. 经产妇,35 岁,孕 40^{+6}周,规律宫缩 20 小时,宫缩 35 秒/5~6 分,宫口开大 4cm,给予静脉滴注宫缩素 10 单位,出现腹痛加重。查体:宫缩 1~2 分/1 分,胎心 100 次/分,脐上有压痛,腹部有一环状凹陷,该产妇应首先考虑为( )

A. 胎盘早 B. 先兆子宫破裂

C. 高张性宫缩乏力 D. 子宫收缩过强

E. 痉挛性子宫

12. 某女,第一胎,足月顺产,胎儿娩出后随即出现阴道大量流血,约 800ml,血液呈暗红色,有凝血块。胎儿娩出后 10 分钟胎盘完整娩出,胎盘胎膜完整。根据上述情况,该产妇出血最可能的原因是( )

A. 宫缩乏力 B. 软产道损伤

C. 胎盘滞留 D. 胎盘残留

E. 凝血功能障碍

13. 一产妇足月分娩一男婴。胎儿娩出后产妇突然出现烦躁不安、呛咳、呼吸困难,寒战,发绀,血压下降。首先应考虑的是( )

A. 重度妊娠期高血压疾病

B. 羊水栓塞

C. 妊娠合并心脏病

D. 产后出血

E. 产褥感染

A3/A4 型题

(14~16 题共用题干)

初产妇,26 岁,孕 39 周,规律宫缩 1 小时后入院。由于宫缩过强,立即将产妇放至产床,未来得及消毒及保护会阴,胎儿急速娩出,随即见阴道有较多鲜红色血液流出。腹部检查见子宫收缩良好。

14. 该产妇出血的原因，最可能的是（　　）
    A. 子宫收缩乏力　　B. 软产道损伤
    C. 胎盘因素　　　　D. 凝血功能障碍
    E. 急产

15. 该产妇主要的护理诊断是（　　）
    A. 焦虑　　　　　　B. 组织灌注量不足
    C. 贫血　　　　　　D. 继发感染
    E. 加强子宫收缩

16. 该产妇应首选的措施为（　　）
    A. 按摩子宫，同时肌内注射缩宫素
    B. 监测生命体征，注意观察尿量
    C. 立即建立静脉通道，同时检查软产道
       有无损伤，并及时修补
    D. 宫腔探查
    E. 阴道内填塞纱布止血

（黎　梅）

第十二章 产褥期疾病妇女的护理

产褥期是产妇身体与心理调整恢复的关键时期，各系统变化很大。此期产妇机体的抵抗力也相对较弱，由于受到产前、产时及产后一些因素的影响，产妇躯体和心理可发生异常变化，导致产褥期并发症的发生，严重者甚至危及患者生命。预防产褥期疾病，促进产褥期康复，是产褥期保健的重要内容。通过本章的学习，学会对产褥感染和产后抑郁症患者实施整体护理。

第一节 产褥感染

● 案例 12-1

初产妇，自产后第 2 日起持续 3 日体温为 38.0℃左右。查体：子宫收缩好，会阴切口红肿，恶露淡红色，有腥味，双乳软，无硬结。

根据以上资料，请回答：

1. 该产妇最可能的临床诊断是什么？
2. 该类产妇最可能的护理诊断及护理措施有哪些？

一 概述

产褥感染是指分娩及产褥期，生殖道受病原体侵袭，引起机体局部或全身感染，发病率为 6%。产褥病率是指分娩 24 小时以后的 10 日内，用口表每日测 4 次体温，间隔时间 4 小时，有 2 次体温达到或超过 38.0℃者。产褥病率大部分由产褥感染引起，但也可因生殖道以外部位，如乳腺、泌尿道、呼吸道等感染引起。

（一）病因

1. 诱发因素　在妊娠期及产褥期女性生殖道的自然防御功能降低，受病原体感染后易发病。产妇体质虚弱、营养不良、妊娠期贫血、妊娠晚期性生活、胎膜早破、羊膜腔感染、慢性疾病、产科手术操作、产程延长、产前产后出血过多等，均可为产褥感染的诱因。

2. 病原体种类　妊娠期及产褥期生殖道内有大量需氧菌、厌氧菌、真菌、衣原体及支原体等寄生，以厌氧菌为主，许多非致病菌在特定环境下可以致病，为条件病原体。

3. 感染来源　通常包括内源性和外源性两种。

（1）内源性感染：女性生殖道或其他部位寄生的病原体，正常情况下不致病，当感染诱因出现时，由非致病菌转化为致病菌引起感染。

（2）外源性感染：指外界的病原体侵入生殖道引起的感染，被污染的衣物、用具、各种手术器械、物品、近预产期性交、阴道异物、产褥期不注意卫生等均可将病原体带入阴道并繁殖，成为感染的来源，造成感染。

（二）病理

炎症可发生在生殖道的任何部分，但一般局限于会阴、阴道和子宫内膜的创面感染。如不及时治疗，炎症可沿淋巴及血行蔓延至子宫全层、宫旁组织、输卵管、卵巢和盆腔腹膜。也可累及静脉，发生深浅部位的血栓性静脉炎或盆腔脓肿。严重者可发生败血症或脓毒血症，出现多发性脓肿及中毒性休克，甚至死亡。

 护理评估

（一）健康史

评估有无产褥感染的诱发因素。了解本次妊娠、分娩经过，妊娠期有无营养不良、贫血、慢性疾病或生殖道、泌尿道感染等病史；了解本次妊娠有无胎膜早破、产前出血性疾病；了解产时有无产程延长、滞产、产科手术操作、产后出血、产道损伤等诱发因素的存在；了解产后护理及产妇个人卫生习惯等情况。

（二）身体状况

发热、疼痛、异常恶露为产褥感染三大主要症状。因感染的部位、程度不同，临床表现有所不同，主要为局部或全身性炎症病变的相应表现。

1. 急性外阴、阴道、子宫颈炎症　分娩时会阴部损伤或手术产，导致感染。局部有灼热、疼痛、下坠、伤口红肿、发硬、伤口裂开，脓液流出。阴道、子宫颈感染表现：黏膜充血、溃疡、脓性分泌物增多，向深部蔓延，可达宫旁组织，引起盆腔结缔组织炎。

2. 急性子宫内膜炎、子宫肌炎　表现为发热，恶露增多、有臭味，下腹疼痛及压痛，白细胞增高。

3. 急性盆腔结缔组织炎、急性输卵管炎　产妇主要表现为寒战、高热、下腹痛，严重时侵及整个盆腔形成"冰冻骨盆"。淋病奈瑟菌沿生殖道黏膜上行感染，达输卵管及盆腹腔，引起输卵管及盆腔结缔组织炎，形成脓肿后高热不退。

4. 急性腹膜炎及弥漫性腹膜炎　炎症继续发展，形成盆腔腹膜炎及弥漫性腹膜炎（图12-6）。患者出现全身中毒症状，如高热、恶心、呕吐、腹胀；腹部检查：下腹部有明显压痛、反跳痛、肌紧张。

5. 血栓性静脉炎　产后1～2周出现寒战、高热，并反复发作。下肢血栓性静脉炎，表现为下肢持续性疼痛，局部静脉压痛或触及硬索状，下肢水肿，皮肤发白，习称"股白肿"。病变轻时无明显阳性体征，彩色超声多普勒可协助诊断。下肢血栓性静脉炎多继发于盆腔静脉炎。

6. 脓毒血症及败血症　感染血栓脱落进入血循环可引起脓毒血症，若细菌大量进入血循环并繁殖形成败血症，表现为持续高热、寒战、全身明显中毒症状，甚至感染中毒性休克，严重者可危及生命。

（三）心理-社会评估

了解产妇的情绪及心理情况，评估产妇及家属是否有焦虑、沮丧、烦躁等情绪。

（四）辅助检查

1. 实验室检查　进行血、尿常规及其他辅助化验检查，白细胞计数增高，尤其是中性粒细胞计数升高明显；红细胞沉降率加快。

2. 细菌培养　阴道、宫颈分泌物、阴道穹后部穿刺液培养阳性，药物敏感试验，确定病原体及敏感的抗生素。

3. 影像学检查　通过 B 超、彩色超声多普勒、CT、磁共振等检测手段，对感染形成的炎性包块、脓肿及静脉血栓做出定位和定性诊断。

（五）治疗原则

加强营养，纠正贫血及水电解质紊乱，增强机体抵抗力，积极控制感染，正确处理局部病灶。对血栓性静脉炎患者，在遵医嘱应用大量抗生素的同时，可加用肝素。

三　护理诊断/医护合作性问题

1. 体温过高　与感染有关。
2. 舒适改变　与高热有关。
3. 焦虑　与自身疾病及母子分离有关。
4. 营养失调：低于机体需要量　与感染、出血、焦虑、摄入不足等有关。

四　护理措施

（一）一般护理

1. 休息与活动　提供安静、舒适的休养环境，保证足够的休息和睡眠，适当增加活动。

2. 饮食　摄入高热量、高蛋白、高维生素、清淡易消化的饮食，鼓励多饮水，少量多餐，以增强机体抵抗力。

3. 其他　指导暂停哺乳的患者定时挤奶，以维持泌乳，并告知患者感染控制后可继续哺乳。保持大小便通畅。

（二）病情观察

监测患者生命体征，观察腹部疼痛情况，关注阴道恶露的颜色、性状及量的多少，及时向医生报告变化进展。

（三）对症护理

1. 局部护理　保持外阴清洁、干燥，取健侧卧位。外阴伤口感染早期行红外线照射，每日 2 次，每次 20～30 分钟；脓肿已形成者需引流。腹部或外阴切口感染如无脓液，可进行热敷或理疗，已化脓者需及时拆线进行扩创、引流；会阴切口感染者，在分娩 7 日后用温热消毒液坐浴；盆腔脓肿者，可进行切开引流；宫腔内有胎盘、胎膜残留者，应控制感染后再进行宫腔残留物清除术。严格做好床边隔离，防止交叉感染。

2. 疼痛、高热护理　协助患者采取舒适体位。下肢血栓性静脉炎产妇应抬高患肢、局部保暖、湿热敷，以增加血液回流，促进血液循环，减轻肿胀。体温高达 39℃患者采取有效物理降温措施，鼓励多饮水，促进毒素排泄，必要时遵医嘱静脉输液，补充水、电解质，以维持机体体液平衡。

（四）用药护理

正确使用抗生素，遵守药物配伍原则。产褥感染通常为厌氧菌和需氧菌引起的混合感染，厌氧菌可用甲硝唑、林可霉素，或用广谱青霉素及头孢类抗生素。应用宫缩剂可促进子宫收缩，防止炎症扩散。中毒症状严重者，短期内加用肾上腺皮质激素，以提高机体应激能力。

（五）心理护理

了解产妇和家属的心理状态，鼓励产妇说出焦虑的原因及心理感受，给予理解和关心。加强婴儿护理，提供母婴接触机会，减轻焦虑，增强信心，积极配合治疗。

（六）健康教育

加强孕期及产褥期卫生指导，临产前2个月、产褥期禁止性生活及盆浴。嘱患者养成良好的卫生习惯，产后每日擦洗外阴2~3次，大小便后注意擦洗，保持会阴清洁。指导正确的母乳喂养方法及乳房护理方法。教会产妇识别产褥感染早期征象，如恶露异常、腹痛、发热等，如有异常情况及时就诊。

第二节　产后抑郁症

● 案例 12-2

某女，3周前足月阴道助娩一女婴。产后产妇情绪低落，沉默寡言，经常唉声叹气，并莫名哭泣，食欲缺乏，全天睡眠不足5小时，生活不能自理，不主动照看孩子及哺乳。查体：体温 36.8℃，脉搏 76 次/分，血压 110/70mmHg；子宫复旧良好，阴道恶露无异常，各系统均未见异常。经询问家属，家中无任何重大事件及家庭纠纷发生。

根据以上资料，请回答：

1. 该患者目前可能的护理诊断是什么？
2. 该类患者主要的护理措施有哪些？

一　概述

产后抑郁症指产妇产褥期出现的抑郁症状，主要表现为持续和严重的情绪低落及一系列症状。产后抑郁症发病晚，持续时间长，症状严重，对产妇、家庭及孩子的抚养存在长期、严重的不利影响。近年来，我国产后心理障碍的发生率有所增加，不仅影响家庭的和睦和产妇的亲子行为，严重者还可危及产妇和婴儿的健康。其病因不明，可能与下列因素有关。

1. 身体因素　产时、产后的并发症，滞产、难产、手术产是产后抑郁不可忽视的原因。

2. 心理因素　产妇缺乏对分娩过程的正确认识，对分娩存在着高度紧张、恐惧心理，担心自身和孩子的健康；另外产妇对即将成为的母亲角色的不适应，心理压力过大，出现抑郁、焦虑情绪，形成心理障碍。

3. 社会因素　接触死胎、死产婴儿的孕妇易产生精神恐惧；曾经历了不良产史的产妇往往忧心忡忡，精神高度紧张，其发生焦虑、抑郁、失眠等症状比一般产妇重，更易出现产后情绪低落，是引起产后抑郁的诱发因素。

4. 内分泌因素　产后母体雌孕激素水平急剧下降，产妇的心理脆弱，敏感性增强，容易引起情绪波动。

5. 遗传因素 是精神障碍的潜在因素。有精神病家族史,特别是有家族抑郁症病史的产妇,产后抑郁症的发病率高。

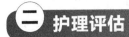 护理评估

（一）健康史

了解既往是否有心理疾病、精神疾病等病史,评估分娩后产妇的精神心理状态。

（二）身体状况

在产后 3 个月或 6 个月内发生抑郁情绪,持续数周至一年。发生率为 10%～15%。主要表现:焦虑和抑郁心境,疲劳、睡眠障碍、食欲异常、记忆力下降、注意力不集中,感到内疚、羞愧、愤怒,对任何事物都无兴趣,有罪恶感、无助绝望感,丧失照顾婴儿和自理能力,有时出现强迫观念或行为,怕出门,对自己、小孩及伴侣过分关心,怕发生不幸事件等。严重者可出现伤害婴儿或自我伤害的行为。

> **链接**
>
> 当前世界各国对产后抑郁症至今仍没有统一的诊断标准。美国精神协会（1994）在《精神疾病的诊断与统计手册》一书中,制定了产后抑郁症的诊断标准。
>
> **产后抑郁症的诊断标准**
>
> 1. 在产后 2 周内出现下列 5 条或 5 条以上症状,必须具备（1）、（2）两条。
> （1）情绪抑郁。
> （2）对全部或多数活动明显缺乏兴趣或愉悦。
> （3）体重明显下降或增加。
> （4）失眠或睡眠过度。
> （5）精神运动性兴奋或阻滞。
> （6）疲劳或乏力。
> （7）遇事皆感毫无意义或自罪感。
> （8）思维力减退或注意力溃散。
> （9）反复出现死亡的想法。
> 2. 在产后 4 周内发病。

（三）心理-社会评估

产褥期女性情感处于脆弱阶段,心理处于严重不稳定状态,产妇对母亲角色不适应,造成心理压力。自我评价降低,对生活缺乏信心,觉得生活没有意义。

（四）辅助检查

可采用心理测量仪及心理测量表,对产妇心理状态进行评估（表 12-1）。

表 12-1 爱丁堡产后抑郁量表

要点	描述	从未	偶尔	经常	总是
心境	我能看到事物有趣的一面,并笑得开心	0分	1分	2分	3分
乐趣	我欣然期待未来的一切	0分	1分	2分	3分
自责	当事情出错时,我会不必要地责备自己和担心	0分	1分	2分	3分
焦虑	我无缘无故感到焦虑和担心	0分	1分	2分	3分

续表

要点	描述	从未	偶尔	经常	总是
恐惧	我无缘无故感到害怕和惊慌	0分	1分	2分	3分
能力	很多事情冲着我来，使我透不过气	0分	1分	2分	3分
失眠	我很不开心，以致失眠	0分	1分	2分	3分
悲伤	我感到难过和悲伤	0分	1分	2分	3分
哭泣	我不开心到哭	0分	1分	2分	3分
自伤	我想过要伤害自己	0分	1分	2分	3分

爱丁堡产后抑郁量表（EPDS），包括10项内容，每项内容分4级评分（0，1，2，3分）。产后6周内进行，完成量标时间约需5分钟。10项分值的总和为总分。总分在12～13分者可能患有不同程度的抑郁性疾病。总分相加≥13分者，可诊断为产后抑郁症。（注：心理测量量表必须在心理咨询师专业指导下完成。）

（五）治疗原则

产后抑郁的治疗主要采用心理治疗和药物治疗。

三 护理诊断/医护合作性问题

1. 自我贬低　与缺乏护理孩子、自我的知识与技能有关。
2. 有精神困扰的危险　与自我评价降低、丧失生活信心有关

四 护理措施

（一）一般护理

为产妇提供安静、舒适的休息环境，鼓励家庭和社会支持，避免对产妇进行不良的精神刺激。加强产后护理，给予产妇生活需要，促进舒适。

（二）病情观察

1. 注意观察产妇产后的情绪变化，尤其产后10～14日内情绪变化是否正常，如情绪失常，应高度警惕。

2. 注意观察产妇睡眠、食欲、体重的变化。观察有无疲乏无力、头晕、头痛症状。

3. 关注产妇早期伤害行为，警惕环境的危险因素，产妇出现严重行为障碍时，不能与婴儿单独相处。

（三）配合治疗的护理

遵医嘱使用抗抑郁药物治疗。常用药物：①口服帕罗西汀，以20mg/d为开始剂量，逐渐增至50mg/d；②服用舍曲林，以50mg/d为开始剂量，逐渐增至200mg/d；③服用氟西汀，以20mg/d为开始剂量，逐渐增至80mg/d；④口服阿米替林，以50mg/d为开始剂量，逐渐增至150mg/d。

（四）心理护理

医护人员、家属及社会支持系统应给予产妇更多的心理支持，为产妇提供必要的帮助，促进产妇身心康复。对有产后抑郁高危因素的产妇给予足够的重视，倾听产妇诉说心理问题，开展心理咨询服务，进行心理疏导，排解产妇心理障碍。指导产妇适应母亲角色，承担母亲责任，与新生儿进行良好沟通，并能够护理新生儿。帮助协调家庭关系，调动社会支持系统，提供沟

通机会，关爱患者、调整情绪。

（五）健康教育

开展孕产期心理健康教育，重视家庭支持，让丈夫及家人了解发生产后心理障碍的病因。对有不良分娩史及有精神抑郁史或情绪低落的产妇，要及时做好心理保健工作，使产妇保持心情愉快，发现问题，及时治疗。实行母婴同室、母乳喂养，指导产妇正确实施母乳喂养及新生儿护理。

小结

　　产褥感染是产妇因产前、产时及产后因素诱发的产褥期生殖道局部或全身的炎症性病变。普及妊娠期卫生保健知识，加强产前、产时及产后健康教育，可有效预防及显著降低产褥感染发病率。以抗生素联合用药治疗为主，强调对症护理、用药护理及心理护理的重要性。同时，也要关注产妇自身抵抗力的恢复及提高，积极治疗预后良好。

　　产后抑郁症是产褥期精神综合征最常见的一种类型。加强健康教育，减轻孕产妇的心理压力，调节孕产妇情绪，是预防产褥期抑郁症的主要措施。家庭、社会支持系统对产妇的关心、支持和帮助，有利于促进产妇的身心健康。

目标检测

A1 型题

1. 关于产褥感染的防治，下列描述错误的是（　　）
   - A. 加强妊娠期保健
   - B. 产时尽量少做肛门检查
   - C. 产前、产时常规用抗生素
   - D. 产褥期保持外阴清洁
   - E. 掌握阴道检查适应证

2. 产褥病率发生的时间是指（　　）
   - A. 分娩至产后 10 日
   - B. 分娩 24 小时至产后 3 日
   - C. 分娩 24 小时至产后 3 日
   - D. 分娩 24 小时至产后 10 日
   - E. 产后 24 小时内

A2 型题

3. 某产妇，产后 6 天发热 40℃，恶露多而混浊，有臭味，子宫复旧不佳，有压痛。下述护理措施不妥的是（　　）
   - A. 半卧位　　　　B. 床边隔离
   - C. 物理降温　　　D. 抗感染治疗
   - E. 坐浴 1～2 次/日

A3/A4 型题

（4～6 题共用题干）

　　初产妇，30 岁，妊娠 38 周娩出一健康男婴，胎盘正常娩出。产后第 3 日，出现下腹痛、体温不高，恶露多，有臭味，子宫底位于脐上 1 指，子宫体软。

4. 最有可能的诊断是（　　）
   - A. 急性外阴炎
   - B. 急性子宫内膜炎
   - C. 急性盆腔结缔组织炎
   - D. 急性尿道炎
   - E. 血栓性静脉炎

5. 导致该种疾病最可能的诱发因素是（　　）
   - A. 妊娠
   - B. 贫血
   - C. 宫缩乏力
   - D. 凝血功能障碍
   - E. 情绪波动

6. 以下护理措施中错误的是（　　）
   - A. 做好会阴护理
   - B. 半卧位或抬高床头
   - C. 监测体温变化
   - D. 做好心理支持
   - E. 红外线照射会阴部每日 3 次，每次 1 小时

（阎晓丽）

第十三章 生殖系统炎症妇女的护理

女性生殖系统炎症是妇女常见病、多发病，女性任何一个年龄阶段均可发病，以性活跃期的女性多见。由于女性生殖系统自身的解剖特点，与尿道、肛门等器官邻近，局部潮湿，易被污染，宫腔操作，胎儿娩出，绝经后妇女及婴幼儿雌激素水平低下等因素均不同程度地增加女性生殖系统炎症的发病率。主要有外阴炎、阴道炎、宫颈炎、盆腔炎等，这些炎症可导致妇女不孕不育、夫妻生活质量下降，严重者导致肿瘤的发生。近十年来，性传播疾病在我国逐步蔓延，使生殖道炎症发病率显著增加。

第一节 概 述

 女性生殖器官自然防御功能

1. 解剖方面防御功能

（1）两侧大阴唇自然合拢，遮盖阴道口、尿道口。

（2）阴道前后壁紧贴，防止细菌进入阴道。

（3）宫颈阴道部表面覆以复层扁平上皮，具有较强的抗感染能力。

（4）宫颈口关闭，宫颈内膜分泌的黏液形成"黏液栓"，堵塞子宫颈管，防止病原体侵入。

（5）子宫内膜周期性脱落形成月经排出体外，输卵管纤毛摆动，有利于排除细菌。

2. 生理方面防御功能

（1）阴道自净作用。阴道上皮在卵巢雌激素作用下，增生变厚。上皮细胞中含有丰富的糖原，糖原在阴道杆菌的作用下，分解产生乳酸，维持阴道正常的酸性环境（pH 3.8~4.4），抑制弱碱性环境中繁殖的病原体生长。

（2）子宫颈环境为碱性环境，可抑制酸性病原体生长。

虽然女性生殖系统在解剖、生理方面具有较强的自然防御功能，但妇女在特殊生理时期如月经期、妊娠期、分娩期，防御功能受到影响，机体免疫功能下降，病原体容易侵入生殖道导致炎症发生。

 病原体

①细菌：大多为链球菌、葡萄球菌、大肠埃希菌、厌氧菌、变形杆菌、结核杆菌等。②原虫：以阴道毛滴虫最为多见，其次为阿米巴原虫。③真菌：以假丝酵母菌为主。④病毒：以疱疹病

毒、人乳头瘤病毒为多见。⑤螺旋体：多见苍白螺旋体。⑥衣原体、支原体：常见沙眼衣原体，感染症状不明显，但常导致严重的输卵管黏膜结构及功能破坏，并可引起盆腔广泛粘连。

三 传染途径

1. **沿生殖道黏膜上行蔓延** 病原体由外阴侵入阴道，沿黏膜面经子宫颈、子宫内膜、输卵管到达卵巢及腹腔。葡萄球菌、淋病奈瑟菌、沙眼衣原体多沿此途径蔓延（图 13-1）。

2. **经血液循环播散** 病原体先侵入身体其他组织器官后，再通过血液循环侵入生殖器官。为结核杆菌感染的主要传播途径（图 13-2）。

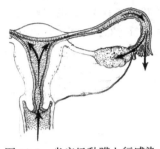 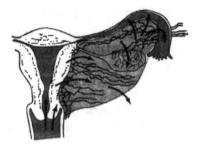

图 13-1 炎症经黏膜上行感染　　　　　图 13-2 炎症经血行蔓延

3. **经淋巴系统蔓延** 病原体由外阴、阴道、子宫颈及子宫体等创伤处的淋巴侵入盆腔结缔组织、子宫附件与腹膜。链球菌、大肠埃希菌、厌氧菌多沿此途径感染（图 13-3）。

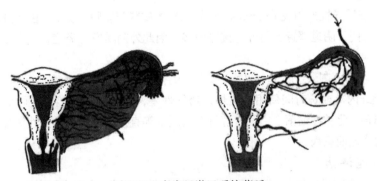

图 13-3 炎症经淋巴系统蔓延

4. **直接蔓延** 腹腔脏器感染后直接蔓延到内生殖器，如阑尾炎可引起附件炎。

四 炎症的发展与转归

1. **痊愈** 当患者机体抵抗力强、病原体致病力弱或患者得到及时、有效的治疗，抗生素使用恰当，病原体完全被消灭，炎症被控制，炎性渗出物完全被吸收，称痊愈。痊愈后，组织结构、功能一般都可以恢复正常，不留痕迹。但如果坏死组织、炎性渗出物机化形成瘢痕或粘连，则组织结构和功能不能完全恢复，只是炎症消失。

2. **慢性** 炎症治疗不及时、不彻底或病原体对抗生素不敏感，机体的防御功能和病原体的作用处于相持状态，可使炎症长期存在。当机体抵抗力强时，炎症可被控制并逐渐好转，一旦机体抵抗力降低，慢性炎症可急性发作。

3. 扩散与蔓延 患者机体抵抗力低下、病原体作用强时，炎症又没得到及时有效的治疗，炎症可通过淋病和血行扩散到邻近器官。严重时形成败血症、脓毒血症，危及生命。但此种情况不多见。

第二节 外 阴 炎 症

● 案例 13-1

患者，女，38 岁。因外阴瘙痒、灼热加重 3 日就诊。自诉 3 日前月经期改用月经垫后感外阴瘙痒，并伴有灼热，时用手搔抓。自行买外用药涂擦（药名不祥），效果不明显，且外阴瘙痒伴灼热加重而影响正常工作，前来医院就诊。查体：体温 36.5℃，脉搏 70 次/分，心肺无特殊。妇科检查：外阴皮肤局部充血、肿胀、有抓痕，阴道通畅，少量白色分泌物，子宫双附件未扪及异常。

根据以上资料，请回答：

1. 该患者最可能的临床诊断是什么？

2. 该类患者常见的护理诊断及护理措施有哪些？

一 非特异性外阴炎

（一）概述

1. 概念 非特异性外阴炎（vulvitis）指外阴部的皮肤与黏膜的炎症。由于外阴部暴露在体外，与尿道、肛门、阴道邻近，与外界接触较多，因此外阴易发生炎症，其中以大、小阴唇最为多见。

2. 病因 ①局部刺激：阴道分泌物、尿液、月经血、粪便等的刺激。此外，外阴清洁不及时，穿紧身化纤内裤或长时间使用月经垫，透气性差，局部经常潮湿等均可引起外阴炎症。②病原体的损害：化脓性细菌、白假丝酵母菌或病毒等直接损害。③全身性消耗性疾病：皮肤和黏膜抵抗力降低而患病。

（二）护理评估

1. 健康史 询问发病年龄、卫生习惯，有无不洁性生活史，注意询问有无全身消耗性疾病。

2. 身体状况

（1）症状：外阴皮肤瘙痒、灼热、疼痛，于活动、性交及排尿时加重。

（2）体征：外阴皮肤局部充血、肿胀、抓痕、糜烂，严重者形成湿疹或溃疡。慢性炎症皮肤增厚、粗糙甚至苔藓样变。腹股沟淋巴结肿大、压痛。

3. 心理-社会评估 患者常羞于就医，使病情加重或转为慢性。炎症的局部症状因影响活动、性生活而导致焦虑。

4. 辅助检查 取阴道分泌物检查，必要时检查血常规、尿常规，白细胞总数及中性粒细胞数可增高。

5. 治疗原则

（1）病因治疗：查找病因，积极治疗，保持外阴清洁、干燥，注意个人卫生。

（2）局部治疗：以清洁、坐浴为主，取高锰酸钾加温开水配成 1∶5000 约 40℃溶液，肉眼观为淡玫瑰红色。每次坐浴 20 分钟，每日 2 次。注意配制浓度不宜过浓，以免灼伤皮肤。坐浴时要使会阴部浸没于溶液中，月经期停止坐浴。

（三）护理诊断/医护合作性问题

1. 舒适的改变　与外阴瘙痒、疼痛有关。

2. 皮肤完整性受损　与分泌物刺激、搔抓或用药不当有关。

（四）护理措施

1. 一般护理　急性期卧床休息，少活动，禁止性生活，避免辛辣食物。保持外阴清洁、干燥。

2. 病情观察　观察外阴皮肤颜色，肿胀、疼痛程度，分泌物的量及性状变化，协助医生取分泌物检查，以明确病原体，指导治疗。

3. 对症护理　外阴局部清洁护理：可选用金银花、蒲公英、紫花地丁等水煎剂局部热敷或坐浴。月经期禁止坐浴。

4. 心理护理　关心同情患者，解释外阴炎症的病因、诱因及预防、治疗措施，以解除其忧虑。主动积极配合医护工作。

5. 健康教育　加强卫生知识宣教，积极治疗原发病、消除诱因。注意个人卫生；勤换内裤，穿棉质、丝质内裤；加强对公用设施的卫生管理；预防经期、妊娠期、分娩期、产后及流产后的生殖道感染。勿饮酒，少进辛辣食物。局部严格搔抓，勿用刺激性药物或肥皂擦洗。外阴溃破者要预防继续感染，使用柔软无菌会阴垫，减少摩擦和混合感染的机会。

● 案例 13-2

患者，女，36 岁。因外阴肿胀、疼痛 2 天就诊。自诉近一段时间来感外阴瘙痒，自行用外用药涂擦（药名不详），近 2 天发现外阴一侧肿胀、疼痛，行走时加剧，伴发热，T 38.6℃，头晕。妇科检查见外阴红肿，右大阴唇下段肿胀如鹅卵石大小，热感、触痛（＋）、液波感明显。

根据以上资料，请回答：

1. 该患者最可能的临床诊断是什么？

2. 该类患者主要的护理措施有哪些？

3. 该患者进行健康教育的内容有哪些？

二 前庭大腺炎

（一）概述

1. 概念　前庭大腺炎（bartholinitis）指病原体侵入前庭大腺引起的炎症，包括前庭大腺脓肿和前庭大腺囊肿。前庭大腺位于两侧大阴唇下 1/3 深部，其直径为 0.5～1.0cm，腺体开口于小阴唇内侧近处女膜处，性兴奋时，分泌黏液。多见于育龄期妇女，幼女及绝经后妇女少见。

2. 病因　主要病原体为葡萄球菌、链球菌、大肠埃希菌、淋病奈瑟菌及沙眼衣原体。

（二）护理评估

1. 健康史　评估患者有无全身不适、发热、乏力、行动不便等。

2. 身体状况

（1）症状：局部肿胀、疼痛、灼热感，行走不便，有时会导致大小便困难。

（2）体征：局部皮肤红肿、发热、压痛明显，患侧前庭大腺开口处有时可见白色小点。

当腺管开口粘连阻塞时，脓液不能排除，即可形成前庭大腺脓肿，触及波动感。脓肿增大后可自行溃破。若破口大，引流通畅，脓液流出后炎症消退；若破口小，引流不畅，则炎症可持续不退或反复急性发作。当急性炎症消退后，腺管口粘连闭塞，分泌物不能排出，脓液逐渐形成前庭大腺囊肿。患者可无自觉症状或外阴肿胀感、性交不适等，在外阴部后下方触及大小不等的囊性包块。

3. 心理-社会评估　内容同非特异性外阴炎。

4. 辅助检查　内容同非特异性外阴炎。

5. 治疗原则

急性期应卧床休息、局部热敷或坐浴，合理使用抗生素，若脓肿形成，则行脓肿切开引流术。脓肿形成或囊肿较大时可切开引流和造口术。术后保留腺体功能，注意观察伤口。

（三）护理诊断/医护合作性问题

1. 舒适的改变　与外阴坠胀痛、囊肿增大有关。

2. 焦虑　与疾病影响正常性生活及治疗效果不佳有关。

3. 知识缺乏：缺乏性卫生知识和疾病有关知识。

（四）护理措施

1. 一般护理　同非特异性外阴炎。

2. 病情观察　观察患者走路步态。外阴小阴唇内侧有无囊性肿块，有无红肿、液波感。

3. 对症护理　①遵医嘱给与抗生素。②配合医生行脓肿或囊肿切开造口术：做好术前、术中及术后护理。术后观察伤口有无红、肿，注意引流物性质，每日更换引流条，用 0.5%聚维酮碘棉球擦洗外阴，每日 2 次。伤口愈合后用 1：5000 高锰酸钾溶液坐浴，每日 2 次。

4. 健康教育　保持外阴清洁、卫生；勤换内裤，穿棉质、丝质内裤；预防经期、妊娠期、分娩期、产后及流产后的生殖道感染；勿饮酒，少进辛辣食物；经期、产褥期禁止性交。

● 案例 13-3

患者，女，40 岁，已婚，因外阴瘙痒，分泌物增多近一周就诊。自诉一周前出差，住宿环境欠佳，近一周来感外阴瘙痒，且白带较多，灰黄色、稀薄。妇科检查见阴道黏膜充血，有散在出血点。阴道穹后部集聚大量灰黄色、泡沫状、稀薄的分泌物。子宫颈光滑，子宫正常，双附件未见异常。

根据以上资料，请回答：

1. 该患者需进一步做的检查是什么？

2. 该类患者最可能的临床诊断是什么？

3. 该患者应采取的护理措施有哪些？

4. 对该患者进行健康教育的内容有哪些？

第三节　阴 道 炎 症

 滴虫性阴道炎

（一）概述

滴虫性阴道炎是由阴道毛滴虫引起的常见阴道炎症，也是常见的性传播疾病。

1. 病因　阴道毛滴虫呈梨形，透明无色，其顶端有 4 根鞭毛，体侧有波动膜，后端尖并有轴柱凸出，鞭毛随波动膜的波动而活动（图 13-4）。宜在温度 25～40℃、pH 为 5.2～6.6 的潮湿环境中生长。月经前、后阴道 pH 发生变化，隐藏在腺体及阴道皱襞中的滴虫常得以繁殖，引起炎症发作。滴虫不仅寄生于阴道，还常寄生于尿道、尿道旁腺、膀胱、肾盂及男性包皮、尿道、前列腺中。多见于青春期、育龄期女性。

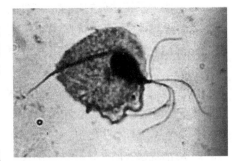

图 13-4　阴道毛滴虫

2. 传播途径　①直接传播：经过性交传播，是主要的传播方式。②间接传播：经公共浴池、浴盆、坐式便器、污染的器械、衣物、敷料等传播。

（二）护理评估

1. 健康史　询问患者有无不洁性生活史，了解月经后有无症状的加重，注意病程的长短，是否为复发患者，并了解既往的治疗过程。

2. 身体状况

（1）症状：该疾病潜伏期 4～28 日。

1）白带增多、外阴瘙痒：滴虫性阴道炎的主要症状是阴道分泌物增多和外阴瘙痒。分泌物特点为灰黄色、稀薄泡沫状，有腥臭味。若有其他细菌混合感染则分泌物呈脓性，有臭味。瘙痒部位主要为阴道口及外阴，伴有灼热痛、性交痛等。

2）不孕症：阴道毛滴虫能吞噬精子，并改变阴道内酸性环境，影响精子在阴道内存活造成不孕。

3）泌尿系统感染：阴道毛滴虫可感染泌尿系统，出血尿频、尿急、尿痛，甚至血尿。

（2）体征：阴道黏膜充血，散在出血点。阴道穹后部积聚大量呈灰黄色、黄白色稀薄泡沫状白带。

3. 心理-社会评估　患者常因羞涩而延误就医治疗。因影响活动、性生活而导致焦虑。部分未能坚持治疗的患者因疾病反复发作而产生忧郁情绪。

4. 辅助检查

（1）悬滴法：取阴道穹后部白带混于生理盐水中，立即用低倍镜检查，如见活动的毛滴虫即可诊断。

（2）培养法：适用于症状明显而悬滴法阴性者，准确率可达 98%。

5. 治疗原则　切断传染途径，恢复阴道内正常 pH，保持阴道自净作用，杀灭阴道毛滴虫。

（1）全身用药：口服甲硝唑 400mg/次，每日 2～3 次，7 日为一疗程。甲硝唑口服后偶见胃肠道反应，偶见头痛、皮疹、白细胞减少等，一旦发现应及时停药。甲硝唑用药期间及停药 12 小时内，禁止饮酒。哺乳期患者用药期间及用药 24 小时不宜哺乳。妊娠期患者慎用甲硝唑。

（2）局部治疗：甲硝唑 200mg 每晚塞入阴道后穹隆 1 次，7 天为一疗程。局部用药前先用 1%乳酸液或 0.5%乙酸液冲洗阴道，改善阴道内环境，以提高疗效。

（3）性伴侣治疗：已婚者还应检查男性伴侣是否患有滴虫性阴道炎，若有应同时治疗。

（三）护理诊断/医护合作性问题

1. 知识缺乏：缺乏对疾病传染途径的认识及阴道炎治疗的知识。

2. 组织完整性受损　与阴道分泌物刺激、搔抓有关。

3. 有泌尿系统感染的危险　与外阴不洁，局部抵抗力下降有关。

4. 舒适的改变　与外阴瘙痒、疼痛等有关。

5. 焦虑　与病程长、疗效不明显有关。

（四）护理措施

1. 一般护理　炎症急性期应卧床休息，减少活动，避免摩擦，保持外阴清洁、干燥；治疗期间禁止性生活，禁止到浴池、游泳池等公共场所，避免交叉感染；摄取营养丰富、易消化的食物，忌辛辣等刺激性食物。

2. 病情观察　同非特异性外阴炎。

3. 对症护理　教会患者正确配制酸性液体浓度，水温 36～37℃，每日 1 次阴道冲洗；告知患者取分泌物前 24～48 小时禁止性生活、阴道灌洗和局部用药；指导患者阴道局部用药。

4. 心理护理　认真听取患者的诉说，耐心介绍疾病的病因、诱因及治疗措施，增强自我保护意识。为患者严格保守，以解除其忧虑，配合医护人员积极治疗疾病。

5. 健康教育

（1）保持外阴清洁、干燥，特别是经期、妊娠期和产褥期。

（2）勤换内裤，所用的衣物、用具等及时消毒，用开水煮沸消毒 5～10 分钟以消灭病原体，避免交叉和重复感染。

（3）治疗期间禁止性生活，禁止到浴池、游泳池等公共场所，避免交叉感染；摄取营养、易消化的食物，忌辛辣等刺激性食物。

（4）嘱患者坚持治疗及随访，直至症状消失。月经后复查白带，连续 3 次为阴性方为治愈。

二、外阴阴道假丝酵母菌病

（一）概述

外阴阴道假丝酵母菌病曾称外阴阴道念珠菌病，是由假丝酵母菌引起的常见外阴阴道炎症。国外资料显示，约 75%妇女一生中至少患过 1 次外阴阴道假丝酵母菌病，45%妇女经历过 2 次或 2 次以上的发病。

1. 病因　病原体多数为白假丝酵母菌。白假丝酵母菌为条件致病菌，呈卵圆形，由芽生孢子及细胞发芽伸长形成假菌丝。10%～20%非孕妇及 30%孕妇阴道中有此菌寄生，但不致病。当阴道内糖原增多，酸度增高（pH 为 4.0～4.7）时，最适宜白假丝酵母菌繁殖而引起炎症。妊娠、糖尿病、大剂量雌激素治疗、大量应用免疫抑制剂及广谱抗生素是常见的发病诱因。

2. 传染途径　主要为内源性传染，假丝酵母菌除寄生于阴道外，也可寄生于人的口腔、肠道等部位，一旦条件适宜三个部位可相互感染传播。少部分患者可通过性交直接传播；也可通过接触感染的衣物间接传播。

（二）护理评估

1. 健康史　询问患者是否有诱发假丝酵母菌的相关因素存在；了解患者白带是否异常及与月经周期或妊娠是否有关；了解曾行检查、治疗及疗效等有关信息。

2. 身体状况

（1）症状：主要表现为外阴瘙痒（甚至奇痒）、灼痛，严重时患者坐卧不宁，异常痛苦，影响工作及睡眠。可伴尿频、尿痛、性交疼痛。白带典型特征为豆渣样或凝乳块样。

（2）体征：小阴唇内侧及阴道黏膜红肿并附着白色膜状物，擦去后可见黏膜红肿，有浅表糜烂或溃疡。

3. 心理-社会评估　患者往往因外阴局部不适而影响工作、睡眠及性生活等而产生焦虑情绪，痛苦万分，因疾病容易复发而产生自卑感。

4. 辅助检查

（1）阴道分泌物悬滴法：玻片滴 10% KOH 溶液 1 滴，与分泌物混合，在低倍镜下可见白假丝酵母菌芽胞和菌丝。

（2）培养法：如多次悬滴法阴性者，可送培养，准确性可达 98% 左右。

5. 治疗原则

（1）消除病因：积极治疗糖尿病，及时停用广谱抗生素、雌激素、皮质类固醇激素。

（2）全身用药：口服氟康唑 150mg，一次顿服。或伊曲康唑 200mg，每日一次，连用 3～5日。有肝病史和孕妇禁止服用。

（3）局部用药：可选用咪康唑栓、克霉唑栓等，每晚一粒塞入阴道。用药前可先用 2%～4%碳酸氢钠溶液阴道灌洗，改善阴道内环境，以提高疗效。

（4）妊娠期合并外阴阴道假丝酵母菌病：宜坚持局部治疗，以 7 日疗法效果为佳，以避免新生儿感染。

（5）复发案例的治疗：治疗后容易在月经前复发，故治疗后应在月经前复查白带。

（三）护理诊断/医护合作性问题

1. 舒适的改变　与外阴瘙痒、烧灼痛、分泌物刺激有关。

2. 知识缺乏：缺乏对疾病感染诱因的认识和预防知识。

3. 组织完整性受损　与阴道分泌物刺激、搔抓有关。

4. 焦虑　与治疗效果不佳，反复发作有关。

（四）护理措施

1. 一般护理　同滴虫性阴道炎。

2. 病情观察　同滴虫性阴道炎。

3. 对症护理　教会患者正确配制碳酸氢钠溶液浓度、水温。指导患者阴道局部用药。

4. 心理护理　理解关心患者，协助患者查找病因，坚持按医嘱用药。

5. 健康教育

（1）向患者讲解疾病原因，消除顾虑，积极就医。

（2）保持外阴清洁、干燥，避免搔抓。养成良好的个人卫生，勤换内裤，所用衣物、用具等及时消毒。

（3）孕妇积极治疗，但要慎重用药。

（4）复查白带前 24～48 小时禁止阴道用药和性生活。

（5）告知患者随访要求：外阴阴道假丝酵母菌病容易在月经前复发，经过治疗后应在月经前复查阴道分泌物，若经 3 次检查均为阴性，方可称为治愈。

三　萎缩性阴道炎

（一）概述

萎缩性阴道炎（atrophic vaginitis）常见于自然绝经或人工绝经后妇女，也可见于产后闭经或药物假绝经治疗的妇女。由于卵巢功能衰退，雌激素水平降低，阴道上皮萎缩，黏膜变薄，上皮细胞糖原含量减少，阴道自净作用减弱，致病菌侵入繁殖引起炎症，一般为化脓菌感染。

（二）护理评估

1. 健康史　询问患者年龄、月经史及孕产史、绝经时间，有无卵巢切除或放射治疗病史。

2. 身体状况

（1）症状：阴道分泌物增多，外阴瘙痒、灼热感，是老年性阴道炎的主要症状。阴道分泌物稀薄，呈淡黄色，严重者呈血样或脓性白带，有臭味，偶有点滴出血。可伴有尿频、尿痛、尿失禁等症状。

（2）体征：见阴道呈老年性改变。阴道上皮皱襞消失，上皮菲薄。阴道黏膜潮红，有散在的点状出血和表浅溃疡。

3. 心理-社会评估　患者可因年龄大、害羞未及时就诊而延误病情。由于局部疼痛常致心理不稳定，久治不愈又可产生无助感。

4. 辅助检查　取阴道分泌物检查滴虫及假丝酵母菌。有血性白带者，应与子宫恶性肿瘤鉴别，须常规做宫颈刮片，必要时行分段诊刮术。阴道壁肉芽组织及溃疡需与阴道癌相鉴别，可行局部组织活检。

5. 治疗原则　增加阴道抵抗力及抑制细菌的生长。

（1）增加阴道酸度：用 0.5%乙酸或 1%乳酸溶液冲洗阴道或坐浴，每日 1～2 次，增加阴道酸度，抑制细菌生长繁殖。

（2）局部用药：阴道灌洗或坐浴后，甲硝唑 200mg 或氧氟沙星 100mg，放入阴道深部，每日 1 次，7～10 日为 1 疗程。

（3）增加阴道抵抗力：炎症较重者，雌激素可以局部用药，如己烯雌酚片剂或己烯雌酚软膏，也可以全身用药如口服尼尔雌醇。还可选择其他雌激素制剂如戊酸雌二醇（补佳乐）。乳腺癌或子宫内膜癌患者，慎用雌激素制剂。

（三）护理诊断/医护合作性问题

1. 舒适改变　与阴道瘙痒、白带增多有关。

2. 知识缺乏：缺乏围绝经期、绝经期妇女保健知识。

3. 有感染的危险　与局部分泌增多、溃破有关。

（四）护理措施

1. 一般护理　注意休息，保持充足睡眠，合理安排饮食。指导患者勤换内裤，注意保持会阴部清洁。每晚用药前用酸性溶液冲洗阴道，提高阴道抵抗能力。

2. 病情观察　观察阴道分泌物的量、性状及气味，外阴瘙痒、灼热及膀胱刺激征的程度。

3. 对症护理　教会患者阴道灌洗、上药的方法，用药前洗净双手、消毒器具，以免感染。

4. 心理护理　做好宣传教育工作，解释疾病有关问题，消除患者矛盾心理，有异常情况及时就医。给予患者适当的关心、安慰，帮助患者正确认识疾病，树立战胜疾病的信心。

5. 健康指导

（1）加强围绝经期、老年期妇女的自我保健宣传教育，使其掌握疾病的预防措施及技巧。

（2）养成良好的卫生习惯，勤换内裤，穿棉质内裤，减少刺激。有外阴不适时及时就诊。外阴瘙痒时禁止用刺激性药物及肥皂水擦洗或搔抓。

（3）对卵巢切除、放疗患者给予雌激素替代疗法的指导，注意监测雌激素水平，防止肿瘤的发生。

第四节 子宫颈炎症

 概述

　　子宫颈炎症是指宫颈阴道部及宫颈管黏膜发生的炎症，是生育年龄妇女最常见的下生殖道炎症之一。临床以宫颈管黏膜炎多见，包括急性宫颈管黏膜炎和慢性宫颈炎，若急性宫颈管黏膜炎得不到及时治疗，可引起慢性宫颈炎。

（一）病因

　　子宫颈炎症多见于流产、分娩或宫腔操作损伤子宫颈后，病原体侵入引起感染。急性宫颈炎可由性传播疾病病原体如淋病奈瑟菌、沙眼衣原体引起，也可由内源性病原体如葡萄球菌、链球菌、大肠埃希菌等引起。慢性宫颈炎可由急性宫颈炎迁延而来，也可由病原体持续感染所致。卫生不良或雌激素缺乏，局部抗感染能力差，也易引起子宫颈炎症。因宫颈阴道部扁平上皮相延续，阴道炎症可引起宫颈阴道部炎症。

（二）病理

　　1. 宫颈黏膜炎　也称宫颈管炎，病变局限于宫颈管内的黏膜及黏膜下组织，见子宫颈外口有脓性分泌物堵塞，有时子宫颈管黏膜增生向外口突出，可见子宫颈口充血发红。由于炎性细胞浸润及结缔组织增生，可致宫颈肥大。

　　2. 宫颈息肉　由于慢性炎症的刺激，使子宫颈局部黏膜增生，逐渐自基底部向子宫颈外口突出而形成息肉（图 13-5）。

　　3. 宫颈肥大　由于慢性炎症长期刺激，子宫颈组织充血、水肿，腺体和间质增生，炎性细胞浸润及结缔组织增生，且深部的宫颈腺体囊肿形成（图 13-6），均可使宫颈肥大、变硬。子宫颈表面多光滑。

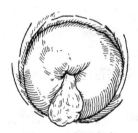

图 13-5　宫颈息肉

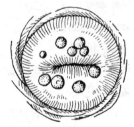

图 13-6　宫颈腺囊肿

 护理评估

（一）健康史

　　询问患者年龄、月经史、孕产史及避孕措施，了解有无阴道分娩、妇科手术造成的宫颈损伤。注意了解有无宫颈炎的病史、发病时间、病程及治疗情况等。

（二）身体状况

　　1. 症状　大多数患者无症状，有症状者主要表现为阴道分泌物增多。分泌物的症状根据病原体的种类、炎症的程度不同，可呈乳白色黏液状、淡黄色脓性及血性白带等。阴道分泌物刺激可引起外阴瘙痒及灼热感，也可出现月经间期出血、接触性出血等。若合并尿路感染，可出现尿急、尿频、尿痛等症状。

2. 体征　子宫颈充血、水肿、外翻，子宫颈管有脓性或黏液脓性分泌物。子宫颈管黏膜质脆，容易诱发出血。若为淋病奈瑟菌感染，常可见侵犯尿道口、阴道口，黏膜充血、水肿及大量脓性分泌物。

（三）心理-社会评估

慢性宫颈炎病程较长，且容易复发，常给患者带来一定的心理压力，精神负担较重，表现为焦虑、失眠等，特别是性交后出血，月经间期出血，担心是宫颈癌而感恐惧。

（四）辅助检查

宫颈糜烂样改变与早期宫颈癌从外观上难以鉴别，需做宫颈刮片及活组织检查以明确诊断。

（五）治疗原则

1. 物理治疗　目前，物理治疗是临床最常用的有效治疗方法。在治疗前常规做宫颈刮片细胞学检查，必要时做宫颈活体组织检查，排除早期宫颈癌。

2. 手术疗法　有宫颈息肉者，可行息肉摘除术，术后协助医生常规送病理学检查。对年龄大，久治不愈而症状明显的慢性宫颈炎，或疑有癌前病变者，可考虑做宫颈椎切术或子宫全切除术，根据手术方式提前做好手术准备。

三　护理诊断/医护合作性问题

1. 组织完整性受损　与子宫颈损伤、分泌物刺激有关。
2. 焦虑　与知识缺乏、病程长或害怕宫颈癌有关。
3. 疼痛　与盆腔淤血、充血、粘连有关。
4. 舒适的改变　与异常白带增多有关。

四　护理措施

（一）一般护理

嘱患者注意个人卫生，每天勤换内裤，保持外阴清洁；进高蛋白、高维生素饮食。

（二）病情观察

对接受局部治疗后的患者注意观察阴道分泌物的量、颜色、气味及性质的变化，出现异常出血或感染时，应立即报告医生并协助处理。

（三）对症护理

物理治疗术后告知患者阴道分泌物增多，甚至有多量水样排液，在术后 1~2 周脱痂时可有少量出血。

（四）心理护理

对病情长、久治不愈者，应给予关心和耐心解释，告诉疾病的发生过程及防治措施，消除患者的心理顾虑，减轻心理负担，树立治疗信心，坚持治疗促进康复。

（五）健康教育

1. 加强卫生宣教，指导妇女注意个人卫生，尤其是经期、孕产期及产褥期卫生。做好计划生育宣教，指导育龄妇女选择合适的避孕措施，避免手术造成子宫颈损伤。

2. 30 岁以上妇女每年定期妇检。发现宫颈炎积极治疗，以免迁延成慢性。

3. 做好避孕措施，避免多次人工流产及分娩对子宫颈的损伤。

4. 养成良好的卫生习惯，避免不洁及无保护的性生活。

5. 告知患者物理治疗的注意事项 ①治疗时间选择在月经干净后 3～7 日内进行。②有急性生殖系统炎症者为禁忌。③物理治疗术后均有阴道分泌物增多，甚至有多量水样排液，在术后 1～2 周脱痂时可有少量出血。④嘱患者保持外阴清洁，每日清洗外阴 2 次，2 个月内禁止性生活、盆浴及阴道冲洗。⑤一般于两次月经干净后 3～7 日复查，未痊愈者可择期再进行第二次手术。⑥物理治疗后有引起子宫颈管狭窄、不孕、感染的可能，治疗后需定期复查。

第五节　盆腔炎性疾病

● 案例 13-4

患者，女，22 岁，未婚，因"下腹部坠胀痛半年，加重伴发热 1 周"就诊。患者半年前因妊娠 2 个月于个人诊所行人流产术，术后 1 个月感下腹坠胀痛，月经量多，再次于个体诊所对症治疗后好转。近 1 周下腹坠胀痛加重，伴发热，白带量多，带血丝。妇检：阴道有脓性分泌物，阴道穹后部触痛；子宫颈充血、水肿；子宫大，压痛；宫旁可触及包块。

根据以上资料，请回答：

1. 该患者主要的临床诊断是什么？

2. 该类患者可能的护理诊断是什么？

3. 该类患者的护理措施有哪些？

一 概述

盆腔炎性疾病（pelvic inflammatory disease，PID）是女性上生殖道感染的一组炎症，主要包括子宫内膜炎、输卵管炎、输卵管卵巢脓肿、盆腔腹膜炎。炎症可局限于一个部位，也可同时累及几个部位，最常见的是输卵管炎及输卵管卵巢炎，单纯性的子宫内膜炎或卵巢炎较少见。盆腔炎性疾病大多发生于性活跃期及育龄妇女。盆腔炎症若被延误诊断而未能得到有效治疗有可能导致上生殖道感染后遗症（不孕、输卵管妊娠、慢性腹痛等），称为盆腔炎症后遗症，从而影响妇女的生殖健康，增加家庭与社会的经济负担。

（一）病因

病因主要有流产、产后机体抵抗力下降；妇科手术消毒不严；盆腔炎性疾病后遗症急性发作、宫内节育器、经期卫生不良与性生活等导致各种化脓菌感染。也可因盆腔内邻近器官炎症蔓延至输卵管或卵巢。常见致病菌为葡萄球菌、链球菌、大肠埃希菌、厌氧菌及性传播病原体，如淋病奈瑟菌、支原体、衣原体等。其传播途径可分为经淋巴系统蔓延、沿生殖器黏膜上行蔓延、经血循环传播、邻近器官炎症直接蔓延扩散。

（二）高危因素

①年龄，年轻妇女容易发生；②不良性行为，初次性交年龄小、有多个性伴侣、性交过频及性伴侣有性传播疾病者；③下生殖道感染，如淋病奈瑟菌性宫颈炎、衣原体性宫颈炎及细菌

性阴道疾病与盆腔炎性疾病的发生密切相关；④宫腔内操作后感染，如刮宫术、输卵管通液术、宫腔镜检查；⑤经期卫生不良，使用不洁的月经垫、经期性交等；⑥邻近器官炎症直接蔓延；⑦盆腔炎症疾病再次急性发作。

（三）病理

1. 急性子宫内膜炎、子宫肌炎　子宫内膜充血、水肿，有炎性渗出物，严重者内膜坏死、脱落形成溃疡。镜检可见大量的白细胞。

2. 急性输卵管炎、输卵管积脓、输卵管卵巢脓肿　炎症沿子宫向上蔓延，引起输卵管黏膜肿胀、间质水肿、充血及大量中性粒细胞浸润，重者输卵管上皮发生退行性变或成片脱落，引起输卵管黏膜粘连，导致输卵管管腔及伞端闭锁，若有脓液积聚于管腔内则形成输卵管积脓。卵巢常与发炎的输卵管伞端粘连而发生卵巢周围炎，称输卵管卵巢炎，俗称附件炎。炎症可通过卵巢排卵的破孔侵入卵巢实质形成卵巢脓肿，脓肿壁与输卵管积脓粘连并穿通，形成输卵管卵巢脓肿。

3. 急性盆腔腹膜炎　盆腔内器官发生严重感染时，往往蔓延到盆腔腹膜，引起腹膜充血、水肿，并有少量含纤维素的渗出液，形成盆腔脏器粘连。当有大量脓性渗出液积聚于粘连的间隙内时，可形成散在小脓肿；积聚于直肠子宫陷凹处则形成盆腔脓肿。脓肿的前面为子宫，后方为直肠，顶部为粘连的肠管及大网膜，脓肿可侵入直肠而使症状突然减轻，也可进入腹腔引起弥漫性腹膜炎。

4. 急性盆腔结缔组织炎　内生殖器急性炎症患者阴道、子宫颈有创伤时，病原体经淋巴管进入盆腔结缔组织而引起结缔组织充血、水肿及中性粒细胞浸润。以宫旁结缔组织炎最常见，开始局部增厚，质地较软，边界不清，以后向两侧盆壁呈扇形浸润，若组织化脓则形成盆腔腹膜外脓肿。

5. 败血症、脓毒血症　当病原体毒性强、数量多、患者抵抗力降低时，常发生败血症。发生感染后，若身体其他部位发现多处炎症病灶或脓肿，应考虑有脓毒血症存在，但需经血培养证实。

6. 肝周围炎　指肝包膜炎症而无肝实质损害的肝周围炎。衣原体、淋病奈瑟菌均可引起。5%～10%输卵管炎可出现肝周围炎，身体状况为继下腹痛后出现右上腹痛，或同时下腹痛、右上腹疼痛。

7. 盆腔炎性疾病后遗症　是指盆腔炎性疾病未得到及时正确的治疗，可能会发生盆腔炎性疾病后遗症，既往称慢性盆腔炎。主要病理改变为组织破坏、广泛粘连、增生及瘢痕形成，导致输卵管阻塞、输卵管增粗、输卵管卵巢肿块、输卵管积水或输卵管卵巢囊肿，盆腔结缔组织炎的遗留改变表现为主韧带、骶韧带增生、增厚，若病变广泛可使子宫固定。

二 护理评估

（一）健康史

询问患者疾病发生、发展的过程，以及治疗经过和效果。询问月经史、生育史等情况，了解人流、分娩时间、经过及处理等情况。

（二）身体状况

患者的身体状况因炎症的轻重及范围大小而有明显的差异，症状和体征各有不同。

1. 急性盆腔炎性疾病

（1）症状：轻者无症状或症状轻微不易被发现，常因延误治疗而导致上生殖道感染后遗症。常见症状为下腹痛、发热、阴道分泌物增多。腹痛为持续性、活动或性交后加重。重者可有寒战、高热、头痛、食欲缺乏等。月经期发病者可出现经量增多、经期延长。腹膜炎者出现消化系统症状，如恶心、呕吐、腹胀、腹泻等。若有脓肿形成，可有下腹包块及局部压迫刺激症状。患者若有输卵管炎的症状及体征并同时伴有右上腹疼痛者，应怀疑有肝周围炎。

（2）体征：患者呈急性病容，体温升高，心率加快，下腹部有压痛、反跳痛及肌紧张，叩诊鼓音明显，肠鸣音减弱或消失。盆腔检查：阴道充血，并有大量脓性分泌物从子宫颈口外流出；后穹窿触痛，子宫颈充血、水肿、举痛明显，活动受限；子宫增大，压痛，宫旁触痛，脓肿形成可触及包块。

2. 盆腔炎性疾病后遗症

（1）症状：因输卵管粘连阻塞而致不孕、异位妊娠、慢性盆腔痛及盆腔炎性疾病反复发作。

（2）体征：若无输卵管病变，则在子宫一侧或两侧触及呈条索状增粗的输卵管，并有轻微压痛；若为输卵管积水或输卵管卵巢囊肿，则在盆腔一侧或两侧触及囊性肿物，活动多受限；若为盆腔结缔组织病变，子宫常呈后倾后屈，活动受限或粘连固定，子宫一侧或两侧有片状增厚、压痛、宫骶韧带增粗、变硬、有触痛。

（三）心理-社会评估

患者因疾病出现烦躁不安、焦虑、食欲缺乏等情况，严重者影响生活和工作。甚至影响夫妻生活致关系紧张，患者往往感恐惧和无助。

（四）辅助检查

1. 血、尿常规可提示有炎症反应。

2. 脓液或血液细菌培养病原体及药敏试验，可直接说明感染病灶的病原体，为选择抗生素提供依据。

3. B超、腹腔镜有助于盆腔炎性包块的诊断。

（五）治疗原则

1. 支持疗法　卧床休息，半坐卧位有利于脓液积聚使炎症局限。给予高热量、高蛋白、高维生素流食或半流食，补充液体。注意纠正电解质紊乱及酸碱失衡，必要时少量输血。高热时采用物理降温。尽量避免不必要的妇科检查以免引起炎症扩散，若有腹胀应行胃肠减压。

2. 药物治疗　由于急性盆腔炎性疾病的病原体多为需氧菌、厌氧菌及衣原体的混合感染，需氧菌及厌氧菌又有革兰阴性及革兰阳性之分，故在抗生素的选择上多采用联合用药。临床常用抗菌药物配伍方案：①头霉素类或头孢菌素类药物；②喹诺酮类与甲硝唑联合应用；③青霉素或红霉素与氨基糖苷类药物及甲硝唑联合应用；④青霉素类与四环素联合应用；⑤克林霉素或林可霉素与氨基糖苷类药物联合应用。

3. 盆腔炎性疾病后遗症者　多采用综合性治疗方案控制炎症，缓解症状，增加受孕机会，包括中西药治疗、物理治疗、手术治疗等，同时注意增强机体抵抗力。

☰ 护理诊断/医护合作性问题

1. 疼痛　与盆腔淤血、充血、粘连有关。

2. 体温过高　与局部和全身炎症反应有关。

3. 焦虑　与病程长、疗效不明显有关。

4. 知识缺乏：缺乏有关盆腔炎的防治知识。

四　护理措施

（一）一般护理

嘱患者卧床休息，取半卧位，有利于引流使炎症局限。指导患者多饮水，加强营养，改善机体状况，提高免疫力。

（二）病情观察

注意生命体征变化，发现感染性休克征象及时报告并协助抢救。注意腹痛、阴道分泌物变化。监测白细胞计数，判断疗效，收集药敏结果，协助医生调整治疗方案。

（三）对症护理

1. 高热患者及时采取物理降温措施，必要时药物降温。

2. 食欲缺乏者遵医嘱静脉输液，并纠正水电解质平衡紊乱。若有腹胀，需行胃肠减压。

3. 抗菌药治疗　联合应用抗生素，有条件者可根据药敏试验选择有效的抗生素，须注意药物不良反应。

4. 若盆腔脓肿形成，需切开引流术或切除术，配合医生做好术前准备、术中配合和术后护理。

（四）防治盆腔炎性疾病后遗症

盆腔炎性后遗症需根据不同治疗方案选择不同的护理措施。但应注意：①严格掌握手术指征，手术过程中严格遵循无菌操作规程；②注意性生活卫生，减少性传播疾病；③对于不孕症患者，协助医生采取辅助生育技术帮助患者受孕；④对慢性盆腔痛，尚无有效的治疗方法时，结合患者特点，遵医嘱给予对症治疗或给予中药、理疗等综合治疗；⑤盆腔炎性疾病反复发作者，遵医嘱给予抗生素治疗的基础上选择手术治疗。

（五）心理护理

耐心倾听患者的诉说，关心患者的疾苦，解除患者顾虑，尽可能满足患者的需求，增强对治疗的信心。和患者及家属共同讨论治疗方案，取得家人的理解和帮助，减轻患者的心理压力。

（六）健康教育

保持良好的个人卫生习惯，安排好日常生活，注意劳逸结合，减少性传播疾病；及时治疗下生殖道感染；严格掌握妇科手术指征，做好术前准备，手术过程中严格进行无菌操作，预防感染；及时治疗盆腔炎性疾病，防止后遗症发生。

第六节　性传播疾病

性传播疾病（STD）亦称性病，是指主要通过性行为或类似性行为传播的一组疾病。现代意义的性传播疾病除梅毒、淋病、软下疳、性病性淋巴肉芽肿 4 种传统性病外，还包括由细菌、病毒、螺旋体、支原体、衣原体、真菌、原虫及寄生虫 8 类病原体引起的 20 余种疾病。目前，我国重点监测、需做疫情报告的性传播疾病有 8 种，包括淋病、梅毒、AIDS、尖锐湿疣、非淋菌性尿道炎、软下疳、性病性淋巴肉芽肿和生殖器疱疹。传播方式有直接性接触传染、间接接触传染、胎盘产道感染、医源性传播、日常生活接触传播。据统计，90%以上的性病是通过性交而直接传染的。本节主要介绍淋病、梅毒、尖锐湿疣和 AIDS。

一 淋病

（一）概述

1. 病因 淋病（gonorrhea）是由淋病奈瑟菌（简称淋菌）引起的以泌尿生殖系统化脓性感染为主要表现的性传播疾病。其发病率居我国之首，感染后可侵犯女性尿道、尿道旁腺、前庭大腺等处，可导致相应的炎症。以子宫颈管感染最为多见。

2. 传播途径

（1）直接传播：成人淋病几乎 100%为性传播，感染率 80%～90%，但 70%～80%感染后症状轻微或无症状，成为带菌者，为主要传染源。

（2）间接传播：可通过间接途径如被淋菌污染的衣物、毛巾、浴盆等物品传染。消毒不彻底的器械、坐便器也可传染。

（二）护理评估

1. 健康史 询问是否有不洁性生活史，有无感染源接触史及发病过程、治疗情况等。

2. 身体状况 淋病的潜伏期为 1～10 日，平均 3～5 日。感染初期病变局限于下生殖道、泌尿道，随病情发展可累及上生殖道。按病理过程分急性和慢性两种类型。

（1）症状：

1）急性淋病：表现为急性尿道炎、宫颈炎及前庭大腺炎。主要症状为排尿困难、尿频、尿急、尿痛等急性尿道炎的症状。急性淋病性阴道炎白带增多，呈黄色脓性，伴外阴瘙痒或有灼热感及下腹坠胀不适等；继而出现前庭大腺炎，急性宫颈炎的表现。

2）慢性淋病：多为急性期治疗不彻底转为慢性，可表现为前庭大腺囊肿，常伴有不孕。妇检可见外阴、阴道外口及尿道口充血，子宫颈及阴道穿充血，脓性或黏液脓性分泌物自子宫颈口流出。

（2）体征：子宫颈水肿、充血等宫颈炎表现，上行感染可引起输卵管炎症、子宫内膜炎、异位妊娠和不孕症等。也可有尿道炎和前列腺炎等症状。

3. 心理-社会评估 因有不洁性生活史而出现顾虑，不愿意就医或去不正规的诊所求医，或有家庭者希望不要因此影响夫妻关系，错过了早期诊断和治疗的时间，使疾病转为慢性，反复发作、久治不愈，造成患者精神负担。慢性患者因生育功能受影响，故易产生自卑情绪。

4. 辅助检查

（1）分泌物涂片检查：急性期见中性粒细胞内有革兰阴性双球菌可作出初步诊断。

（2）分泌物淋菌培养：是诊断淋病的金标准。

5. 治疗原则 为尽早、彻底治疗，遵循及时、足量、规范用药原则。首选药物以第三代头孢菌素为主。轻者可大剂量单次给药，使血中有足够高药物浓度杀灭淋菌；重症者应连续每日给药，保证足够治疗时彻底治愈。20%～40%的淋病患者同时合并沙眼衣原体感染，可同时应用抗衣原体药物。

（三）护理诊断/医护合作性问题

1. 自尊紊乱：自感羞愧和内疚，害怕被人歧视 与患性传播疾病有关。

2. 有泌尿系统感染的危险 与感染淋病、外阴不洁、局部抵抗力下降有关。

3. 舒适的改变 与尿频、尿急、尿痛、脓性白带有关。

（四）护理措施

1. 一般护理　患者应在清新、舒适的隔离病室，采取严格的血液、体液隔离措施，衣物、浴具清洗消毒 5~10 分钟。指导患者高热量、高蛋白、清淡易消化饮食，注意食物的色、香、味，创造良好的饮食环境。

2. 病情观察　急性者检测体温，出现体温升高者可行物理降温。局部对症处理，减轻患者痛苦，促进康复。

3. 对症护理

（1）局部用药：每晚用 1∶5000 高锰酸钾溶液灌洗阴道或坐浴，后将药栓或药品置于阴道内，7 日为一疗程。

（2）抗生素：按医嘱给予抗生素。目前首选药物以第三代头孢菌素为主，头孢曲松钠、头孢噻肟钠等肌内注射，妊娠期禁用喹诺酮类及四环素类药物，可首选头孢曲松钠加用红霉素治疗。性伴侣应同时治疗。

（3）其他治疗：慢性淋病较难治愈，按医嘱采取综合治疗。新生儿感染可引起淋病性结膜炎，可及时应用红霉素。

4. 心理护理　尊重理解患者，给予患者适当的关心、安慰，为患者保守秘密，解除患者顾虑，积极接受检查和诊治。

5. 健康教育　①教会患者自行消毒隔离的方法，患者的内裤、用具等生活用品要煮沸消毒 5~10 分钟，防止交叉感染。②急性期及时、彻底治疗，治疗期间禁止性生活，忌辛辣等刺激食物。性伴侣一同检查及治疗。③加强性知识的教育，杜绝不严肃的性生活，注意性卫生。④医护人员做好自我防护，勤洗手。避免直接接触患者的血液和体液；阴道分娩或剖宫产时需戴手套、穿防水隔离衣、戴眼镜以防血液或羊水溅入眼睛；戴手套接触新生儿及处理胎盘，并注明感染的病原体不能做他用。

二　尖锐湿疣

（一）概述

1. 病因　尖锐湿疣（condyloma acuminate）是人乳头瘤病毒（HPV）引起的扁平上皮增生病变的性传播疾病。近年发病率明显升高，仅次于淋病，居第二位，常与多种性传播性疾病同时存在。该病毒耐冷不耐热，对常用抗生素不敏感。

2. 传播途径　HPV 主要经性接触传播，不排除间接传播可能。孕妇感染 HPV 可传染给新生儿，但其传播途径是经胎盘感染、分娩过程中感染还是出生后感染尚无定论，一般认为胎儿通过软产道时因吞咽 HPV 羊水、血液或分泌物而感染。

（二）护理评估

1. 健康史　同淋病。

2. 身体状况　尖锐湿疣潜伏期 3 周至 8 个月，平均 3 个月。早期临床症状不明显，可有外阴瘙痒、灼热或性交后疼痛不适。病灶初为散在或呈簇状增生的粉红色或白色小乳头状疣、细而柔软的指样突起。疣体增大后相互融合，呈菜花样或乳头状突起。病变多发生在性交易损部位，如阴唇后联合、小阴唇内侧、阴道前庭、尿道口等部位。

3. 心理-社会评估　同淋病。

4. 辅助检查

（1）免疫组织学检查：常用过氧化物酶抗过氧化物酶方法，显示湿疣内的病毒蛋白。

（2）病理检查：属于准确度很高的一种方法，通过检查来判定是否为尖锐湿疣。

（3）醋酸白试验：本试验的原理是蛋白质与酸凝固变白的结果。

（4）病毒疣抗体试验：迄今，HPV 难于用传统的病毒培养及血清学技术检测，主要诊断技术是核酸杂交病毒疣抗体试验。近年来发展的此方法具有特异、敏感、简便、快速等优点，为 HPV 检测开辟了新途径。

5. 治疗原则　病灶小且位于外阴者，可选用局部药物治疗，80%～90%三氯醋酸涂擦病灶局部，每周 1 次。若病灶大且有蒂，可行物理及手术治疗，如激光、微波、冷冻、电灼等。巨大尖锐湿疣可直接行手术切除疣体，待愈合后再行局部药物治疗。

（三）护理诊断/医护合作性问题

1. 焦虑　与患病后对自己形象、婚姻和疾病预后担忧有关。

2. 知识缺乏：缺乏性病及其传播方式的知识。

3. 皮肤黏膜受损　与疣体破溃及细菌感染有关。

4. 有感染的危险　与医护人员及家属密切接触病原体有关。

（四）护理措施

1. 一般护理　指导患者加强营养，避免饮酒和辛辣食物，多吃蔬菜水果类，水分要充足。注意个人卫生，保持外生殖器的清洁干燥，禁止性生活。穿棉质内裤，保持通风、透气。

2. 病情观察　疣体切除后，观察病灶处皮肤愈合情况。定期复查，观察疗效。

3. 心理护理　耐心、热情、诚恳的态度对待患者，了解并解除其思想顾虑、负担。针对患者的心理障碍进行疏导，帮助患者正确认识疾病，解释性病的有关基本知识，解释要深入浅出，通俗易懂。引导患者树立良好的生活愿望，正视现实，战胜自我。

4. 健康教育　做好个人卫生，不吸烟饮酒，保持外阴清洁卫生，避免混乱的性关系，贯彻预防为主的原则，并强调配偶或性伴侣同时治疗。被污染的衣裤、生活用品要及时消毒。避免直接接触患者的病灶。

三 梅毒

（一）概述

1. 病因　梅毒（syphilis）是由苍白密螺旋体引起的慢性全身性的性传播疾病。苍白密螺旋体在体外干燥条件下不易生存，一般消毒剂及肥皂水均可杀灭。根据其病程分早期梅毒与晚期梅毒。早期梅毒指病程在两年以内，包括①一期梅毒（硬下疳）；②二期梅毒（全身梅毒疹）；③早期潜伏梅毒（感染 1 年内）。晚期梅毒指病程在 2 年以上，包括①皮肤、黏膜、骨、眼等梅毒；②心血管梅毒；③神经梅毒；④内脏梅毒；⑤晚期潜伏梅毒。分期有助于指导治疗和追踪。根据其传播途径不同分后天梅毒与先天梅毒。

2. 传播途径　最主要的传播途径是性接触直接传播。未经治疗的患者在感染后 1 年内最具传染性，病期超过 4 年者基本无传染性。患梅毒的孕妇即使病期超过 4 年，仍可通过胎盘感染胎儿，引起先天梅毒。若孕妇软产道有梅毒病灶，新生儿可通过软产道感染。另外，梅毒还可通过接吻、哺乳、输血、衣裤、被褥及浴具等间接传播。

（二）护理评估

1. 健康史　同淋病。

2. 身体状况　早期主要表现为硬下疳、硬化性淋巴结炎、全身皮肤黏膜损害（如梅毒疹，扁平湿疣，脱发及口、舌、喉或生殖器黏膜红斑、水肿和糜烂等），晚期表现为永久性皮肤黏膜损害，并可侵犯心血管、神经系统等多种组织器官而危及生命。

3. 心理-社会评估　同淋病。

4. 辅助检查

（1）病原体检查：取早期病损处分泌物涂片，用暗视野显微镜检查或直接荧光抗体检查梅毒螺旋体即可确诊。

（2）血清学检查：①非梅毒螺旋体试验。②梅毒螺旋体试验。

（3）脑脊液检查：主要用于诊断神经梅毒，包括脑脊液 VDRL、白细胞计数及蛋白测定等。

（4）先天梅毒：产前诊断先天梅毒很困难。B 超检查可以提示胎儿水肿、腹水、胎盘增厚和羊水过多等均可支持感染，但感染胎儿的 B 超检查也可正常。

5. 治疗原则　首选青霉素，做到早期明确诊断，及时治疗，用药足量，疗程规范。治疗期间应避免性生活，同时性伴侣也应接受检查及治疗。

（三）护理诊断/医护合作性问题

1. 恐惧、焦虑　与疾病折磨及预后不良有关，与易被他人歧视有关。

2. 知识缺乏：缺乏梅毒及其传播方式的知识。

3. 皮肤黏膜受损　与皮肤黏膜损害感染有关。

4. 潜在并发症：不孕症、失眠、肝肾功能损害等。

（四）护理措施

1. 一般护理　同尖锐湿疣。

2. 病情观察　患者应隔离，早期主要观察患者硬下疳、硬化性淋巴结炎及全身皮肤黏膜损害等情况。主要观察患者永久性皮肤黏膜损害及心血管及神经系统多种组织病变情况。

3. 用药护理　根据梅毒分期采用相应的青霉素治疗方案，必要时增加疗程。

青霉素过敏者，首选脱敏和脱敏后青霉素治疗。孕妇禁止用四环素和多西环素。性伴侣同时治疗。

4. 心理护理　尊重患者，主动与患者交流，为其隐私保密，帮助其建立治愈的信心和面对生活的勇气。讲解检查早期、正规、足量的治疗的重要性，做好家属工作，积极争取配偶的配合，引导他们保持良好的心态。

5. 健康教育　治疗期间禁止性生活，性伴侣同时进行检查及治疗，治疗后进行随访。第一年每 3 个月随访 1 次，以后每半年随访 1 次，应随访 2～3 年。若在治疗后 6 个月内血清滴度未下降 4 倍，应视为治疗失败或再感染，除需重新加倍治疗剂量外，还应行脑脊液检查，确定有无神经梅毒。多数一期梅毒在 1 年内、二期梅毒在 2 年内血清学试验转为阴性。少数晚期梅毒血清非螺旋体抗体滴度低水平持续 3 年以上，可诊断为血清学固定。

四　获得性免疫缺陷综合征

（一）概述

1. 病因　获得性免疫缺陷综合征（acquired immuno-deficiency syndrome，AIDS）又称艾滋病，是由人类免疫缺陷病毒（human immuno deficiency virus，HIV）引起的一种以人体免疫功能严重损害为临床特征的性传播疾病。HIV 感染引起机体 T 淋巴细胞损害，导致持续性免疫缺陷，患者机体完全丧失抵御各种微生物侵蚀的能力，极易遭受各种机会性感染及多种罕见肿瘤，最终导致死亡。AIDS 是主要致死性传染病之一。HIV 属反转录 RNA 病毒，分为 HIV-1 型和 HIV-2 型，HIV-1 引起世界流行，HIV-2 主要在非洲西部流行。

2. 传播途径　HIV 主要存在于感染者的体液，如血液、精液、阴道分泌物、眼液、尿液、乳汁、脑脊液中。AIDS 患者及 HIV 携带者均有传染性，主要传播途径：①通过性接触直接传播，包括同性接触和异性接触；②感染 HIV 的注射器和血制品的血行传播；③母婴通过胎盘垂直传播，分娩时经阴道传播和出生后母乳传播等途径。

（二）护理评估

1. 健康史　询问患者有无与 AIDS 患者或无症状病毒携带者的接触史，尤其注意性接触史、药瘾史或接受输血与血制品治疗史。

2. 身体状况　AIDS 潜伏期不等，6 个月～5 年或更长，儿童最短，妇女最长。AIDS 患者早期常无明显异常，部分患者有原因不明的淋巴结肿大，颈、腋窝最明显。发病后，表现为全身性进行性病变，主要表现为以下几个方面。

（1）机会性感染：感染范围广，发生率高，病原体多为正常宿主中罕见、对生命威胁大的病原体。患者起病缓慢，全身表现为原因不明的发热、乏力、不适、消瘦；呼吸系统表现为发热、咳嗽、胸痛、呼吸困难等；中枢神经系统表现为头痛、人格改变、意识障碍、局部性感觉障碍及运动神经障碍；消化系统表现为慢性腹泻、体重下降，严重者电解质紊乱，酸中毒死亡。

（2）恶性肿瘤：卡波西肉瘤最常见，多见于青壮年，肉瘤呈多灶性，除皮肤广泛损害外，常累及口腔、直肠和淋巴。

（3）皮肤表现：口腔、咽喉、食管、腹股沟、肛周等部位感染。

3. 心理-社会评估　因 AIDS 病情重且无特效治疗及预后不良，加之特殊的流行病学特征，患者易遭受他人的歧视而产生恐惧、焦虑、悲观等心理。

4. 辅助检查　抗 HIV 抗体阳性，CD4 淋病细胞总数 $<200／mm^3$，或 $200～500／mm^3$；CD4／CD8 比值 <1；血清 p24 抗原阳性；外周血白细胞计数及血红蛋白含量下降；β_2 微球蛋白水平增高，合并机会性感染病原学或肿瘤病理依据均可协助诊断。

5. 治疗原则　AIDS 尚无特殊的治疗方法。目前多采取抗病毒、免疫、支持和对症治疗，同时积极抗肿瘤，控制机会性感染和预防性治疗等综合治疗，其中，早期抗病毒治疗是关键。

（三）护理诊断/医护合作性问题

1. 社会孤立　与患者实施强制性管制及被他人歧视有关。

2. 恐惧　与缺乏特效治疗及预后有关。

3. 活动无耐力　与 HIV 感染、并发机会性感染等有关。

4. 腹泻　与免疫能力低下引起胃肠道机会感染有关。

（四）护理措施

1. 一般护理

（1）休息与环境：急性感染期应绝对卧床休息；无症状感染期，可以正常工作。病室宜安静舒适。

（2）饮食护理：给予高热量、高蛋白、高维生素、易消化饮食，必要时静脉补充营养。

（3）实行血液和保护性隔离措施，加强口腔及皮肤护理。

2. 病情观察　密切观察发热的程度，注意有无肺部、胃肠道、中枢神经系统、皮肤黏膜等感染的表现；检测各系统症状体征的变化；有无严重的机会性感染和恶性肿瘤等并发症的发生。

3. 对症护理　长期卧床者应定时翻身、防止压疮发生；长期腹泻者做好肛周皮肤的护理；

发热、咳嗽、呼吸困难等给予相应的对症护理。

4. 心理护理　对患者进行有效的沟通，了解患者的真实想法；对患者进行有效的心理疏导，满足患者合理的要求，解除患者孤独、恐惧感；与患者家属、亲友增加接触沟通的机会；不歧视患者，尊重人格，使患者正视现实，融入社会，建立自尊和自信。

5. 健康教育　积极、科学地宣传 AIDS 的防治知识，帮助人们建立健康的生活方式，杜绝 AIDS 的三大传播途径。针对高危人群展开大量的宣传教育和行为干预工作，对 HIV 阳性者进行随访，防止继续播散，并监测其配偶及性伴侣的健康状况。

小结

女性生殖系统炎症是妇科常见病，多发病，涉及的主要内容有外阴炎、阴道炎、宫颈炎和盆腔炎，其中以阴道炎和宫颈炎多见。这些炎症导致妇女不孕不育，夫妻生活质量下降，严重者导致肿瘤的发生。通过本章节的学习，学生应熟悉女性生殖器官的自然防御功能，掌握外阴炎的身体状况及护理；前庭大腺炎的身体状况及护理；三种阴道炎的身体状况、处理原则、护理措施及健康教育；子宫颈炎症的病因、身体状况、护理措施及健康教育；盆腔炎的身体状况及护理措施；四种性传播疾病的病原体、身体状况及健康教育。

目标检测

A1 型题

1. 女性生殖系统自然防御机制最重要的是
（　　）
   - A. 两侧大阴唇自然合拢
   - B. 黏膜栓堵塞子宫颈管
   - C. 阴道前后壁紧贴
   - D. 阴道自净作用
   - E. 子宫内膜周期性剥脱

2. 下列属于引起外阴炎的原因是（　　）
   - A. 阴道分泌物及经血的刺激
   - B. 尿液、粪便的刺激
   - C. 紧身化纤类内衣等透气性差
   - D. 局部潮湿及糖尿病患者长期浸渍
   - E. 以上都是引起外阴炎的病因

3. 关于滴虫性阴道炎，下列描述正确的是
（　　）
   - A. 阴道酸性程度高的妇女易发病
   - B. 以外阴奇痒为主要症状
   - C. 不易复发
   - D. 阴道内大量灰黄色泡沫样白带
   - E. 只能通过性生活传播

4. 下列不属于外阴阴道假丝酵母菌病诱发因素的是（　　）
   - A. 长期口服避孕药　　B. 糖尿病
   - C. 口服甲硝唑　　　　D. 妊娠

5. E. 阴道局部免疫功能下降

5. 关于老年性阴道炎，下列描述正确的是
（　　）
   - A. 常见于围绝经期妇女
   - B. 口服尼尔雌醇有效
   - C. 阴道壁常有较深的溃疡
   - D. 局部用药前，应选用碱性液体清洗
   - E. 达克宁栓阴道上药有效

6. 关于艾滋病的病因，下列描述正确的是
（　　）
   - A. 由人类免疫缺陷病毒引起
   - B. 由尖锐湿疣病毒引起
   - C. 由疱疹病毒引起
   - D. 由苍白密螺旋体引起
   - E. 由淋病奈瑟菌引起

7. 关于妇科常见炎症，下列描述正确的是
（　　）
   - A. 滴虫性阴道炎白带呈豆渣样
   - B. 假丝酵母菌阴道炎白带呈豆渣样
   - C. 细菌性阴道病脓血性白带
   - D. 老年性阴道炎白带呈匀质稀薄无黏性
   - E. 宫颈糜烂白带呈拉丝状

A2 型题

8. 患者，女，38 岁，因感冒发热、应用抗生素治疗 14 日，自觉外阴痒，分泌物增多，

应首先考虑的是（　　）

A. 慢性阴道炎

B. 细菌性阴道炎

C. 外阴阴道假丝酵母菌病

D. 滴虫性阴道炎

E. 非特异性外阴瘙痒

9. 患者，女，60岁，绝经7年，阴道脓血性分泌物，伴有外阴瘙痒一周余，妇科检查阴道黏膜萎缩，伴有充血，宫颈刮片未发现恶性肿瘤细胞，拟诊为萎缩性阴道炎，下列护理措施描述错误的是（　　）

A. 可用大剂量雌激素阴道给药增强局部防御能力

B. 用酸性溶液恢复阴道的自净作用

C. 保持外阴清洁干燥

D. 发现异常及时医院检查

E. 萎缩性阴道炎顽固病例，可口服尼尔雌醇

10. 患者，女，38岁，外阴瘙痒、灼痛、白带呈豆渣样，医生诊断为外阴阴道假丝酵母菌病。护士为其进行健康指导时，下列与该疾病发病无关的是（　　）

A. 糖尿病

B. 长期应用抗生素

C. 阴道乳酸杆菌数量的减少

D. 长期使用避孕套避孕

E. 口腔、肠道、阴道内的假丝酵母菌交叉感染

11. 患者，女，38岁，已产，因白带增多、腰骶部疼痛、性交后出血就诊。妇科检查宫颈重度糜烂，宫颈TCT检查正常，护士告知患者最好的治疗方法是（　　）

A. 中药治疗　　B. 局部用药

C. 全身用药　　D. 宫颈锥切

E. 局部物理治疗

12. 患者，女，35岁，已产，医生诊断为宫颈重度糜烂，宫颈TCT检查正常，需局部物理治疗。该患者治疗期间禁止性生活和盆浴的时间一般为（　　）

A. 2周　　B. 4周　　C. 6周

D. 8周　　E. 12周

13. 12月1日是世界艾滋病日，护士在社区宣

传有关获得性免疫缺陷综合征相关知识，该病的传播途径不包括（　　）

A. 性传播　　B. 输血

C. 妊娠　　D. 分娩

E. 握手

14. 患者，女，28岁。1年前曾患急性子宫内膜炎，但未接受正规治疗。本次体检发现子宫左侧可触及条索肿物，无腹痛，其他未见异常。应首先考虑（　　）

A. 慢性子宫内膜炎

B. 慢性输卵管炎

C. 慢性盆腔结缔组织炎

D. 慢性腹膜炎

E. 输卵管卵巢囊肿

15. 关于盆腔炎的描述，下列错误的是（　　）

A. 盆腔炎大多数发生在性活跃期的女性

B. 最常见为输卵管炎及输卵管卵巢炎

C. 有急性和慢性两类

D. 可发生癌变

E. 可导致不孕

16. 患者，女，30岁。主诉外阴部瘙痒就诊。医生诊断为外阴炎，并建议其坐浴治疗。该患者坐浴液应该选择（　　）

A. 1∶5000高锰酸钾溶液

B. 2%～4%碳酸氢钠溶液

C. 温水

D. 0.1%呋喃西林溶液

E. 0.9%氯化钠溶液

17. 患者，女，26岁。因旅游期间未及时清洁外阴而出现外阴炎，护士指导其坐浴治疗，下列描述错误的是（　　）

A. 坐浴水温以40℃为宜

B. 每次坐浴20分钟

C. 每天坐浴2次

D. 坐浴时将整个会阴浸没于浸泡液中

E. 月经期坚持坐浴以增加效果

18. 某女，曾患滴虫性阴道炎，前来咨询护士该疾病的治愈标准。下列回答正确的是（　　）

A. 连续3个月经周期后检查滴虫阴性

B. 连续3次月经前检查未找到滴虫

C. 全身及局部用药3个疗程可治愈

D. 白带悬滴法检查滴虫转阴性

E. 连续 3 次月经前检查临床症状消失

19. 患者，女，32 岁。因白带增多半年、性交后出血 2 次就诊。医生初步诊断为宫颈息肉，下列首选的治疗方案是（　　）

　　A. 电烫

　　B. 息肉摘除并送病理学检查

　　C. 局部消炎

　　D. 宫颈锥切术

　　E. 微波治疗

20. 患者，女，24 岁，近期有不洁性交史，3 天前出现尿频、尿痛，白带增多呈脓性，诊断为淋病，该患者首选的药物为（　　）

　　A. 第三代头孢菌素　B. 庆大霉素

　　C. 链霉素　　　　　D. 氯霉素

　　E. 诺氟沙星

A3/A4 型题

（21～23 题共用题干）

　　患者，女，28 岁，已婚。3 天前行宫内妊娠人工流产术后出现下腹疼痛，伴有里急后重感。查体：T 38.9℃。腹部 B 超检查未见异常。腹部压痛、反跳痛。宫颈光滑，宫颈举痛。

21. 该患者最可能的诊断是（　　）

　　A. 急性阑尾炎　　B. 急性盆腔炎

　　C. 急性宫颈炎　　D. 异位妊娠

　　E. 卵巢囊肿蒂扭转

22. 上述疾病的主要治疗手段是（　　）

　　A. 后穹窿切开引流　　B. 剖腹探查术

　　C. 抗生素治疗　　　　D. 阴道灌洗

　　E. 手术切除

23. 该患者宜采取的体位是（　　）

　　A. 平卧位　　　　B. 半卧位

　　C. 端坐位　　　　D. 俯卧位

　　E. 膀胱截石位

（24、25 题共用题干）

　　患者，女，26 岁，4 天前发现会阴部肿块，发热 2 天而就诊。妇科检查：右侧小阴唇下方有一个约 4cm×2cm×3cm 大小的肿块，有波动感，压痛明显，局部皮肤充血。

24. 该患者最可能的诊断（　　）

　　A. 前庭大腺囊肿　　B. 前庭大腺脓肿

　　C. 外阴炎　　　　　D. 外阴脂肪瘤

　　E. 外阴癌

25. 该患者最关键的处理是（　　）

　　A. 门诊观察

　　B. 按摩会阴部，促进血液循环以利炎症吸收

　　C. 中药局部热敷

　　D. 给予止痛

　　E. 脓肿切开引流并造口

（冯海鹰）

第十四章 月经失调妇女的护理

月经失调是妇科常见的疾病，包括经前期综合征、功能失调性子宫出血、痛经、闭经、围绝经期综合征等疾病。此类疾病通常由下丘脑-垂体-卵巢轴功能异常或靶细胞效应异常导致，也可由女性生殖系统器质性病变或遗传因素而引起。

第一节 经前期综合征

 概述

（一）概念

经前期综合征（premenstrual syndrome）是指反复在黄体期出现周期性以情感、行为和躯体障碍为特征的综合征。月经来潮后，症状多自然消失。该病多见于 25～45 岁妇女，发病率为 30%～40%，重症患者占其中的 5%～10%。

（二）病因

目前尚不清楚，可能与精神社会因素、卵巢激素失调及神经递质异常有关。

（1）精神社会因素：临床发现精神紧张使原有症状加重，使用安慰剂治疗时反应率高达 30%～50%，说明社会环境因素与患者精神心理之间的相互作用与本病的发病关系密切。

（2）卵巢激素失调：最初认为雌、孕激素比例失调是经前期综合征的发病原因，患者孕激素水平不足、雌激素水平相对过高引起水钠潴留，在月经前引起体重增加。但近年研究发现，经前期综合征患者体内不存在孕激素绝对或相对不足，单纯补充孕激素并未有效缓解症状。目前认为该症状可能与黄体后期雌、孕激素撤退有关。通过补充雌、孕激素合剂，减少性激素的周期性波动，可有效缓解该症状。

（3）神经递质异常：神经类阿片肽在月经周期中对性激素的波动和变化敏感，排卵期或黄体晚期因阿片肽浓度异常降低，表现出内源性类阿片肽撤退症状，影响精神、神经及行为方面的变化。

（4）其他：维生素 B_6 是合成多巴胺和 5-羟色胺的辅酶，由于经前期综合征患者缺乏维生素 B_6，导致血液 5-羟色胺水平下降，脑组织在 5-羟色胺活性降低时机体对应激刺激的敏感性增加、对环境的应激处理能力降低，可引起行为和精神症状。

二 护理评估

（一）健康史

评估患者生理、心理方面的疾病史；评估既往妇科、产科疾病史；排除精神病及心、肝、肾等疾病引起的水肿。不在经前期发生但在经前期加重的疾病如偏头痛、子宫内膜异位症等不属于经前期综合征。

（二）身体状况

临床典型症状常出现于月经前1～2周，至月经前2～3日最严重，月经来潮后明显减轻至消失。周期性反复出现为其临床特点，主要症状归纳为以下3类。

（1）躯体症状：表现为水钠潴留症状，手、足、颜面水肿，腹部胀满，体重增加；疼痛，头痛、背痛、乳房胀痛、腰骶部痛；运动协调功能减退。

（2）精神症状：表现为紧张、易怒、抑郁、情绪起伏不定、睡眠及性欲改变等。

（3）行为改变：注意力不集中，工作效率低，记忆力减退，意外事故倾向，出现叛逆性或虐待儿童的行为，甚至有犯罪行为或自杀意图。

（三）心理-社会评估

该病发生与精神心理社会因素关系密切，评估患者精神心理状态对全面了解患者病情、确定治疗及护理方案非常重要。经前周期性出现的身体不适，常使患者感到紧张、焦虑、恐惧，甚至畏惧月经来潮，而这种心态反而会加重经前期综合征的症状。评估有无诱发因素、压力源和应对压力的措施，家庭及社会支持系统是否建立，采取的应对措施是否可有效缓解症状。

（四）辅助检查

全身检查有不同程度水肿，但妇科检查常无异常。通过全面检查排除心、肝、肾等疾病引起的水肿。

（五）治疗原则

治疗原则包括调整生活状态和心理治疗辅以必要的抗焦虑、抗抑郁、利尿、镇静、止痛、口服避孕药等以减轻和消除症状。

三 护理诊断/医护合作性问题

1. 焦虑　与周期性经前出现不适症状有关。
2. 体液过多　与雌、孕激素比例失调有关。
3. 疼痛　与精神紧张有关。

四 护理措施

（一）一般护理

提倡均衡饮食，多摄取富含维生素B族的食物，如猪肉、牛奶和蛋黄等；鼓励患者加强体育锻炼，特别是有氧运动如舞蹈、慢跑、游泳等；水肿患者需限制盐、糖、咖啡因、乙醇等的摄入；指导患者保持心情舒畅，教会患者应对压力的技巧。

（二）用药护理

1. 抗焦虑药　适用于有明显焦虑症状者，阿普唑仑（alprazolam）于经前口服，每次0.25mg，每日2～3次，逐渐递增至最大剂量每日4mg，用至月经来潮的2～3日。

2. 抗抑郁药 适用于有明显抑郁症状者，常用氟西汀（fluoxetine），于黄体期口服，每次 20mg，每日 1 次。氟西汀能明显缓解精神症状及行为改变，但对躯体症状疗效不佳。

3. 醛固酮受体的竞争性抑制剂 适用于月经前体重增加明显者，常用螺内酯 20～40mg，每日 2～3 次口服。可减轻经前水钠潴留，可改善精神症状。

4. 维生素 B$_6$ 补充维生素 B$_6$可调节自主神经系统与下丘脑-垂体-卵巢轴的关系，还可抑制催乳激素的合成。每次 10～20mg，每日 3 次口服，可改善抑郁症状。

5. 口服避孕药 避孕药可通过抑制排卵缓解症状，并可减轻水钠潴留症状。或采用促性腺激素释放激素激动剂抑制排卵，需连用 4～6 个周期。

（三）心理护理

调整患者心理状态，提供心理安慰与疏导，使患者处于精神放松状态。帮助患者认识疾病并建立治愈的信心。同时，使患者家属理解并帮助其积极配合治疗过程。

（四）健康教育

向患者和家属讲解造成经前期综合征疾病发病的原因和处理措施；指导患者详细记录月经前后的不适及治疗效果；向家属宣教该疾病相关知识，帮助患者获得家属的关心和支持；增强女性控制自我情绪的能力。

第二节 功能失调性子宫出血

案例 14-1

患者，女，17 岁，因持续阴道流血 20 多日伴头晕就诊。13 岁初潮，月经周期 40～60 日，末次月经 70 日前，此次行经后阴道流血不止，现已持续 20 多日。患者感觉头晕、乏力，大小便正常。查体：身高 162cm，体重 59.5kg。血红蛋白 73 g/L，患者面色苍白，贫血貌，情绪低落。腹部 B 超显示：子宫前位，大小正常。两侧附件未见包块。基础体温呈单相改变。其余未见异常。

根据以上资料，请回答：

1. 该患者最可能的临床诊断是什么？
2. 该类患者常见的护理诊断及护理措施有哪些？

功能失调性子宫出血简称功血，是由于生殖内分泌轴功能紊乱造成的异常子宫出血。功血发生于月经初潮至绝经间的任何年龄，约 50%患者发生于绝经前期，30%发生于育龄期，20%发生于青春期。临床分为无排卵性功血和排卵性功血两大类，前者约占 85%。

一 无排卵性功血

（一）概述

正常月经是在中枢神经系统、大脑皮质和性腺轴共同调节下产生的，表现为明显的规律性和自限性，具有相对恒定的月经周期、持续时间和血量。一旦上述调节功能紊乱，卵巢不能规律排卵，即可导致月经失调形成无排卵性功血。好发于青春期和绝经过渡期，但也可发生于生育年龄。

1. 病因

（1）在青春期，下丘脑-垂体-卵巢轴激素间的反馈调节尚未成熟，大脑中枢对雌激素的正反馈作用存在缺陷，FSH 持续低水平，无促排卵性 LH 陡直高峰形成而不能排卵。

（2）在绝经过渡期，女性卵巢上的原始卵泡已消耗殆尽，卵巢对垂体促性腺激素的调节反应性低下，卵泡发育受阻不能规律排卵。

（3）生育年龄妇女常受内部和外界各种应激等因素干扰，可发生无排卵。

2. 病理生理　该疾病发生的主要机制是性腺轴调节功能异常，卵巢排卵功能障碍，导致子宫内膜受单一雌激素影响而无黄体酮对抗，引起雌激素突破性出血和雌激素撤退性出血。突破性出血有两种类型：雌激素水平较低且长期维持在阈值水平，可发生间断少量出血，子宫内膜修复较慢，且持续时间较长；雌激素水平偏高并维持有效浓度，引起较长时间的闭经，但因没有排卵也无孕激素对抗，子宫内膜增厚但不牢固，发生急性突破性出血，出血量较大。雌激素撤退性出血是子宫内膜长期在单一雌激素作用下持续增生，多数生长卵泡退化闭锁导致雌激素水平急剧下降，子宫内膜失去激素支持而脱落出血。

（二）护理评估

1. 健康史　评估患者年龄、月经史、婚育史、既往史、避孕措施、近期有无服用干扰排卵的药物或抗凝药物等、有无引起月经失调的全身或生殖系统相关疾病（如肝病、血液病、糖尿病、高血压、代谢性疾病等）；评估患者发病前有无引起月经紊乱的诱发因素，如精神紧张、过度劳累及环境影响等；评估本次发病经过如发病时间、流血情况、流血前有无停经史、诊治经历，所用激素药物的名称、剂量、效果及不良反应。

2. 身体状况　临床上常见的症状是子宫不规则出血，主要表现为月经周期紊乱，经期长短不一，经量不定或增多，甚至出现大量出血。有时先有数周至数月停经，然后出现不规则出血，血量较大，出血不易自止。患者出血期间一般不伴有腹痛或其他不适，出血量大或出血时间较长会引起贫血，甚至可导致休克。根据出血特点，将子宫异常出血分为以下几类。①月经过多：周期规则，经期延长（＞7日）或经量增多（＞80ml）；②子宫不规则出血过多：周期不规则，经期延长，经量过多；③子宫不规则出血：周期不规则，经期延长而经量正常；④月经过频：月经频发，周期缩短，＜21日。

3. 心理-社会评估　年轻患者常因害羞或其他顾虑而不及时就诊，尤其是病程较长、并发感染或止血效果不佳者，大量出血更容易使患者产生焦虑和恐惧，影响身心健康、生活和学习。生育期女性常有生育要求而就诊，会担心疾病的严重程度造成对生育的影响。围绝经期者怀疑有肿瘤出现焦虑不安，甚至产生恐惧。

4. 辅助检查

（1）全血细胞计数：了解患者有无贫血及血小板减少。

（2）凝血功能检查：评估异常出血是否与凝血功能障碍性疾病有关。

（3）尿妊娠试验或血HCG检测：有性生活史者应行此检查，以排除妊娠及妊娠相关疾病。

（4）B超检查：了解子宫大小、形状、宫腔内有无赘生物、子宫内膜厚度及回声等，可辅助排除有无宫腔占位病变及其他器质性病灶。

（5）基础体温测定：了解卵巢排卵功能。无排卵性功血患者基础体温呈单相曲线（图14-1）。

（6）血清性激素测定：是测定有无排卵的最可靠方法，若月经前血清黄体酮或尿孕二酮呈卵泡期水平为无排卵；测定血睾酮、催乳素水平及甲状腺功能以排除其他内分泌疾病。

（7）诊断性刮宫：简称诊刮。诊刮的目的是止血和明确子宫内膜病理诊断。适用于年龄＞35岁、药物治疗无效或存在子宫内膜癌高危因素的异常子宫出血的患者。诊刮时间根据目的不同而有所差异，如月经前期或月经来潮6小时内刮宫，是为判断卵巢排卵和黄体功能；不规则阴道流血或大量出血时，可随时进行刮宫。诊刮时必须搔刮整个宫腔，尤其注意两宫角的位置，并观察宫腔大小、形态，宫壁是否平滑，刮出物的性质和量。

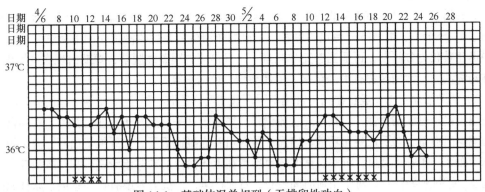

图 14-1 基础体温单相型（无排卵性功血）

（8）宫腔镜检查：在宫腔镜直视下选择病变区进行活检，可观察子宫内膜是否光滑、有无组织突起及充血，初步诊断有无子宫内膜息肉、子宫黏膜下肌瘤、子宫内膜癌等疾病。

5. 治疗原则 无排卵性功血以周期性性激素治疗为主。根据不同年龄采取不同方法以控制月经周期或诱导排卵、预防复发及远期并发症。青春期和生育期妇女应以止血、调整周期、促排卵为主；绝经过渡期妇女以止血、调整周期、减少经量、预防子宫内膜病变为治疗原则。

（三）护理诊断/医护合作性问题

1. 组织灌注不足 与短期内子宫大量出血有关。

2. 有感染的危险 与子宫不规则出血、出血量多导致严重贫血，机体抵抗力下降有关。

3. 活动无耐力 与子宫异常出血导致继发性贫血有关。

（四）护理措施

1. 一般护理 应注意加强营养，尤其要补充含铁、维生素 C、蛋白质等较高的食物，如猪肝、鸡蛋黄、黑木耳等；可根据患者的饮食习惯制订适合于个人的饮食计划，必要时给予铁剂、叶酸等药物；减少食用辛辣、油腻食物；嘱患者卧床休息，保证足够睡眠，避免过度疲劳；做好会阴部护理，保持局部清洁，温开水清洁外阴 1～2 次/日，及时更换会阴垫，预防生殖器官感染。

2. 病情观察 监测生命体征，观察并记录出入量，嘱患者保留出血期间使用的内裤和会阴垫，以便准确估计出血量；严密观察与感染有关的征象，如体温、脉搏、子宫压痛等，监测白细胞计数和分类。

3. 出血量较多时急救护理 大出血时需采取平卧位，给予吸氧，注意保暖；迅速建立静脉通道，做好输血前的准备，配合医生输血、输液治疗，并注意掌握输血速度；做好手术室、手术物品等术前准备，必要时配合医生尽快进行诊刮。

4. 用药护理 功血的一线治疗是药物治疗，采用性激素止血和调整月经周期。

（1）止血：对于出血量较多的患者，应首选性激素止血。要求在性激素治疗后 8 小时内见效，24～48 小时内出血基本停止，如果超过 96 小时出血仍不能停止应该重新评估病情，查找有无器质性病变。常用的止血方案如下。

1）性激素：①雌孕激素联合用药，性激素联合用药的止血效果常优于单一药物。青春期、生育期功血常使用口服避孕药。急性大出血，病情稳定，可服用复方单相口服避孕药。目前使用的是第三代短效口服避孕药，如去氧孕烯炔雌醇片或复方孕二烯酮片，每次 1～2 片，8～12 小时/次，血止 3 日后逐渐减量至每日 1 片，维持至 21 日本周期结束。②单纯雌激素，对于内源性雌激素水平低下的年轻患者，可应用大剂量雌激素来弥补体内雌激素水平的不足以迅速促进子宫内膜生长，在短期内可修复创面而达到止血。常用药物有苯甲酸雌二醇、结合雌激素等，血止 3 日后按每 3 日递减 1/3 量调整。③单纯孕激素，适用于体内已有一定雌激素水平，血红蛋白水平＞80g/L、生命体征稳定的患者。止血的作用机制是使雌激素作用下持续增生的子宫内膜迅速转化为分泌期，可适当补充孕激素，一旦停药内膜萎缩脱落，短期出现撤退性出血，也称药物刮宫。常用药物有甲羟孕酮、甲地孕酮、炔诺酮等。

2）辅助治疗：①一般止血药，常用氨甲环酸或酚磺乙胺、维生素 K 等。②丙酸睾酮，主要适用于绝经过渡期女性，因其可对抗雌激素，增强子宫平滑肌及子宫血管张力，减轻盆腔充血而减少出血量。③矫正凝血功能，出血严重时可补充凝血因子，如纤维蛋白原、血小板及新鲜冻干血浆。④矫正贫血，对中、重度贫血患者在上述治疗的同时给予铁剂和叶酸治疗，必要时输血。⑤抗感染治疗，对于出血时间较长，贫血严重，抵抗力差或有合并感染临床征象的患者需应用抗生素治疗。

（2）调整月经周期：使用性激素止血后必须调整月经周期，尽快建立正常的月经，一般需要三个周期的治疗。青春期及生育期无排卵性功血患者需恢复正常的内分泌调节功能；绝经过渡期患者也可通过调整周期来预防子宫内膜增生症的发生。常用的方法如下。

1）雌、孕激素序贯疗法：即人工周期。适用于青春期或育龄期功血内源性雌激素水平较低患者。此法原理是通过模拟自然月经周期中卵巢的内分泌变化，序贯应用雌、孕激素，使子宫内膜发生相应周期性变化引起周期性脱落（图 14-2）。从撤药性出血第 5 日开始，生理替代全量为妊马雌酮 1.25mg 或戊酸雌二醇 2mg，每晚 1 次，连用 21 日，第 11 日加用醋酸甲羟孕酮 10mg，每日 1 次，连用 10 日，连续三个月经周期为一个疗程。如正常月经仍未建立，应重复上述序贯疗法。

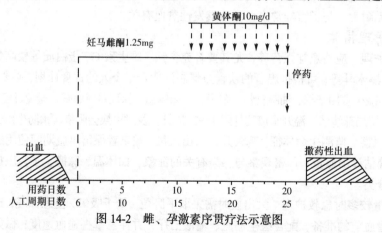

图 14-2　雌、孕激素序贯疗法示意图

2）雌、孕激素联合法：此法适用于育龄期功血内源性雌激素水平较高者。原理是雌激素可使子宫内膜增生修复，孕激素可以限制内膜的增生程度，常连续低剂量给药 3 个周期，撤药后出血量较少，如口服避孕药。

3）孕激素法：适用于青春期或活组织检查为增生期内膜功血。于月经周期后半期（出血的第 16～25 日）服用甲羟孕酮或肌内注射黄体酮，连用 10～14 日，酌情应用 3～6 个周期。

4）促排卵：经上述调整周期药物治疗几个疗程后，一般通过雌、孕激素对中枢的反馈调节作用，部分患者可恢复自发排卵。青春期不提倡使用促排卵药物，有生育要求的无排卵不孕患者，可针对病因采取促排卵。常用的药物有氯米芬（clomiphene citrate，CC）、来曲唑（letrozole）、人绒毛膜促性腺激素（human chorionic gonadotropin，HCG）、人绝经期促性腺激素（human menopausal gonadotropin，HMG）和促性腺激素释放激素激动剂（gonadotropin releasing hormone agonist，GnRHa）。

5）宫内孕激素释放系统：常用于治疗严重月经过多。原理是在宫腔内放置含有黄体酮或左炔诺孕酮的宫内节育器（levonorgestrel-releasing IUD），使孕激素直接作用于子宫内膜，抑制内膜生长。可减少月经量 80%～90%，有时甚至出现闭经。

（3）用药指导：①按时按量正确服用性激素，不能随意加减药量和擅自停药，以防停用激素出现药物撤退性出血；②性激素止血时首次选用的剂量均较大，应该注意在血止后遵医嘱每 3 天递减 1/3 量直至维持量；③维持量使用时间应以月经周期为基准核算，保证患者一月出血一次；④告知患者停止出血并不代表该疾病已治愈，进一步调整周期治疗是治愈的关键；⑤指导患者及家属治疗期间如出现子宫不规则异常出血应该及时就诊。

5. 手术治疗护理

（1）诊刮：诊刮目前临床使用最多的方法，既是诊断的手段，同时又可迅速有效止血。适用于绝经过渡期患者及病程长的生育年龄患者；对于未婚、无性生活史青少年不轻易选择刮宫术。急性大出血或存在子宫内膜癌高危因素的患者，可在宫腔镜指引下行分段诊刮，刮出物全部送病检，以排除子宫腔内膜及宫颈黏膜器质性病变。

（2）子宫内膜切除术：适用于药物治疗无效、不愿或不适合子宫切除术的患者。原理是在宫腔镜引导下利用电切割、激光切除、电凝和热疗等方法使子宫内膜组织凝固或坏死，不再受性激素影响发生脱落而出血。优点是微创、有效、可减少月经量，部分患者可达治愈效果；缺点是组织受热效应破坏影响病理诊断结果。

（3）子宫切除术：患者经各种治疗效果不佳或无效，并尝试所有治疗功血的可行方法后，由患者和家属知情选择后接受子宫切除术。

（4）手术患者护理要点：①严格掌握手术适应证和禁忌证，不要盲目选择手术治疗的方法；②向患者及家属讲解手术目的、方法及过程；③配合医生做好术前各项准备；术中如果出血量增多应立即停止手术操作，尽快配合医生查找原因；术后遵医嘱指导患者使用抗生素，所取标本须送病检以进一步明确诊断。

6. 心理护理　鼓励患者表达内心感受，耐心倾听患者的疑虑；向患者和家属讲解有关疾病知识及提供相关信息，使患者家属理解并帮助其积极配合治疗过程。指导患者交替使用放松技术，如看电视、听音乐、看书等分散患者的注意力。

7. 健康教育　告知患者应加强运动锻炼；指导加强饮食，注意摄入含蛋白质、维生素、铁、高热量、高维生素等食物；阴道流血期间禁止性生活、游泳及盆浴；应选用合格的月经垫，保持局部清洁卫生。

二　排卵性功血

（一）概述

排卵性功血较无排卵性功血少见，多发生于育龄期妇女。患者有周期性排卵，因此临床上仍有可辨认的月经周期。该疾病分为月经过多和月经周期间出血两种类型。其中，月经周期间出血又分为黄体功能异常和围排卵期出血两种。临床上前者较后者多见，故本节主要介绍黄体功能异常所致的排卵性功血。黄体功能异常包括黄体功能不足和子宫内膜不规则脱落两种类型。其中，子宫内膜不规则脱落又称为黄体萎缩不全。

1. 病因

（1）黄体功能不足：由于神经内分泌调节功能紊乱，卵泡期 FSH 缺乏，使卵泡发育缓慢，雌激素分泌量减少，从而对垂体及下丘脑的正反馈调控不足；LH 脉冲峰值不高，虽有排卵但黄体发育不全，孕激素分泌减少，而使子宫内膜分泌反应不足，使黄体提前萎缩。有时黄体分泌正常，但维持时间较短。部分黄体功能不足由高催乳素血症、生理性异常、内分泌疾病及代谢异常等引起。

（2）黄体萎缩不全：患者虽有排卵，黄体发育良好，但由于下丘脑-垂体-卵巢轴调节功能紊乱或溶黄体机制异常引起萎缩不全，导致子宫内膜持续受孕激素影响，不能如期完整脱落。

2. 病理

（1）黄体功能不足：子宫内膜虽表现为分泌期内膜，但因孕激素水平低下内膜腺体分泌不良，间质水肿不明显或腺体与间质发育不同步。

（2）黄体萎缩不全：月经期第 5～6 日仍能见到呈分泌期反应的子宫内膜，而正常月经期第 3～4 日分泌期子宫内膜即全部脱落。

（二）护理评估

1. 健康史　评估内容同无排卵性功血。

2. 身体状况

（1）黄体功能不足：表现为月经周期缩短，常＜21 日，但经期、经量一般正常。有些月经周期虽然正常，但卵泡期延长，黄体期较短，导致患者常不易受孕或易流产。

（2）黄体萎缩不全：表现为月经周期正常，但经期延长，常 9～10 日，且出血量较多。

3. 心理-社会评估　患者虽有月经来潮，但因月经频发、经期延长或由此引发感染、贫血、不孕及流产等，使患者担心会影响健康和生育，心理压力较大，易产生焦虑、恐惧心理。

4. 辅助检查

（1）诊刮：于月经前或月经来潮 12 小时内进行刮宫，子宫内膜常呈分泌不良反应，内膜活检显示分泌反应落后 2 日，可明确黄体功能不足；在月经期第 5～6 日进行诊刮，见到残留的分泌期子宫内膜与坏死脱落的内膜和新生的增生期子宫内膜同时存在，表现为混合型子宫内膜，可确定为子宫内膜不规则脱落。

（2）基础体温测定

1）黄体功能不足：基础体温呈双相型；排卵后体温上升缓慢或上升幅度偏低；高温持续时间低于 11 日，一般仅维持 9～10 日即下降（图 14-3）。

2）黄体萎缩不全：基础体温呈双相改变；高温下降缓慢，常于月经第 5 日才开始缓慢下降（图 14-4）。

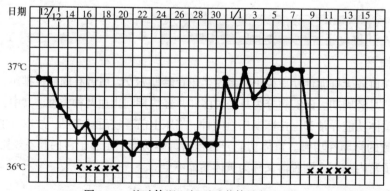

图 14-3　基础体温双相型（黄体功能不足）

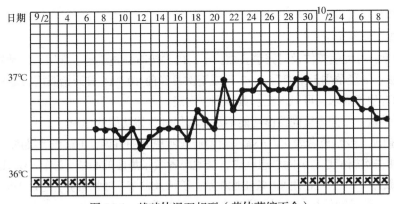

图 14-4 基础体温双相型（黄体萎缩不全）

5. 治疗原则 黄体功能不足患者应以促进卵泡发育和排卵，加强黄体功能为主；而黄体萎缩不全者应通过调节性腺轴的激素水平及反馈功能，促进黄体及时萎缩，内膜按时完整脱落。

（三）护理诊断/医护合作性问题

1. 焦虑 与担心生育能力是否受影响和治疗效果有关。

2. 有感染的危险 与长期反复出血有关。

3. 知识缺乏 缺乏正确使用性激素的相关知识。

（四）护理措施

1. 一般护理 加强营养，可补充铁剂、维生素 C 和高蛋白饮食，并向患者推荐猪肝、蛋黄、豆类等富含铁的食物；规律生活保证休息，保持足够睡眠；加强体育锻炼，增强体质。

2. 维持正常血容量的护理 监测并记录生命体征及出入量。出血量较多者，嘱其卧床休息，避免过度劳累和剧烈运动。贫血严重者，遵医嘱做好备血、输血、有效止血等措施以维持患者正常血容量。

3. 预防感染的护理 严密观察生命体征及与感染有关的征象，如体温、脉搏、子宫压痛等；监测白细胞计数及分类，同时保持会阴部清洁。必要时遵医嘱给予抗生素预防并治疗。

4. 用药护理

（1）黄体功能不足

1）促进卵泡发育和排卵：①卵泡期使用低剂量雌激素，于月经第 5 日起选用小剂量雌激素，如妊马雌酮 0.625mg 或戊酸雌二醇 1mg，连用 5~7 日，可协同 FSH 促进优势卵泡发育。②氯米芬，可通过与内源性雌激素受体竞争性结合，促使垂体释放 FSH 和 LH，促进卵泡发育。常于月经第 3~5 日起用药，连用 5 日。

2）促进月经中期 LH 峰的形成：排卵成熟后使用绒促性素 5000~10 000U 肌内注射，加强月经中期 LH 排卵峰，达到不使黄体过早衰退和提高其分泌黄体酮的目的。

3）黄体功能刺激疗法：于基础体温上升后开始，隔日肌内注射绒促性素 1000~2000U，共 5 次，可延长黄体寿命。

4）黄体功能补充疗法：自排卵后使用天然黄体酮制剂每日 10mg 肌内注射，每日 1 次，共 10~14 日，以补充黄体酮分泌不足。

5）溴隐亭：如合并高泌乳素血症则需配合使用溴隐亭以改变垂体和卵巢分泌性激素的水平，从而改善黄体功能。

6）口服避孕药：适用于有避孕需求的患者，可周期性口服避孕药 3 个周期，病情反复发作者可酌情用药延至 6 个周期。

（2）黄体萎缩不全

1）孕激素：可促使黄体及时完整萎缩，子宫内膜按时完整脱落。常用甲羟孕酮或黄体酮。具体使用方法：甲羟孕酮于排卵后 1～2 日或下次月经前 10～14 日开始服用，每日 10mg，连用 10 日。如有生育需求，可肌内注射黄体酮注射液。

2）绒促性素：用药方法同黄体功能不足，有促进黄体功能的作用。

5. 心理护理　鼓励患者表达内心感受，耐心倾听患者的诉说，了解患者疑虑。向患者解释病情并提供相关疾病信息，解除思想顾虑，摆脱患者紧张焦虑的心情，减轻心理压力。

6. 健康教育　阴道流血期间需禁止性生活、游泳及盆浴。加强营养，建议平时多食富含铁元素的食物，经期可额外补充铁剂、维生素 C 和蛋白质。

第三节　痛　经

 概述

痛经（dysmenorrhea）为妇科常见症状之一，是行经前后或月经期出现下腹部疼痛、坠胀，伴随腰酸或其他不适，症状严重影响生活和工作质量。痛经分为原发性痛经和继发性痛经两类，前者指生殖器官无器质性病变而出现的痛经，占痛经 90% 以上。后者指由于盆腔器质性疾病引起的痛经。本节只叙述原发性痛经。

（一）病因

原发性痛经的发生与月经期子宫内膜释放前列腺素（prostaglandin，PG）含量增高有关。前列腺素 $F_{2\alpha}$ 含量增高是造成原发性痛经的主要原因。此外，原发性痛经的发生还与精神、神经因素、遗传、情绪、环境、运动、饮食及主观感受等有关。

（二）病理

浓度较高的前列腺素 $F_{2\alpha}$ 可引起子宫平滑肌收缩过强、收缩持续时间延长，甚至发生痉挛性收缩而出现小腹疼痛；在子宫剧烈收缩时，子宫供血不足，导致厌氧代谢产物聚集，刺激疼痛神经元引发疼痛。增多的 PG 进入血液循环，还可引起心血管和消化道等症状。

二 护理评估

（一）健康史

评估患者年龄、月经史与婚育史；了解有无诱发痛经的相关因素，评估疼痛与月经的关系；评估疼痛发生的时间、部位、性质、程度及伴随症状；如果有药物治疗经过则要了解使用药物的名称、剂量、持续时间及使用后症状是否缓解。

（二）身体状况

1. 症状　痛经的主要特点：①原发性痛经在青春期多见，月经初潮的 1～2 年内发病率最高；②疼痛多自月经来潮时出现，行经第 1 日疼痛最剧烈，持续 2～3 日后缓解，呈痉挛性；③疼痛位于下腹正中耻骨联合上最为突出，可向腰骶部和大腿内侧放射；④可伴随出现恶心、呕吐、腹泻、头晕、乏力和嗜睡等不适，甚至出现面色苍白、出冷汗等。

2. 体征　妇科检查无异常发现，个别女性可出现子宫过度前倾或后屈倾向。

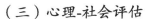

（三）心理-社会评估

痛经患者常恐惧月经来潮，当影响正常学习和工作时，会使患者有意识或无意识地怨恨自己是女性，认为来月经是"倒霉"。有些患者和家长认为痛经不是疾病，没有必要治疗，只要休息一下忍一忍即可。个别患者因治疗效果欠佳，会加重其焦虑的心理，容易对治疗失去信心，或长期依赖止痛药或麻醉药来减轻痛苦。

（四）辅助检查

未婚女性可行妇科 B 超检查；已婚妇女先行妇科检查，必要时行腹腔镜、子宫输卵管造影、宫腔镜检查来排除器质性病变所造成的继发性痛经。

（五）治疗原则

应重视心理治疗，消除紧张和顾虑可缓解疼痛。必要时配合药物治疗及中医中药治疗。

三 护理诊断/医护合作性问题

1. 疼痛　与月经期痉挛性子宫收缩，组织缺血缺氧，无氧代谢产物刺激疼痛神经元有关。
2. 恐惧　与长时期痛经造成精神紧张、焦虑有关。
3. 睡眠型态紊乱　与疼痛发生影响睡眠姿势和质量有关。

四 护理措施

（一）一般护理

向患者讲解有关痛经的生理知识，痛经时可出现下腹坠胀、腰酸、稀便与次数增多的现象，经过 1～2 日会自然消失，不必焦虑；痛经发生时腹部使用热宝、热水袋热敷，饮红糖水、热水均可缓解疼痛；采取腹部按摩、针刺、艾灸、理疗等方法也可有效减轻疼痛，增加舒适感；另外，足够的休息和睡眠、规律而适度的锻炼及戒烟对缓解疼痛有一定的帮助。

（二）用药护理

可给予前列腺素合成酶抑制剂，因可减少子宫内膜前列腺素 $F_{2\alpha}$ 的合成，防止过强宫缩和痉挛，减轻疼痛反应。该类药物有效率可达 80% 以上。月经来潮即开始服用药物效果佳，连服 2～3 日。常用的药物有布洛芬、酮洛芬、甲氯芬那酸、双氯芬酸。布洛芬 200～400mg，每日 3～4 次。

对于有避孕要求的痛经妇女，可口服避孕药来缓解疼痛，因为避孕药可抑制排卵减少月经血前列腺素含量，有效率可高达 90% 以上。

（三）心理护理

减轻患者月经期间的精神心理压力，告知患者月经期可能有一些生理反应如小腹坠胀和轻度腰酸，关心并理解患者的不适和恐惧心理。

（四）健康教育

加强月经期保健的宣传教育：如注意经期清洁卫生、禁止性生活；指导患者经期需保暖，尤其是小腹、腰骶部、双足；经期避免过度劳累、精神紧张，保证充分的休息；进食宜清淡易消化，避免生冷、辛辣等刺激性食物。

第四节　闭　　经

概述

（一）概念

闭经（amenorrhea）是妇科常见症状，表现为无月经或月经停止。根据既往有无月经来潮，分为原发性闭经和继发性闭经两类。原发性闭经（primary amenorrhea）是指年龄超过13岁，第二性征尚未发育，或年龄超过15岁，第二性征已发育，月经还未来潮者；继发性闭经（secondary amenorrhea）指正常月经建立后停止6个月，或按自身原有月经周期计算停经3个周期以上者。临床上继发性闭经发病率明显高于原发性闭经。本节主要介绍继发性闭经。

（二）病因

正常月经的建立和维持，有赖于下丘脑-垂体-卵巢轴的神经内分泌调节，以及子宫内膜对性激素的周期性反应和下生殖道通畅性，其中任何一个环节发生障碍均可导致闭经。闭经常按照发病部位分为下丘脑性闭经、垂体性闭经、卵巢性闭经、子宫性闭经和下生殖道发育异常所致闭经，以下丘脑性闭经最常见。继发性闭经病因复杂，不同类型的闭经发病原因各不相同。

1. 下丘脑性闭经　最常见，多为功能性，主要由于中枢神经系统及下丘脑各种功能和器质性疾病引起。主要病因如下所述。

（1）精神应激：突然或长期精神压抑、紧张、忧虑、情感变化、过度劳累、环境变化、寒冷等，均可影响神经内分泌系统而导致闭经。

（2）体重下降及精神性厌食：中枢神经系统对体重急剧下降极为敏感，1年内体重下降10%左右，即使体重仍在正常范围之内也可引起闭经。严重的精神性厌食与内在情感剧烈矛盾或为保持体型强迫节食时发生，而情感剧烈变化及过度节食均可导致闭经。

（3）运动性闭经：正常月经来潮及月经维持依赖于一定的肌肉/脂肪比率（17%～22%的脂肪），长期剧烈运动或舞蹈训练可以引起体内总体脂肪减少，易导致闭经。

（4）药物性闭经：长期应用甾体类避孕药及某些药物，如奋乃静、氯丙嗪、利血平等引起继发性闭经，机制是通过药物抑制下丘脑分泌GnRH或通过抑制下丘脑多巴胺，使垂体分泌催乳素增多。药物性闭经一般是可逆的，停药3～6个月后多能自然恢复。

（5）颅咽管瘤：瘤体增大压迫下丘脑和垂体柄后，影响下丘脑和垂体功能可引起闭经。

2. 垂体性闭经　主要病变在垂体，由于腺垂体器质性病变或功能失调，影响促性腺激素分泌，继而影响卵巢功能而引起闭经，如垂体梗死（希恩综合征）、垂体肿瘤、空蝶鞍综合征（empty sella syndrome）。

3. 卵巢性闭经　主要原因在卵巢，卵巢分泌的性激素水平低下，子宫内膜不发生周期性变化而导致闭经，如卵巢早衰、卵巢功能性肿瘤和多囊卵巢综合征等。

4. 子宫性闭经　闭经原因在子宫。月经调节功能正常，第二性征发育也正常，主要是因为子宫内膜受到破坏或对卵巢激素不能产生正常的反应，而引起闭经，如Asherman综合征、手术切除子宫或放疗。其中，Asherman综合征为子宫性闭经最常见的原因。

5. 下生殖道发育异常性闭经　主要包括宫颈闭锁、阴道横隔、阴道闭锁及处女膜闭锁等，经血引流障碍而导致闭经。

6. 其他　内分泌功能异常，甲状腺、肾上腺、胰腺等功能紊乱可引起闭经。常见疾病为甲状腺功能减退或亢进、肾上腺皮质功能亢进、肾上腺皮质肿瘤等均可通过下丘脑影响垂体功能而造成闭经。

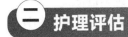 **护理评估**

（一）健康史

评估患者婴幼儿期生长发育过程，有无先天性缺陷或其他疾病；评估家族中有无相同疾病者；评估月经史，包括初潮年龄、月经周期、经期、经量、有无痛经，了解闭经前月经情况；尤其注意评估闭经期限及伴随症状；评估发病前有无引起闭经的诱因，如精神因素、环境改变、体重增减、剧烈运动、各种疾病及用药影响等；评估已婚妇女生育史及产后并发症；评估患者精神状态、营养、全身发育状况。

（二）身体状况

1. 症状　一般无特殊不适，主要表现为青春期后至绝经前女性无月经来潮。部分患者会出现一些继发症状，如生殖道闭锁可出现周期性下腹痛；颅咽管瘤患者出现生殖器官萎缩、肥胖、颅内压增高、视力障碍等症状；闭经泌乳综合征出现乳房溢乳；多囊卵巢综合征出现多毛、痤疮、肥胖等。

2. 体征　患者出现的体征与导致闭经发生的原因密切相关，故需检查全身发育状况，有无体格发育畸形；测量体重、身高、四肢与躯干比例、五官特征；观察精神状态、智力发育、营养和健康状况。妇科检查应注意内外生殖器发育，有无先天性缺陷、畸形，腹股沟区有无肿块；检查女性第二性征如毛发分布、乳房发育是否正常、乳房有无乳汁分泌等，检查第二性征有助于鉴别原发性闭经的病因，缺乏女性第二性征提示该患者从未受过雌激素的刺激。

（三）心理-社会评估

患者常担心闭经对结婚、生育及性生活的影响。另外，病程过长及反复治疗效果不佳时会加重患者和家属的心理压力，表现为焦虑、情绪低落，有时会丧失信心。

（四）辅助检查

生育年龄妇女闭经需首先排除妊娠，再结合病史和体格检查初步了解病因及病变部位，选择相应的辅助检查明确诊断。

1. 尿（血）HCG 检查　检查此项目以排除妊娠。

2. 功能检查

（1）子宫功能检查：了解子宫形态、子宫内膜的状态和功能。

1）B 型超声检查：了解子宫发育情况，子宫的大小、位置、形态等。

2）药物撤退试验：常用孕激素试验和雌孕激素序贯试验来评估体内雌激素水平，确定闭经程度。

A. 孕激素试验：患者口服甲羟孕酮，每日 10mg，连用 8～10 日或肌内注射黄体酮 5 日，每日 20mg，停药 3～7 日后如果出现撤药性出血（阳性反应），表明子宫内膜已受一定雌激素水平的影响，体内有一定量的雌激素，只是卵巢无排卵缺少孕激素对抗；如停药后无撤药性出血（阴性反应），说明体内雌激素水平低下，应行雌孕激素序贯试验。

B. 雌孕激素序贯试验：适用于孕激素试验阴性的闭经患者。每晚睡前服用妊马雌酮 1.25mg，最后 10 日加用醋酸甲羟孕酮，每日口服 10mg，于停药后 3～7 日发生撤药性出血为阳性，提示子宫内膜功能正常，可排除子宫性闭经，闭经主要是由于患者体内雌激素水平低落导致，应进一步寻找原因。若无撤药性出血为阴性，可再重复试验一次，若仍为阴性，提示子宫内膜有缺陷或被破坏，可诊断为子宫性闭经。

3）宫腔镜检查：在宫腔镜直视下观察子宫腔及内膜，常规取材送病理学检查。

4）诊刮：适用于已婚妇女。诊刮可了解宫腔深度和宽度，子宫颈管或宫腔有无粘连；刮取子宫内膜送病理检查，既可了解子宫内膜对卵巢分泌激素的反应，也可用于确诊子宫内膜结核。

5）子宫输卵管碘油造影：初步判断有无生殖器发育不良、生殖器结核、宫颈宫腔粘连，以进一步明确诊断。

（2）卵巢功能检查：重点了解卵巢有无排卵。检查卵巢功能的方法有以下几种。

1）基础体温测定：基础体温若呈双相型，提示卵巢有排卵功能。

2）阴道脱落细胞检查：行阴道上 1/3 段脱落细胞检查，涂片见有正常周期性变化，提示性腺轴调节功能正常，闭经原因在子宫；若仅见中、底层细胞，表层细胞极少或无，且无周期性变化，提示病变部位在卵巢、脑垂体或下丘脑。可进一步结合血性激素检查初步判断病变部位，若 FSH 升高，提示病变在卵巢；若 FSH、LH 均低，提示病变部位在脑垂体或下丘脑。

3）宫颈黏液结晶检查：取宫颈黏液涂片，干燥后在显微镜下观察，羊齿状结晶越明显、越粗，提示雌激素作用越显著，说明卵巢无排卵；若见成串珠状排列的椭圆体，提示雌激素作用基础上已受孕激素影响，说明卵巢有排卵。

4）血性激素测定：各项指标按照周期性变化标准进行分析可帮助判断病因及病变部位。

5）B 超监测卵泡：从月经周期第 10 日开始用 B 超动态监测卵泡发育及排卵情况，卵泡直径达 18～20mm 时为成熟卵泡，估计约在 3 日内排卵。

6）卵巢兴奋试验：又称尿促性素（hMG）刺激试验。用 hMG 连续肌内注射 4 日，再测血性激素，若卵巢对 hMG 无反应，提示病变在卵巢；若有反应，则病变在垂体或垂体以上。

（3）垂体功能检查：适用于雌孕激素序贯试验阳性提示体内雌激素水平低落者，为明确发病部位在卵巢、垂体或下丘脑，需做以下检查。

1）血催乳素（PRL）及垂体促性腺激素（TSH）的测定：当血 PRL＞25μg/L 时称高泌乳素血症，进一步测血 TSH，升高为甲状腺功能减退；PRL＞100μg/L 时需行头颅 MRI 或 CT 检查，以排除垂体肿瘤；FSH＞40U/L，为高促性腺激素血症，提示卵巢功能衰竭；若 LH＞25U/L 或 LH/FSH 比例≥2～3 时则高度怀疑多囊卵巢综合征；FSH、LH 均＜5U/L，提示垂体功能减退，病变可能在垂体或下丘脑，应进一步进行垂体兴奋试验。

2）垂体兴奋试验：又称 GnRH 刺激试验，了解造成垂体功能减退的原因和具体病变部位是垂体还是下丘脑。先空腹抽血查 LH，然后静脉注射 LHRH，15～60 分钟后再次抽血，若 LH 较注射前高 2～4 倍以上，提示垂体功能正常，病变在下丘脑；经多次重复试验，LH 值无升高或升高不显著，提示垂体功能减退，进一步行脑垂体的影像学检查。

3）影像学检查：怀疑有垂体肿瘤时需做头颅蝶鞍 X 线摄片，阴性时再做 MRI 或 CT 检查。

3. 其他检查

（1）血染色体检查：疑有先天性畸形者需做染色体核型分析及分带检查。

（2）甲状腺功能检查：考虑闭经与甲状腺功能异常有关者应测甲状腺功能。

（3）肾上腺功能检查：闭经与肾上腺功能有关时可做尿 17-酮、17-羟类固醇或血皮质醇测定。

（五）治疗原则

治疗包括全身治疗、药物治疗和手术治疗，对有生育需求者可行辅助生殖技术。

三 护理诊断/医护合作性问题

1. 功能障碍性悲痛 与长期闭经、治疗效果不明显有关。
2. 焦虑 与担心疾病对生育、性生活、健康的影响有关。
3. 自尊紊乱 与长期不能按时来月经形成自我否定的心理有关。

四 护理措施

（一）一般护理

改善全身健康状况，指导患者摄入足够的营养，保持标准的体重；鼓励患者加强锻炼，提高机体体质，运动性闭经患者应适当减少运动量。

（二）用药护理

1. 性激素补充治疗及护理

（1）性激素补充治疗的目的：维持女性全身健康及生殖健康，促进和维持第二性征和月经。

（2）性激素补充治疗的方法

1）雌激素补充治疗：适用于无子宫者。妊马雌酮 0.625mg/d 或微粒化 17-β 雌二醇 1mg/d，用药 21 日停药 1 周后重复给药。

2）雌、孕激素人工周期疗法：适用于有子宫且体内雌激素水平较低、性功能减退的患者。上述雌激素连服 21 日，最后 10 日同时给予醋酸甲羟孕酮 6～10mg/d。

3）孕激素疗法：适用于体内有一定内源性雌激素水平的患者，于月经周期后半期（或撤药性出血第 16～25 日）口服醋酸甲羟孕酮，每日 6～10mg，共 10 日。

4）诱发排卵：适用于年轻有生育要求的患者，常用药物有氯米芬、hMG、HCG、GnRH。

（3）性激素补充治疗的护理配合：应嘱患者按时按量服药，不要擅自停服或漏服，不要随意更改药量；告知患者激素治疗的必要性、可能出现的不良反应及应对措施；定时检查肝肾功能、乳腺彩超，发现异常情况及时处理。

2. 溴隐亭（bromocriptine） 为多巴胺受体激动剂，通过与受体结合直接抑制脑垂体分泌 PRL，恢复促性腺激素的正常分泌，还可抑制脑垂体分泌 PRL 肿瘤细胞的生长，适用于单纯高泌乳素血症及垂体催乳素瘤患者。一般用药后 5～6 周可恢复排卵。

3. 其他激素治疗 肾上腺皮质激素如泼尼松或地塞米松，适用于肾上腺皮质增生者；甲状腺素适用于甲状腺功能减退者。

（三）手术治疗及护理

针对各种器质性疾病造成的闭经可采用相应的手术方法进行治疗，护理人员做好手术前的准备工作。术中和术后配合医生进行护理，术后注意观察月经情况并实施健康教育。另外，生殖器畸形如处女膜闭锁、阴道横隔、阴道闭锁，均可采取经阴道手术的方法进行切开或成型，患者术后嘱其采取半卧位有利于月经血的引流。宫腔粘连综合征者可在宫腔镜直视下进行宫腔分离，之后使用大剂量雌激素促进子宫内膜增生，并在宫腔内放置节育环分离支撑内膜，术后给予相应的激素进行周期性治疗以预防再次粘连。结核性子宫内膜炎者应积极接受抗结核治疗。

（四）心理护理

该疾病应加强心理护理，尤其是应激或精神因素所致的闭经，应进行耐心的心理治疗；向患者讲解闭经发生的原因，告知此病发生与精神因素之间的密切关系，强调心情的调节和心理压力的舒缓对改善内分泌调节有至关重要的作用；因该病病因复杂且治疗周期长，鼓励患者表达自己的感情，帮助患者树立信心，以成功的案例鼓励患者积极参与治疗方案的确定。

（五）健康教育

讲解月经调节的机制及影响月经调节和月经来潮的因素；告知患者此病的临床实验室检查流程及意义，促使患者接受系统检查和配合医护人员进行周期性治疗；帮助其澄清一些观念，缓解患者的心理压力。

第五节　围绝经期综合征

一　概述

绝经是妇女生命中必然发生的生理过程，绝经提示卵巢功能衰退，生殖功能终止。围绝经期（perimenopausal period）指妇女绝经前后的一段时期，出现与绝经有关的内分泌、生物学及临床特征起至绝经一年内的时期。围绝经期妇女约 1/3 无自觉症状，2/3 妇女在绝经前后出现由于性激素水平波动或下降所致的以自主神经系统功能紊乱为主，并伴有神经心理症状的一组综合征，称为围绝经期综合征。据统计，目前我国城市妇女的平均绝经年龄为 49.5 岁，农村妇女为 47.5 岁。

绝经分为自然绝经和人工绝经。前者指卵巢内卵泡生理性耗竭所致绝经；后者指两侧卵巢经手术切除或受放射治疗所致的绝经。临床上连续 12 个月无月经称为绝经，实践中将 40 岁或以后自然绝经归为生理性，而 40 岁以前月经自动停止为过早绝经，视为病理性。人工绝经妇女较自然绝经妇女更容易发生绝经综合征。

（一）病因

1. 内分泌　内分泌因素是围绝经期综合征发生的主要原因。卵巢功能衰退，血中雌-孕激素水平降低，导致正常的下丘脑-垂体-卵巢轴之间平衡失调，影响了自主神经中枢及其支配下的各脏器功能，以致出现一系列自主神经功能失调的症状。

2. 神经递质　由于血 β-内啡肽及其自身抗体含量明显降低，导致神经内分泌调节功能紊乱。神经递质 5-羟色胺水平异常，与情绪变化密切相关。

3. 种族、遗传因素　个体人格特征、神经类型、文化水平及职业等与围绝经期综合征发病及症状严重程度有关。据统计，性格开朗、神经类型稳定、从事体力劳动者发生围绝经期综合征者较少或症状较轻，而且症状消退较快。性格孤僻、神经类型不稳定、且有精神压抑或精神上受过较强烈刺激、文化层次较高、社会地位与生活条件优越的妇女症状较重。

（二）病理

围绝经期的最早变化是卵巢功能衰退，随后表现为下丘脑-垂体功能退化，进一步出现内分泌紊乱，性激素水平波动或下降。

1. 雌激素　整个绝经过渡期雌激素水平并非逐渐下降。首先表现为卵泡对 FSH 敏感性降低，FSH 水平升高，引起卵泡过度刺激，此时雌激素水平波动很大，甚至高于正常卵泡期水平。但当卵泡停止生长发育后，雌激素水平急剧下降，至绝经后卵巢极少分泌雌激素，血液中的雌激素水平多来自于肾上腺皮质和卵巢雄烯二酮转化的雌酮。

2. 黄体酮　绝经过渡期卵巢尚有排卵功能，仍有黄体酮分泌；但由于卵泡期延长，引起黄体功能不全，黄体酮分泌量可减少；绝经后无黄体酮分泌。

3. 雄激素　绝经后总体雄激素水平下降，其中雄烯二酮主要来源于肾上腺，量约为绝经前的一半。

4. 促性腺激素　绝经过渡期 FSH 水平升高，呈波动型，LH 仍在正常范围，FSH/LH 仍<1。绝经后雌激素水平降低，诱导下丘脑 GnRH 升高，刺激垂体释放 FSH 和 LH 增加，并且 FSH/LH>1。卵泡闭锁导致雌激素和抑制素水平降低，以及 FSH 水平升高，是绝经的主要信号。

5. 促性腺激素释放激素　绝经后下丘脑分泌 GnRH 增加，伴 LH 同步增加。

6. 抑制素　绝经后血抑制素水平下降较雌二醇早且明显，成为反映卵巢功能衰退更敏感的指标。

二 护理评估

（一）健康史

评估患者年龄、月经史；既往有无妇科手术史和放疗史；有无血管舒缩症状；有无外阴、尿道干涩、萎缩症状；有无腰背关节酸痛、骨折、骨质疏松症状；有无神经、精神方面改变。

（二）身体状况

1. 症状

（1）近期症状

1）月经紊乱：表现为月经周期不规则、经期持续时间长及经量增多或减少。月经紊乱是绝经过渡期常见症状。

2）血管舒缩症状：主要是雌激素降低导致的特征性症状。以阵发性潮热、多汗为主，表现为短暂的阵发性面部、颈部和胸部皮肤发红，伴有轰热，继之出汗，一般持续 1~3 分钟，常反复发作，应激状态下及夜间易促发。持续时间长短不一，个体差异较大，短者 1~2 年，长者 5 年或更长。严重影响妇女的生活、睡眠及工作。

3）自主神经功能失调症状：常表现为心悸、失眠、耳鸣、眩晕和头痛等。

4）精神神经症状：围绝经期妇女常表现为注意力不易集中、情绪波动大，如激动易怒、情绪低落、焦虑不安、抑郁寡欢、自我控制情绪能力低下及记忆力减退等症状。

（2）远期症状

1）泌尿生殖道症状：主要表现为生殖道萎缩症状如阴道干涩、性交困难、反复阴道感染；还表现为反复尿道感染症状如尿急、尿痛、排尿困难等。

2）骨质疏松：女性绝经后由于雌激素水平下降，骨质吸收速度快于骨质生成速度，易引起骨质丢失而变为疏松。骨质疏松可引起骨骼压痛、体格变小，严重者可发生骨折，以桡骨远端、股骨颈、椎体等部位多发。50 岁以上妇女半数以上会发生绝经后骨质疏松，发生于绝经后 5~10 年。

3）阿尔茨海默病（Alzheimer disease，AD）：绝经后期妇女比老年男性发病率高，可能与雌激素水平过于低下有关。

4）心血管疾病：绝经后妇女糖代谢异常增加，动脉硬化、冠心病的发病风险较绝经前明显增加，可能与雌激素低下有关。

2. 体征　妇科检查阴道壁早期可表现为充血，黏膜发红；晚期血管较少，黏膜上皮变为光滑苍白，阴道壁弹性差，子宫颈及子宫体萎缩变小，分泌物少。

（三）心理-社会评估

女性进入围绝经期时正值工作、家庭压力最大的时候，加之身体各器官功能逐渐减弱，体力不支，身体不适，严重影响其身心健康；多数女性受到轰热、多汗等症状的困扰；还常因情绪激动、失眠、多疑、记忆力减退，甚至表现为喜怒无常且不能得到家人的理解和帮助，加重患者的心理压力，严重者可发展为抑郁症。

（四）辅助检查

1. 血清 FSH 值及 E_2 值测定　测血清 FSH 及 E_2 值可了解卵巢功能。绝经过渡期血清 FSH>10U/L，提示卵巢储备功能下降；闭经、FSH>40U/L 且 E_2 值<10～20pg/ml，提示卵巢功能衰竭。

2. 氯米芬兴奋试验　自月经第 5 日起口服氯米芬，每日 50mg，共 5 日，停药第 1 日测血清 FSH>12U/L，提示卵巢储备功能降低。

3. 骨密度测定　通过 X 线检查了解有无骨质疏松。

4. B 超检查　可见子宫缩小、内膜变薄。

5. 心电图及血脂检查　可了解心脏冠状血管受损情况。

6. 宫颈刮片　定期进行宫颈癌防癌普查。

（五）治疗原则

绝经和绝经后期雌激素水平低下，主要采取激素补充治疗（hormone replacement therapy，HRT），鼓励患者锻炼身体、健康饮食和建立健康生活方式。绝经过渡期患者如有月经失调应按照功能失调性子宫出血的治疗原则调节月经紊乱。积极预防和排除子宫内膜恶性病变。

三　护理诊断/医护合作性问题

1. 自我形象紊乱　与月经紊乱、出现神经及精神症状等有关。
2. 焦虑　与绝经过渡期不能适应内分泌改变，治疗效果不满意有关。
3. 有感染的危险　与绝经后膀胱、阴道黏膜变薄，对感染防御能力下降有关。

四　护理措施

（一）一般护理

围绝经期综合征患者可因精神、神经不稳定而加剧症状，故应先进行心理疏导，使围绝经期妇女了解围绝经期的生理过程，必要时选用适量的镇静剂如艾司唑仑、谷维素以利睡眠。鼓励坚持体育锻炼，增加日晒时间，食用足量蛋白质及含钙丰富食物，以预防骨质疏松。月经失调患者按照血的治疗原则和护理措施改善月经紊乱，预防和排除子宫内膜恶性病变。

（二）用药护理

围绝经期综合征采取激素补充治疗，来改善和预防围绝经期各种症状及相关疾病。

1. 适应证　适用于血管舒缩症状、泌尿生殖道萎缩症状及预防骨质疏松。既可有效缓解症

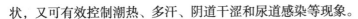

状，又可有效控制潮热、多汗、阴道干涩和尿道感染等现象。

2. 禁忌证

1) 绝对禁忌证：妊娠、原因不明的子宫出血、血栓性静脉炎、严重肝肾功能障碍者，已有或可疑子宫内膜癌、乳腺癌、近期（6个月内）有活动性血栓病等患者。

2) 相对禁忌证：心脏病、偏头痛、子宫内膜癌史、血栓性疾病史、胆囊疾病史、乳腺良性疾病和乳腺癌家族史者。

3. 常用制剂及剂量

1) 常用制剂：主要药物为雌激素制剂、组织选择性雌激素活性调节剂和孕激素制剂，原则上应选择天然制剂。天然雌激素主要包括雌酮、雌二醇、结合雌激素；合成雌激素主要包括炔雌醇、炔雌醚及尼尔雌醇、替勃龙、雷洛昔芬。孕激素为甲羟孕酮、炔诺酮、炔诺孕酮。

2) 剂量：用药剂量应个体化，取最小有效剂量为佳。

4. 用药途径及方案　激素使用可采取不同途径。口服给药可有效改善血脂且血药浓度稳定，但长期用药对肝有一定损害，还可刺激产生肾素底物和凝血因子。用药方案有雌、孕激素序贯用药，雌、孕激素联合用药和单用雌激素治疗，但后者临床已较少应用。胃肠道外给药，可有效缓解潮热、防止骨质疏松，能避免肝脏首过效应，对血脂影响较小，如经皮肤贴膜、涂胶及皮下埋植或经阴道使用霜、片、栓剂及肌内注射油剂或鼻黏膜用药。

5. 用药时间　选择最小剂量和与治疗目的相一致的最短时期。治疗从卵巢功能衰退并出现相关症状时即可开始。一般持续 3~5 年。应定期评估，明确受益大于风险方可继续应用，反之则停药或减量。停止用药时主张缓慢减量或间歇用药，以防止症状复发。

6. 副作用及危险性

（1）子宫出血：应高度重视仔细查明原因，必要时行诊断性刮宫来排除子宫内膜病变。

（2）性激素副作用：雌激素使用剂量过大时会引起乳房胀、白带多、头痛、水肿和色素沉着等，应酌情减量或更换药物，如雌三醇制剂；孕激素使用剂量过大时可出现抑郁、易怒、乳房疼痛和水肿，长时间用药患者难以耐受。

（3）子宫内膜癌：长期使用雌激素的患者，可使子宫内膜异常增殖和增加子宫内膜癌的危险性，用药时间和用药剂量与风险呈正相关；目前临床常间断使用孕激素的方法来对抗上述风险，效果满意。

（4）乳腺癌：长期用药者如超过 5 年有增加发生乳腺癌的危险。

7. 指导用药　①向患者强调应用性激素治疗过程中定期随访的重要性；②与长期用药患者商量定期随访计划，并具体书写药名、服用剂量、用药次数和日期，确定患者能掌握用法；③告知患者在用药期间如出现子宫不规则流血，应行妇科检查及诊刮，并行病理检查，以排除子宫内膜病变；④向患者讲解常见药物的不良反应，并告知出现此情况应及时就诊。例如，雌激素用量过大多表现为乳房胀痛、白带增多、阴道出血、头痛、水肿及色素沉着等；孕激素不良反应常表现为抑郁、易怒、乳腺痛和水肿等；雄激素不良反应可诱发高血脂、动脉硬化、血栓性疾病。

（三）心理护理

护理人员应向围绝经期患者及其家属讲解绝经是一个生理过程，介绍发生的原因及绝经前后将发生的变化，提醒患者要做好心理准备。与围绝经期妇女交往时，通过语言、表情及行为等去影响患者的认识、情绪和行为，使护理人员与患者双方发挥积极性，相互配合，达到缓解症状的目的。鼓励家属多理解及提供安慰、心理支持和生活上的照顾，协助患者顺利度过此期。

（四）健康教育

①设立"妇女围绝经期门诊"，向患者提供咨询及指导，讲解减轻绝经前后症状的方法，宣传性激素补充治疗的利与弊及注意事项；②指导避免诱发因素如过于激动、进食辛辣食物及兴奋性食物的刺激；③对围绝经期妇女的性要求和性生活等方面给予关心和指导，使用润滑剂润滑阴道来维持性生活，必要时还可使用雌激素制剂缓解和预防阴道干涩；④多食含钙质丰富的饮食或服用钙剂，预防骨质疏松，必要时服用降钙素；⑤积极预防围绝经期妇女常见病、多发病，如高血压、糖尿病、冠心病、阴道炎、尿失禁、骨质疏松和肿瘤等，尤其应注意预防生殖器官和乳房肿瘤。

小结

本章主要讲述经前期综合征、功能失调性子宫出血、痛经、闭经及围绝经期综合征等常见月经失调疾病。通过学习掌握这些疾病的概述、护理评估、护理诊断、护理措施；熟悉女性月经与健康的关系，并运用所学知识对月经失调患者提供相应的治疗指导和整体护理。月经失调疾病病因复杂，临床检查项目繁多，治疗周期长，常使用性激素来帮助调节周期、促进排卵、减少月经量、加强黄体功能、止血、改善精神神经症状，因此应注意掌握激素治疗的注意事项。另外，调节均衡饮食、加强有氧运动、减轻心理压力、保暖、保持心情愉快是重要的护理措施。

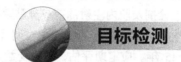

目标检测

一、选择题

A1型题

1. 无排卵性功血常见于（　　）
   A. 青春期或绝经过渡期女性
   B. 不孕症患者
   C. 哺乳期女性
   D. 育龄期女性
   E. 流产后患者

2. 子宫内膜不规则脱落患者，其最具诊断意义的内膜诊刮时间是（　　）
   A. 月经来潮6小时内
   B. 月经来潮前1～2日
   C. 月经来潮第3日
   D. 月经来潮第5～6日
   E. 月经干净后5日

A2型题

3. 患者，女，18岁，未婚，月经来潮时下腹剧烈疼痛，向腰骶部、大腿根部内侧、肛门周围放射，该女最可能的诊断是（　　）
   A. 子宫内膜异位症　B. 经前期综合征
   C. 子宫内膜炎　　　D. 乳腺增生
   E. 痛经

4. 患者，女，32岁，第一胎顺产，分娩时出血量达1000ml，产后无乳汁分泌故未哺乳。现已一年仍未见月经来潮，自觉畏寒、周身无力，毛发脱落明显，该患者最可能属于（　　）
   A. 下丘脑性闭经　　B. 垂体性闭经
   C. 卵巢性闭经　　　D. 子宫性闭经
   E. 下生殖道发育异常性闭经

5. 患者，女，28岁，因"月经停止来潮7个月"就诊。患者末次月经7个月前，血色暗淡，经期伴小腹疼痛。既往月经不规律，周期32～90日，经期4～6日。追问病史近两年患者常加班熬夜，工作压力大。HCG（－）。该患者最可能的诊断是（　　）
   A. 无排卵性功血　　B. 黄体萎缩不全
   C. 妊娠　　　　　　D. 闭经
   E. 痛经

6. 患者，女，30岁，月经频发，经量正常，婚后2次于孕40～50日时发生自然流产，前来就诊。妇科检查，子宫正常大小，双附件无异常，基础体温呈双相改变，最可能的诊断是（　　）
   A. 育龄期无排卵性功血
   B. 子宫内膜脱落不全

C. 黄体功能不全

D. 子宫内膜炎

E. 子宫肌瘤

7. 患者，女，47 岁，停经 5 个月后阴道流血持续 10 日，前 5 日量较多，有血块，中药治疗一周后，出血量虽有减少但未停止，既往曾发生两次此种现象。检查子宫正常大小，无压痛。应首选的止血方法是（ ）

A. 肌内注射雄性激素

B. 肌内注射缩宫素

C. 子宫切除

D. 止血针

E. 诊刮

8. 患者，女，48 岁，月经紊乱半年余，近期出现心慌、阵发性烘热、潮红，有时还出现烦躁、情绪低落、抑郁寡欢，到医院围绝经期门诊进行健康咨询，下列健康咨询内容正确的是（ ）

A. 围绝经期症状一定就诊并积极治疗

B. 应适当摄取钙剂和维生素 D

C. 大剂量补充雌激素

D. 大剂量应用雄激素

E. 不宜打扰患者生活

A3/A4 型题

（9~11 题共用题干）

20 岁未婚少女，18 岁初潮，月经周期不规则，2~3 个月来潮一次，每次经期达 10 余日，量多，无痛经。

9. 本病例最可能的医疗诊断是（ ）

A. 子宫内膜不规则脱落

B. 黄体功能不足

C. 黄体萎缩不全

D. 无排卵性功血

E. 月经过多

10. 在提供的护理指导中，最恰当的是（ ）

A. 建议行中医药治疗，调整月经周期，恢复排卵

B. 可继续观察，不用采取任何措施

C. 饮食营养与该病的发生没有关系

D. 运动量与该病的发生没有关系

E. 立即行人工周期治疗

（11、12 题共用题干）

患者，女，32 岁，已婚。14 岁月经初潮，平素月经规律。现因"月经前乳房胀痛，小腹胀满五天"就诊。该患者末次月经 25 日前。数日前因工作加班感觉劳累，加之因家庭琐事与爱人争吵后出现双侧乳房胀痛，小腹胀满，情绪欠稳定，伴手足肿胀，喜食咸食。

11. 该患者应首先考虑的临床诊断是（ ）

A. 无排卵性功血　B. 黄体萎缩不全

C. 经前期综合征　D. 黄体功能不足

E. 乳腺增生

12. 关于患者的护理措施，下列描述正确的是（ ）

A 不必限制盐分、糖分

B. 调节心情，缓解压力

C. 不可服用维生素 B$_6$

D. 不可服用溴隐亭

E. 人工周期治疗

二、名词解释

1. 功能失调性子宫出血

2. 继发性闭经

三、简答题

1. 简述雌、孕激素序贯疗法的适应证和原理。

2. 简述围绝经期综合征的近期症状特点。

四、病例分析题

患者，女，49 岁。近半年月经紊乱，半年前开始常每 20 日来潮一次，经量多，经期持续时间长。但此行经距上次 65 日，量多如注，伴全身乏力。体格检查：T 36.6℃，P 76 次/分，R18 次/分，BP 90/60mmHg，贫血貌。妇科检查：阴道有大量血液及血块，子宫颈已产型，质中，无举痛，子宫体稍增大，质软，两侧附件未见异常。

根据以上资料，请回答：

1. 该患者目前最可能的医疗诊断是什么。

2. 该患者的治疗原则是什么。

3. 该患者的基础体温特点是什么。

（徐勤勤）

第十五章　妊娠滋养细胞疾病妇女的护理

妊娠滋养细胞疾病（gestational trophoblastic disease，GTD）是一组来源于胎盘绒毛滋养细胞的疾病。根据组织学特点将其分为葡萄胎、侵蚀性葡萄胎、绒毛膜癌（简称绒癌）和胎盘部位滋养细胞肿瘤。葡萄胎为滋养层发育异常所致，属于良性绒毛病变。侵蚀性葡萄胎、绒毛膜癌和胎盘部位滋养细胞肿瘤具有恶性肿瘤的特征，统称妊娠滋养细胞肿瘤（gestational trophoblastic neoplasia，GTN）。

滋养细胞是胎儿的附属物，对母体来说是同种异体移植物。正常妊娠时，滋养细胞可吸收母体营养或自身合成营养物质以供胚胎生长，其侵蚀范围仅限于子宫蜕膜层。分娩后，随着胎盘的剥离和排出，大部分滋养细胞也随之排出体外，少数在产褥期随蜕膜脱落而消失。某些异常情况下，滋养细胞异常增生，侵入子宫肌层甚至发生远处转移造成不同程度破坏，形成滋养细胞疾病。

滋养细胞疾病绝大多数继发于妊娠，极少数来源于卵巢或睾丸生殖细胞，称非妊娠性绒癌，不属于本节讨论范围。

第一节　葡　萄　胎

● 案例 15-1

患者，女，30 岁，已婚。停经 50 日时在医院门诊行妊娠试验证实宫内妊娠，之后未再进行检查。现停经 3 个月，阴道不规则流血 5 日入院就诊。妇科检查：子宫约 5 个月妊娠大，质软，无压痛。尿妊娠试验（+），B 超检查宫腔内见"落雪状"图像，未见胎儿。

根据以上资料，请回答：

1. 该患者最可能的临床诊断是什么？
2. 该类患者常见的护理诊断及护理措施有哪些？

一　概述

葡萄胎（hydatidiform mole，HM），亦称水疱状胎块，是指妊娠后胎盘绒毛滋养细胞增生，间质水肿变性，各绒毛的乳头变为大小不一的水疱，水疱之间借蒂相连成串形如葡萄得名。葡萄胎是一种滋养细胞的良性病变，可分为完全性葡萄胎和部分性葡萄胎。

（一）病因

葡萄胎发病的确切原因尚未完全清楚。可能与营养缺乏（饮食中缺乏维生素A及前体胡萝卜素和动物脂肪）、卵子的异常受精、妊娠年龄＜20岁及＞35岁、上次妊娠葡萄胎史等因素有关。流行病学调查表明，东南亚地区发病率较高，欧美地区较低。我国23个省市自治区的调查显示，浙江省发病最高，山西省最低。

（二）病理

1. **大体病理** 可见水疱状物，大小不一，相连成串，水疱壁薄、透亮，其间充满血液及凝血块。完全性葡萄胎整个宫腔充满水疱状物，无胎儿附属物；部分性葡萄胎仅部分绒毛变为水疱，常合并胚胎或胎儿组织，但胎儿多已死亡，极少足月，常伴胎儿生长受限或多发畸形。

2. **组织学检查** 主要病理特点：滋养细胞增生；绒毛间质水肿；绒毛间质内血管消失。

二 护理评估

（一）健康史

询问患者月经史、生育史；有无滋养细胞疾病史；本次妊娠早孕反应发生的时间和程度；有无阴道流血，流血的量和时间，是否有水疱状物排出。

（二）身体状况

1. 症状

（1）停经后阴道流血：为最常见的症状，多数患者在停经8～12周以后出现不规则反复阴道流血，多少不定，开始量少，以后逐渐增多，有时可在出血中发现水疱。若葡萄胎组织从蜕膜剥离造成母体大血管破裂，常可发生大出血导致休克。若出血时间长又未及时治疗，可继发贫血和感染。

（2）妊娠呕吐：出现时间较正常妊娠早，持续时间较长，且症状严重，纠正不及时可导致水电解质紊乱。

（3）腹痛：因葡萄胎增长迅速致子宫过度快速扩张所致，多为阵发性下腹痛，常发生于阴道流血之前。若黄素化囊肿扭转或破裂可出现急性腹痛。

2. 体征

（1）子宫异常增大、变软：由于绒毛水疱样变性或宫腔积血，约半数以上患者子宫大于停经月份，质地极软。也有约1/3患者的子宫大小与停经月份相符，极少数子宫小于停经月份，其原因可能与水疱退行性变停止发展有关。

（2）子痫前期征象：多发生于子宫异常增大者，出现时间较正常妊娠早，可在妊娠24周前出现高血压、蛋白尿和水肿，症状严重，但子痫罕见。

（3）卵巢黄素化囊肿：由于滋养细胞过度增生，产生大量的绒毛膜促性腺激素（HCG）刺激卵巢内膜细胞，产生过度黄素化反应，形成黄素化囊肿。常为双侧，囊壁薄，表面光滑，内含清亮或琥珀色囊液，一般无症状，偶可发生扭转。黄素化囊肿在葡萄胎清除后2～4个月可自行消退（图15-1）。

（4）甲状腺功能亢进征象：约7%患者出现轻

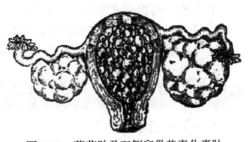

图15-1 葡萄胎及双侧卵巢黄素化囊肿

度甲状腺功能亢进，表现为心动过速、皮肤潮热和震颤，血浆中 T_3、T_4 水平升高，但凸眼少见。葡萄胎清除后甲状腺功能亢进现象迅速消失。

（三）心理-社会评估

一旦确诊，患者及家属会因为不了解疾病相关知识、疾病预后、清宫术的安全性、疾病对以后生育的影响等，而产生焦虑、恐惧、自尊紊乱等情绪。

（四）辅助检查

1. 人绒毛促性腺激素（HCG）测定　诊断葡萄胎的重要辅助检查。葡萄胎时滋养细胞增生，产生大量的 HCG，较正常妊娠月份高。患者血清及尿中的 HCG 均增高且持续不降，约45%的完全性葡萄胎患者的血 β-HCG 在 10 万 U/L 以上。

2. B 超检查　是诊断葡萄胎的一项可靠而敏感的辅助检查方法。宫腔内充满不均匀密集状或短条状回声，呈"落雪状"图像。完全性葡萄胎表现为增大的子宫内无妊娠囊或胎心搏动；部分性葡萄胎可见胎儿，胎儿通常畸形。可见单侧或双侧卵巢囊肿。

3. 超声多普勒检查　只能听到子宫血流杂音，听不到胎心。

（五）治疗原则

1. 清宫　确诊后应及时清宫。通常选用吸刮术，术时充分扩张子宫颈管，选用大号吸管吸引，待葡萄胎组织大部分吸出、子宫明显缩小后，改用刮匙轻柔刮宫。子宫小于妊娠 12 周者可以一次刮净，子宫大于 12 周或术中感到一次刮净有困难时，可于 1 周后再次刮宫，每次内容物均需送病理检查。

2. 预防性化疗　不作为常规推荐，因为葡萄胎的恶变率为 10%～25%。有恶变高危因素或随访困难者可考虑选择，一般采用甲氨蝶呤、氟尿嘧啶或放线菌素 D 单药化疗。

> **链接**
>
> **葡萄胎的自然转归**
>
> 正常情况下，葡萄胎排空后血清 HCG 稳定下降，首次降至阴性的平均时间为 9 周，最长不超过 14 周。如葡萄胎排空后 HCG 持续异常，应考虑滋养细胞肿瘤。出现下列高危因素之一，应视为高危葡萄胎：①年龄＞40 岁；②宫体明显大于停经月份；③血 β-HCG 含量异常升高；④有咯血史；⑤无条件随访者；⑥卵巢黄素化囊肿直径＞6cm。

3. 黄素化囊肿的处理　一般不需处理。如发生急性扭转，可在 B 超或腹腔镜下做穿刺吸液，多能自然复位。扭转时间较长且发生坏死者，需行患侧附件切除术。

4. 子宫切除术　对于年龄接近绝经、无生育要求者可行全子宫切除，两侧卵巢应保留。

三 护理诊断/医护合作性问题

1. 恐惧　与担心清宫术及预后有关。
2. 有感染的危险　与长期阴道流血有关。
3. 知识缺乏：缺乏葡萄胎术后随访的相关知识。

四 护理措施

（一）一般护理

嘱患者进食高蛋白、富含维生素 A、易消化的食物，如鸡蛋、牛奶、蔬菜、水果，保证患者的营养。保证充足的睡眠，适当活动，改善机体免疫力。勤换会阴垫，每日清洁外阴 2 次，保持外阴清洁干燥，流血时间长者，遵医嘱给予抗生素预防感染。每次清宫后禁止性生活和盆浴 1 个月以防感染，促进患者康复。指导患者正确留取尿液标本的方法。保持床单位清洁，注意室内空气流通，促进舒适。

（二）手术前后的护理

1. 清宫术的护理

（1）术前准备：告知患者清宫术的必要性、手术方法和注意事项。嘱患者排空膀胱，配血备用，建立静脉通路，并准备好缩宫素和抢救药品及物品，以防治大出血造成的休克。

（2）术中配合：严密观察生命体征及有无呼吸困难、咳嗽及肺栓塞等表现，发现异常立即报告医生。遵医嘱使用缩宫素，以防术中子宫穿孔和大出血发生。

（3）术后护理：及时将刮出物送病理检查，选取靠近宫壁种植部位、新鲜无坏死的组织送检。嘱患者使用消毒会阴垫并及时更换，遵医嘱使用抗生素，预防感染。

2. 子宫切除术的护理　按妇科腹部手术常规护理。

（三）配合治疗的护理

抽血监测 HCG 的变化及进行相关检查。清宫时，刮取的组织选择靠近宫壁的小水疱进行固定和保存，并及时送病理检查，以协助诊断。帮助患者进行 B 超等相关检查。

（四）心理护理

热情接待患者，详细评估患者对疾病的心理承受能力，鼓励患者表达对疾病和妊娠结局的感受，以及对治疗手段的认识，确定其主要心理问题。讲解关于葡萄胎的性质、治疗、预后等疾病知识，说明尽快行清宫术的必要性。告知清宫手术后应坚持随访，治愈 1 年后可正常妊娠，以减轻患者不良心理反应程度，使患者接受清宫手术和术后随访，并增加战胜疾病的信心。

（五）健康教育

1. 疾病宣教　主要包括疾病发展过程、临床特点、治疗方法和预后。指导患者学会自我监测，自我监测的项目有阴道流血情况、有无水疱状组织等，及时进行各项随访检查，若有腹痛、阴道流血等异常应及时就诊。

2. 随访指导　向患者及家属讲解随访的重要意义、内容、时间及注意事项。①意义：葡萄胎排空后，有 10%～25% 患者可发生恶变，通过随访可及早发现恶变，及早治疗，提高治愈率；②随访内容：询问是否有异常阴道流血、咯血等转移症状，动态观察血、尿 HCG，妇科检查及 B 超观察子宫复旧、黄素囊肿消退情况，必要时行 X 线胸片检查；③随访时间：葡萄胎清宫后每周 1 次，直至降至正常水平，随后仍每周 1 次，共 3 个月，以后每半月 1 次，共 3 个月，再每月检查 1 次，持续半年，第 2 年起每半年 1 次，共随访 2 年。

3. 避孕指导　葡萄胎清宫后应可靠避孕 1 年，避孕方法可选避孕套或口服避孕药，一般不选宫内节育器，以免造成子宫穿孔或混淆出血的原因。

第二节　妊娠滋养细胞肿瘤

● 案例 15-2

患者，女，29 岁，3 个月前顺产一足月健康女婴。自诉"分娩后一直有断断续续阴道流血，最近几天开始咳嗽，痰里有血"就诊。收住院后行妇科检查，发现子宫大而软，尿 HCG 阳性，腹部 B 超未见胎心搏动及有形胎体。X 线胸片显示：双肺有团块状阴影。

根据以上资料，请回答：

1. 该患者最可能的临床诊断是什么？

2. 该类患者主要的护理措施有哪些？

一 概述

妊娠滋养细胞肿瘤是滋养细胞的恶性病变，包括侵蚀性葡萄胎（invasive mole）、绒毛膜癌（choriocarcinoma）和胎盘部位滋养细胞肿瘤（placental site trophoblastic tumor, PSTT）。因胎盘部位滋养细胞肿瘤临床罕见，故本节不介绍。

（一）病因

侵蚀性葡萄胎是指葡萄胎组织侵入子宫基层或转移至子宫以外。恶性程度不高，大多数仅造成局部侵犯，预后较好，全部继发于葡萄胎，发生于葡萄胎清宫后 6 个月内。绒毛膜癌患者多为育龄期妇女，可继发于葡萄胎，也可继发于非葡萄胎妊娠，如足月产、流产及异位妊娠，恶性程度较高，发生转移早而广泛，如不进行化疗死亡率高达 90%。

（二）病理

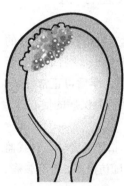

1. 侵蚀性葡萄胎 大体检查可见子宫肌壁内有大小不等、深浅不一的水疱状组织，宫腔内也可没有原发病灶。当侵蚀病灶接近子宫浆膜层时，子宫表面可见紫蓝色结节。镜检侵入肌层的水疱组织形态和葡萄胎相似，可见绒毛结构和滋养细胞增生和分化不良。多数病例可在静脉内找到绒毛及滋养细胞，并造成血管壁坏死、出血（图 15-2）。

2. 绒毛膜癌 肿瘤位于子宫肌层，也可突向宫腔或穿破浆膜层，单个或多个，大小为 0.5～5cm，无固定形态，与周围组织分界清楚，质地软而脆，暗红色，伴有出血。镜检滋养细胞不形成绒毛或水疱状结构，成片高度增生，并广泛侵入子宫肌层和破坏血管，造成出血坏死，绒毛结构消失。肿瘤中不含间质和自身血管，瘤细胞靠侵蚀母体血管而

图 15-2 侵蚀性葡萄胎

获取营养物质。

二 护理评估

（一）健康史

采集患者月经史、生育史、滋养细胞疾病史、化疗史及药物过敏史等；详细收集葡萄胎第一次清宫的资料，包括时间、水疱大小、吸出组织的量等；清宫后阴道流血的量、质、时间；子宫复旧情况；收集随访资料，包括血、尿 HCG 测定和胸部 X 线检查结果等；询问原发病灶及转移病灶的症状。

（二）身体状况

1. 原发灶的表现

（1）阴道流血：葡萄胎清宫后、流产或足月产后，出现持续不规则的阴道流血，量多少不定。也可表现为月经恢复正常后出现阴道流血。长期阴道流血可继发贫血。

（2）子宫复旧不全或不均匀增大：葡萄胎清宫后 4～6 周子宫未恢复正常大小，质软，也

226

可以表现为子宫不均匀增大。

（3）卵巢黄素化囊肿：在葡萄胎排空、流产或足月产后，卵巢黄素化囊肿持续存在。

（4）腹痛：一般不出现腹痛。当子宫病灶穿破浆膜层及腹腔内出血时可引起腹痛。黄素化囊肿发生急性扭转或破裂时可出现急性疼痛。

（5）假孕的症状：表现为乳房增大，乳晕、乳头着色；外阴、阴道、宫颈着色，生殖道质地变软。

2. 转移灶表现　肿瘤主要经过血行转移，最常见的转移部位是肺（约80%），其次是阴道（约30%）及盆腔、肝和脑等。由于滋养细胞的生长特点是破坏血管，因此各转移部位的共同特点是局部出血。

（1）肺转移：胸痛、咳嗽、咯血及呼吸困难。常呈急性发作，也呈慢性持续状态达数月。少数情况下可出现肺动脉高压和急性肺衰竭。转移灶较小时可无任何症状。

（2）阴道、子宫颈转移：局部表现紫蓝色结节，破溃后可引起不规则阴道流血，也可引起大出血。

（3）肝转移：表现为上腹部或肝区疼痛，若病灶穿破肝包膜可发生腹腔内出血，导致死亡。

（4）脑转移：预后凶险，是死亡的主要原因。按病情进展可分为三期：瘤栓期，表现为一过性脑缺血症状，如暂时性失语、失明、突然跌倒等；脑瘤期，表现为头痛、喷射性呕吐、偏瘫、抽搐直至昏迷；脑疝期，表现为颅内压增高，脑疝形成，压迫生命中枢而死亡。

3. 侵蚀性葡萄胎与绒毛膜癌的鉴别　见表15-1。

表 15-1　侵蚀性葡萄胎与绒毛膜癌的鉴别

	侵蚀性葡萄胎	绒毛膜癌
病史	只发生于葡萄胎后	发生于葡萄胎、流产、足月产和异位妊娠后
病理检查	有绒毛结构	无绒毛结构
病程	葡萄胎排空后半年内	葡萄胎排空后1年以上
恶性程度	低	高

（三）心理-社会评估

患者因为阴道流血会有不适及恐惧感。出现转移灶症状时患者及家属会担心疾病的预后，害怕化疗的副作用，对治疗和生活失去信心，也有患者因为化疗导致经济困难而出现焦虑情绪。手术者因为切除子宫会因影响生育或担心失去女性形象而出现恐惧或绝望，因此，迫切需要得到丈夫及家人的理解。

（四）辅助检查

1. 人绒毛促性腺激素（HCG）测定　是诊断妊娠滋养细胞肿瘤的主要依据。葡萄胎清宫8周后或足月产、流产及异位妊娠后4周，HCG持续高水平或一度下降后再次升高，在除外妊娠物残留或再次妊娠后可诊断妊娠滋养细胞肿瘤。

2. B超检查　是诊断子宫原发灶最常用的方法，显示子宫正常大小或不同程度增大，肌层内可见高回声团状。

3. X线胸片　常规检查项目，是诊断肺转移的重要检查方法。肺转移早期表现为肺纹理增粗，以后发展为片状或小结节阴影，典型表现为棉球状或团块状阴影。

4. CT和磁共振检查　CT对肺部较小病灶和肝、脑等部位的转移灶有较高的诊断价值。磁共振主要用于脑、腹腔和盆腔病灶诊断。

5. 组织学检查 用于鉴别侵蚀性葡萄胎和绒癌，只要在子宫肌层内或转移灶组织中见到绒毛或退化的绒毛阴影即诊断为侵蚀性葡萄胎，未见绒毛结构者则诊断为绒癌。

（五）治疗原则

治疗原则为采用以化疗为主，手术和放疗为辅的综合治疗。

1. 化疗 首选疗法，滋养细胞肿瘤是妇产科恶性肿瘤中对化疗药物最敏感的，化疗可以使部分患者得到根治。目前国内常用的一线化疗药物有甲氨蝶呤（MTX）、放线菌素 D（Act-D）或国产放线菌素 D（更生霉素，KSM）、氟尿嘧啶（5-FU）、环磷酰胺（CTX）、长春新碱（VCR）、依托泊苷（VP-16）等。低危患者采用单一药物治疗，高危患者采用联合化疗。

2. 手术 辅助治疗方法，包括以下两种。①子宫切除：对于无生育要求的无转移患者行全子宫切除术，并结合化疗直至血 HCG 水平正常；②肺叶切除：用于多次化疗未能吸收的孤立耐药病灶。

3. 放射治疗 目前应用较少，主要用于肝、脑转移和肺部耐药病灶的治疗。

链接

化疗可以治愈绒毛膜癌

绒毛膜癌是可以通过化疗治愈的肿瘤。在化疗药物问世以前，绒毛膜癌的主要治疗方法是手术切除，疗效很不满意，其死亡率高达 90% 以上。北京协和医院宋鸿钊院士自 20 世纪 50 年代开始，领导研究小组对该肿瘤的发生发展及诊断与治疗进行潜心研究，首创大剂量 5-FU 等化学药物治疗绒癌，取得了突破性治疗效果，初治患者死亡率由过去的 90% 以上下降至 15% 以下。目前本病的根治率可高达 80% 以上，有的已有全身广泛转移、极晚期的患者，亦可通过化疗获得根治。所以得了绒毛膜癌并不是那么可怕，医护人员应鼓励患者战胜疾病。

三 护理诊断/医护合作性问题

1. 营养失调：低于机体需要量 与化疗时消化道反应有关。
2. 有感染的危险 与化疗引起的白细胞减少有关。
3. 情境性低自尊 与较长时间住院及化疗有关。
4. 恐惧 与担心疾病转归和化疗副作用有关。

四 护理措施

（一）一般护理

加强营养，给予高蛋白、高热量、富含维生素的饮食。保证休息和睡眠。保持外阴清洁。严密观察腹痛及阴道流血情况，记录出血量，出血多时除密切观察患者的血压、脉搏、呼吸外，配合医生做好抢救工作，及时做好手术准备。认真观察转移灶症状。

（二）配合治疗的护理

1. 化疗护理 具体内容见本章第三节。
2. 手术护理 按妇科手术做好术前、术后护理。
3. 肺转移患者的护理

（1）卧床休息，减少消耗，有呼吸困难者给予半卧位并间断吸氧。

（2）按医嘱给予镇静药及化疗药。

（3）大量咯血者，应立即通知医生抢救，同时让患者取头低侧卧位，保持呼吸道通畅，轻击背部，排出积血，以免发生窒息。

4. 阴道转移患者的护理

（1）卧床休息，密切观察阴道转移病灶有无破溃出血，禁止性生活及不必要的阴道检查。

（2）配血备用，准备好各种抢救器械和物品。

（3）如发生破溃大出血，应及时通知医生并配合抢救。用长纱条填塞阴道压迫止血，同时严密观察阴道出血情况及生命体征。填塞的纱条必须于 24～48 小时取出，取出时做好输液、输血及抢救准备。保持外阴清洁，每日行外阴擦洗 2 次，并按医嘱给予抗生素预防感染。

5. 脑转移患者的护理

（1）卧床休息，专人守护。

（2）严密观察病情，注意颅内压增高的症状，记录出入量，观察有无电解质紊乱的症状，一旦发现异常及时通知医生，并配合处理。

（3）按医嘱给予静脉输液，给予止血剂、脱水剂、吸氧、化疗等。

（4）采取必要的护理措施预防跌倒、咬伤、吸入性肺炎、压疮等。

（5）做好 HCG 测定、腰穿、CT 等项目检查的配合。

（6）昏迷、偏瘫者按相应的护理常规实施护理。

（三）心理护理

评估患者及家属对疾病的心理反应，让患者有机会宣泄心理痛苦及失落感，鼓励其接受现实。对住院患者做好环境及医护人员的介绍，减少患者的陌生感。帮助患者分析可利用的支持系统，纠正消极的应对方式。详细解释患者所担心的各种疑虑，减轻患者的心理压力，帮助患者和家属树立战胜疾病的信心。

（四）健康教育

鼓励患者进食高蛋白、高维生素、易消化的食物，以增强机体抵抗力。出现转移灶症状时，应卧床休息，病情缓解后再适当活动。保持外阴清洁，预防感染。节制性生活，注意避孕。在化疗停止 1 年以上方可妊娠。出院后严密随访，随访内容同葡萄胎。随访时间：出院后 3 个月进行第 1 次随访，以后每 6 个月 1 次，随访 3 年；此后每年 1 次，随访 5 年；以后可每 2 年 1 次。

第三节　化疗患者的护理

一　概述

化学药物治疗恶性肿瘤已取得了肯定的疗效。通过化学药物治疗（简称化疗）使许多患者的症状得到缓解，有的甚至基本痊愈。滋养细胞疾病是对化疗最为敏感的疾病之一，首选治疗方法是化疗。随着化疗的方法学和药物学的快速发展，使滋养细胞肿瘤得到了很好的治疗，绒癌患者的死亡率已明显下降。

滋养细胞肿瘤化疗的药物很多，常用的有以下几类：①烷化剂，邻脂苯芥（抗瘤新芥）、硝卡芥（消瘤芥）；②抗代谢药物，甲氨蝶呤（MTX）、氟尿嘧啶（5-FU）；③抗生素，放线菌素 D（KSM）；④抗肿瘤植物药，长春碱、长春新碱（VCR）等。

（一）药物作用机制

化疗药物种类繁多，作用机制各不相同，根据药物作用点不同将其作用机制归纳如下：①影响脱氧核糖核酸（DNA）的合成；②直接干扰核糖核酸（RNA）的复制；③干扰转录，抑制信使核糖核酸（mRNA）的合成；④防止纺锤丝的形成；⑤抑制蛋白质的合成。

（二）常见药物毒副作用

化疗药物主要毒副作用是骨髓抑制，其次是消化道反应、肝肾功能损害及脱发等。

1. 造血功能障碍　主要表现为外周血白细胞和血小板减少，一般在停药后 14 日多可自然恢复。

2. 消化道反应　最常见为恶心、呕吐，多数用药后 2~3 日开始，5~6 日最严重，停药后即逐渐好转。有的患者会发生消化道溃疡，以口腔溃疡多见，多数在用药后 7~8 日出现，一般于停药后自然消失。

3. 肝肾功能损害　主要表现为血清转氨酶升高，偶可见黄疸，停药一段时间可恢复正常；某些药对肾有一定的毒性，肾功能正常者方能应用。

4. 神经系统损害　表现为指（趾）端麻木、复视等。

5. 皮疹和脱发　皮疹最常见于应用甲氨蝶呤后，严重者可引起剥脱性皮炎。脱发最常见于应用放线菌素 D 者，但停药后均可生长。

 护理评估

（一）健康史

询问患者的既往用药史，尤其是化疗史及药物过敏史。了解既往化疗过程中出现的药物毒副反应，询问有关造血系统、消化系统、肝脏及肾脏疾病史，了解疾病的诊治经过及病程。

（二）身体状况

评估患者一般情况（意识状态、发育、营养、面容与表情）；测量体温、脉搏、呼吸、血压、体重，观察皮肤、黏膜、淋巴结有无异常；评估原发肿瘤的症状的体征；了解本次化疗的副作用，以便给护理提供依据。

（三）心理-社会评估

评估患者的心理健康状况及可利用的支持系统。化疗的患者往往对化疗产生恐惧心理，对疾病的预后及化疗效果产生焦虑、悲观情绪，也可因长期的治疗产生经济困难而闷闷不乐或烦躁，表现出对支持和帮助的渴望。

（四）辅助检查

化疗前常规进行血常规、尿常规、肝功能、肾功能等检查，用药过程中也要注意观察白细胞和肝功能情况，了解化疗药物对个体的毒性反应。

 护理诊断/医护合作性问题

1. 营养失调：低于机体需要量　与化疗的消化道反应有关。

2. 有感染的危险　与化疗引起的白细胞减少有关。

3. 活动无耐力　与化疗导致的毒副作用有关。

四 护理措施

（一）一般护理

保持病室清洁、通风，定时消毒。做好生活护理，促进患者舒适。

（二）用药护理

1. 准确测量并记录体重 根据体重正确计算和调整药量，一般在每个疗程的用药前及用药中各测量一次体重，应在早上，空腹，排空大小便后进行测量，酌情减去衣物重量。如体重不准确，用药剂量过大，可发生中毒反应，过小则影响疗效。

2. 正确用药

（1）遵医嘱严格执行"三查、七对"制度。

（2）化疗药物应做到现用现配，一般常温下不超过1小时。

（3）联合用药时应根据药物的性质排出先后顺序。

（4）国产放线菌素D、顺铂需要避光的药物，使用时要用避光罩或黑布包好。

（5）用药过程中要严格控制输液速度，以减少对静脉的刺激。

（6）腹腔化疗者嘱其经常变换体位，以确保疗效。

3. 保护静脉 遵循长期补液保护血管的原则。从远端开始，有计划地穿刺，并尽量减少穿刺次数。化疗结束前用生理盐水冲洗输液管，以降低穿刺部位拔针后的残留药物浓度，起到保护血管的作用。

4. 预防药物外渗 用药前先注射生理盐水，确认针头在血管中再注入化疗药物。如发现药物外渗应立即停止滴入，局部冷敷，并用生理盐水或普鲁卡因局部封闭，以后用金黄散外敷，以防止局部组织坏死、减轻肿胀和疼痛。

（三）药物毒副作用

1. 口腔护理 应保持口腔清洁，预防口腔炎症。使用软毛牙刷刷牙或用清洁水漱口，进食前后用消毒溶液漱口；避免摄入刺激性食物，给予温凉的流食或软食；口腔溃疡疼痛难以进食者，可在进食前15分钟用丁卡因溶液涂敷溃疡面以减少疼痛，进食后漱口，并用甲紫、冰硼散等局部涂抹。

2. 呕吐护理 提供清淡可口饮食、少食多餐、创造良好的进餐环境；对不能自行进食者，按患者的进食习惯喂食；在化疗前后给予镇吐剂以减少恶心、呕吐；呕吐严重时应补充液体，以防水、电解质及酸碱平衡失调。

3. 造血功能抑制的护理 遵医嘱定期测定血常规，如白细胞计数低于3.0×10^9/L，应报告医生考虑停药；如白细胞计数低于1.0×10^9/L，进行保护性隔离，减少探视，禁止带菌者入室，净化空气；遵医嘱应用抗生素，输新鲜血或成分输血等。

4. 肝、肾功能损害的护理 化疗期间应定期检查肝、肾功能，一旦发现功能受损，应积极保肝、保肾治疗，严重者停药。

5. 皮疹和脱发 皮肤出现色素沉着及脱发者，向患者解释停药后可逐渐恢复。脱发严重者可建议患者戴帽子或假发等。如发现皮疹应及时治疗，防止剥脱性皮炎的发生。

（四）心理护理

建立良好的护患关系，认真倾听患者诉说的恐惧、不适等。关心患者，取得信任，提供滋养细胞疾病相关信息，以减轻患者的心理压力，增强患者战胜疾病的信心。帮助患者分析可利用的支持系统，鼓励患者克服化疗不良反应，帮助患者度过心理危机。

（五）健康教育

向患者讲解化疗的常识，教会患者化疗的自我护理。进食高蛋白、高热量、富含维生素、易消化饮食，少食多餐。进食前后用生理盐水漱口，用软毛牙刷刷牙。保证休息和睡眠。要预防感染，经常擦身更衣，注意保暖，避免去公共场所。如白细胞计数低于 $1.0×10^9/L$，要进行保护性隔离，告知患者和家属保护性隔离的重要性，使其能够配合。

小结

妊娠滋养细胞疾病是一组来源于胎盘绒毛滋养细胞的疾病，分为葡萄胎、侵蚀性葡萄胎、绒毛膜癌和胎盘部位滋养细胞肿瘤。本章重点讲解了葡萄胎、侵蚀性葡萄胎、绒毛膜癌的概念、护理评估和护理措施。要求同学们能识别侵蚀性葡萄胎和绒癌，并能给予正确的护理，急救过程中加强沟通，保持镇定，关爱患者。

目标检测

一、选择题

A1 型题

1. 关于葡萄胎患者的处理方法，下列描述正确的是（　　）
   A. 若阴道出血量不多，可暂观察
   B. 行清宫术前滴注缩宫素以减少术中出血
   C. 卵巢黄素化囊肿需手术切除
   D. 所有患者均需行预防性化疗
   E. 所有患者均需定期随访

2. 下列属于葡萄胎随访内容的是（　　）
   A. T_3　　　B. AFP　　　C. HCG
   D. CA125　　E. HBsAg

A2 型题

3. 患者，女，27 岁，已婚。临床诊断为葡萄胎，现行葡萄胎清宫术，术后该患者随访的主要目的是（　　）
   A. 了解腹痛情况
   B. 及早发现恶变
   C. 了解盆腔恢复情况
   D. 及早发现妊娠
   E. 指导避孕

4. 患者，女，26 岁，已婚。停经 10 周，阴道不规则出血 15 日，诊断为良性葡萄胎，立即行清宫术，该患者术后首选的避孕方法是（　　）
   A. 宫内节育器　　B. 口服避孕药
   C. 避孕套　　　　D. 安全期避孕

E. 皮下埋植

5. 患者，女，葡萄胎术后 5 个月。近 1 周来咳嗽、咳痰、痰中带血，应首先考虑进行的检查是（　　）
   A. 尿妊娠试验　　B. X 线胸片
   C. B 型超声　　　D. CT 检查
   E. 妇科检查

A3/A4 型题

（6、7 题共用题干）

患者，女，24 岁，已婚，未生育，平素月经规律，现停经 2 月余，阴道不规则出血 1 周，自测尿妊娠试验阳性，血 HCG 高于正常妊娠月份，B 超提示子宫大于正常月份，宫腔内见雪花样变化，双侧卵巢有黄素化囊肿。

6. 该患者最可能的诊断是（　　）
   A. 异位妊娠　　　B. 先兆流产
   C. 葡萄胎　　　　D. 不全流产
   E. 难免流产

7. 此患者确诊后首先应行（　　）
   A. 清除宫腔内容物
   B. 子宫全切术
   C. 预防性化疗
   D. 手术切除卵巢
   E. 遵医嘱给予止血药物

（王　娥）

第十六章　腹部手术妇女的护理

女性的生殖系统肿瘤可发生于女性生殖系统的各个部位，以子宫和卵巢的肿瘤最为常见，是危害妇女健康的常见疾病。其中，常见的良性肿瘤为子宫肌瘤和卵巢肿瘤，恶性肿瘤为宫颈癌、子宫内膜癌、子宫肉瘤和卵巢癌。而对于妇科肿瘤首选的治疗方式是手术。为保证手术的安全进行，护士必须认真地为患者做好术前准备，并为其提供精心的术中、术后护理。本章主要内容包括腹部手术患者的一般护理、宫颈癌、子宫肌瘤、子宫内膜癌和卵巢肿瘤。子宫内膜异位症目前发病率逐渐升高，虽有良性的形态学表现，但有种植、侵袭及远处转移等类似恶性肿瘤的临床行为学特点，也在本章一并讨论。

第一节　腹部手术妇女的一般护理

腹部手术是妇产科患者常用的一种治疗手段，但手术同时也是一个创伤的过程，存在各种手术风险，并且妇产科手术常涉及生殖功能和性生活等问题，相比其他部位手术，患者会有更多的顾虑。因此，要求护士做好充分的术前准备，加强术中、术后护理工作，密切观察患者的身心变化，减少术后并发症，使患者平稳地度过围手术期。

妇产科腹部手术的种类按手术急缓程度可分为择期手术、限期手术和急诊手术。按手术范围可分为剖腹探查术、全子宫切除术、子宫次全切除术、附件切除术、全子宫及附件切除术、子宫根治术、肿瘤细胞减灭术、剖宫产术等。按手术方式可以分为经腹手术及腹腔镜手术。

 腹部手术前的护理

（一）护理评估

1. 健康史　了解患者的一般情况，如年龄、职业、既往史、月经史、婚育史、药物过敏史、饮食及生活习惯等。

2. 身体状况

（1）生命体征：测量患者的体温、脉搏、血压、呼吸，了解患者的基本状况。对生命体征出现异常的患者需及时报告医师并查明原因，积极处理后方可手术。

（2）全身状况：评估患者有无合并全身慢性疾病如糖尿病、高血压、慢性支气管炎等；评估者的营养状况，是否存在营养不良、贫血等；评估患者的阴道出血量、性状及有无异味等。

3. 心理-社会评估　评估患者是否存在因对疾病不了解或对手术治疗的担心而出现紧张、焦虑等情绪。了解亲属对患者的关心程度、心理支持是否有力、家庭经济状况、医疗费用的承受能力等。

4. 辅助检查　包括血常规、尿常规、大便常规、凝血功能检查、肝肾功能测定、心电图、胸部 X 线摄片、B 超等。评估患者的心、肺、肝、肾等重大脏器的功能，能否耐受手术。

（二）护理诊断/医护合作性问题

1. 焦虑　与手术的危险和手术治疗效果有关。

2. 舒适度减弱　与手术前需要做各种准备及改变原有生活型态有关。

3. 知识缺乏：缺乏对疾病发生、发展、治疗及预后的了解。

（三）护理措施

1. 心理护理　护士应用通俗易懂的语言来回答患者的疑问，为其提供有关手术的相关信息，让其了解手术的目的、意义、术前准备、手术过程及术后恢复等内容。纠正患者的错误认识，与患者共同探讨缓解心理应激的方式，减轻其心理压力。

2. 术前指导　疾病相关知识的介绍：需告知患者子宫切除后将不再出现月经。两侧卵巢切除后将出现停经、潮热、阴道分泌物减少等症状。切除一侧卵巢，另一侧卵巢可能因手术影响其血运，引起暂时性体内激素波动而出现停经，症状严重的患者，术后需要补充雌激素来缓解症状。

3. 手术前一日的护理

（1）皮肤准备：手术者于术前一日完成沐浴更衣等个人卫生后开始进行手术区域皮肤的准备。常用顺毛、短刮的方式进行剃毛备皮，备皮范围为上自剑突下，下至两侧大腿上 1/3（包括外阴部），两侧至腋中线。备皮完毕后用温水洗净、拭干。如经腹行全子宫切除术，在备皮的同时需要行阴道准备。阴道准备于术前 3 天开始进行阴道冲洗或坐浴，常用 1：5000 的高锰酸钾、0.2‰的聚维酮碘。如行腹腔镜手术还需注意脐孔卫生清洁，用松节油清除脐孔污垢，再用清水擦洗。

（2）消化道准备：一般手术前 1 日晚灌肠 1～2 次，或口服缓泻剂，使患者能排便 3 次以上。根据手术情况，部分患者术前 1 日需进行清洁灌肠，直至排出的灌肠液中无大便残渣。如手术可能涉及肠道，手术前 3 日开始进无渣半流饮食，并按医嘱给予肠道抑菌药物。术前 8 小时禁食，4 小时禁饮。

（3）休息与睡眠：为患者提供安静、舒适、有助于休息和睡眠的环境。完成术前准备后，可遵医嘱给予患者适量的镇静剂，减轻患者的焦虑，保证患者有充足的睡眠。

（4）其他：护士要认真核对患者的生命体征、药物敏感试验结果、交叉配血等，查看各项辅助检查结果，发现异常及时与医师联系，确保患者术前处于最佳的身心状态。

4. 手术日的护理

（1）手术日晨，护士宜尽早看望患者，核查患者的生命体征，询问患者的自我感受。一旦发现患者有月经来潮、过度恐惧或忧郁手术，需及时通知医师，若非急诊手术，应协商重新确定手术时间。

（2）术前应取下患者可活动的义齿、发夹、首饰和贵重物品，交给患者家属或护士长保管。术前常规留置尿管并固定，保持引流通畅。拟行全子宫切除术者，手术日晨用消毒液进行阴道、子宫颈、穹窿部的消毒，擦干后用 1%甲紫溶液涂子宫颈及阴道穹，作为手术者切除子宫的标志。

（3）术前半小时给予基础麻醉药物，常用苯巴比妥和阿托品，可缓解患者的紧张情绪和减少唾液分泌。

（4）送患者去手术室前允许患者家属和亲友的短暂探视。手术室护士和病房护士在患者床旁认真核对患者姓名、床号、住院号等病历资料，并护送患者至手术室。病房护士向手术室巡回护士介绍患者，当面交接、核对无误后签字确认。手术室护士根据患者的手术种类及麻醉方式，铺好麻醉床，准备好术后监护用品及急救用物。

二 腹部手术后的护理

（一）护理评估

1. 健康史　患者手术结束送回复苏室时，当班护士应向手术室护士及麻醉师了解手术情况，如麻醉方式、手术方式、术中经过、术中出血量、尿量、输血输液情况、用药情况及有无特殊护理注意事项等。回到病房后，病房的护士需要再次向手术室护士了解患者的术中情况。

2. 身体状况　及时测量血压、脉搏、呼吸、体温，观察呼吸的频率与深度。观察患者的神志及精神状态，了解麻醉恢复的情况；患者切口有无出血及渗液，敷料有无移位；观察患者术后疼痛的部位、性质、程度，有无使用镇痛泵等；了解患者有无阴道流血；了解患者有无放置引流管，观察引流管是否固定通畅，评估引流液的颜色、量等。

3. 心理-社会评估　患者及家属术后最关心的是手术是否顺利，有无并发症的出现，术后的伤口疼痛会使患者产生焦虑、紧张情绪，并担心伤口出现流血或裂开等。

（二）护理诊断/医护合作性问题

1. 疼痛　与手术切口有关。

2. 有感染的危险　与手术切口有关。

3. 自理能力缺陷　与术后引流管有关。

（三）护理措施

1. 生命体征的观察　认真观察并记录患者的生命体征，通常术后每 15～30 分钟需要监测 1 次患者的血压、脉搏、呼吸，直至患者平稳后改为每 4 个小时监测 1 次，24 小时后可改为每日测 4 次至正常后 3 天。大部分患者术后 1～2 日体温稍有升高，一般不超过 38℃，此为吸收热，是正常的反应。如果患者体温持续升高或者体温正常后又再次升高，则提示有感染的可能。

2. 切口的观察　观察手术切口有无渗血、渗液，切口敷料是否干燥，切口皮肤有无红肿热痛等感染征象，如发现异常需及时与医师联系。

3. 体位的护理　根据手术和麻醉的方式来决定术后的体位。全身麻醉尚未清醒的患者取平卧位，头侧向一边，一侧肩胸稍垫高，避免呕吐物和分泌物呛入气管引起窒息或吸入性肺炎。蛛网膜下腔麻醉的患者去枕平卧 12 小时；硬膜外麻醉的患者去枕平卧 6～8 小时。患者病情稳定，术后次晨可取半卧位，有利于降低腹部切口张力，缓解疼痛，同时有利于促进引流，减少腹腔渗出液对膈肌和脏器的刺激。

4. 术后早期活动的护理　术后清醒的患者，要鼓励其活动肢体，每 15 分钟进行一侧腿部运动，防止下肢静脉血栓形成。每 2 小时翻身、咳嗽、做深呼吸 1 次，有助于改善循环和促进良好的呼吸功能。

5. 疼痛的护理　麻醉作用消失后，患者会感到切口疼痛，一般在术后 24 小时内最明显。患者常因疼痛而拒绝翻身、检查和护理，并产生焦虑、恐惧、失眠等情绪。护士应遵医嘱给予止痛处理，缓解患者的疼痛。目前临床上常用镇痛泵来减轻疼痛，护士应教会患者如何使用镇痛泵，调节泵速。

6. 留置管的护理　包括留置尿管和引流管的护理。

（1）留置尿管的护理：术后尿管留置的时间因手术方式而有所不同，大部分为 24～48 小时，留置尿管期间要保证尿管的通畅，并同时注意观察尿量、颜色、性状。鼓励患者多饮水，术后每小时尿量应在 50ml 以上。尿管留置期间要每天进行会阴消毒，保持局部清洁，预防感染。拔除尿管后要协助患者排尿，观察膀胱功能的恢复情况。

（2）引流管的护理：根据患者的手术方式及术后引流量决定引流管的留置时间，一般为 2～3 日。护士应观察腹腔或盆腔引流管是否固定在位，一般情况下 24 小时内引流量不应该超过 200ml，其性状为淡血性或浆液性。如果引流液为鲜红色，要警惕内出血的可能。

7. 术后常见并发症及护理

（1）腹胀：手术和麻醉容易引起患者肠蠕动减弱从而导致术后腹胀的出现。一般情况下术后 12～24 小时肠蠕动开始恢复，术后 48 小时肠蠕动恢复正常，一经排气，腹胀即可缓解。如患者术后 48 小时仍未恢复正常肠蠕动，应排除麻痹性肠梗阻、机械性肠梗阻的可能。可采用生理盐水低位灌肠、"1、2、3" 溶液灌肠、热敷下腹部等刺激肠蠕动，缓解腹胀。肠蠕动已经恢复但仍不能排气时，可针刺足三里、肛管排气、注射新斯的明等。炎症、低钾引起的腹胀可给予抗生素或补钾。术后早期下床活动也可促进肠蠕动的恢复，减轻腹胀。

（2）泌尿系统感染：腹部手术后患者因不习惯卧位排尿及留置尿管的机械性刺激等容易导致尿潴留，为预防尿潴留的发生可以术前训练床上解便、鼓励患者术后坐位排尿等；术后增加液体摄入量；拔除尿管前夹管并定时开放以训练膀胱功能。

（3）切口血肿、感染、裂开：术后切口出血或压痛明显、肿胀，且有波动感，应考虑切口血肿。血肿极易发生感染，是引起切口感染的重要原因。少数年老体弱或过度肥胖者，可出现切口裂开严重并发症，患者自觉切口部位疼痛，切口有渗液，更有甚者可见大网膜、肠管脱出，护士在通知医师的同时应用无菌手术巾覆盖包扎，并送手术室协助处理。

8. 健康教育　按照患者的个体情况提供相应的出院指导，包括自我照顾技巧、生活型态改变后的适应及环境调整，提供饮食、药物服用、运动及可能出现的并发症的处理。

三　腹部急诊手术的护理

妇产科常见的急腹症如异位妊娠破裂出血、卵巢肿瘤蒂扭转等，由于发病急、病情重，患者及家属多表现为紧张、恐惧，护士应当主动安慰患者及家属，向其耐心地说明手术的必要性、方法及手术中可能出现的问题和注意事项。同时护士在患者到达后需立即观察患者的病情，测量并记录患者的生命体征，尽快吸氧、建立静脉通道；做好抽血等实验室检查、并做好交叉配血；常规备皮、导尿，做好急诊手术前准备。

第二节　宫　颈　癌

● 案例 16-1

患者，女，52 岁，G_3P_1，平素月经规律，$12\dfrac{5\sim6}{28\sim30}$，色红，量中等。因"接触性出血近

1 年余"入院。妇科检查：子宫颈重度糜烂，子宫体前位，大小正常，宫旁浸润达盆壁。宫颈脱落细胞学检查：见鳞状细胞癌。B 超检查：子宫前位，正常大小，无压痛，轮廓清晰。双附件及其他未见异常。

根据以上资料，请回答：

1. 该患者最可能的临床诊断是什么？
2. 该类患者常见的护理诊断及护理措施有哪些？

一 概述

宫颈癌（cervical cancer）是妇科最常见的恶性肿瘤之一，高发年龄为 50～55 岁。随着我国妇女保健工作的开展，宫颈癌和癌前病变得以早期发现和早期治疗，宫颈癌的死亡率已明显降低。

链接

宫颈上皮内瘤变

宫颈上皮内瘤变（cervical intraepithelial neoplasia，CIN）是一组与宫颈浸润癌关系密切的子宫颈病变，25～35 岁为高发年龄。根据病变进展可分为Ⅰ～Ⅲ级，大部分低级别的 CIN 可自行消退，高级别的 CIN 可能发展为浸润癌，属于宫颈癌的癌前病变，CIN 反映了宫颈癌发生发展过程中的一系列病理变化，及时发现和治疗 CIN 是预防宫颈癌行之有效的措施。

（一）病因

流行病学的调查发现，宫颈癌的发病可能与人乳头瘤病毒（human papilloma virus，HPV）感染、性生活过早（<16 岁）、早育、多产、多个性伴侣、吸烟、免疫抑制等因素有关。与高危男子（凡有阴茎癌、前列腺癌或前妻曾患宫颈癌者）有性接触的妇女也易患宫颈癌。

（二）发病机制

原始鳞-柱交接部与生理性鳞-柱交接部所形成的区域称移行带区（或转化区）。移行带区是宫颈癌的好发部位。在移行带区形成过程中，未成熟的化生扁平上皮过度活跃，在 HPV 病毒或精液组蛋白及其他致癌物质的刺激下，发生细胞异常增生、分化不良、排列紊乱、细胞核异常、有丝分裂增加，形成 CIN。随着 CIN 的继续发展，突破上皮基底膜，浸润间质，则形成宫颈浸润癌。CIN 向原位癌、微小浸润癌、浸润癌的一系列病理变化反映了宫颈癌的连续发展过程（图 16-1，图 16-2）。

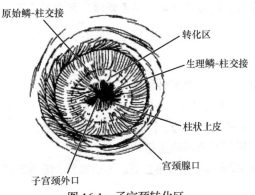

图 16-1 子宫颈转化区

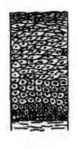 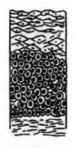 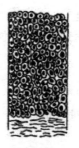 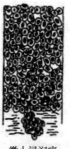 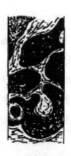

正常上皮　　上皮内瘤变　　原位癌　　微小浸润癌　　浸润癌

图 16-2　子宫颈正常上皮-上皮内瘤变-浸润癌

（三）病理

1. 鳞状细胞癌　最常见，占宫颈癌的 75%～80%。分为外生型（最常见）、内生型、溃疡型、颈管型（图 16-3）。

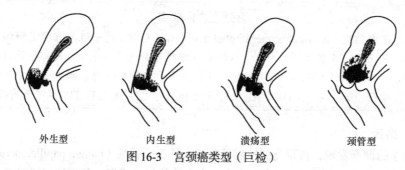

外生型　　　　内生型　　　　溃疡型　　　　颈管型

图 16-3　宫颈癌类型（巨检）

2. 腺癌　占宫颈癌的 20%～25%，以黏液腺癌最常见。

3. 腺鳞癌　占宫颈癌的 3%～5%。

> **链接**
>
> ### CIN 病理分级
>
> CIN Ⅰ级：轻度异型。上皮下 1/3 层细胞核增大，核质比例略增大，核染色稍加深，核分裂象少，细胞极性正常。
>
> CIN Ⅱ级：中度异型。上皮下 1/3～2/3 层细胞核明显增大，核质比例增大，核深染，核分裂象较多，细胞数量明显增多，细胞极性尚存。
>
> CIN Ⅲ级：包括重度异型和原位癌。病变细胞占 2/3 层以上或全部上皮层，细胞核异常增大，核质比例显著增大，核形不规则，染色较深，核分裂象多，细胞拥挤，排列紊乱，无极性。

（四）转移途径

主要为直接蔓延及淋巴转移，血型转移少见。

1. 直接蔓延　最常见，癌灶向邻近器官及组织扩散，向下累及阴道壁，向上累及宫颈管、宫腔，向两侧扩散累及主韧带、宫颈旁、阴道旁组织甚至盆壁，晚期可向前、后蔓延侵及膀胱或直肠，形成癌性膀胱阴道瘘或直肠阴道瘘。

2. 淋巴转移　癌灶局部浸润后累及淋巴管，形成瘤栓，随淋巴液引流到达局部淋巴结，并在淋巴管内引流扩散。

3. 血行转移　极少见，常发生在晚期，可转移至肺、肝或骨骼等。

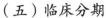

（五）临床分期

目前常根据国际妇产科联盟（FIGO，2009年）的分期标准（表16-1）进行分期。

表 16-1　子宫颈癌的临床分期（FIGO，2009年）

Ⅰ期	肿瘤局限在子宫颈（扩展至宫体将被忽略）
ⅠA	镜下浸润癌（所有肉眼可见的病灶，包括表浅浸润，均为ⅠB期）间质浸润深度<5mm，宽度≤7mm
ⅠA1	间质浸润深度≤3mm，宽度≤7mm
ⅠA2	间质浸润深度>3mm 且<5mm，宽度≤7mm
ⅠB	临床癌灶局限于子宫颈，或镜下病灶>ⅠA
ⅠB1	临床可见癌灶≤4cm
ⅠB2	临床可见癌灶>4cm
Ⅱ期	肿瘤超出了子宫，但未达骨盆壁或未达阴道下1/3
ⅡA	肿瘤侵犯阴道上2/3，无明显宫旁浸润
ⅡA1	临床可见癌灶≤4cm
ⅡA2	临床可见癌灶>4cm
ⅡB	有明显宫旁浸润，但未达骨盆壁
Ⅲ期	肿瘤已扩展至骨盆壁，在进行直肠指诊时，在肿瘤和盆壁之间无间隙。肿瘤累及阴道下1/3，由肿瘤引起的肾盂积水或肾无功能的所有病例，除非已知由其他原因所引起
ⅢA	肿瘤累及阴道下1/3，但未扩展到骨盆壁
ⅢB	肿瘤扩展到骨盆壁，或有肾盂积水或肾无功能
Ⅳ期	肿瘤超出了真骨盆范围，或侵犯膀胱和（或）直肠黏膜
ⅣA	肿瘤侵犯邻近的盆腔器官
ⅣB	远处转移

二　护理评估

（一）健康史

询问患者的婚育史、性生活史，是否有与高危男子的性接触史。询问有无宫颈癌的高危因素。询问月经史，了解有无异常阴道流血、排液，老年患者要询问绝经后异常阴道流血情况。

（二）身体状况

1. 症状　早期一般无症状，常于普查或体检时发现。

（1）阴道流血：常表现为性生活或妇科检查后阴道流血，称为接触性出血。后期常为不规则阴道流血，或经期延长、经量增多；老年患者常表现为绝经后阴道流血。

（2）阴道排液：多数患者有阴道排液增多，可为白色或血性，稀薄如水样或米泔状，有腥臭味。

（3）晚期症状：可出现尿频尿急、便秘、下肢肿胀、疼痛、肾积水及尿毒症，还可出现贫血、消瘦、恶病质等表现。

2. 体征　早期妇科检查可见子宫颈光滑或宫颈柱状上皮异位，随病情进展，外生型宫颈癌可见宫颈息肉状、菜花状赘生物，常伴感染，质脆易出血；内生型宫颈癌可见宫颈肥大，质硬，颈管膨大。晚期癌组织坏死脱落形成溃疡或空洞，伴恶臭。阴道壁受累时，可见赘生物生长；宫旁组织受累时，妇科检查可扪及宫颈旁组织增厚、结节状、质硬或形成"冰冻骨盆"。

（三）心理-社会评估

患者确诊宫颈癌后会产生恐惧、焦虑，害怕疼痛、被抛弃和死亡等，并与其他恶性肿瘤患者一样，会经历否认、愤怒、妥协、忧郁、接受等心理反应阶段。

（四）辅助检查

1. 宫颈细胞学检查　是筛查早期宫颈癌的主要方法，可用巴氏涂片法或液基细胞涂片法。TBS 分类系统分类较明确。

2. 高危型 HPV DNA 检测　可与宫颈细胞学检查联合应用于宫颈癌筛查。

3. 阴道镜检查　如果细胞学检查为 ASCUS 并高危 HPV DNA 检测阳性，或低度扁平上皮内病变（low-grade squamous intraepithelial lesions，LSIL）及以上者，均应做阴道镜检查。阴道镜下在可疑病变区取活组织检查可以提高诊断正确率。

4. 子宫颈或子宫颈管活组织检查　为确诊宫颈癌的最可靠方法。子宫颈有明显病灶，可直接在病灶处取材。子宫颈无明显病变区时，可在转化区 3、6、9、12 点 4 处取材，或在碘试验不染色区、阴道镜下取材做病理检查。

（五）治疗原则

根据临床分期、患者的年龄、有无生育要求、全身情况、医疗技术水平及设备条件等综合分析制订个体化的治疗方案。以手术治疗为主，配以放疗和化疗。

手术治疗主要适用于ⅠA～ⅡA期的患者。

放射治疗适用于各期患者，以及全身情况不适宜手术的早期患者。

化疗主要适用于晚期或复发转移的宫颈癌患者。

三　护理诊断/医护合作性问题

1. 恐惧　与确诊宫颈癌有关。
2. 有感染的危险　与术后留置导尿管有关。
3. 排尿异常　与宫颈癌根治术后影响膀胱张力有关。

四　护理措施

（一）一般护理

保持病房环境安静舒适，注意室内空气流通，促进患者舒适。指导患者维持个人卫生，勤换会阴垫，每日冲洗会阴 2 次，保持会阴部清洁干燥。鼓励患者摄入足够的营养，给予高蛋白、高热量、高维生素饮食，兼顾患者的饮食偏好，纠正患者不良的饮食习惯，必要时静脉补充营养。

（二）病情观察

观察患者阴道流血、排液的情况，有无阴道大出血，或排液有无异味等。

（三）手术治疗的护理

1. 术前准备　术前需每日阴道冲洗 2 次，因宫颈癌组织很脆易引起阴道大出血，所以动作应轻柔，避免损伤。肠道按清洁灌肠准备，尤其注意手术前 3 日选用消毒剂消毒子宫颈及阴道。

2. 术后常规护理　术后护士应半小时观察一次体温、脉搏、呼吸、血压和液体出入量并记录，平稳后改为 4 小时观察一次。注意保持导尿管、引流管的通畅，认真观察引流液的性状、颜色和量，引流管一般术后 2~3 日拔除，每日 0.02%聚维酮碘溶液擦洗外阴 2 次，保持外阴部清洁。协助卧床患者进行肢体活动，预防并发症发生。

3. 术后膀胱功能恢复 宫颈癌根治术手术范围广，创面大，有可能损伤支配膀胱功能的神经组织，所以一般术后留置尿管 7~14 日。拔除尿管前 3 日进行膀胱功能训练，定时夹闭尿管，锻炼膀胱肌肉，促进排尿功能的恢复。拔管后需测膀胱残余尿，如残余尿量>100ml，则需继续留置尿管。

（四）心理护理

宫颈癌患者有较复杂的心理，应主动关心体贴患者，向患者及其家属介绍宫颈癌发生、发展过程及预后情况，强调早发现、早治疗的重要性，使患者以最佳的心态接受手术治疗，并开导患者面对现实，正确对待疾病，消除患者恐惧和焦虑的心理，增强战胜疾病的信心。

（五）健康教育

1. 随访指导 患者在治疗后 2 年内应每 3~4 个月复查 1 次，3~5 年内每 6 个月复查 1 次，第 6 年开始每年复查 1 次。随访内容包括盆腔检查、阴道脱落细胞学检查、X 线胸片、血常规等，如患者出现异常症状应及时就诊。

2. 疾病预防 宫颈癌病因明确、筛查方法较完善，是目前唯一一种可以预防的肿瘤。30 岁以上的妇女定期防癌普查，一般 1~2 年普查一次，常规做宫颈细胞学检查，有异常者进一步做阴道镜和病理学检查。广泛宣传早期发现、早期诊断、早期治疗的重要性，提高广大妇女接受宫颈癌筛查和预防性传播疾病的自觉性。

第三节 子宫肌瘤

● 案例 16-2

患者，女，48 岁，G_3P_1，平素月经规律，$12\dfrac{5\sim6}{28\sim30}$，色红，量中等。患者于半年前无明显诱因出现经量过多，约为平素月经量的 2 倍，色鲜红，伴有血块，经期延长至 10~15 日。妇科检查：外阴阴道（−），子宫颈轻度糜烂，子宫增大如孕 2 个半月大小，质地硬，表面凹凸不平，无压痛。双侧附件区未见异常。

根据以上资料，请回答：

1. 该患者最可能的诊断是什么？

2. 该类患者可能存在的护理诊断及护理措施有哪些？

一 概述

子宫肌瘤（uterine myoma）是女性生殖器官中最常见的良性肿瘤，由平滑肌及纤维结缔组织组成，常见于育龄期妇女。据统计，30 岁以上妇女约 20%有子宫肌瘤。因部分子宫肌瘤无症状或症状不明显，临床报道的发病率远低于子宫肌瘤的真实发病率。

（一）病因

子宫肌瘤的确切病因尚不清楚。因肌瘤好发于育龄期妇女，青春期前少见，绝经后肌瘤停止生长并逐渐萎缩或消退，提示其发生可能与女性性激素相关。研究发现，肌瘤中雌激素受体浓度明显高于周边正常肌组织，认为肌瘤组织局部对雌激素的高敏感性是肌瘤发生的重要因素之一。此外还发现孕激素有促进肌瘤有丝分裂、刺激肌瘤生长的作用。细胞遗传学研究显示子宫肌瘤存在部分染色体的重排、缺失等。

（二）病理

1. 巨检　肌瘤多为实质性球形包块，表面光滑，质地较子宫肌层硬，单个或多个，大小不一。肌瘤压迫周围肌壁组织纤维形成假包膜，肌瘤与假包膜之间有一层疏松网状间隙，手术时容易剥出。肌瘤切面呈灰白色，可见漩涡状或编织状结构。肌瘤的颜色和硬度与其所含的纤维组织多少有关。

2. 镜检　主要由梭形平滑肌细胞和不等量纤维结缔组织构成。肌细胞大小均匀，排列成漩涡状或棚状，核为杆状。

3. 肌瘤变性　当肌瘤生长较快，血供不足，失去了原有的典型结构时，称为肌瘤变性。常见的变性有玻璃样变、囊性变、红色样变、肉瘤样变及钙化等。

（三）分类

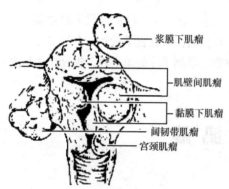

图 16-4　子宫肌瘤分类示意图

按肌瘤的生长部位来分，可分为子宫体部肌瘤（90%）和子宫颈部肌瘤（10%）。按肌瘤与子宫肌层的关系可以分为以下三类（图 16-4）。

1. 肌壁间肌瘤（intramural myoma）　最常见的类型，占 60%～70%，肌瘤位于子宫肌壁间，周围均被肌层包围。

2. 浆膜下肌瘤（subserous myoma）　约占总数的 20%，肌瘤向子宫浆膜面生长，并突出于子宫表面，被子宫浆膜层覆盖。

3. 黏膜下肌瘤（submucous myoma）　占总数的 10%～15%，肌瘤向宫腔方向生长，突出于宫腔，肌瘤表面为子宫黏膜层覆盖。

子宫肌瘤常多发，各种类型的肌瘤可发生在同一个子宫，称为多发性子宫肌瘤。

 护理评估

（一）健康史

仔细询问患者既往的月经史、婚育史，有无不孕、流产史；询问有无长期使用性激素史；询问发病后的月经变化情况；既往是否接受过治疗及治疗经过和效果。

（二）身体状况

1. 症状　子宫肌瘤多无明显临床症状，部分患者仅在体检时发现。子宫肌瘤的症状与肌瘤生长部位、生长速度及有无变性相关。

（1）月经改变：为子宫肌瘤最常见的症状。多见于大的肌壁间肌瘤及黏膜下肌瘤，肌瘤使宫腔表面积增大并影响子宫收缩可导致经量过多、经期延长、不规则阴道出血等。长期经量增多可继发贫血、乏力、心悸等症状。

（2）下腹部包块：当肌瘤增大使子宫超过妊娠 3 个月大小时，患者可于下腹部正中扪及肿块，膀胱充盈时更易触及。

（3）白带增多：大的肌壁间肌瘤使宫腔内膜面积增大、内膜腺体分泌增多，并伴盆腔充血使白带增多；脱出阴道内的子宫黏膜下肌瘤容易发生感染、坏死，可导致大量脓血性有恶臭的阴道溢液。

（4）压迫症状：子宫前壁下段肌瘤压迫膀胱可出现尿频、尿急；宫颈肌瘤可出现排尿困难、尿潴留；子宫后壁肌瘤压迫直肠可出现便秘；阔韧带肌瘤压迫一侧输尿管使上泌尿系统受阻时可出现输尿管扩张或肾盂积水。

（5）其他：常见腰酸、下腹坠胀，月经期加重。发生红色样变时可出现下腹痛伴恶心呕吐；浆膜下肌瘤出现蒂扭转时也可出现下腹痛。大的肌壁间肌瘤和黏膜下肌瘤影响宫腔形态时易引起不孕或流产。

2. 体征　与肌瘤的大小、位置、数目及有无变性有关。妇科检查可扪及增大的子宫，表面不规则可有单个或多个结节状突起，大小不等，质地硬。带蒂的浆膜下肌瘤可扪及单个实质性肿块与子宫相连。黏膜下肌瘤者子宫呈均匀增大，有时可在宫颈口及阴道内见到脱出的瘤体，呈粉红色，表面光滑，若伴感染时可有坏死、出血及脓性分泌物。一些大的肌瘤可直接在下腹部扪及实质性不规则肿块。

（三）心理-社会评估

患者得知自己患有子宫肌瘤时，首先害怕肿瘤为恶性，随之担心治疗方法的选择、治疗过程、治疗结果对女性特征及夫妻关系的影响等。

（四）辅助检查

1. 超声检查　是常用的、准确的检查方法，可以了解肌瘤的大小、数目、位置。

2. 宫腔镜检查　主要用于观察黏膜下肌瘤的位置、大小，小于 5cm 的肿瘤可直接在镜下切除。

3. 腹腔镜检查　主要用于观察肌壁间和浆膜下肌瘤的位置、大小、数目等。

4. 磁共振成像（MRI）检查　可准确判断肌瘤大小、数目、位置，但检查费用较高

（五）治疗原则

治疗应根据患者的年龄、症状、肌瘤大小、数目、位置及生育要求等情况进行全面分析后适当选择。

1. 随访观察　肌瘤小、无症状或症状不明显的患者一般不需治疗，特别是近绝经期妇女。每 3～6 个月随访一次，若出现症状或肌瘤增大明显者可考虑进一步治疗。

2. 药物治疗　适用于症状不明显或较轻者、近绝经期患者或全身情况不宜手术者。

（1）促性腺激素释放激素类似物（GnRH-a）：可抑制垂体 FSH 和 LH 的分泌，降低雌激素至绝经后水平，缓解症状并抑制肌瘤生长。应避免长期使用该药，因其可产生绝经综合征、骨质疏松等副作用。

（2）米非司酮：为孕激素拮抗剂，12.5mg，每日一次口服，连续 3 个月。但米非司酮拮抗孕激素后使子宫内膜长期受雌激素刺激，增加子宫内膜增生的风险。

（3）雄激素：可对抗雌激素，促进子宫内膜萎缩，作用于子宫平滑肌使其收缩，减少出血。常用药物：丙酸睾酮 25mg 肌内注射，每 5 日 1 次，或者经期 25mg/日，共 3 次，每月总量不超过 300mg，以免引起女性男性化。

3. 手术治疗　适应于子宫大于妊娠 10 周大小、月经过多继发贫血、有膀胱、直肠压迫症状或短期内肌瘤生长较快、因肌瘤导致的不孕及反复流产者。手术目前是治疗子宫肌瘤的主要方法。

（1）肌瘤切除术：适用于年轻或希望保留生育功能的患者。根据肌瘤不同可采用经腹、宫腔镜或腹腔镜下手术，但肌瘤切除术后患者有 50% 复发的机会。

（2）子宫切除术：不要求保留生育功能或疑有恶变者，可行子宫切除术，包括次全子宫切除术和子宫切除术。

三 护理诊断/医护合作性问题

1. 恐惧　与担心子宫肌瘤恶变及手术切除后遗症有关。
2. 知识缺乏：缺乏子宫肌瘤疾病治疗及护理相关知识。
3. 个人应对无效　与子宫肌瘤治疗方案的抉择困难有关。
4. 自我形象紊乱　与手术切除子宫有关。

四 护理措施

（一）一般护理

注意休息，加强营养，为患者提供高蛋白、高热量及含铁丰富的饮食。保持外阴清洁干燥，每日擦洗会阴 2 次，防止感染。

（二）病情观察

1. 阴道出血　严密监测其生命体征，观察阴道出血的量、色及性状，评估患者的阴道出血量。阴道出血多者需协助医师完成血常规及凝血功能检查，并完成交叉配血以备急用。

2. 腹痛　出现腹痛者要注意观察其腹痛的部位、性质、程度，如腹痛加剧应及时报告医师，做好急诊手术的准备。

（三）配合治疗的护理

1. 药物治疗的护理　向接受药物治疗的患者说明用药目的，药物的名称、剂量、方法，可能出现的不良反应及应对措施等。

2. 手术前后的护理　术前进行阴道冲洗、做好肠道准备；术后定期检查生命体征、观察切口的愈合情况。具体按腹部或阴道手术患者的护理常规进行护理。

（四）心理护理

对患者及家属讲解子宫肌瘤的相关知识，纠正其错误认识。鼓励她们表达内心的感受和对治疗的期望，消除其不必要的担心和顾虑，增强康复信心。

（五）健康教育

告知保守治疗的患者随访的时间、目的、内容、联系方式，按时接受随访指导，以便根据病情需要及时修正治疗方案。手术治疗的患者术后 1 个月到门诊复查，了解术后康复情况。指导患者术后性生活及自我保健知识。

第四节　子宫内膜癌

● 案例 16-3

患者，女，63 岁，G₃P₁，绝经 11 年。因"绝经后阴道不规则出血 1 个月"就诊。体胖，既往有高血压病史。妇科检查：阴道萎缩、畅，子宫颈萎缩、光滑，宫体如孕 2 个月大小，质软。阴道 B 超提示：子宫内膜厚约 12mm。其他未见异常。

根据以上资料，请回答：

1. 该患者目前最可能的诊断是什么？
2. 该类患者主要治疗原则是什么？
3. 该类患者主要的护理措施有哪些？

一 概述

子宫内膜癌（endometrial carcinoma）又称子宫体癌，是发生于子宫内膜层的一组上皮性恶性肿瘤，以腺癌最常见，是女性生殖道三大恶性肿瘤之一。多见于绝经后及围绝经期妇女，其中 75% 发生于 50 岁以上妇女。近年发病率在世界范围内呈上升趋势。

（一）病因

子宫内膜癌的确切病因目前尚不清楚。目前研究认为，子宫内膜癌的发病机制有以下 2 种类型。

1. **雌激素依赖型（estrogen-dependent）** 子宫内膜长期多雌激素刺激而缺乏孕激素拮抗。病理类型均为子宫内膜样腺癌，肿瘤分化较好，预后好。此类患者往往较年轻，常伴有肥胖、高血压、糖尿病、不孕或不育及绝经延迟。

2. **非雌激素依赖型（estrogen-independent）** 属于少见类型，如子宫内膜浆液性癌、透明细胞癌、腺鳞癌、黏液腺癌等。多见于老年体瘦女性，肿瘤恶性程度高、分化差，预后不良。

（二）病理

1. **巨检** 不同组织类型的子宫内膜癌肉眼观察无明显区别，大体可分为弥漫型和局灶型。

（1）弥漫型：子宫内膜大部或全部为菜花样并突向宫腔，常伴有出血、坏死，但肌层浸润较少。晚期癌灶可侵犯深肌层或子宫颈，堵塞宫颈管时可出现宫腔积脓。

（2）局灶型：癌灶局限于宫腔的某一部分，多见于子宫底或子宫角，呈息肉或小菜花状，病灶小但容易浸润肌层。

2. **显微镜检**

（1）内膜样腺癌：占 80~90%，内膜腺体高度异常增生。癌细胞异型明显，核大、不规则、深染，核分裂活跃，分化差的内膜样腺癌腺体少，腺结构消失，成实性癌块。按腺癌细胞分化程度分为 3 级：Ⅰ级为高分化腺癌，Ⅱ级为中分化腺癌，Ⅲ级为低分化腺癌。

（2）腺癌伴扁平上皮分化：腺癌组织中含有扁平上皮成分，伴化生扁平上皮者称棘腺癌（腺角化癌），伴鳞癌者称鳞腺癌，介于两者之间称为腺癌伴扁平上皮不典型增生。

（3）浆液性癌：恶性程度高，易有深肌层浸润和腹腔、淋巴及远处转移，预后极差。无明显肌层浸润时也可发生腹腔播散。

（4）透明细胞癌：恶性程度高，易早期转移。

（5）黏液腺癌：大多腺体结构分化良好，病理行为与内膜样癌相似，预后较好。

（三）转移途径

主要为直接蔓延、淋巴转移，晚期可发生血行转移。血行转移的常见部位为肺、肝、骨等。

（四）分期

子宫内膜癌的分期主要采用国际妇产科联盟（FIGO，2009 年）修订的手术-病理分期（表 16-2）。

表 16-2　子宫内膜癌的手术-病理分期（FIGO，2009 年）

Ⅰ期	肿瘤局限在子宫体
ⅠA	肿瘤浸润深度<1/2 肌层
ⅠB	肿瘤浸润深度≥1/2 肌层
Ⅱ期	肿瘤侵犯宫颈间质，但无宫体外蔓延
Ⅲ期	肿瘤局部和（或）区域扩散
ⅢA	肿瘤累及浆膜层和（或）附件
ⅢB	阴道和（或）宫旁受累
ⅢC	盆腔淋巴结和（或）腹主动脉旁淋巴结转移
ⅢC1	盆腔淋巴结阳性
ⅢC2	腹主动脉旁淋巴结阳性伴（或不伴）盆腔淋巴结阳性
Ⅳ期	肿瘤侵及膀胱和（或）直肠黏膜，和（或）远处转移
ⅣA	肿瘤侵及膀胱和（或）直肠黏膜
ⅣB	远处转移，包括腹腔内和（或）腹股沟淋巴结转移

 护理评估

（一）健康史

仔细询问患者有无子宫内膜癌的高危因素，如不孕不育、绝经延迟等，有无月经紊乱或绝经后阴道流血，有无长期应用雌激素、他莫昔芬或雌激素增高疾病史，询问是否有乳腺癌、子宫内膜癌家族史等。如曾确诊为子宫内膜癌，需询问治疗经过及效果等。

（二）身体状况

1. 症状　子宫内膜癌早期无明显症状，出现症状则主要表现为阴道流血或阴道排液等。

（1）阴道流血：主要表现为绝经后阴道流血，出血量一般不多。如尚未绝经者可表现为月经增多、经期延长或月经紊乱。

（2）阴道排液：主要表现为血性或浆液性分泌物，合并感染时可有脓血性排液，有恶臭。

（3）下腹痛：癌肿累及子宫颈内口时可引起宫腔积脓，出现下腹痛及痉挛样疼痛。晚期肿瘤浸润周围组织或压迫神经时可引起下腹及腰骶部疼痛。

（4）恶病质：晚期患者可出现贫血、消瘦、发热、全身衰竭等。

2. 体征　早期患者盆腔检查可无异常发现。晚期可出现子宫明显增大，合并宫腔积脓时可有压痛，癌灶向周围组织浸润时，子宫固定活动度差，并可在宫旁扪及不规则的肿块。偶尔可见子宫颈管内有癌组织脱出，触之易出血，需与宫颈癌鉴别。

（三）心理-社会评估

子宫内膜癌患者常见于绝经后妇女，此期妇女常有孤独感，当得知患有恶性肿瘤时会产生恐惧感，害怕疼痛、被抛弃和死亡等。评估患者及其家属可能出现的各种心理应激反应。

（四）辅助检查

1. 分段诊刮　是确诊子宫内膜癌最常用及最可靠的诊断方法。该方法是先环刮宫颈管后再探测宫腔，行宫腔内膜搔刮，子宫颈和宫腔的组织分瓶做好标记后送病理检查。病理组织学检查是确诊子宫内膜癌的依据。

2. 细胞学检查　用特制的宫腔吸管或宫腔刷放入宫腔，吸取宫腔分泌物细胞，是筛查子宫内膜癌的方法。

3. 宫腔镜检查　可直接观察宫腔及宫颈管内有无肿瘤存在，并观察癌灶的大小、部位，还可在直视下进行取材活检。

4. B超检查　了解子宫大小、宫腔形态、宫腔内有无赘生物、子宫内膜厚度、肌层有无浸润及深度等。

（五）治疗原则

根据癌灶累及范围及组织学类型、患者的年龄及全身情况来综合选择适宜的方案。早期患者以手术为主，术后根据高危因素选择辅助治疗。晚期患者采用手术、放疗、药物等综合治疗。

1. 手术治疗　是首选的治疗方法。手术可以切除病灶，同时可以进行手术-病理分期。

2. 放射治疗　是治疗子宫内膜癌的有效方法之一，分腔内照射及体外照射2种。

3. 化疗　适用于晚期和复发的子宫内膜癌患者。常用化疗药物有顺铂、多柔比星、紫杉醇、环磷酰胺等，可单独应用，也可联合应用。

4. 孕激素治疗　适用于晚期或复发的子宫内膜癌患者，也可用于极早期要求保留生育功能的年轻患者，常用药物有甲羟孕酮和己酸孕酮等。

三 护理诊断/医护合作性问题

1. 焦虑、恐惧　与癌症及需要住院等有关。

2. 有感染的危险　与阴道反复出血、流液等有关。

3. 知识缺乏　与缺乏子宫内膜癌相关的治疗、护理有关。

四 护理措施

（一）一般护理

1. 加强营养，给予高热量、高蛋白、高维生素的饮食，对晚期恶病质患者可予静脉补充营养。

2. 提供舒适、安静的睡眠环境，使患者能有充足的睡眠，充分休息。

3. 对有阴道流血及流液患者要保持外阴清洁，每日进行会阴护理。

（二）病情观察

对有阴道流血的患者要观察阴道流血的量、颜色、性状及有无继发贫血等。

（三）配合治疗的护理

1. 手术患者的护理　对进行分段诊刮的患者做好术前准备、术中配合及术后护理，刮出物及时送病理检查。对进行全子宫切除的患者，术前术后严格按照腹部手术患者进行相应的护理（详见第一节）。

2. 药物治疗的护理

（1）孕激素治疗的护理：告知患者孕激素治疗时需要高效、大剂量、长期应用，至少服药12周以后才能评定疗效。告知孕激素长期治疗过程中可能出现水钠潴留、水肿、药物性肝炎等副作用，一般停药后即可恢复。

（2）化疗的护理：告知患者化疗可引起骨髓抑制、肝肾功能损害、恶心呕吐、脱发等副作用，按照化疗常规进行护理。

（四）心理护理

给患者介绍有关疾病知识，让患者及家属了解子宫内膜癌的治疗方法及预后等情况，帮助患者及家属缓解焦虑、恐惧等心理，增强治病的信心。同时护士需了解患者的心理特点，鼓励患者选择积极有效的应对方式。

（五）健康教育

出院前要教育患者定期随访。随访时间：一般术后 2～3 年内每 3 个月随访 1 次，3 年后每6 个月随访 1 次，5 年后每年随访 1 次。每次随访时要详细询问病史，进行盆腔检查，同时需行阴道细胞学涂片、胸片、血清 CA125 检测等，必要时可行 CT、MRI 检查。对有子宫内膜癌高危因素的人群，如肥胖、不育、绝经延迟等，要密切随访或监测，要重视绝经过渡期妇女月经紊乱及绝经后妇女阴道流血的诊治，对有长期应用雌激素的妇女要正确掌握应用指征及方法，并加强随访。

第五节 卵 巢 肿 瘤

● 案例 16-4

患者，女，33 岁，平素月经规则。因"左下腹痛 2 小时"入院。患者 2 小时前无明显诱因出现下腹部疼痛，疼痛较剧，恶心、呕吐。妇科检查：子宫颈轻度糜烂，子宫正常大小，无压痛，HCG（－）。左侧附件区可触及大小约 4cm×5cm 肿块，张力大，有压痛，活动度差。余未见异常。

根据以上资料，请回答：

1. 该患者目前最可能的临床诊断是什么？
2. 该类患者的护理措施有哪些？

一 概述

卵巢肿瘤（ovarian tumor）是常见的妇科肿瘤，可发生于任何年龄。卵巢肿瘤的组织学类型繁多，不同类型的肿瘤又可分为良性、恶性及交界性肿瘤。卵巢恶性肿瘤是女性生殖系统常见的三大恶性肿瘤之一，卵巢位于盆腔的深部，早期肿瘤不易被发现，而一旦被发现往往已是晚期肿瘤，卵巢恶性肿瘤的死亡率居女性生殖系统肿瘤的首位，是严重威胁妇女健康的一种肿瘤。

（一）病因

卵巢肿瘤的病因目前尚不明确，其发生可能与高胆固醇饮食、维生素缺乏、吸烟、电离辐射、石棉、滑石粉等环境因素，内分泌及家族遗传等有关。

（二）组织学分类

卵巢肿瘤的分类方法很多，目前最常用的是世界卫生组织（WHO，2003 年修订）的卵巢肿瘤组织学分类（表 16-3）。

表 16-3　卵巢肿瘤组织学分类（WHO，2003 年，部分内容）

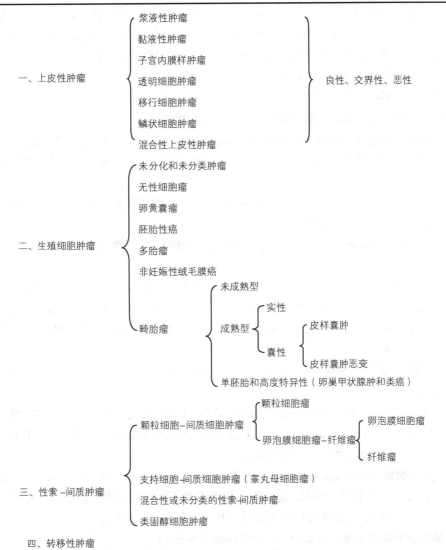

（三）常见卵巢肿瘤的病理特点

1. 卵巢上皮性肿瘤（ovarian epithelial tumor）　为最常见的卵巢肿瘤，占原发性卵巢肿瘤的 50%～70%，占卵巢恶性肿瘤的 85%～90%，多见于中老年妇女，可分为良性、交界性和恶性肿瘤。交界性肿瘤是一种低度潜在恶性肿瘤。

（1）浆液性囊腺瘤（serous cystadenoma）：约占卵巢良性肿瘤的 25%。多为单侧，肿瘤大小不一，表面光滑，呈囊性，囊内含淡黄色清亮液体，囊壁薄，显微镜下见囊壁为纤维结缔组织，内衬单层柱状上皮。

（2）交界性浆液性囊腺瘤（borderline serous cystadenoma）：多为双侧，中等大小，囊内较少乳头状生长。镜下见乳头分支纤细而密，上皮复层不超过 3 层，细胞核轻度异型，无间质浸润，预后好。

（3）浆液性囊腺癌（serous cystadenocar cinoma）：是最常见的卵巢恶性肿瘤，占卵巢上皮性恶性肿瘤的 75%。常为双侧，肿瘤较大，呈囊实性，切面为多房，腔内多有乳头生长，质脆，易出血坏死。镜下见囊壁上皮增生明显，细胞异型明显，并向间质浸润。

（4）黏液性囊腺瘤（mucinous cystadenoma）：约占卵巢良性肿瘤的20%。多为单侧，肿瘤体积较大，表面光滑。切面常为多房，腔内充满胶冻样黏液，很少有乳头生长。部分肿瘤破裂可继发腹膜黏液瘤。镜下见囊壁为纤维结缔组织，内衬单层柱状上皮。

（5）交界性黏液性囊腺瘤（borderline mucinous cystadenoma）：多为单侧，体积较大，表面光滑。切面常为多房，囊壁增厚，囊内有实质区和乳头状形成，乳头细小、质软。镜下见细胞轻度异型，细胞核大、深染，核分裂少量，一般无间质浸润。

（6）黏液性囊腺癌（mucinous cystadenocarcinoma）：约占卵巢上皮恶性肿瘤的20%，多为单侧，体积较大，切面为囊实性，囊壁可见乳头或实质区，囊液浑浊或为血性。镜下见细胞明显异型，并有间质浸润。

2. 卵巢生殖细胞肿瘤（ovarian germ cell tumor） 来源于原始生殖细胞的一组肿瘤，占卵巢肿瘤的20%～40%。好发于年轻妇女及幼女。

（1）畸胎瘤（teratoma）：由多胚层组织构成。肿瘤的良、恶性及恶性程度取决于组织分化程度。

1）成熟畸胎瘤（mature teratoma）：又称为皮样囊肿（dermoid cyst），为良性肿瘤，占卵巢肿瘤的10%～20%，占生殖细胞肿瘤的85%～97%，20～40岁女性高发。肿瘤多为单侧，中等大小，壁光滑，多为单房，腔内充满油脂和发毛，有时可见牙齿或骨质。恶变率为2%～4%，多见于绝经后妇女。

2）未成熟畸胎瘤（immature teratoma）：为恶性肿瘤，多见于年轻女性，肿瘤多为实性，主要为原始神经组织。

（2）无性细胞瘤（dysgerminoma）：好发于青春期及生育期妇女。中度恶性肿瘤，肿瘤多为单侧，中等大，实性，触之橡皮样感。表面光滑或呈分叶状。镜下见圆形或多角形大细胞，核大，间质常有淋巴细胞浸润，对放疗敏感。

（3）卵黄囊瘤（yolk sac tumor）：又称为内胚窦瘤（endodermal sinus tumor），常见于儿童及年轻妇女。多为单侧，较大，易破裂。镜下见疏松网状和内皮窦样结构，可产生甲胎蛋白（AFP）。检测患者的AFP可以作为诊断和病情监测的重要指标。

3. 卵巢性索间质肿瘤（ovarian sex cord stromal tumor）

（1）颗粒细胞瘤（granulosa cell tumor）：高发于45～55岁妇女，为低度恶性肿瘤，多为单侧，表面光滑，实性或部分囊性。可分泌雌激素，预后较好。

（2）卵泡膜细胞瘤（theca cell tumor）：为良性肿瘤，多为单侧，切面为实性、灰白色。常与颗粒细胞瘤同时存在，易合并子宫内膜增生甚至子宫内膜癌。

（3）纤维瘤（fibroma）：多见于中年妇女，常为单侧，中等大小，表面光滑，呈实性。纤维瘤常伴有腹水或胸水，称为梅格斯综合征（Meigs syndrome），手术切除肿瘤后，胸腔积液、腹水常自行消失。

4. 库肯勃瘤（Krukenberg tumor） 为一种特殊的卵巢转移性肿瘤，原发部位在胃肠道，肿瘤多为双侧，中等大小。镜下见典型印戒细胞。恶性程度高，预后极差。

（四）卵巢恶性肿瘤的转移途径

卵巢恶性肿瘤转移的主要途径有直接蔓延和腹腔种植两种方式，其次可通过淋巴转移，血行转移少见。其转移特点为盆、腹腔内广泛转移灶，即使肿瘤外观局限在原发部位，也可存在广泛微转移。

（五）卵巢恶性肿瘤的临床分期

卵巢恶性肿瘤的临床分期目前主要采用国家妇产科联盟（FIGO）的手术-病理分期（表16-4）。

表 16-4　卵巢恶性肿瘤手术病理分期（FIGO，2006 年）

Ⅰ期	肿瘤局限于卵巢
ⅠA	肿瘤局限于一侧卵巢，包膜完整，卵巢表面无肿瘤；腹腔积液中未找到恶性细胞
ⅠB	肿瘤局限于双侧卵巢，包膜完整，卵巢表面无肿瘤；腹腔积液中未找到恶性细胞
ⅠC	肿瘤局限于单侧或双侧卵巢并伴有如下任何一项：包膜破裂；卵巢表面有肿瘤；腹腔积液或腹腔冲洗液有恶性细胞
Ⅱ期	肿瘤累及一侧或双侧卵巢，伴有盆腔扩散
ⅡA	扩散和（或）转移至子宫和（或）输卵管
ⅡB	扩散至其他盆腔器官
ⅡC	ⅡA或ⅡB，伴有卵巢表面有肿瘤，或包膜破裂，或腹腔积液或腹腔冲洗液有恶性细胞
Ⅲ期	肿瘤侵犯一侧或双侧卵巢，并有组织学证实的盆腔外腹膜种植和（或）局部淋巴结转移；肝表面转移；肿瘤局限于真骨盆，但组织学证实肿瘤已扩散至小肠或大网膜
ⅢA	肉眼见肿瘤局限于真骨盆，淋巴结阴性，但组织学证实腹腔腹膜表面存在镜下转移，或组织学证实肿瘤细胞已扩散至小肠或大网膜
ⅢB	一侧或双侧卵巢肿瘤，并有组织学证实的腹腔腹膜表面肿瘤种植，但直接≤2cm，淋巴结阴性
ⅢC	盆腔外腹膜转移灶直接＞2cm，和（或）区域淋巴结转移
Ⅳ期	肿瘤侵犯一侧或双侧卵巢，伴有远处转移。有胸腔积液且胸腔肿瘤细胞阳性为Ⅳ期，肝实质转移为Ⅳ期

二　护理评估

（一）健康史

询问患者的月经史、生育史，了解有无肿瘤家族病史。注意询问患者有无消化不良、腹胀、阴道不规则流血、尿频、便秘、腹围增大等病史，注意患者有无与发病相关的高危因素。

（二）身体状况

1. 卵巢良性肿瘤　肿瘤较小时，一般无症状，常于妇科检查时偶然发现。肿瘤增大时，患者可感到腹胀或腹部扪及肿块。肿瘤继续增大占据盆、腹腔时，可出现尿频、便秘、气急、心悸等压迫症状。

2. 卵巢恶性肿瘤　早期因肿瘤小，常无症状。晚期肿瘤的主要表现为腹胀、腹部肿块、腹水及其他消化道症状。晚期患者可出现消瘦、贫血等恶病质表现。

（三）并发症

1. 蒂扭转　为妇科常见的急腹症。蒂扭转好发于瘤蒂较长、活动度良好、中等大小且重心位于一侧的肿瘤，如成熟畸胎瘤。当患者突然改变体位、妊娠期或产褥期子宫大小及位置出现变化时容易发生蒂扭转。典型的症状是突然出现一侧下腹部剧痛，伴有恶心、呕吐甚至出现休克（图16-5）。

2. 破裂　可分为自发性破裂和外伤性破裂。自发性破裂常因恶性肿瘤浸润生长穿破囊壁，外伤性破裂常因腹部受到严重撞击、分娩、性交及粗暴妇科检查等。患者表现为剧烈腹痛伴恶心呕吐。腹部检查时可出现腹膜刺激征，盆腔原有肿块消失

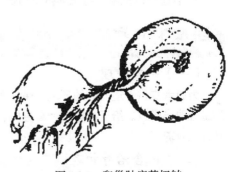

图 16-5　卵巢肿瘤蒂扭转

或缩小。

3. 感染　多继发于肿瘤蒂扭转或破裂，也可来源于邻近脏器的感染。表现为高热、腹痛、白细胞升高等。

4. 恶变　肿瘤短期内增长较快，尤其是双侧性时要考虑有恶变可能。

（四）心理-社会评估

在肿瘤性质未明确之前，患者及家属往往会有焦虑、恐惧等情绪，而一旦确诊为恶性肿瘤，患者容易出现悲观、绝望等心理反应，担心疾病进展迅速，担心手术的风险及治疗的经济压力等。

（五）辅助检查

1. B 超检查　通过超声可直接了解＞1cm 肿块的部位、大小形态及性质，临床诊断符合率可达 90% 以上。

2. 肿瘤标志物

（1）血清 CA125：约 80% 的卵巢上皮性癌患者血清 CA125 水平升高，约 90% 以上的患者 CA125 水平与病情进展相关。

（2）血清 AFP：对卵巢囊瘤有特异性诊断价值。

（3）性激素：功能性肿瘤如颗粒细胞瘤、卵泡膜细胞瘤可产生较高水平的雌激素。

3. 腹腔镜检查　能直接观察肿块的外观，可在可疑部位进行多点活检。

4. 细胞学检查　直接抽腹水或腹腔冲洗液行细胞学检查。

5. 放射学检查　CT 和 MRI 可显示肿块与周边的关系及远处转移情况，对手术方案的制订有较大帮助。

（六）治疗原则

卵巢肿瘤原则上一经确诊，首选手术治疗。手术方式及范围需根据患者肿瘤的性质、病变累及的范围和患者的年龄、有无生育要求等选择。一般良性肿瘤主要采取手术治疗，恶性肿瘤以手术治疗为主，化疗和放疗为辅的综合治疗。

三 护理诊断/医护合作性问题

1. 焦虑　与发现盆腔包块及担心病情、预后等有关。

2. 营养失调　与卵巢恶性肿瘤的恶病质及化疗药物的治疗反应等有关。

3. 有感染的危险　与机体抵抗力低下及手术、化疗等有关。

四 护理措施

（一）一般护理

为患者提供舒适安静的环境，保证患者能较好地休息。指导因肿瘤过大或腹水较多不能平卧患者取半卧位。给予高热量、高蛋白、高维生素、易消化的饮食，对不能进食的患者给予静脉补充营养。

（二）配合治疗护理

1. 手术患者的护理　按腹部手术的常规做好术前与术后的护理，卵巢癌患者肿瘤常涉及肠道，所以术前 3 天起需遵医嘱给予肠道抗生素，并于术前 1 天行清洁灌肠。巨大肿瘤患者术后需要腹部加压沙袋，以免腹压骤降引起休克。

2. 放腹水的护理　对需要放腹水的患者，备好腹腔穿刺用物，协助医师完成操作过程。在放腹水的过程中，要严密观察并记录患者的生命体征、腹水的性状及出现的不良反应。一次放腹水不宜超过 3000ml，放腹水的速度宜缓慢，放腹水后用腹带包扎腹部，以免腹压骤降发生虚脱。

3. 化疗患者的护理　术后化疗的患者按照化疗常规进行护理。对于需要进行腹腔化疗的患者需注意术后的腹腔化疗管有无脱落，保持化疗管的局部干燥，周边敷料有渗液时须及时更换。一般于抽腹水后再行腹腔化疗，将化疗药物稀释后注入腹腔，注入后让患者定期更换体位，使药物能尽量接触腹腔的各个部位。化疗过程中严密观察患者有无化疗的毒副作用。

（三）心理护理

护士应与患者及家属多沟通，了解患者的焦虑情况，耐心向患者解释疾病的有关知识及治疗方案等，消除患者的疑虑，鼓励患者及家属尽可能地参与护理活动，以积极的心态应对生活的挑战。

（四）健康教育

1. 做好随访工作　良性肿瘤患者术后 1 个月常规进行复查。卵巢恶性肿瘤容易复发转移，应长期随访。术后 1 年内，每 3 个月一次，术后第 2 年后，4～6 个月一次，第 5 年后每年随访一次。每次随访时应了解患者的症状，进行全身及盆腔的检查，并复查 B 超、血清肿瘤标志物等。

2. 宣传预防保健知识　大力宣传卵巢癌的高危因素，提倡多摄入高蛋白、富含维生素 A 的饮食，避免高胆固醇饮食。对于高危妇女可建议口服避孕药，30 岁以上妇女每年应进行一次妇科检查，有高危因素的妇女最好半年检查 1 次。

第六节　子宫内膜异位症

● 案例 16-5

患者，女，34 岁，已婚，G_3P_0。平素月经规律，无痛经史。2 年前开始出现痛经并进行性加重，经量基本正常。妇科检查：子宫后屈，增大如孕 40 天大小，质中，活动受限，子宫后方可扪及多个触痛结节，左侧附件区可扪及一 7 cm×6 cm×5cm 大小包块，活动性差。余未见异常。

根据以上资料，请回答：

1. 该患者目前最可能的诊断是什么？
2. 该类患者首选的治疗方式是什么？
3. 该类患者的护理措施有哪些？

一　概述

子宫内膜异位症（endometriosis，EMT）指具有生长功能的子宫内膜组织（腺体和间质）出现在子宫体以外的部位，简称内异症。异位内膜可侵犯全身各个部位，如膀胱、肾、输尿管、肺，但绝大多数位于盆腔脏器和壁腹膜，卵巢和宫骶韧带最常见，其次为子宫和其他脏腹膜、直肠阴道隔等部位，因此又称为盆腔子宫内膜异位症（图 16-6）。子宫内膜异位症是性激素依赖性疾病，因此子宫内膜异位症高发于育龄期妇女，在自然绝经或人工绝经后，异位内膜病灶会逐渐萎缩吸收。

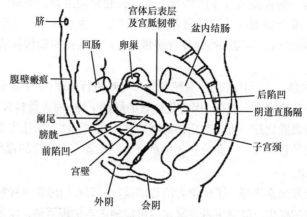

图 16-6　子宫内膜异位症发生部位

（一）病因

异位子宫内膜的来源目前还不明确，主要的学说及发病因素有以下几点。

1. 异位种植学说　1921 年 Sampson 首先提出种植学说，认为经血中的子宫内膜细胞可随经血反流进入盆腔，种植于卵巢和邻近的盆腔腹膜，并继续生长蔓延，形成盆腔子宫内膜异位症。子宫内膜也可以通过淋巴及静脉向远处播散，发生异位种植。临床上远离盆腔的器官，如肺、四肢皮肤、肌肉等的子宫内膜异位症可能就是通过血行和淋巴播散的结果。

2. 体腔上皮化生学说　Mayer 认为体腔上皮分化的组织在受到持续卵巢激素或经血及慢性炎症的反复刺激后能被转化为子宫内膜样组织。而卵巢的生发上皮、盆腔腹膜均由体腔上皮分化而来。

3. 诱导学说　该学说认为未分化的腹膜组织在内源性生物化学因素的诱导下，可发展为子宫内膜组织。

4. 遗传因素　子宫内膜异位症具有一定的家族聚集性，研究发现，患者一级亲属的发病风险为无家族史者的 7 倍，单卵双胎的姐妹中，如有一人患有子宫内膜异位症，另一人患病的发生率可达 75%。

5. 免疫与炎症因素　免疫调节异常如免疫监视功能、免疫杀伤细胞的细胞毒作用减弱导致不能有效清除异位内膜。

（二）病理

子宫内膜异位症的主要病理变化为异位的子宫内膜随卵巢激素的变化而发生周期性的出血，导致周围纤维组织增生、粘连形成，在病变区域出现紫褐色的斑点或小泡，最终发展为大小不等的紫褐色实质性结节或包块。子宫内膜异位症在形态学上为良性表现，但其临床行为学上具有种植、侵袭和远处转移等类似恶性肿瘤的特点。

二　护理评估

（一）健康史

了解患者症状出现的时间、有无治疗及治疗的效果。特别要了解患者有无痛经史、剖宫产史、流产史及多次宫腔手术史（如输卵管通液、造影）等。了解患者有无宫颈狭窄或阴道闭锁导致经血排出不畅的病史等。

（二）身体状况

子宫内膜异位症患者的症状和体征因人和病变部位的不同而有各种不同表现，但其症状和体征与月经周期密切相关，但也有部分患者无任何临床症状。

1. 症状

（1）痛经和下腹痛：子宫内膜异位症患者的典型临床症状表现为继发性进行性加重的痛经。疼痛常于月经来潮时出现，并持续至整个经期，疼痛多位于下腹、腰骶部及盆腔中部，并可放射至会阴部、肛门及大腿。

（2）不孕：子宫内膜异位症患者的不孕率可高达40%。引起不孕的原因比较复杂，如盆腔微环境的改变可影响精子和卵子的结合及运送；免疫功能异常可导致抗子宫内膜抗体增加，破坏子宫内膜正常代谢及生理功能；卵巢功能异常可导致排卵障碍和黄体形成不良等。

（3）性交不适：多见于直肠子宫陷凹有异位内膜病灶，一般表现为深部性交痛，月经来潮前最明显。

（4）月经异常：15%～30%的患者表现为经量增多、经期延长、月经淋漓不尽或经前期点滴出血等。其发生可能与卵巢实质病变、无排卵、黄体功能不全或合并有子宫腺肌病和子宫肌瘤有关。

（5）其他特殊症状：卵巢子宫内膜异位囊肿破裂时，可出现突发剧烈腹痛，伴恶心、呕吐和肛门坠胀感。盆腔外任何部位有异位内膜种植生长时，异位内膜可在性激素的作用下在局部出现周期性疼痛、出血和肿块，并表现出相应的症状。肠道子宫内膜异位症可表现为腹痛、腹泻、便秘或周期性少量便血，严重者可因肿块压迫肠道而出现肠梗阻症状。膀胱子宫内膜异位症时可表现为尿痛和尿频，但容易被痛经症状掩盖而忽视。剖宫产或会阴侧切术的手术瘢痕异位症，常在术后数月至数年出现周期性瘢痕部位疼痛，在瘢痕深部扪及剧痛包块，随时间延长，包块逐渐增大，疼痛加剧。

2. 体征 卵巢子宫内膜异位囊肿较大时在腹部可扪及与子宫粘连的包块。囊肿破裂时可出现腹膜刺激征。盆腔检查可发现子宫后倾固定，直肠子宫陷凹、宫骶韧带或子宫后壁下方扪及触痛性结节，一侧或双侧附件区可触及囊性包块，活动度差。若病变累及直肠阴道间隙，在阴道穹后部可触及触痛明显的结节，或直接看到局部隆起的小结节或紫蓝色斑点。

（三）心理-社会评估

子宫内膜异位症患者常有对疼痛的恐惧和对不孕的担忧，担心不孕的治疗会经受社会、家庭和经济等压力。周期性进行性加重的痛经常影响患者的工作和生活，患者会表现为焦虑、烦躁、对疾病的治疗缺乏信心。

（四）辅助检查

1. B超检查 是诊断卵巢子宫内膜异位囊肿和膀胱、直肠内膜异位症的重要方法。B超可提示囊肿的位置、大小、形状。囊肿呈圆形或椭圆形，与子宫粘连，囊壁厚而粗糙，囊内可见细小的絮状光点。

2. 血清CA125测定 子宫内膜异位症患者可出现血清CA125的增高，重症患者升高更明显，临床上多用于重度子宫内膜异位症和疑有深部异位病灶者。

3. 腹腔镜检查 是目前诊断子宫内膜异位症的最佳方法，在腹腔镜下见到典型病灶时可确诊，同时可在可疑病灶处进行活检，确定子宫内膜异位症的临床分期。

（五）治疗原则

子宫内膜异位症的治疗目的是缩减和去除病灶，减轻和控制疼痛，治疗和促进生育，预防和减少复发。治疗应根据患者的年龄、症状、病变部位和范围及对生育的要求等进行选择，要求治疗个体化。

1. 期待治疗　症状轻或无症状的轻微病变患者可选择期待治疗，定期随访。希望生育者一般不用期待治疗，尽早促使其妊娠，分娩后症状能缓解，甚至可能治愈。

2. 药物治疗　有慢性盆腔痛、经期痛经症状明显、有生育要求及无卵巢囊肿形成者可采用性激素治疗。使患者假孕或假绝经是目前常用的方法，常用药物：口服避孕药、孕激素、达那唑、米非司酮、促性腺激素释放激素激动剂（GnRH-a）等。

3. 手术治疗　药物治疗后症状不缓解、局部病变加剧或生育功能未恢复者，较大的卵巢异位囊肿者可采用手术治疗。腹腔镜手术是首选的方法，目前认为腹腔镜确诊、手术+药物为治疗子宫内膜异位症的金标准。手术根据病变的部位、范围及有无生育要求可分为保留生育功能手术、保留卵巢功能手术和根治性手术。

三　护理诊断/医护合作性问题

1. 疼痛　与月经期出现的进行性加重的痛经有关。
2. 恐惧　与周期性的疼痛及对不孕的担忧有关。
3. 无望感　与疾病的久治不愈有关。

四　护理措施

（一）一般护理

指导患者健康饮食，加强营养，在月经期间避免酸、冷、辣等刺激性的食物。保证充足的睡眠，规律生活，避免月经期的过度劳累。保持会阴部的清洁，每日清洗会阴 1～2 次。经期痛经明显的患者可以腰腹部按摩，热敷下腹部。

（二）配合治疗的护理

1. 保守治疗的护理　对于期待治疗的患者要定期随访，如出现症状加重或囊肿增大，则需药物治疗或手术治疗。对于药物治疗的患者，要告知药物使用后出现的假孕或假绝经的原理，出现闭经是正常现象，不能随便停药，否则可能出现撤退性子宫出血，告知患者用药后可能出现潮热、阴道干涩等副作用，停药后一般能恢复，用药期间要定期随访。

2. 手术治疗的护理　对进行手术的患者进行腹部手术的常规护理。对保留生育功能手术的患者，应指导其术后尽早受孕。

（三）心理护理

理解并尊重患者，倾听患者对疾病的认识，引导患者表达出真实的感受，耐心解答患者提出的问题，缓解其压力。告知患者子宫内膜异位症是一种良性疾病，经过治疗可以缓解患者的疼痛，让患者树立战胜疾病的信心。

（四）健康教育

因子宫内膜异位症发生的原因可能是经血反流，因此对有阴道闭锁、宫颈管狭窄的患者要尽早治疗，避免经血反流。月经期间应避免剧烈运动、性生活。妊娠可以延缓子宫内膜异位症的发展，因此对有高危因素的妇女应适龄结婚及孕育，且口服避孕药可抑制排卵，减少经量。月经期间避免妇科检查和盆腔手术操作，尽量避免多次的宫腔手术操作，防止医源性异位内膜种植。患者出院后定期门诊随访，给予妊娠指导、自我保健指导，患者出现不适或异常症状，需及时就诊。

> **链接**
>
> ### 子宫腺肌病（adenomyosis）
>
> 子宫腺肌病指子宫内膜腺体和间质侵入子宫肌层。多发生于经产妇，约15%的患者同时合并子宫内膜异位症，约半数的患者同时合并子宫肌瘤。子宫内膜基底层的损伤与子宫腺肌病发病密切相关。子宫腺肌病与子宫内膜异位症病因不同，但均受雌激素的调节。子宫腺肌症主要表现为经量过多、经期延长和逐渐加重的进行性痛经。妇科检查发现子宫呈均匀增大或有局限性结节隆起，质硬有压痛。应根据患者的症状、年龄和生育要求来选择治疗方法。目前暂无根治性的药物，对于年轻、有生育要求的患者可采用达那唑、GnRH-a治疗。对症状严重、无生育要求或药物治疗无效的可行子宫全切术。

小结

本章节讲述的是妇科常见肿瘤患者的护理。宫颈癌是最常见的妇科恶性肿瘤，高危型乳头状瘤病毒感染是引起宫颈癌的主要原因，其常见症状主要为接触性出血和阴道排液增多，宫颈脱落细胞学检查是最常用的筛查方式，治疗以手术为主，在术前术后需要做好相应的护理，特别是要注意术后膀胱功能的恢复。子宫肌瘤是最常见的妇科良性肿瘤，患者的临床症状主要取决于肌瘤的生长部位和速度，手术是治疗子宫肌瘤的最常见方式。子宫内膜癌多见于老年女性，以子宫内膜腺癌为主，可分为雌激素依赖型和非雌激素依赖型，身体状况以绝经后阴道流血为主，分段诊断性刮宫是重要的诊断方法，治疗以手术为主。卵巢肿瘤的组织学类型繁多，不同类型的肿瘤有不同的生物学行为，卵巢恶性肿瘤早期常无特殊症状，直接蔓延、腹腔种植是其主要转移途径，手术是主要的治疗手段，卵巢肿瘤容易发生蒂扭转、破裂、感染和恶变等并发症。子宫内膜异位症多发生于盆腔脏器，以卵巢和宫骶韧带最常见，主要症状为继发性进行性加重的痛经、不孕等，腹腔镜检测是诊断的金标准，需根据患者年龄、症状、病变部位及生育要求来决定治疗方式。

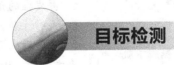

目标检测

一、选择题

A1 型题

1. 宫颈癌常见的早期症状是（   ）
   A. 接触性出血
   B. 阴道大出血
   C. 绝经后出血
   D. 血性白带
   E. 阴道水样排液

2. 子宫肌瘤身体状况月经过多时，与下述哪项关系特别密切（   ）
   A. 肌瘤大小   B. 肌瘤生长部位
   C. 肌瘤多少   D. 患者体质

   E. 有无并发症

3. 下列不属于卵巢肿瘤并发症的是（   ）
   A. 破裂   B. 瘤蒂扭转
   C. 感染   D. 恶变
   E. 红色变性

4. 子宫内膜异位症最好发的部位是（   ）
   A. 输卵管   B. 卵巢
   C. 膀胱   D. 宫骶韧带
   E. 腹壁

5. 妇产科手术后要求患者取半卧位的最主要目的是（   ）
   A. 有利于呼吸   B. 便于引流

C. 减轻疼痛　　　D. 使患者舒适

E. 减轻心脏负担

A2 型题

6. 陈女士因子宫肌瘤需要手术治疗，术前 1 日护士为其进行准备，下列应**除外**（　　）

    A. 备皮　　　B. 灌肠　　　C. 导尿

    D. 备血　　　E. 皮试

7. 患者，女，40 岁，因"卵巢癌"拟明日手术，责任护士已告知患者皮肤准备内容和范围，患者在复述时陈述**不妥**的是（　　）

    A. 沐浴更衣

    B. 修剪指甲

    C. 备皮上至剑突

    D. 两侧至腋中线

    E. 下至阴阜和大腿下 1/3

8. 患者，女，58 岁，因绝经后 8 年出现不规则阴道流血，被诊断为子宫内膜癌，入院后首选的治疗方法是（　　）

    A. 化疗　　　　B. 手术治疗

    C. 放射治疗　　D. 内分泌药物治疗

    E. 免疫治疗

9. 患者，女，60 岁，肥胖，绝经 10 年，阴道不规则出血 1 个月，临床诊断为子宫内膜癌，最有价值的诊断依据是（　　）

    A. 阴道不规则出血

    B. 肥胖

    C. 不孕

    D. 子宫正常大

    E. 分段诊刮送病理检查

10. 患者，女，50 岁，体检发现子宫黏膜下肌瘤，该患者最常见的身体状况是（　　）

    A. 下腹部包块　　B. 不孕

    C. 腰酸　　　　　D. 月经量过多

    E. 白带增多

11. 患者，女，58 岁，诊断为子宫内膜癌晚期，下列**不妥**的治疗方案是（　　）

    A. 腔内照射　　　　B. 体外照射

    C. 高效孕激素　　　D. 化疗

    E. 立即手术

12. 患者，女，50 岁，阴道大量排液，诊断宫颈癌入院，检查宫颈局部膨大如桶状，该患者的宫颈癌类型是（　　）

A. 外生性　　　B. 溃疡型

C. 菜花型　　　D. 颈管型

E. 内生型

13. 患者，女，19 岁，卵巢囊肿直径 4cm，月经正常。恰当的处理措施为（　　）

    A. 严密观察 1～2 个月，肿物继续增大则手术

    B. 立即行患侧卵巢切除术

    C. 开腹探查作冷冻切片，决定性质后再处理

    D. 按多囊卵巢处理，促排卵

    E. 预防性化疗

14. 患者，女，50 岁，子宫肌瘤手术后，护士为其做出院指导时告知患者术后按时随访，首次随访时间是（　　）

    A. 术后 2 个月

    B. 术后 1 个月

    C. 术后 6 个月

    D. 术后 1 年

    E. 术后 3 个月

15. 患者，女，42 岁，诊断为子宫肌瘤，评估发现患者及家属对切除子宫顾虑重，担心影响夫妻生活，针对此患者，护士除进行常规住院教育外，还应重点做好的教育指导是（　　）

    A. 子宫肌瘤发病原因

    B. 子宫切除术前准备配合要点

    C. 并发症的预防

    D. 女性生殖器官解剖特点

    E. 术后性生活注意事项

16. 患者，女，30 岁，痛经 3 年，加重半年，经量偏多。查体：子宫后位，正常大小，质中，活动差，右附件增厚，伴压痛，左附件未见异常，子宫直肠陷凹可及黄豆大小结节，有触痛，该患者最可能的诊断是（　　）

    A. 子宫肌瘤

    B. 子宫内膜异位症

    C. 卵巢肿瘤

    D. 子宫内膜癌

    E. 卵巢癌

17. 患者，女，36 岁，月经量增多一年，检查发现子宫增大如妊娠 8 周，妇科检查发现

子宫表面凹凸不平，两侧附件未触及异常，HCG（−），无其他不适，最可能的诊断是（　　）

A. 子宫内膜癌　　B. 子宫肌瘤

C. 宫颈息肉　　D. 宫颈癌

E. 葡萄胎

18. 患者，女，50岁，3个月前出现阴道接触性出血，常有血性白带。妇科检查：宫颈轻度糜烂，有接触性出血，子宫正常大小，质中，活动好，双侧附件未见异常。该患者最可能的诊断是（　　）

A. 子宫内膜癌　　B. 子宫肌瘤

C. 卵巢肿瘤　　D. 宫颈癌

E. 萎缩性阴道炎

19. 患者，女，35岁，主诉近半年来同房时有出血，阴道流水较多，像米汤样，颜色时白时红，伴有腥臭味。具有这些典型症状的疾病是（　　）

A. 子宫内膜癌　　B. 子宫肌瘤

C. 卵巢肿瘤　　D. 宫颈癌

E. 子宫内膜异位症

A3/A4 型题

（20～22题共用题干）

患者，女，49岁，1年来阴道不规则出血，分泌物有异味，子宫颈呈菜花样，右侧宫旁组织增厚，但未达盆壁，阴道累及达下1/3。

20. 为确定诊断应行的检查是（　　）

A. 阴道脱落细胞检查

B. 宫颈碘试验

C. 阴道镜检查

D. 宫颈活组织检查

E. 宫腔镜检查

21. 此患者临床分期正确的是（　　）

A. Ⅰa　　B. Ⅱa　　C. Ⅱb

D. Ⅲa　　E. Ⅲb

22. 应采取的治疗方式是（　　）

A. 全子宫切除术

B. 扩大子宫切除术

C. 放疗

D. 广泛性子宫切除术

E. 广泛性子宫切除术+盆腔淋巴结清除术

（23、24题共用题干）

患者，女，40岁，右下腹肿块多年。B超检查提示卵巢囊肿。晨跑后突感右下腹剧烈疼痛，伴恶心、呕吐，查体有明显压痛点。

23. 可能的诊断是（　　）

A. 蒂扭转　　B. 囊肿破裂

C. 囊内感染　　D. 恶性变

E. 急性阑尾炎

24. 最恰当的治疗方案是（　　）

A. 手术切除　　B. 化疗

C. 手术+化疗　　D. 放疗

E. 化疗+放疗

二、名词解释

1. 宫颈移行带区

2. 子宫内膜癌

3. 梅格斯综合征

4. 子宫内膜异位症

三、问答题

1. 简述妇科腹部手术的备皮范围。

2. 简述宫颈癌患者的身体状况、普查方法。

3. 简述子宫肌瘤的分类。

4. 简述卵巢肿瘤常见的并发症及处理原则。

（杨晶金）

第十七章　会阴部手术妇女的护理

第一节　会阴部手术妇女的一般护理

会阴部手术是指女性外生殖器部位的手术，在妇科应用较广泛。会阴部手术区域血管神经丰富、组织松软，前方与尿道毗邻，后面接近肛门，这些特点使患者容易出现疼痛、出血、感染等问题。由于手术部位涉及身体隐私处，在心理上必然具有自我形象紊乱、自尊低下等护理问题。

（一）会阴部手术的种类

会阴部手术的划分，按手术区域可分为多种，如外阴癌根治术、外阴切除术、局部病灶切除术、前庭大腺切开引流术、处女膜切开术、子宫颈手术、陈旧性会阴裂伤修补术、阴道成形术、阴道前后壁修补术、尿瘘修补术、子宫黏膜下肌瘤摘除术、阴式子宫切除术等。

（二）手术前准备

1. 全身情况准备　详细了解全身重要器官功能，正确评估患者对手术的耐受力。如有贫血、高血压、心脏病、糖尿病等合并症者应遵医嘱予以纠正。观察患者生命体征，注意有无月经来潮，如有异常应及时通知医生。指导患者正确的咳痰方法，术前做药物过敏试验、配血备用等常规术前准备。

2. 皮肤准备　术前注意个人卫生，每日清洗外阴。如外阴皮肤有炎症、溃疡，需治愈后手术。患者通常于手术前一日进行皮肤准备，备皮范围上至耻骨联合上 10cm，两侧至腋中线，下至外阴部、肛门周围、臀部及大腿内侧上 1/3，备皮后洗净皮肤。

3. 肠道准备　会阴部手术前应做好肠道准备。可能涉及肠道的手术患者术前 3 日进少渣食物，并遵医嘱给肠道抗生素，常用庆大霉素口服，每日 3 次，每次 8 万 U。每日肥皂水灌肠一次，或用 20%甘露醇 250ml 加等量水口服。术前 1 日禁食，给予静脉补液。术前日晚及术晨进行清洁灌肠。

4. 阴道准备　阴道正常环境下不是无菌环境，为防止术后感染，应在术前 3 日开始进行阴道准备，一般行阴道冲洗或坐浴，每日 2 次，常用 1：5000 的高锰酸钾或 0.2‰的聚维酮碘或 1：1000 的苯扎溴铵溶液等。术晨用消毒液行阴道消毒，消毒时应注意阴道穹隆，消毒后用大棉签蘸干，必要时涂甲紫。

5. 膀胱准备　嘱患者去手术室前排空膀胱，根据手术需要，术中、术后留置导尿管。

6. 特殊用物准备　根据不同的手术做好各种用物的准备，包括软垫、支托、阴道模型、丁

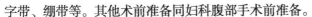

字带、绷带等。其他术前准备同妇科腹部手术前准备。

7. 心理准备 会阴部手术患者常担心手术会损伤身体的完整性、手术切口瘢痕可能导致未来性生活不协调，因病变发生在隐私部位会加重患者心理负担等，护士应理解患者，以和蔼的语言耐心解答患者的疑问，在取得患者信任的基础上，让其表达自己的感受，针对具体情况给予指导；帮助患者选择积极的应对措施，消除其紧张情绪，使患者能主动配合手术；进行术前准备时应注意保护患者隐私，尽量减少暴露部位，避免多余人员，减轻患者的羞怯感。同时做好家属工作，让其理解患者的感受，为患者提供心理及生活支持，使患者很好地配合治疗及护理。

8. 健康教育

（1）根据患者的具体情况，向其介绍手术名称及过程、术前准备内容、目的、方法及主动配合的技巧、疾病相关知识等。

（2）指导患者术前进行床上便器使用的方法。

（3）向患者讲解术后维持相应体位的重要性，预防术后并发症。

（三）手术后的护理

1. 体位 根据手术的不同采取不同的体位。处女膜闭锁及有子宫的先天性无阴道患者，术后应采取半卧位，有利于经血的流出；因外阴癌行外阴根治术后的患者应采取平卧位，双腿外展屈膝，膝下垫软枕，以减少腹股沟及外阴部的张力，有利于伤口的愈合；行阴道前后壁修补或盆底修补术后的患者应以平卧位为宜，禁止半卧位，以降低外阴、阴道张力，促进伤口的愈合。

2. 切口护理 外阴阴道肌肉组织少、张力大，切口不易愈合，护理人员要随时观察会阴切口的情况，注意有无炎症反应。观察局部皮肤有无坏死。注意阴道分泌物的量、性质、颜色及有无异味。注意保持外阴干燥、清洁，每日行外阴擦洗 2 次，便后用同法清洁外阴以防感染。外阴手术需包扎或阴道内留置纱条压迫止血时，包扎或纱条一般在术后 12～24 小时内取出，取出时应核对数目。术后 3 天外阴局部可行烤灯，保持伤口干燥，促进血液循环，有利于伤口的愈合。有引流的患者要保持引流通畅，严密观察引流物的量及性质。

3. 尿管护理 会阴部手术根据手术范围及病情，尿管分别留置 2～10 日。术后应特别注意保持尿管通畅，观察尿色、尿量，如发现尿管不通需及时查找原因并予以处理。拔尿管前应训练膀胱功能，拔尿管后嘱患者尽早排尿，如有排尿困难予以相应处理。

4. 肠道护理 为防止大便对伤口的污染及解便时对伤口的牵拉，应控制首次排便的时间。涉及肠道的手术应在患者排气后抑制肠蠕动，按医嘱常用药物鸦片酊 5ml，加水至 100ml 口服，每日 3 次，每次 10ml。术后第 5 日给予缓泻剂使大便软化，避免排便困难。

5. 避免增加腹压 向患者讲解腹压增加将影响伤口愈合，应避免增加腹压的动作，如咳嗽等。

6. 减轻疼痛 会阴部神经末梢丰富，患者对疼痛特别敏感。护理人员应充分理解患者，正确评估患者疼痛，针对个体差异，采取不同的方法缓解疼痛，注意观察镇痛效果。

7. 出院指导 会阴部手术伤口局部愈合较慢，嘱患者保持外阴清洁。一般休息 3 个月，禁止性生活及盆浴。避免重体力劳动及增加腹压，逐渐增加活动量。出院后 1 个月到门诊复查，术后 3 个月再次复查，经医师确定伤口完全愈合后方可恢复性生活。如有病情变化应及时就诊。

第二节　外阴、阴道创伤妇女的护理

 一　概述

外阴、阴道创伤主要与分娩、创伤和性交有关。分娩时容易发生外阴裂伤，创伤可伤及阴道或穿过阴道损伤尿道、膀胱或直肠。幼女受到强暴可致软组织受伤。初次性交时处女膜破裂，绝大多数可自行愈合，偶见裂口延至小阴唇、阴道或伤及穹窿，引起大量阴道流血，导致失血性贫血或休克。

 二　护理评估

（一）健康史

了解导致创伤的原因，判断是因外伤、遭强暴所致，还是分娩创伤所致。

（二）身体状况

由于创伤的部位、程度、范围和就诊时间不同，临床表现亦有区别，主要表现如下所述。

1. 疼痛　为主要症状，可从轻微疼痛至剧痛，甚至出现疼痛性休克。

2. 局部肿胀　为水肿或血肿，是常见的表现。由于外阴部皮肤、黏膜下组织疏松、血管丰富，局部受伤后可导致血管破裂，形成外阴或阴道血肿。如处理不及时可向上扩展，形成巨大的盆腔血肿。

3. 外出血　由于血管破裂可导致少量或大量的鲜血自阴道流出。

4. 其他　根据出血量的多少、急缓，患者可有头晕、乏力、心慌、出汗等症状。合并感染时有体温升高和局部红、肿、热、痛等表现。另外，由于局部肿胀、疼痛，患者可出现坐卧不安、行走困难等。

（三）心理-社会评估

患者及家属常因突发意外而表现出惊慌、焦虑，护士需评估患者及家属对损伤的反应，并识别异常心理反应。

（四）辅助检查

1. 妇科检查　了解外阴或阴道裂伤的部位、程度，观察血肿的大小、部位，局部组织有无红、肿及脓性分泌物。注意创伤有无穿透膀胱、直肠甚至腹腔等。

2. 实验室检查　出血多者红细胞计数及血红蛋白值下降。有感染者，可见白细胞数目增高。

（五）治疗原则

止血、止痛、防治感染和抗休克。

三　护理诊断/医护合作性问题

1. 恐惧　与突发创伤事件有关。

2. 疼痛　与外阴、阴道创伤有关。

3. 潜在并发症：失血性休克。

四 护理措施

（一）一般护理

应严密观察患者生命体征，预防和纠正休克。对于外出血量多或较大血肿伴面色苍白者，立即使患者平卧、吸氧，开通静脉通路，做好血常规检查及配血输血准备。给予心电监护，密切观察患者血压、脉搏、呼吸、尿量及神志的变化。注意观察血肿的变化，有活动性出血者应按解剖关系迅速缝合止血。对于小于 5cm 的血肿，应立即冷敷，也可使用棉垫、丁字带加压包扎。对大的外阴、阴道血肿，应在抢救休克的同时配合医师进行止血，做好术前准备，术后加用大剂量抗生素防止感染。

（二）保守治疗的护理

对血肿小采取保守治疗的患者，嘱患者采取正确体位，避免血肿受压。保持外阴部清洁、干燥，每日外阴冲洗 3 次，大便后及时清洗外阴。按医嘱及时给予止血、止痛药物。24 小时内冷敷，减轻患者疼痛及不舒适感。24 小时后可热敷或行外阴部烤灯，以促进水肿或血肿的吸收。

（三）手术前后护理

1. 做好术前准备 有急诊手术可能时，应做好配血、皮肤准备，嘱患者暂时禁食，消毒外阴及伤口，向患者及家属讲解手术的必要性、过程及注意事项，取得配合。

2. 术后护理 术后患者疼痛明显，应积极止痛。观察阴道及外阴伤口有无出血，有无进行性疼痛加剧或再次血肿的症状。保持外阴清洁、干燥。按医嘱给予抗生素。

（四）心理护理

突然的创伤常导致患者和家属的恐惧、担忧，护士应鼓励患者面对现实，积极配合治疗，同时做好家属的心理护理。

第三节 外阴癌妇女的护理

外阴癌是女性外阴恶性肿瘤中最常见的一种，约占 90%，占女性生殖系统肿瘤的 3%～5%，多见于 60 岁以上的妇女，近年发病率有增高趋势，以外阴鳞状细胞癌最为常见（约占 95%），其他外阴癌有恶性黑色素瘤、基底细胞癌、前庭大腺癌等。约 2/3 的外阴癌发生在大阴唇，其余的 1/3 发生在小阴唇、阴蒂、会阴、阴道等部位。

一 概述

（一）病因

病因尚不完全清楚。目前认为，外阴癌的发生与单纯疱疹病毒Ⅱ型、人乳头瘤病毒、巨细胞病毒感染有关。

（二）病理

外阴癌的癌前病变称为外阴上皮内瘤样病变（VIN），包括外阴上皮不典型增生及原位癌。病变初期多为圆形硬结，少数为乳头状或菜花状赘生物，周围皮肤可增厚及色素改变，病变继续发展可形成火山口状质硬的溃疡或菜花状肿块。镜下见多数外阴鳞癌分化好，前庭和阴蒂的病灶倾向于分化差或未分化，常有淋巴管和神经周围的侵犯。

（三）转移途径

外阴癌具有转移早、发展快的特点，转移途径以直接浸润、淋巴转移为主，血运转移常发生在晚期。

1. 直接浸润　癌组织可沿皮肤黏膜直接浸润尿道、阴道、肛门，晚期可累及直肠和膀胱等。

2. 淋巴转移　外阴淋巴管丰富，外阴鳞状细胞癌几乎均通过淋巴管转移。癌灶多向同侧淋巴结转移，最初转移到腹股沟浅淋巴结，再至股深淋巴结，并经此进入盆腔淋巴结，最后转移至腹主动脉旁淋巴结。浅淋巴结被癌灶侵犯后才转移至深淋巴结。

（四）临床分期

外阴癌临床分期目前采用国际妇产科联盟（FIGO，2014年）分期法（表17-1）。

表17-1　外阴癌的临床分期（FIGO，2014年）

Ⅰ期	肿瘤局限于外阴
ⅠA	肿瘤局限于外阴或会阴，直径≤2cm，间质浸润≤1.0mm[a]，淋巴结无转移
ⅠB	肿瘤局限于外阴或会阴，直径>2cm，间质浸润>1.0mm[a]，淋巴结无转移
Ⅱ期	任何大小的肿瘤，肿瘤侵犯会阴邻近部位（下1/3尿道、下1/3阴道、肛门），淋巴结无转移
Ⅲ期	任何大小的肿瘤，肿瘤有或无侵犯至会阴邻近部位（下1/3尿道、下1/3阴道、肛门），有腹股沟-股淋巴结转移
ⅢA	①1个淋巴结转移（≥5mm）；②1~2个淋巴结转移（<5mm）
ⅢB	①≥2个淋巴结转移（≥5mm）；②≥3个淋巴结转移（<5mm）
ⅢC	淋巴结转移伴包膜外扩散
Ⅳ期	肿瘤侵犯其他区域（上2/3尿道、上2/3阴道），或远处转移
ⅣA	肿瘤侵犯下面任何部位：①上尿道和（或）阴道黏膜、膀胱黏膜，直肠黏膜，或固定于骨盆壁；或②腹股沟-股淋巴结出现固定或溃疡
ⅣB	包括盆腔淋巴结的任何远处转移

a：浸润深度指从肿瘤邻近的最表浅真皮乳头的表皮-间质连接处至浸润最深点之间距离。

 护理评估

（一）健康史

外阴癌一般发生在60岁以上的老年人，应仔细评估患者各系统的健康状况。了解患者有无不明原因的外阴瘙痒史、外阴赘生物史等。

（二）身体状况

1. 局部肿物　主要为不易治愈的外阴皮肤瘙痒和各种不同形态的肿物，如结节状、菜花状、溃疡状。

2. 疼痛　肿瘤易合并感染，较晚期肿瘤向深部浸润，可出现疼痛、渗液、出血。

3. 其他　肿瘤侵犯尿道或直肠时，可出现尿频、尿急、尿痛、血尿、便秘、便血等症状。

（三）心理-社会评估

外阴癌患者常出现烦躁、恐惧、绝望、悲哀等心理方面的问题。

（四）辅助检查

1. 妇科检查　外阴局部特别是大阴唇处，有单个或多个融合或分散的灰白色、粉红色丘疹或斑点，也可能是硬结、溃疡或菜花样的赘生物。同时检查双侧腹股沟有无增大、质硬而固定的淋巴结。

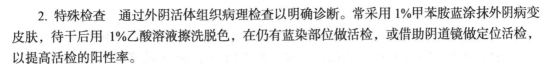

2. 特殊检查　通过外阴活体组织病理检查以明确诊断。常采用 1%甲苯胺蓝涂抹外阴病变皮肤，待干后用 1%乙酸溶液擦洗脱色，在仍有蓝染部位做活检，或借助阴道镜做定位活检，以提高活检的阳性率。

（五）治疗原则

以手术治疗为主，辅以放疗与化疗。

1. 手术治疗　是外阴癌的主要治疗手段，手术范围取决于临床分期、病变部位、肿瘤细胞的分化程度、浸润的深度、患者身体状况及年龄等。一般采取外阴根治术及双侧腹股沟淋巴结清扫术。如病理检查发现腹股沟深浅淋巴结有转移，应行盆腔淋巴结清扫。

2. 放疗　适用于需要缩小癌灶再手术的患者、晚期患者或术后局部残留病灶及复发癌的患者。

3. 化疗　可作为较晚期或复发癌的综合治疗手段。

三　护理诊断/医护合作性问题

1. 疼痛　与晚期癌肿侵犯神经、血管和淋巴系统有关。

2. 自我形象紊乱　与外阴切除有关。

3. 有感染的危险　与患者年龄大、抵抗力低下、手术创面大及临近肛门等有关。

四　护理措施

（一）手术前后护理

1. 术前准备　除按一般会阴部手术患者准备外，外阴癌患者多为老年人，应协助作好检查，积极纠正内科合并症；指导患者练习深呼吸、咳嗽、床上翻身等；讲解预防术后便秘的方法；外阴需植皮者，应做好皮肤准备、消毒等处理；将患者术后用的棉垫、绷带、各种引流管（瓶）进行消毒备用。

2. 术后护理　除按一般会阴部手术患者护理外，应给予患者积极止痛；术后取平卧、外展、屈膝体位，并在腘窝垫一软垫；严密观察切口有无渗血，皮肤有无感染征象及移植皮瓣的愈合情况；保持引流通畅，注意观察引流物的量、色、性状等；按医嘱给予抗生素；外阴切口术后 5 日开始间断拆线，腹股沟切口术后 7 日拆线；每日行会阴擦洗，保持局部清洁、干燥；术后 2 日起，会阴部、腹股沟部可用红外线照射，每日 2 次，每次 20 分钟，促进切口愈合；指导患者合理进食，鼓励患者上半身及上肢活动，预防压疮；术后第 5 日，给予缓泻剂口服使粪便软化。

（二）放疗患者皮肤护理

放疗患者常在照射后 8～10 日出现皮肤反应。护理人员应观察照射皮肤的颜色、结构及完整性，根据损伤情况进行护理。轻度损伤表现为皮肤红斑，然后转化为干性脱屑，此期在保护皮肤的基础上可继续照射；中度损伤表现为水疱、溃烂和组织皮层丧失，应停止放疗，待其痊愈，注意保持皮肤清洁、干燥，避免感染，勿刺破水疱，可涂 1%甲紫或用无菌凡士林纱布换药；重度表现为局部皮肤溃疡，应停止照射，避免局部刺激，除保持局部清洁干燥外，可用生肌散或抗生素软膏换药。

（三）心理护理

给患者讲解外阴癌相关知识，鼓励其表达自己的不适，针对具体问题给予耐心的解释、帮助和支持。指导患者采取积极的应对方式。做好家属工作，让患者体会到家庭的温暖。做好术前指导，使患者对手术充满信心，积极配合治疗。

（四）出院指导

告知患者于外阴根治术后 3 个月复诊以评估术后恢复情况，医师与患者一起商讨治疗及随访计划。外阴癌放疗后 2 年内复发率约为 80%，5 年内约为 90%，故应指导患者具体随访时间：术后第 1 年，每 1~2 个月 1 次；第 2 年，每 3 个月 1 次；第 3~4 年每半年 1 次；第 5 年及以后每年 1 次。随访内容包括放疗的效果、不良反应及有无肿瘤复发征象等。

第四节　尿瘘妇女的护理

概述

尿瘘是指生殖道和泌尿道之间形成的异常通道。

（一）病因

1. 产伤　是引起尿瘘的主要原因（约占 90%），多因难产处理不当所致，以往在我国农村最常见。有坏死型和创伤型两种：坏死型尿瘘是由于骨盆狭窄或头盆不称，产程过长，产道软组织受压过久，使局部组织缺血坏死脱落而成；创伤型是由于剖宫产手术或产科助产手术操作不当所致。

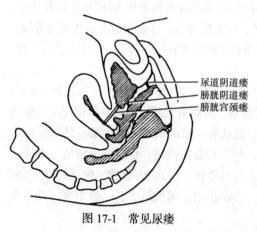

尿道阴道瘘
膀胱阴道瘘
膀胱宫颈瘘

图 17-1　常见尿瘘

2. 妇科手术创伤　近年妇科手术所致尿瘘的发生率有上升趋势，多因手术时组织粘连或操作不当而误伤膀胱、尿道或输尿管，造成尿瘘。

3. 其他　生殖器官肿瘤放疗后或长期放置子宫托等也可导致生殖道瘘。

（二）分类

根据泌尿生殖瘘发生的部位分为膀胱阴道瘘、膀胱宫颈瘘、尿道阴道瘘、膀胱宫颈阴道瘘及输尿管阴道瘘等（图 17-1）。临床上以膀胱阴道瘘最为常见，有时可并存两种或多种类型尿瘘。

二 护理评估

（一）健康史

了解患者有无难产、盆腔手术史及肿瘤、结核、接受放射治疗等疾病史。详细了解患者漏尿发生的时间和漏尿的表现，评估患者目前存在的问题。

（二）身体状况

1. 漏尿　为主要的临床表现，尿液经瘘孔从阴道流出。病因不同出现漏尿的时间也不同，产道软组织压迫所致的坏死型尿瘘一般在产后 3～7 日坏死组织脱落后开始漏尿，手术直接损伤者术后立即出现漏尿。漏尿的表现形式因瘘孔部位不同而有差异，可表现为持续漏尿、体位性漏尿、压力性尿失禁或膀胱充盈性漏尿等。

2. 外阴瘙痒和疼痛　由于尿液长期刺激，外阴部、臀部甚至大腿内侧常出现湿疹或皮炎，患者感到外阴瘙痒、灼痛、行走不便等。

3. 尿路感染　因泌尿道与生殖道相通，可带来泌尿道逆行感染，出现尿频、尿急、尿痛等症状。

4. 闭经　约15%的患者出现闭经或月经失调，可能与精神创伤有关。

5. 不孕　因阴道狭窄可导致性交困难，并可因闭经和精神抑郁导致不孕。

漏尿的表现形式因瘘孔部位不同而异，一般尿道阴道瘘的患者在膀胱充盈时漏。

（三）心理-社会评估

由于漏尿，患者不愿意出门、与他人接触减少，常有自卑、失望等。

（四）辅助检查

1. 妇科检查　注意患者外阴部湿疹面积的大小、范围、有无溃疡等；明确瘘孔的部位、大小、数目及周围瘢痕情况；了解阴道有无狭窄、尿道是否通畅，以及膀胱的容积、大小等；注意观察尿液自阴道流出的方式。

2. 特殊检查

（1）亚甲蓝试验：目的在于鉴别膀胱阴道瘘、膀胱宫颈瘘或输尿管阴道瘘。将稀释好的 300ml 亚甲蓝溶液经尿道注入膀胱，观察是否有蓝色尿液自阴道流出，蓝色液体经阴道壁小孔溢出者为膀胱阴道瘘，自宫颈口溢出为膀胱宫颈瘘，如阴道内流出清亮尿液，说明流出的尿液来自肾脏，疑为输尿管阴道瘘。

（2）靛胭脂试验：将靛胭脂 5ml 注入静脉，10 分钟内如看见蓝色液体流入阴道，可确诊输尿管阴道瘘。

（3）其他：膀胱镜检可看见膀胱的瘘孔；输尿管镜可明确输尿管阴道瘘；肾显像、排泄性尿路造影等也可帮助诊断。

（五）治疗原则

手术修补为主要治疗方法。根据瘘孔的类型及部位选择经阴道、经腹或经阴道、经腹联合手术方式。例如，肿瘤、结核所致尿瘘者应积极治疗原发疾病，由缺血坏死所致的产后漏尿者，采用较长时间留置尿管、变换体位等方法，部分患者的小瘘口偶有自愈的可能。

三 护理诊断/医护合作性问题

1. 皮肤完整性受损　与尿液刺激导致外阴皮炎有关。
2. 社交障碍　与长期漏尿、不愿与人交往有关。
3. 自我形象紊乱　与长期漏尿引起精神压力有关。

四 护理措施

（一）一般护理

采取适当体位，小瘘孔尿瘘患者应留置尿管，并保持正确的体位，使瘘孔自行愈合。一般采取使瘘孔高于尿液面的卧位；鼓励患者饮水，向患者解释限制饮水的危害，指出多饮水可以稀释尿液、冲洗膀胱，可减少酸性尿液对皮肤的刺激，缓解和预防外阴皮炎。一般每日饮水不少于3000ml，必要时按医嘱输液以保证液体入量。

（二）手术前后护理

1. 作好术前准备　除按一般会阴部手术患者准备外，应积极控制外阴炎症。术前3～5日每日用1∶5000的高锰酸钾或0.2‰的聚维酮碘液等坐浴；外阴部有湿疹者，坐浴后行红外线照射，后涂氧化锌软膏，使局部干燥，待痊愈后再行手术；对老年妇女或闭经者按医嘱术前半个月给含雌激素的药物，促进阴道上皮增生，利于术后伤口愈合；尿路感染者控制感染后再手术。

2. 术后护理　是尿瘘修补手术成功的关键。术后必须留置导尿管或耻骨上膀胱造瘘7～14日，避免尿管脱落，保持通畅，发现阻塞及时处理。拔管前训练膀胱肌张力，拔管后协助患者每1～2小时排尿1次，后逐步延长排尿时间。根据患者瘘孔位置决定体位，膀胱阴道瘘的瘘孔在膀胱后底部者应取俯卧位；瘘孔在侧面者应健侧卧位，使瘘孔居于高位。积极预防咳嗽、便秘等增加腹压的动作。

（三）心理护理

护士应了解患者心理感受，不因异常气味疏远患者；告诉患者和家属通过手术能治愈该病，让患者和家属对治疗充满信心。

（四）出院指导

按医嘱继续服用抗生素或雌激素药物；3个月内禁止性生活及重体力劳动；尿瘘修补手术成功者妊娠后应加强孕期保健并提前住院分娩。如手术失败，应教会患者保持外阴清洁的方法，尽量避免外阴皮肤的刺激，告知下次手术的时间，让患者有信心再次手术。

第五节　子宫脱垂妇女的护理

子宫脱垂是指子宫从正常位置沿阴道下降，子宫颈外口达坐骨棘水平以下甚至子宫全部脱出于阴道口以外，常伴有阴道前后壁膨出。

 概述

（一）病因

1. 分娩损伤　是子宫脱垂最主要的原因。在分娩过程中，因盆底肌、筋膜及子宫韧带均过度延伸，张力降低甚至撕裂所致。也可因产后过早参加重体力劳动，影响盆底组织张力恢复所致，或因多次分娩增加盆底组织受损机会。

2. 长期腹压增加　长期慢性咳嗽、排便困难、经常超重负荷，以及盆、腹腔的巨大肿瘤、腹水等，均可使腹压增加，使子宫向下移位。

3. 盆底组织发育不良或退行性变　未产妇或处女偶可因先天性盆底组织发育不良或营养不良所致。年老患者及长期哺乳的妇女体内雌激素水平下降，盆底组织萎缩退化也可导致子宫脱垂。

（二）临床分度

以患者平卧用力向下屏气时子宫下降的最低点为分度标准，将子宫脱垂分为以下 3 度（图 17-2）。

Ⅰ度：轻型为子宫颈外口距离处女膜缘小于 4cm 但未达处女膜缘；重型为子宫颈外口已达处女膜缘，在阴道口可见到子宫颈。

Ⅱ度：轻型为子宫颈已脱出阴道口外、子宫体仍在阴道内；重型为子宫颈及部分子宫体已脱出阴道口外。

Ⅲ度：子宫颈及子宫体全部脱出至阴道口外。

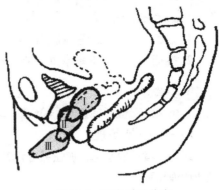

图 17-2 子宫脱垂分度

护理评估

（一）健康史

了解患者有无产程过长、阴道助产及盆底组织撕伤等病史。还应评估患者有无慢性咳嗽、盆腹腔肿瘤、便秘等病史。

（二）身体状况

Ⅰ度患者多无自觉症状，Ⅱ、Ⅲ度患者主要表现如下所述。

1. 下坠感及腰背酸痛　由于下垂子宫对韧带的牵拉，盆腔充血所致。常在久站、走路、蹲位、重体力劳动或腹压加重后出现，卧床休息可减轻。

2. 肿物自阴道脱出　常在走路、蹲、排便等腹压增加时阴道口有肿物脱出。开始时肿物在平卧休息时可变小或消失，严重者休息后亦不能回缩，需用手还纳至阴道内。若用手还纳困难，子宫长期脱出阴道口外，患者行动不便，还可出现子宫颈溃疡甚至出血。

3. 排便异常　伴膀胱、尿道膨出的患者易出现排尿困难、尿潴留或压力性尿失禁等症状。如继发泌尿道感染可出现尿频、尿急、尿痛等。合并有直肠膨出的患者可有便秘、排便困难。

（三）心理-社会评估

由于长期子宫脱出，患者常出现焦虑、情绪低落；因保守治疗效果不佳而悲观失望。

（四）辅助检查

1. 妇科检查　患者屏气增加腹压时可见子宫脱出并伴有膀胱、直肠膨出。长期暴露的子宫可见子宫颈及阴道壁溃疡，有少量出血或脓性分泌物。子宫颈及阴道黏膜多明显增厚，子宫颈肥大，子宫颈显著延长。

2. 压力性尿失禁的检查　嘱患者取膀胱截石位，憋尿、咳嗽，如有尿液溢出，检查者用示、中两指分别置于尿道口两侧，稍加压后再嘱患者咳嗽，如能控制尿液外溢，证明有压力性尿失禁。

（五）治疗原则

无症状者无须治疗。有症状者采用保守治疗或手术治疗。保守治疗包括盆底肌肉锻炼、物理疗法、放置子宫托、中药和针灸。对脱垂超出处女膜且有症状者可行手术治疗。根据患者年龄、生育要求及全身健康情况，实行个体化治疗。

三 护理诊断/医护合作性问题

1. 焦虑　与长期的子宫脱出影响正常生活及不能预料手术效果有关。
2. 疼痛　与子宫下垂牵拉韧带、子宫颈，阴道壁溃疡有关。

四 护理措施

（一）一般护理

改善患者一般情况，加强患者营养，卧床休息。积极治疗慢性咳嗽、便秘等。教会患者盆底肌锻炼技巧。

（二）使用子宫脱的护理

子宫托是支持子宫和阴道壁并使其维持在阴道内不脱出的工具，适用于各度子宫脱垂及阴道前后壁膨出者。

1. 放托　以喇叭形子宫托为例，选择大小适宜的子宫托。放置前让患者排尽大小便，洗净双手，蹲下并两腿分开，一手持托柄，使托盘呈倾斜位进入阴道口，将托柄边向内推边向阴道顶端旋转，直至托盘达子宫颈，然后屏气使子宫下降，同时用手指将托柄向上推，使托盘牢牢地吸附在子宫颈上，放妥后将托柄弯度朝前对正耻骨弓后面便可（图17-3）。

2. 取托　捏住子宫托柄，上、下、左、右轻轻摇动，等负压消失后向后外方牵拉即可自阴道滑出。

3. 注意事项　①放置前阴道应有一定水平的雌激素作用。绝经后妇女可选用阴道雌激素霜剂，一般用托前4～6周开始，并长期使用；②每日早上放入阴道，睡前取出消毒后备用，避免放置过久造成生殖道瘘；③保持阴道清洁，月经期和妊娠期停止使用；④上托后，于第1、3、6个月到医院检查，以后每3～6个月检查1次。

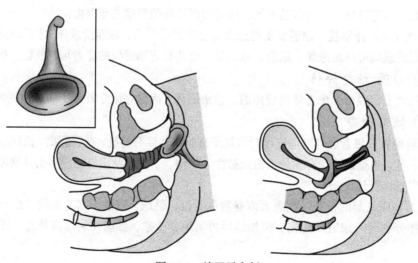

图17-3　放置子宫托

（三）手术前后护理

1. 术前准备　术前5日开始进行阴道准备，Ⅰ度子宫脱垂患者每日坐浴2次，用1∶5000的高锰酸钾或0.2‰的聚维酮碘液；对Ⅱ、Ⅲ度子宫脱垂患者，行阴道冲洗后局部涂40%紫草油或含抗生素的软膏，勤换内裤。特别注意冲洗液的温度，一般以41～43℃为宜，冲洗后戴无菌手套将脱垂的子宫还纳于阴道，平卧床上半小时；用清洁的卫生带或丁字带支托下移的子宫，避免子宫与内裤摩擦；积极治疗局部炎症，按医嘱使用抗生素及局部涂含雌激素的软膏。

2. 术后护理　术后卧床休息 7～10 日，留置尿管 10～14 日，避免增加腹压的动作，注意预防便秘，每日行外阴擦洗，注意观察阴道分泌物；预防感染。其他护理同一般会阴部手术的患者。

（四）心理护理

子宫脱垂患者往往情绪烦躁，护士应理解患者，作好心理疏导。讲解相关知识和预后，做好家属工作，协助患者早日康复。

（五）出院指导

术后一般休息 3 个月，半年内避免重体力劳动，禁止盆浴及性生活。术后 2 个月到医院复查伤口愈合情况；3 个月后再次复查，医师确认完全恢复后方可有性生活。

小结

本章主要介绍了会阴部手术妇女的一般护理及外阴阴道创伤、外阴癌、尿瘘、子宫脱垂等妇女的护理。重点掌握会阴部手术妇女的一般护理，以及外阴癌、尿瘘、子宫脱垂妇女的护理。

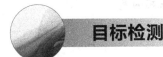

目标检测

一、选择题

A1 型题

1. 关于尿瘘，下列描述正确的是（　　）
   A. 漏尿出现的时间与尿瘘形成的原因无关
   B. 缺血坏死型尿瘘多在产后，术后 3～7 日开始漏尿
   C. 有尿漏时无自主排尿
   D. 患者多采用保守治疗，效果不明显时采用手术治疗
   E. 漏尿与体位无关

2. 最常见的尿瘘是（　　）
   A. 膀胱阴道瘘　　　B. 尿道阴道瘘
   C. 膀胱尿道阴道瘘　D. 输卵管尿道瘘
   E. 膀胱宫颈瘘

3. 尿瘘修补术术前护理，下列描述**错误**的是（　　）
   A. 应用雌激素以促进阴道上皮增生，利于伤口愈合
   B. 如果局部有湿疹应治疗后再行手术
   C. 1∶5000 高锰酸钾溶液坐浴 3～5 日
   D. 尿液检查有尿路感染者先控制感染
   E. 手术当天开始应用抗生素预防感染

4. 导致尿瘘的主要病因是（　　）
   A. 产伤
   B. 放疗引起
   C. 晚期癌肿侵蚀膀胱
   D. 膀胱结核
   E. 膀胱癌

5. 子宫脱垂是指子宫颈外口达（　　）
   A. 坐骨棘水平以上
   B. 坐骨结节水平以上
   C. 坐骨棘水平以下
   D. 坐骨结节水平以下
   E. 骶尾骨以下

6. 子宫脱垂患者手术后应采取的体位是（　　）
   A. 头高脚低位　　　B. 侧卧位
   C. 自由体位　　　　D. 平卧位
   E. 半卧位

A2 型题

7. 患者，女，26 岁，初产妇，难产一健康男婴，产后 2 个月来阴道内一直有淡黄色液体流出。妇科查体未见异常。则该患者最可能的诊断是（　　）
   A. 输尿管阴道瘘　　　B. 子宫脱垂
   C. 急性阴道炎　　　　D. 急性盆腔炎
   E. 慢性宫颈炎

8. 患者，女，因车祸至会阴部损伤，可见一 1cm×1.5cm 大小的血肿，对该患者进行保守治疗，下列护理措施正确的是（   ）

A. 24 小时内热敷，促进水肿或血肿吸收

B. 24 小时内冷敷，降低局部血流速度

C. 遵医嘱及时给予镇静、止痛药物

D. 嘱患者休息时注意压住血肿

E. 取患侧卧位

A3/A4 型题

（9、10 题共用题干）

患者，女，56 岁，因患外阴癌，行外阴癌根治术。

9. 患者术后控制排便的时间是（   ）

A. 1 日　　　　B. 3 日　　　　C. 5 日

D. 7 日　　　　E. 10 日

10. 该类患者的护理措施，下列描述正确的是

A. 术后采取半卧位

B. 外阴切除术伤口加压包扎 48 小时

C. 外阴切口 7 日拆线

D. 术后 5 日给予鸦片酊等药物抑制肠蠕动

E. 术后 1 日红外线照射外阴切口，促进愈合

二、名词解释

1. 尿瘘

2. 子宫脱垂

三、简答题

简述子宫脱垂的分度。

四、论述题

1. 试述外阴癌放疗患者关于皮肤的护理措施。

2. 试述子宫脱垂患者放取子宫托的注意事项。

（郑海燕　单伟颖）

第十八章 不孕症与辅助生殖技术妇女的护理

第一节 不孕症妇女的护理

● 案例18-1

患者，女，31岁，因"结婚5年，不孕2年"就诊。患者婚后工具避孕3年，解除避孕2年，同居，性生活正常，至今未孕。平素月经规律，$12\frac{2\sim3}{28\sim30}$，量少，无痛经。

根据以上资料，请回答：
1. 该患者可能的临床诊断是什么？
2. 该类患者常用辅助检查方法及注意事项有哪些？

一 概述

不孕症（infertility）通常是指夫妇同居1年、有正常性生活、未采取避孕措施而未受孕。临床分为原发性不孕和继发性不孕，原发性不孕指婚后未避孕而从未妊娠者；继发性不孕指曾有过妊娠而后未避孕超过1年未孕者。不孕症的发病率和国别、民俗、经济发展及文化等社会因素有关，我国不孕症的发病率较一些发达国家（15%～20%）低。

据调查，不孕症的病因中，女性因素约占50%，男性因素约占40%，男女双方因素约占10%。

1. 女性不孕因素 以输卵管因素和排卵障碍常见。

（1）外阴与阴道因素：先天性发育异常、创伤和手术导致阴道瘢痕性狭窄及严重阴道炎症均可造成不孕。

（2）子宫颈因素：宫颈畸形、炎症、黏液性质改变，影响精子活力和（或）进入宫腔的数量，均可造成不孕。

（3）子宫因素：子宫畸形、子宫肌瘤、子宫内膜炎、子宫内膜结核、子宫内膜息肉、宫腔粘连等，可影响受精卵着床导致不孕。

（4）输卵管因素：占女性不孕因素的1/3。输卵管发育异常、输卵管炎症（淋病、沙眼衣原体、结核等）引起伞端闭锁或输卵管黏膜破坏，可导致不孕。此外，继发于阑尾炎、产后、手术后的炎症粘连，也可导致输卵管不通畅而引起不孕。

（5）卵巢因素：最多见的是排卵功能障碍，约占女性不孕因素的 1/4。主要原因：①卵巢病变，如卵巢发育异常、卵巢早衰、多囊卵巢综合征、卵巢子宫内膜异位囊肿、卵巢肿瘤等或腹部放射治疗后；②下丘脑-垂体-卵巢轴功能紊乱造成无排卵性功血甚至闭经；③全身性疾病，如甲状腺功能失调、慢性消耗性疾病、重度营养不良等可影响卵巢功能导致不排卵。

2. 男性不孕因素　主要是精液异常与输精障碍。

（1）精液异常：因先天或后天因素导致无精子或精子数目过少、活力减弱、形态异常。常见原因：①遗传因素；②先天发育异常；③睾丸损伤，外伤、手术或腮腺炎并发睾丸炎或患睾丸结核时，睾丸组织被破坏；④环境因素，暴露于过热、射线或工业毒素环境；⑤全身因素，慢性疾病如肝硬化和慢性肾功能不全也可影响精子的产生；⑥免疫因素；⑦内分泌因素，垂体、甲状腺及肾上腺功能障碍可影响下丘脑-垂体-睾丸轴的调节作用，导致精子产生障碍而引起不育。

（2）精子输出障碍：性功能异常，如外生殖器发育不良或勃起障碍、射精障碍等，均可引起精子无法进入阴道或进入量过少导致不育；先天性输精管、精囊及附睾缺如可引起精子运输受阻；生殖道感染如附睾及输精管结核可使输精管阻塞，阻碍精子通过。

3. 男女双方因素

（1）缺乏性生活的基本知识或盼子心切造成精神过度紧张导致不孕。

（2）免疫因素：①同种免疫，精子、精浆或受精卵作为抗原，被阴道及子宫内膜吸收后，发生免疫反应，产生抗体，使精子与卵子不能结合或受精卵着床障碍。②自身免疫，不孕妇女血清中存在抗透明带的自身抗体，与透明带反应阻止精子穿透卵子，影响受精。

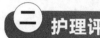 护理评估

（一）健康史

详细询问病史，包括夫妻双方的婚育史、是否两地分居、性生活情况，询问男方既往有无结核等慢性疾病史、儿童期是否曾患隐睾、青春期后是否曾因患腮腺炎引起睾丸炎及有无睾丸创伤等，有无不良嗜好。了解女方年龄、生长发育史、月经史，是否采取避孕措施，既往有无结核病、内分泌疾病史，有无精神病、遗传病家族史。对继发不孕，应了解以往流产或分娩经过，有无感染史等。

（二）身体状况

男方除全身检查外，重点应检查外生殖器有无畸形或病变，如尿道下裂、精索静脉曲张等。女方除全身检查外，重点应检查第二性征发育情况、内外生殖器和乳房的发育情况，有无畸形、炎症、包块及泌乳等。

（三）心理-社会评估

不孕症妇女往往受到各方面压力，常出现一系列的情绪反应如惊讶、否认、愤怒、隔离、罪恶、沮丧和解脱等，不孕成为患者生存的重心而影响到生活的各方面，由此引发焦虑、抑郁等负性心理因素可造成个人痛苦、夫妻感情破裂、家庭不和等社会问题。

（四）辅助检查

通过男女双方全面检查明确不孕原因，是诊断不孕症的关键。

1. 男方检查　精液常规检查：正常精液量 2～6ml，平均 3ml；pH 7.0～7.8；室温放置 5～30 分钟内液化；精子密度 ≥（20～200）×10^9/L，精子存活率 ≥50%。

2. 女方检查

（1）卵巢功能检查：基础体温测定、阴道B超监测卵泡发育及排卵、女性内分泌激素测定、宫颈黏液结晶检查、月经来潮前子宫内膜活组织检查等，了解卵巢功能状态。

（2）子宫输卵管造影（hysterosalpingography，HSG）及输卵管通畅试验：常用方法有子宫输卵管碘油造影（图18-1）、输卵管通液术等。子宫输卵管造影可显示阻塞部位、了解有无子宫畸形及黏膜下肌瘤等病变。输卵管通液术除检查输卵管是否通畅外，还可分离轻度管腔粘连，但不如造影直观。

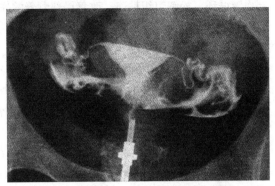

图 18-1　子宫输卵管碘油造影术（示正常）

（3）宫腔镜：可了解宫腔内病变，包括宫腔粘连、子宫内膜息肉、黏膜下肌瘤、纵隔子宫等。

（4）腹腔镜：可进一步了解盆腔情况，直接观察子宫和附件的状态，盆腔有无病变或粘连，并可同时输卵管内注入美蓝液，确定输卵管是否通畅，必要时在病变处取活检。约有20%患者通过腹腔镜可发现术前未能诊断的病变。

（5）免疫学检查

1）测定女方抗精子抗体、抗子宫内膜抗体等，以排除免疫性不孕。

2）性交后试验（postcoital test，PCT）：可检测宫颈黏液对精子的反应及精子穿透黏液的能力。试验前3日禁止性交、阴道用药或冲洗。在近排卵期性交后仰卧30分钟，2～8小时内取宫颈黏液检查。如宫颈黏液拉丝长，干燥后可见典型的羊齿状结晶，提示试验选择时机适当。宫颈黏液中活动精子数≥20个/HPF为正常。有宫颈管炎时不宜行PCT。

3）精液中抗精子抗体测定：可应用免疫株或混合抗球蛋白反应（MAR）检测。

4）宫颈黏液、精液结合试验：在预期排卵时进行。

3. 其他　胸部X线检查排除结核，肝、肾功能及甲状腺功能检查以排除相关疾病，蝶鞍影像学检查和血催乳素测定除外垂体病变。

（五）治疗原则

治疗原则是针对病因治疗。本部分主要讲述女性不孕症的治疗。

1. 一般治疗　增强体质，纠正不良嗜好（如吸烟、酗酒等），积极治疗内科疾病，掌握生殖健康基本知识，学会预测排卵期，指导患者性行为的时机、频度，排卵前2～3日至排卵24小时内性生活易受孕。

2. 生殖器官器质性病变的治疗

（1）若发现妇科肿瘤、生殖器炎症、生殖道畸形、宫腔病变等器质性疾病应积极治疗。若为宫颈口狭窄，可行宫颈管扩张术。

（2）输卵管炎症及阻塞的治疗

1）输卵管通液注药术：适用于输卵管轻度粘连或闭塞。从月经干净2～3日开始，每周2次，可连续2～3个周期。

2）输卵管成形术：对不同部位的输卵管阻塞可行输卵管伞端周围粘连分离术、输卵管造口术、阻塞部分切除及端—端吻合术和输卵管子宫植入术等，应用显微外科技术使输卵管成形效果更佳。

3）输卵管疏通术：可在 X 线引导或宫腔镜监视下插管进行输卵管疏通，术后结合药物治疗，对部分患者有效。

4）其他疗法：口服活血化瘀中药，或中药保留灌肠，配合短波或超短波理疗，有促进局部血液循环、松解组织粘连、改善局部营养的作用，有利于炎症的消除。

3. 内分泌治疗

（1）诱导排卵：适用于无排卵患者。

1）枸橼酸氯米芬（clomiphene citrate，CC）：为首选促排卵药，适用于体内有一定雌激素水平者。宜从小剂量开始，疗效较好，副反应少。

2）绒促性素（HCG）：具有类似 LH 作用，常与枸橼酸氯米芬合用。类似 LH 峰诱导排卵，亦能改善和延长黄体功能而维持早期妊娠。

3）尿促性素（HMG）：可单独应用或联合 CC 或 GnRH-a。用药期间需注意卵巢过度刺激综合征（ovarian hyperstimulation syndrome，OHSS）的发生。

4）卵泡刺激素（follicle stimulating hormone，FSH）：由于药物较昂贵，主要用于辅助生殖技术中。目前常与 GnRH-a 联合使用，后者能抑制内源性 LH 峰，控制 LH 基础水平。二者同时使用直至卵泡发育成熟。

5）GnRH 激动剂（GnRH-agonist，GnRH-a）：脉冲式给药 GnRH-a 与垂体细胞表面受体结合，刺激垂体释放大量 LH 和 FSH。

6）GnRH 拮抗剂（GnRH-antagonist）：拮抗剂可与垂体 GnRH 受体紧密结合，可迅速阻断 GnRH 受体，而不引起促性腺激素释放，起抑制天然 GnRH 的作用。使用拮抗剂后可维持一定的雌激素水平，以避免激素降低所导致的阴道干燥、潮热等症状。

7）促性腺激素释放激素（GnRH）：脉冲式 GnRH 治疗下丘脑功能低下所致的不排卵和多囊卵巢综合征。

8）溴隐亭：适用于高催乳激素血症无排卵者。

（2）黄体功能不足的治疗

1）补充性治疗：于月经周期第 20 日开始，每日肌内注射黄体酮 10～20mg，连用 5 日。

2）刺激黄体功能：目前多用 HCG 增强黄体功能，于排卵后 4、6、8、10 日给予 HCG 2000 IU 肌内注射，用药后血黄体酮明显升高。

（3）改善宫颈黏液：己烯雌酚每日 0.1～0.2 mg，于月经第 5 日开始，连用 10 日，使宫颈黏液稀薄，有利于精子穿透。

4. 免疫性不孕的治疗　如患者抗精子抗体阳性，在性生活时应采用避孕套 6～12 个月，使患者体内抗精子抗体水平降低。无效者可行免疫抑制治疗，包括局部和全身治疗。

5. 辅助生殖技术（ART）　上述治疗无效时可采用 ART。

☰ 护理诊断/医护合作性问题

1. 知识缺乏：缺乏生育与不孕的相关知识。

2. 疼痛　与慢性盆腔炎引起的盆腔充血有关。

3. 自尊紊乱　与不孕症诊治过程中繁杂的检查、无效的治疗效果有关。

4. 社交孤立　与缺乏家人的支持、不愿与其他人沟通有关。

四 护理措施

（一）一般护理

讲解生育及不孕知识，取得理解和配合。增强治愈信心，使患者积极配合检查和治疗。不孕症夫妇双方应戒烟，不酗酒，生活起居规律，合理安排生活，避免性生活过频或过稀。

（二）病情观察

治疗各种器质性疾病，需手术治疗的患者，完善术前各项准备，术后严密观察生命体征、切口、阴道流血等情况。

（三）用药护理

严格遵医嘱用药，指导患者按时、按量用药，避免随意停药或漏服。

（四）心理护理

注重心理支持，了解患者心理问题，消除不孕夫妇过度紧张、焦虑、抑郁、恐惧等不良情绪，给予疏导和支持，使患者保持心情舒畅愉快，纠正因精神紧张所致的排卵异常。

（五）健康教育

1. 预约检查的时间，检查前说明其目的、意义和注意事项，向患者解释诊断性检查可能引起的不适。

2. 平时及经期注意局部的清洁卫生，以防生殖道炎症的发生。

3. 婚后暂不准备生育者，应采用有效的避孕措施，尽可能避免人工流产术。

4. 指导患者健康饮食，多吃富含蛋白质、维生素的食物，少吃油腻、高热、高盐食品，保持体重适中。

第二节　辅助生殖技术及护理

● 案例 18-2

患者，女，26 岁，因 "结婚 2 年未孕" 就诊。患者平素月经周期规律，$12\frac{6}{20\sim26}$。2 年前结婚，婚后夫妻生活正常，未避孕未孕。丈夫精液检：不能液化。1 年前，该女在当地医院 B 超诊断多囊卵巢，输卵管积水，给予抗炎、中药治疗 2 个月，无效。门诊诊断为 "原发不孕"。

根据以上资料，请回答：

1. 常用的辅助生育技术种类有哪些？

2. 各种辅助生育技术的适应证及常见并发症有哪些？

辅助生殖技术（assisted reproductive techniques，ART）是近年发展起来的具有较大发展前景的一门新技术，是妇产科、男科、遗传学、组织胚胎学、分子生物学和动物学等多学科交叉的一个新领域。ART 是通过对精子、卵子或胚胎等的体外操作，帮助不孕不育患者获得妊娠的技术，主要包括人工授精技术、体外受精-胚胎移植及其衍生技术。

一 人工授精

人工授精（artificial insemination，AI）系将处理后的优选精子注入宫颈管内或宫腔内使女性受孕的技术。

（一）分类

1. 按精液来源分为两类

（1）夫精人工授精（artificial insemination with husband's sperm，AIH）是指收集丈夫的精液，将其经过洗涤分离处理，通过医生操作，将洗涤处理好的精液借助人工授精管缓缓注入妻子的内生殖器官，使之达到受孕目的的一种技术。适用于男方性功能障碍（如阳萎、尿道上裂、尿道下裂、严重早泄、顽固性不射精及性交后试验异常等，经治疗仍无显效者），也适合于女方宫颈管狭窄、宫颈黏液异常、抗精子抗体阳性等。

（2）他精人工授精（artificial insemination with donor's sperm，AID）即采用国家精子库中的精子实施的人工授精，适用于男方无精症、不良遗传基因携带者、Rh 因子不合、多次流产或新生儿溶血病死亡者。AID 易造成后代近亲结婚和遗传性疾病传播，故不能滥用，同一供精者的精液最多只能使 5 名妇女妊娠。

2. 按照部位可分为有阴道内人工授精、宫颈内人工授精、宫腔内人工授精、腹腔内人工授精、直接卵泡内授精、经阴道输卵管内授精等方法，其中宫腔内人工授精最常用。

（二）人工授精的时机

授精的时间安排在排卵前 48 小时至排卵后 12 小时内容易成功。

（三）人工授精的禁忌证

1. 严重的全身性疾病及传染性疾病。
2. 严重生殖器官发育不全或畸形。
3. 严重宫颈糜烂。
4. 输卵管梗阻。
5. 无排卵。

体外受精-胚胎移植及其衍生技术

体外受精-胚胎移植（in vitro fertilization and embryo transfer，IVF-ET）及其衍生技术，一般被称为"试管婴儿"技术。

（一）常见的适用人群

1. 女方因各种因素导致的配子运输障碍　包括输卵管梗阻，输卵管梗阻或者粘连积水经过手术疏通造口以后仍然不能受孕，手术无法解决的盆腔严重粘连导致输卵管功能不正常，反复异位妊娠等。

2. 排卵障碍　包括多囊卵巢综合征经过反复促排卵治疗无效者，卵泡未破裂黄素化综合征经过治疗无效者等。

3. 子宫内膜异位症　经治疗长期不孕者。

4. 男性少、弱精子症　对于因男性少、弱精子症但无法通过人工授精受孕的夫妇可以实施试管婴儿。

5. 不明原因的不育。

6. 免疫性不孕。

（二）不适宜该技术的人群

1. 女方有重要的脏器功能异常者，如心脏、肝脏、肾脏疾病等而不能经受妊娠及分娩。

2. 夫妇的任何一方患有严重的精神疾患、泌尿生殖系统急性感染、性传播疾病。

3. 女方有卵巢、子宫或乳腺恶性肿瘤者。

4. 因先天性或后天性因素子宫缺如或严重受损不能接受胚胎着床、生长者等。

5. 患有《母婴保健法》规定的不宜生育的、目前无法进行胚胎植入前遗传学诊断的遗传性疾病。

6. 夫妇任何一方具有吸毒等严重不良嗜好。

7. 夫妇任何一方接触致畸量射线、毒物、药品，并处于作用期。

（三）主要技术类型

1. 常规体外授精与胚胎移植（IVF-ET） 即第一代"试管婴儿"技术，使配子在体外受精、培养，将所获得的胚胎移入宫腔使其着床发育成胎儿。

（1）IVF-ET 主要适用于：①女性不可逆性输卵管损害；②子宫内膜异位症经药物和手术治疗无效者；③免疫性不孕症；④顽固性 PCOS；⑤男性因素的不孕症，如严重少、弱、畸形精子或复合因素的男性原因的不孕症等。

（2）IVF-ET 的主要步骤

1）控制性超促排卵（controlled ovarian hyperstimulation，COH）：通过抑制脑垂体自然的活动，同时使用药物刺激卵巢内产生一定合理数目的卵泡供使用，以获得适宜受精的卵子。

2）监测卵泡发育：可通过 B 超测量卵泡直径及测定血 E_2、LH 水平来监测卵泡发育情况。

3）取卵：应用 HCG 36 小时后即卵泡发育成熟尚未破裂时，在 B 型超声指引下行经阴道穿穿刺取卵术，即抽取成熟卵泡的卵泡液，并在实验室找出卵母细胞。

4）精子的处理：精子洗涤的目的是富集活动精子并去除不必要和有害的成分，包括精浆、死精子、炎症细胞等。可用双清洗上游法或 Percoll 梯度分离法。

5）体外受精：取出的卵母细胞放入培养液中，培养 4～6 小时使卵子进一步成熟，再与经过处理的精子按照一定比例混合培养，16～20 小时后观察，如卵细胞内出现两个原核，表示卵子已受精，继续培养。

6）胚胎移植：一般在受精卵发育到 4～8 细胞期，也可到囊胚期时，将胚胎以导管注入宫底部。胚胎的移植时间视胚胎数量和质量而定。

7）移植后处理：移植后原位卧床 1～6 小时，并可实施黄体支持治疗，如肌内注射黄体酮和（或）HCG。移植后第 14 日测定血 β-HCG，若升高提示生化妊娠，继续给予黄体功能支持，B 超下见到妊娠囊及原始心管搏动可确定为临床妊娠，之后需按高危妊娠加强监测管理。

2. 卵细胞质内单精子注射（intracytoplasmic sperm injection，ICSI） 为第二代"试管婴儿"技术。将单个精子通过显微授精的方式注入卵母细胞质内达到使卵子受精的目的，其他技术程序同常规 IVF-ET。主要适用于男性精量少、弱精者，阻塞性无精者和以往 IVF-ET 不能正常受精者，现已广泛应用。

3. 植入前遗传学诊断（preimplantation genetic diagnosis，PGD）：是指对体外受精所获得的胚胎进行显微活检，取单个或部分细胞进行细胞遗传学和分子遗传学分析，如染色体和基因检测，排除携带致病基因的胚胎后，选择正常胚胎进行移植，为第三代"试管婴儿"技术。

4. 配子移植技术 配子指男性的精子和女性的卵子。两种成熟配子结合后成为受精卵，进一步发育为新个体。

（1）配子输卵管内移植（gamete intra-fallopian transfer，GIFT）：将男、女成熟配子取出，并经适当的体外处理后，将精子和卵子移植入输卵管，使其在输卵管内完成受精和早期孕卵发育，然后进入宫腔着床、发育。经阴配子输卵管内移植技术易于被患者接受，且妊娠率较高。1997 年我国首例经阴配子输卵管内移植婴儿诞生。

（2）配子宫腔内移植（gamete intra-uterine transfer，GIUT）：将男女成熟配子取出，并经适当的体外处理后，将精子、卵子直接移入子宫腔内，使其在子宫腔内完成受精和早期孕卵发育及着床。适用于输卵管异常的女性。1992 年 5 月我国第一例 GIUT 技术获得成功。但是，由于宫腔毕竟不是受精和早期胚胎发育的生理环境，因而，GIUT 的妊娠率（15%～20%）较 IVF-ET 低。

> **链接**
>
> "试管婴儿"并不是真正在试管里长大的婴儿，而是从女方的卵巢内取出几个卵子，在实验室里让它们与男方的精子结合，形成胚胎，然后转移胚胎到子宫内，使之在妈妈的子宫内着床、妊娠。一般正常的受孕需要精子和卵子在输卵管相遇，二者结合，形成受精卵，然后受精卵再回到子宫腔，继续妊娠。而"试管婴儿"技术是把本来见不到面的卵子和精子取出体外，受精培养，故可以简单地理解成由实验室的试管代替了输卵管的功能，因而称为"试管婴儿"。
>
> 世界第一例"试管婴儿"Louis Brown 于 1978 年 7 月 25 日在英国诞生，她的出生震惊了世界。在随后的三十余年间，"试管婴儿"技术发展迅速，成功率明显提高。1985 年我国台湾省出生第 1 例"试管婴儿"，1986 年香港也出生第 1 例"试管婴儿"。大陆首例"试管婴儿"在北京大学第三医院于 1988 年 3 月 10 日诞生，目前借助"试管婴儿"技术诞生的孩子每年数万余。

（四）常见的并发症及护理

1. 卵巢过度刺激综合征（ovarian hyperstimulation syndrome，OHSS）　是一种人体对促排卵药物产生的过度反应，以双侧卵巢多个卵泡发育、卵巢增大、毛细血管通透性异常、异常体液和蛋白外渗进入组织间隙为特征而引起的一系列临床症状的并发症。

（1）身体状况：下腹不适或腹胀、腹痛、恶心、呕吐、卵巢增大。严重者可出现胸闷、气急、尿量减少、腹水。由于大量胸腔积液、腹水可导致血容量减少、血液浓缩、血液高凝状态、低血容量休克，严重时心肺功能异常、电解质失衡、肝肾功能受损、血栓形成及出现成人呼吸窘迫综合征等，甚至危及生命；某些患者因卵巢巨大，可出现卵巢扭转、黄素囊肿破裂出血等急腹症。超声检查可见卵巢增大、卵泡黄素化囊肿，同时可见腹水、胸腔积液或心包积液。

（2）治疗及护理：轻、中度 OHSS 具有自限性，可严密随访，必要时对症治疗。重度者应住院治疗，治疗目的在于保持足够血容量，纠正血液浓缩，维持正常尿量，最大程度改善症状，避免严重并发症发生。

1）密切观察病情变化：每天记录体重、腹围、24 小时出入量；监测血常规、血生化、凝血状态、肝肾功能；B 超监测卵巢与腹水情况；外阴擦洗预防感染；避免妇科检查与体位剧烈变动防止卵巢扭转。

2）对症治疗：卧床休息，进高蛋白饮食，早期少量多次饮水，及时补充生理盐水、葡萄糖，以增加尿量；扩容首选人体白蛋白静脉滴注，有助于保持血浆胶体渗透压和有效血容量；口服泼尼松片可减少液体向胸腹腔渗漏；鼓励患者翻身、活动四肢、按摩双腿、必要时抗凝治疗以预防血栓形成；腹水或胸腔积液患者有指征时，可行引流以减轻症状。

3）OHSS 出现卵巢破裂、内出血严重时，应手术治疗。出现扭转时，可抬高臀部、改变体位，多可自行缓解，必要时手术治疗。

（3）预防

1）谨慎选择超促排卵对象，警惕 OHSS 的高危因素，尤其是对 CC 敏感者容易发生 OHSS。

2）加强促排卵监测，主要是 B 超与血 E_2 水平，同时结合血细胞比容评估血液浓缩情况，及时调整药量。

3）取卵超过 15 个者可给予白蛋白缓慢静滴，可以扩容并结合游离 E_2，防止 OHSS 发生。

4）取卵后仍有 OHSS 倾向者不用 HCG 而用黄体酮做黄体支持，必要时继续应用 3～5 日白蛋白。

5）IVF 周期发生 OHSS，冷冻胚胎可暂不移植，防止妊娠后 HCG 过高加重 OHSS。

2. 流产和异位妊娠　IVF-ET 成功妊娠后早期和晚期流产的发生率均较高。虽然胚胎移植时将胚胎植于子宫腔中，但偶尔胚胎会进入输卵管并着床发生异位妊娠，其发生率约 3%，一般认为子宫的异常运动、输卵管积水等是异位妊娠的诱因。

3. 多胎妊娠　发生率约 22%。多胎妊娠可增加母体孕产期并发症、流产和早产的发生率，增加围生儿死亡率。应限制移植胚胎的数量，如三胎或三胎以上，可依据妊娠囊的位置和手术是否方便于妊娠早期行选择性胚胎减灭术。

小结

　　本章介绍了不孕症的概念、病因、辅助检查、治疗方式及相关的护理配合，常用的辅助生殖技术方法及各自的适应证、主要流程、常见并发症的治疗与护理。不孕症应针对病因，按照规范化程序进行诊断治疗，辅助生殖技术是不孕症患者的最后选择。

目标检测

一、选择题

A1/A2 型题

1. 患者，女，31 岁，婚后 3 年未孕，月经周期欠规律，25～40 日。下列对判断有无排卵无帮助的是（　　）

　A. B 超动态监测卵泡

　B. 基础体温测定

　C. 诊断性刮宫（月经前）

　D. 生殖内分泌激素测定

　E. 宫颈细胞学检查（TCT）

2. 患者，女，38 岁，1 年前其唯一的孩子因车祸死亡，欲再生育，月经尚规律，双侧输卵管通液示双侧输卵管梗阻，中西医结合治疗无效，应选择辅助生育技术是（　　）

　A. 卵细胞浆内单精子注射

　B. 人工授精

　C. 体外受精与胚胎移植

　D. 配子输卵管移植

　E. 植入前遗传学诊断

3. 女方不孕因素中最常见的病因是（　　）

　A. 无排卵

　B. 输卵管因素

　C. 子宫黏膜下肌瘤

　D. 宫颈细长，宫颈炎

　E. 子宫内膜异位症

4. 供精人工授精**不**适用下列哪种情况（　　）

　A. 母儿血型不合不能得到存活新生儿

　B. 男方为不良遗传基因携带者

　C. 输精管复通失败

　D. 男方不可逆的无精症

　E. 心理因素导致性交不能等不育

5. 患者，女，30 岁，结婚 5 年未孕，经量减少 2 年，伴下腹坠胀，既往肺结核史。妇科检查：子宫后倾屈，活动受限，形状不规则。双附件区可触及形状不规则包块，质硬，表面不平，下列无助于诊断的项目是（　　）

　A. 诊断性刮宫

B. 腹部 X 线摄片
C. 子宫输卵管碘油造影
D. 宫腔分泌物结核菌素培养
E. 基础体温测定

B 型题

（6～9 题共用题干）

A. 人工授精
B. 常规体外受精与胚胎移植（IVF-ET）
C. 配子输卵管内移植
D. 卵细胞浆单精子注射（ICSI）
E. 诱发排卵

下列患者应接受最适宜的治疗分别是：

6. 女，婚后 5 年未孕，经夫妇双方检查证实，男方一切正常，女方输卵管阻塞，经治疗无效。（　　）

7. 女，婚后 3 年未孕，经夫妇双方检查证实男方为无精症，附睾穿刺见精子，女方一切正常，希望生育有男方血缘的后代。（　　）

8. 女，婚后 3 年未孕，经夫妇双方检查未发现形态和功能异常，但检查表明宫颈黏液存在抗精子抗体，治疗无效。（　　）

9. 女，婚后 2 年未孕，经夫妇双方检查证实男方一切正常，女方连续进行基础体温测定为单相，宫颈评分均小于 10 分。（　　）

（10、11 题共用题干）

A. 检查于月经来潮前 14 日进行
B. 检查于月经来潮前 12 小时内进行
C. 检查于月经干净当日进行
D. 检查于月经干净后 3～7 日进行
E. 检查于月经的任何时间进行

10. 不孕症的诊断性刮宫（　　）
11. 输卵管通畅检查（　　）

A3/A4 型题

（12、13 题共用题干）

某女，25 岁，婚后 3 年未孕，16 岁初潮，经期 8～10 日，月经周期 1～3 个月，量中等，无痛经。经夫妇双方检查，男方精液常规正常，女方阴道通畅。子宫颈红，呈颗粒状，子宫颈口见透明分泌物，子宫体后位，正常大小，活动，双侧附件未及异常，基础体温测定

单相。

12. 该妇女不孕的可能原因是（　　）
A. 子宫后位　　B. 宫颈炎
C. 无排卵　　　D. 黄体萎缩不全
E. 黄体发育不全

13. 应采取的治疗手段是（　　）
A. 月经后半期应用孕激素使内膜呈分泌期变化
B. 应用氯米芬促排卵治疗
C. 应用维生素 E 提高生育能力
D. 应用雌激素
E. 应用 EP 序贯疗法

（14～16 题共用题干）

某女，30 岁，发育良好，婚后 2 年未孕，经检查基础体温双相，子宫内膜病理为分泌期改变。男方精液检查常规为正常。

14. 该患者需要做的进一步检查是（　　）
A. 阴道镜检查
B. 女性激素测定
C. 输卵管通畅检查
D. 腹腔镜检查
E. B 超监测卵泡发育

15. 上述检查发现有异常，应选择（　　）
A. 异常部位活检送病理
B. 氯米芬促排卵
C. 抗感染治疗
D. 输卵管通液治疗
E. 服己烯雌酚

16. 如上述检查未发现异常，应继续进行的检查是（　　）
A. 宫腔镜检查
B. 性交后精子穿透力试验
C. 阴道脱落细胞涂片
D. 宫颈刮片
E. 子宫输卵管碘油造影

二、简答题

1. 简述不孕症的概念。
2. 简述各种辅助生育技术的适应证。

（王　玉）

282

第十九章　计划生育妇女的护理

计划生育（family planning）是指采取科学的方法实施生育调节，控制人口数量，提高人口素质，使人口增长与经济、资源、环境和社会发展计划相适应。我国人口众多，人口问题始终是制约我国全面协调可持续发展的重大问题，也是影响社会经济文化发展的关键因素，所以，计划生育一直以来是我国的一项基本国策，也是妇女生殖健康的重要内容。避孕节育是计划生育的重要组成部分，本章主要介绍采取避孕、绝育及避孕失败补救措施妇女的护理。

第一节　避孕方法及护理

● 案例 19-1

某女，24 岁，来院咨询避孕药的服用方法。自述新婚 3 个月，目前夫妇无妊娠计划。病史评估：既往体健，月经规律，量适中伴有原发性痛经，无烟酒嗜好。身体评估：发育中等，营养好，心肺无异常。妇科检查：外阴、阴道无异常；子宫未孕大小，前倾前屈位；双侧附件无异常。

根据以上资料，请回答：

1. 该女士最适合的避孕方式是什么？
2. 工具避孕的避孕原理是什么？

避孕是指用科学的手段在不影响正常性生活和身心健康的前提下使妇女暂时不受孕。避孕方法有药物避孕、工具避孕、安全期避孕、体外排精等。理想的避孕方法应符合安全、有效、简便、经济、实用的原则。

一　药物避孕

药物避孕也称激素避孕，是指应用甾体激素达到避孕效果。目前国内常用的避孕药大都是女性避孕药，主要为人工合成的甾体激素避孕药，由雌激素和孕激素配伍组成。

（一）甾体激素避孕原理

1. 抑制排卵　通过干扰下丘脑-垂体-卵巢轴的正常功能，抑制下丘脑释放 GnRH，使垂体分泌 FSH 和 LH 减少；影响垂体对 GnRH 的反应，不出现 LH 高峰，引起不排卵。

2. 改变宫颈黏液的性状　孕激素使宫颈黏液量少，黏稠度增加，拉丝度降低，不利于精子穿透。单孕激素制剂改变宫颈黏液作用可能为主要的避孕机制。

3. 改变子宫内膜的形态及功能　避孕药抑制子宫内膜增殖变化,使子宫内膜与胚胎发育不同步,不利于孕卵着床。

4. 改变输卵管的功能　在雌、孕激素作用下,输卵管上皮纤毛功能、肌肉节段运动和输卵管液体分泌均受到影响,改变受精卵在输卵管内正常运动,干扰受精卵着床。

（二）适应证

生育年龄阶段、暂时没有生育要求的健康妇女。

（三）禁忌证

使用禁忌证:①严重的心血管疾病。②急、慢性肝炎或肾炎。③生殖器官良、恶性肿瘤,乳房肿块。④哺乳期妇女,因避孕药可抑制 PRL 的分泌,使乳汁减少,同时可使乳汁中含有药物成分,不利于婴幼儿生长发育。⑤月经稀少,年龄大于 45 岁。⑥精神病患者生活不能自理者。⑦年龄大于 35 岁的吸烟妇女,不宜长期使用避孕药,以免引起卵巢早衰。

（四）避孕药种类与用法

甾体激素避孕药包括口服避孕药、长效避孕针、缓释系统避孕药和避孕贴剂。常用药物种类见表 19-1。

表 19-1　常用甾体激素药种类

类别			名称	成分		剂型	给药途径
				雌激素含量（mg）	孕激素含量（mg）		
口服避孕药	短效片	单相片	复方炔诺酮片（避孕片 1 号）	炔雌醇 0.035	炔诺酮 0.6	薄膜片	口服
			复方甲地孕酮片（避孕片 2 号）	炔雌醇 0.035	甲地孕酮 1.0	片	口服
			复方左炔诺孕酮片	炔雌醇 0.03	左炔诺孕酮 0.15	片	口服
			复方去氧孕烯片（妈富隆）	炔雌醇 0.03	去氧孕烯 0.15	片	口服
			复方孕二烯酮片	炔雌醇 0.03	孕二烯酮 0.075	片	口服
			屈螺酮炔雌醇片	炔雌醇 0.03	屈螺酮 3.0	片	口服
		三相片	左炔诺孕酮三相片				
			第一相（1~6 片）	炔雌醇 0.03	左炔诺孕酮 0.05	片	口服
			第二相（7~11 片）	炔雌醇 0.04	左炔诺孕酮 0.075	片	口服
			第三相（12~21 片）	炔雌醇 0.03	左炔诺孕酮 0.125	片	口服
	长效片		复方炔雌醚片	炔雌醚 3.0	氯地孕酮 12.0	片	口服
			复方炔诺孕酮二号片（复甲 2 号）	炔雌醚 2.0	炔诺孕酮 10.0	片	口服
			三合一炔雌醚片	炔雌醚 2.0	氯地孕酮 6.0 炔诺孕酮 6.0	片	口服
	探亲避孕药		炔诺酮探亲避孕片		炔诺酮 5.0	片	口服
			甲地孕酮探亲避孕片 1 号		甲地孕酮 2.0	片	口服
			炔诺孕酮探亲避孕片		炔诺孕酮 3.0	片	口服
			双炔失碳酯片（53 号抗孕片）		双炔失碳酯 7.5	片	口服

续表

类别		名称	成分		剂型	给药途径
			雌激素含量（mg）	孕激素含量（mg）		
长效针	单方	庚炔诺酮注射液		庚炔诺酮200.0	针	肌内注射
		醋酸甲羟孕酮避孕针（迪波普拉维）		甲羟孕酮150.0	针	肌内注射
	复方	复方己酸孕酮	戊酸雌二醇2.0	己酸羟孕酮250.0	针（油剂）	肌内注射
		复方甲地孕酮避孕针	17β-雌二醇5.0	甲地孕酮25.0	针（混悬剂）	肌内注射
		复方甲羟孕酮注射针	环戊丙酸雌二醇5.0	醋酸甲羟孕酮25.0	针	肌内注射
缓释避孕药	皮下埋植剂	左炔诺孕酮硅胶囊Ⅰ型		左炔诺孕酮36×6		皮下埋植
		左炔诺孕酮硅胶囊Ⅱ型		左炔诺孕酮75×2		皮下埋植
	缓释阴道避孕环	甲硅环		甲地孕酮200.0或250.0		阴道放置
	微球或微囊避孕针	庚炔诺酮微球针		庚炔诺酮65.0或100.0	针	皮下注射
		左旋诺孕酮微球针剂		左旋炔诺孕酮50.0		皮下注射
		肟高诺酮微囊针剂		肟高诺酮50.0	针	皮下注射
避孕贴剂		Ortho Evra	炔雌醇0.75	17-去酰炔诺肟酯6.0	贴片	皮肤外贴

1. 短效口服避孕药 短效口服避孕药（oral contraceptive，OC）是以孕激素为主，雌激素为辅构成的复方避孕药。有片剂、膜剂、滴丸等。根据整个周期中雌、孕激素的剂量和比例变化分为单相片、双相片和三相片3种，我国仅有单相片和三相片。单相片在整个周期中雌、孕激素的剂量固定；三相片中的第一相（第1~6片）共6片，含低剂量的雌激素和孕激素，第二相（第7~11片）共5片，雌激素及孕激素剂量均增加，第三相（第12~21片）共10片，孕激素剂量再增加，雌激素减至第一相水平。两者比较，三相片配方合理，炔雌醇剂量与单相片基本相同，但左炔诺孕酮剂量减少30%~40%，突破性出血和闭经发生率明显低于单相片，出现恶心、呕吐等不良反应也少。

用法及注意事项：①单相片，自月经周期第5日起，每晚1片，连服22日不间断。若漏服必须于次晨补服。一般于停药后2~3日出现撤药性出血，类似月经来潮，于月经第5日，开始下一周期用药。若停药7日尚无阴道出血，于当晚或第2日开始第2周期服药。若服用两个周期仍无月经来潮，则应该停药，考虑更换避孕药的种类或就医诊治。②三相片，于月经周期第3日开始服药，每日1片，先服黄色6片，再服白色片5片，最后服棕色片10片，连服21日不间断。若停药7日尚无撤药性出血，于第2日开始服下一周期三相片。

2. 长效口服避孕药 主要由长效雌激素和人工合成的孕激素配伍制成，代表药有炔雌醚。胃肠吸收后，储存在脂肪组织内缓慢释放起长效避孕作用。首次服用，可在月经周期第5日、第10日各服一片，以后在每次月经来潮的第5日服一片，即可避孕一个月。因不良反应较多，目前较为少用，将被淘汰。

3. 长效避孕针剂 目前的长效避孕针有单纯孕激素类和雌孕激素复合制剂两种。肌内注射后药物储存于局部，缓慢释放后吸收维持长效作用。单纯孕激素类长效避孕针容易并发月经紊乱，因不含雌激素，适用于哺乳期妇女避孕，有效率可达98%以上。雌孕激素复合剂发生月经紊乱较少。

用法及注意事项：首月应于月经周期的第 5 日和第 12 日各肌内注射 1 支，第 2 个月起，在每次月经周期的第 10~12 日肌内注射 1 支，一般于注射后 12~16 日行经。每月肌内注射一次，避孕一个月。应用长效避孕针的前 3 个月内，可能出现月经周期紊乱或经量过多，可以应用雌激素或短效口服避孕药进行调整。

4. 探亲避孕药（速效避孕药）　包括非孕激素制剂、孕激素制剂和雌孕激素复合制剂，代表药有炔诺酮探亲避孕片等。探亲避孕药不受月经周期时间的限制，在任何一天开始服用均能发挥避孕作用，适用于夫妻分居两地，短期探亲者。

用法：如探亲时间在 14 日内者，可于探亲前 1 日服 1 片，当晚及以后每晚服 1 片。如探亲时间超过 14 日的，应在服完第 14 日药后改用短效避孕药至 22 日停药。探亲不满 10 日，须服完 10 粒。

5. 缓释系统避孕药　是避孕药（主要是孕激素）与具备缓释性能的高分子化合物制成的多种剂型，一次给药，避孕药在体内缓慢释放，以维持恒定的血药浓度，达到长效避孕效果。

（1）皮下埋植剂：内含左炔诺孕酮避孕药制成硅胶囊棒，月经周期第 7 日在上臂内侧做皮下扇形插入，埋植 24 小时后即可发挥避孕作用，因不含雌激素，可用于哺乳期妇女；能随时取出，使用方便，取出后恢复生育功能迅速。皮下埋植剂避孕时间为 5 年。

（2）缓释阴道避孕环：其原理同皮下埋植剂。月经干净后将缓释阴道避孕环放入阴道后穹或套在子宫颈上，有效期为 1 年，取放方便。

（3）微囊或微球缓释避孕针：采用具有生物降解作用的高分子聚合物与甾体激素避孕药混合或包裹制成微球或微囊，将其注入皮下，缓慢释放避孕药，一次注药，可避孕 3 个月。高分子聚合物能在体内降解吸收，无须取出。

6. 避孕贴剂　外用缓释避孕药，含人工合成的雌激素及孕激素储药区，粘贴于皮肤后，缓慢释放，通过皮肤吸收，发挥避孕作用。有资料表明，该法避孕率可高达 99%，用法：每周 1 片，连用 3 周，每月共用 3 片。

（五）副反应及处理

1. 类早孕反应　避孕药中所含的雌激素可刺激胃黏膜，出现类早孕的症状，如食欲缺乏、恶心、呕吐、困倦、头晕等。轻者无须处理，坚持服药数天后常自行缓解；较重者可服用维生素 B_6 20mg、维生素 C 100mg 及甲氧氯普胺 10mg，一日三次，连服一周，可缓解。反应严重、经对症治疗无效者，应考虑更换制剂或停用。

2. 不规则阴道流血　服药期间阴道流血又称突破性出血。多数发生在漏服避孕药后，少数未漏服避孕药也可能发生。轻者点滴状出血，不用处理；若出血量较多，每晚在服用避孕药的同时加服炔雌醇 1 片（0.005mg），与避孕药同时服至 22 日停药。流血似月经量或流血时间已近月经期，应停止服药，作为一次月经来潮。于出血第 5 日再开始服用下一周期的药物，或更换避孕药。

3. 月经过少或停经　月经过少者可以每天加服炔雌醇 0.005~0.01mg。绝大多数停经者，在停药后月经能恢复。若停药后月经仍不来潮，应在停药第 7 日开始服用下一周期避孕药，以免影响避孕效果。连续三个月停经，需停药观察。

4. 体重增加、色素沉着　体重增加是因为避孕药可促进体内合成代谢所致，也可由水钠潴留所致；少数妇女面部皮肤出现色素沉着，停药后多可自然减轻或消退，一般不需处理，若症状重者可改用其他避孕方法。

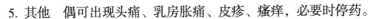

5. 其他　偶可出现头痛、乳房胀痛、皮疹、瘙痒，必要时停药。

（六）健康教育

1. 指导育龄妇女选择合适的避孕药。

2. 做好用药指导，使患者掌握用药方法，强调按时和周期性服药的重要性，告知睡前服药可减轻副反应。

3. 妥善保管避孕药　防止药物潮解和儿童误服。

4. 停用短效避孕药6个月或长效避孕药一年后方可妊娠。

5. 使用长效避孕针时要确保全量深部肌内注射，避免因剂量不足而影响效果；长效避孕药不能突然停药，须停药后再连用短效避孕药3个月过渡，以防月经紊乱。

6. 服药期间要定期检查乳房、肝肾功能、血脂、血糖等。

二 工具避孕

工具避孕是利用工具防止精子和卵子结合或改变宫腔内环境，而达到避孕的目的。目前常用的避孕工具有宫内节育器、阴茎套、女用避孕套等。

（一）宫内节育器

宫内节育器（intrauterine device，IUD）是一种安全有效、简便可逆的避孕工具，是我国育龄妇女的主要避孕措施。

1. 避孕原理　①改变子宫内膜：宫内节育器引起宫内发生无菌性炎症反应，改变宫腔内环境，阻碍受精卵着床；②前列腺素作用：节育器使子宫内膜产生前列腺素，前列腺素可使输卵管蠕动增加，受精卵提前进入宫腔，受精卵与内膜发育不同步；③宫内节育器使子宫内膜出现大量吞噬细胞，起到杀精毒胚作用。

2. 分类　宫内节育器种类繁多，目前，国内外有将近40种宫内节育器（图19-1）。主要分惰性和活性两大类：惰性节育器，属第一代节育器，由金属、硅胶、塑料、尼龙等制成，不含活性物质；活性节育器，属第二代节育器，内含有活性物质，如金属铜、孕激素、药物（吲哚美辛、抗纤溶药等）或磁性物质等，提高了避孕效果（避孕率可达99%。），减少了不良反应。

3. 适应证　凡生育年龄妇女，自愿要求放置而无禁忌证者。

4. 禁忌证　①生殖道急性炎症；②疑有流产不全者；③月经过多、过频或阴道不规则出血；④人流术出血过多，疑有吸宫不全者；⑤宫口过松，宫颈严重裂伤，宫颈重度糜烂，重度子宫脱垂；⑥宫腔深度>9cm或<5.5cm者；⑦生殖器肿瘤、畸形；⑧严重全身性疾病不能耐受手术者；⑨妊娠可疑者。

5. 放置时间　①月经干净后3~7日；②产后42日，子宫恢复正常；③剖宫产术后半年；④自然流产于行经后放置，药物流产于2次正常行经后；⑤人工流产术后宫腔深度<10cm；⑥哺乳期排除早期妊娠。

6. 放置方法　受术者排空膀胱后取膀胱截石位，0.5%聚维酮碘消毒外阴，铺无菌孔巾。双合诊检查确认子宫的位置、大小、形状和双附件情况，了解附件有无炎症及包块。放入阴道窥器暴露子宫颈，消毒子宫颈及阴道穹，以宫颈钳夹宫颈前唇向外牵拉，如子宫过度屈曲则尽量向外牵拉使宫体呈水平位，用子宫探针测宫腔深度。宫颈管较紧者可用宫颈扩张器顺号扩张宫颈至6号。用放环器将节育器推送入子宫底部，如有尾丝，应在距宫颈外口2cm处将尾丝剪断。观察无出血，取出宫颈钳和阴道窥器（图 19-2，图 19-3）。

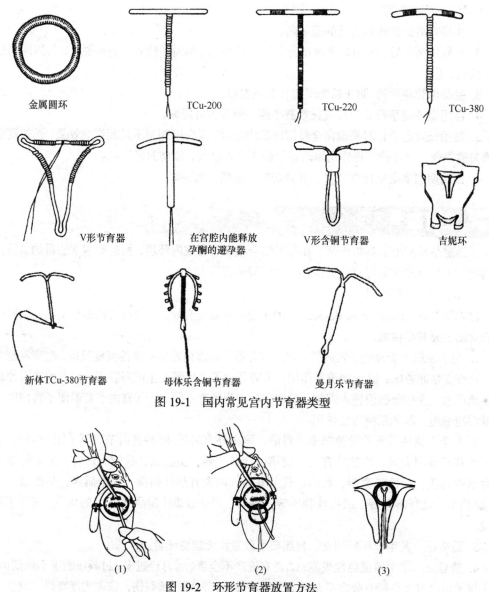

金属圆环　　　　TCu-200　　　　TCu-220　　　　TCu-380

V形节育器　　　在宫腔内能释放　　V形含铜节育器　　吉妮环
　　　　　　　　孕酮的避孕器

新体TCu-380节育器　　母体乐含铜节育器　　曼月乐节育器

图 19-1　国内常见宫内节育器类型

图 19-2　环形节育器放置方法
（1）探测宫腔；（2）将环放入宫腔；（3）退出放环叉

7. 常见不良反应及处理

（1）月经改变：表现月经量多或经期延长或不规则阴道流血，轻者无须处理，重者可给予止血等对症处理。

（2）腰酸及下腹坠胀：多因节育器与宫腔大小、形态不符引起子宫收缩所致，轻者不需处理，重者可休息或按医嘱用药。

（3）白带增多：多因节育器刺激子宫内膜所致，可考虑行坐浴或中医治疗。

8. 常见并发症及处理

（1）子宫穿孔：多因操作不当或动作过于粗暴所致。发现后应立即停止手术，住院观察，小的穿孔给予宫缩剂及抗生素，大的穿孔及怀疑有脏器损伤者应及时剖腹探查，同时修补子宫。

（2）节育器异位：可能的原因有手术操作不当发生子宫穿孔时，将宫内节育器放到宫腔外；节育器过大、过硬或子宫收缩导致节育器逐渐移位至宫腔外。行B超检查确诊后应经腹或在腹腔镜下将节育器取出。

（3）节育器嵌顿：指节育器部分嵌入子宫肌壁，多因节育器与子宫大小不相符，节育器过大或放置时间过长所致。临床上无明显症状，多因避孕失败或取出节育器困难而发现，应在B超、X线直视下或在宫腔镜下取出。

（4）节育器脱落：可能的原因有节育器过小或与子宫形状不符；子宫颈内口松弛或经量过多；子宫内节育器放置不到位，未达子宫底。常发生在月经期，与经血一起排出，不易察觉，终因避孕失败而发现。宫内节育器脱落容易发生在放置宫内节育器后一年，尤其是最初3个月，术后随访有利于早期发现。

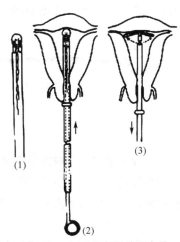

图 19-3　T 形节育器放置方法
（1）二横臂下褶插入套管；（2）放置入宫腔；
（3）固定套芯，后退套管，横臂向外展开

（5）带器妊娠：多见于宫内节育器下移、脱落、异位等。一经确诊，行人工流产术的同时取出宫内节育器。

（6）感染：放置宫内节育器时未严格执行无菌操作、节育器尾丝过长或生殖道本身存在感染灶等，均可导致上行感染，引起宫腔炎症。感染者给予抗感染治疗，治疗无效者考虑取出宫内节育器。

9. 护理要点

（1）术前向受术者介绍宫内节育器放置术的目的、过程及避孕原理，使其配合手术。

（2）术中协助患者取膀胱截石位，完成外阴、阴道消毒工作；协助医生根据宫腔深度选择合适大小的节育器；术中注意观察患者的一般情况，发现异常及时报告医生并协助医生进行处理。

10. 健康教育

（1）术后保持外阴清洁，有阴道流血量多、时间长、严重腹痛的及时就诊。

（2）放置后休息3日，取出后休息1日，一周内避免重体力劳动。2周内禁止性交及盆浴，3个月内行经和排便时注意有无节育器脱落。

（3）惰性宫内节育器放置15～20年，活性宫内节育器放置5～8年，到期应取出。放置术后3、6、12个月各复查一次，以后每年随访一次，随访在月经干净后进行。

（4）术后可能有少量阴道流血及下腹不适，嘱患者若出现发热、下腹痛及阴道流血量多时，应随时就诊。

11. 宫内节育器取出术

（1）适应证：计划再生育者；放置期限已满；带器妊娠；绝经1年；副反应经治疗无效或出现并发症；改用其他避孕措施或绝育者。

（2）取出时间：月经干净后3～7日为宜；带器妊娠者，行人工流产同时取出；带器异位妊娠术前行诊刮时，或在术后出院前取出宫内节育器；子宫不规则出血者，随时可取出，取宫内节育器同时需行诊刮，刮出组织送病理检查，排除子宫内膜病变。

（3）取器方法：取出前可通过查看有无尾丝、B超或X线检查等，确定宫内节育器的位置和类型。无尾丝者，需在手术室进行，用取环钩钩住节育器的下缘缓慢拉出，有尾丝者用血管钳夹住尾丝后轻轻牵出（图 19-4）。

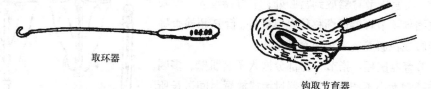

取环器

钩取节育器

图 19-4　取出宫内节育器

（4）注意事项：①取器前应做 B 超查或 X 线检查，确定节育器是否在宫腔内，同时了解宫内节育器的类型；②使用取环钩取宫内节育器时，应十分小心，不能盲目钩取，更应避免向宫壁钩取，以免损伤子宫壁；③取出宫内节育器后应落实其他避孕措施。

（二）避孕套

避孕套（condom）分男用与女用两种，目的是阻止精子进入子宫，这种屏障避孕法亦能预防性传播疾病和获得性免疫缺陷综合征（AIDS）。

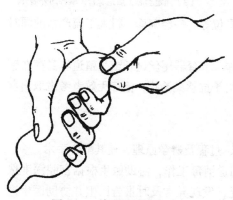

图 19-5　检查避孕套方法

1. 男用避孕套　亦称阴茎套，目前应用比较广泛，是一种简便、经济的传统避孕工具。阴茎套为一次性使用的优质乳胶制品，呈筒状，直径分别为 35mm、33mm、31mm，其顶端为储精囊，呈小囊状。

使用方法：使用前用吹气方法检查阴茎套有无破损，将前端小囊捏紧，将阴茎套沿阴茎向根部套紧（图 19-5）。射精后，在阴茎未全软前捏住套口，连同阴茎一起抽出，以防精液外流或阴茎套滑脱在阴道内。避孕成功率在 95% 以上，如房事后发现阴茎套有破损，应立即采取紧急避孕措施。

2. 女用避孕套（female condom）又称为阴道套。既能避孕，又能防止性传播疾病。目前我国尚无供应。

三　其他避孕方法

其他避孕方法包括紧急避孕、外用避孕与安全期避孕法等。

（一）紧急避孕

紧急避孕或称房事后避孕，是指在无保护性生活或避孕失败后 3 天内，妇女为防止非意愿妊娠而采取的避孕方法。紧急避孕虽可减少不必要的人工流产率，但该方法只能一次性起保护作用，一个月经周期也只能用一次。

1. 适应证

（1）避孕失败者：包括阴茎套破裂或滑脱；宫内节育器脱落或移位；漏服避孕药；宫内节育器脱落；错误计算安全期等。

（2）性生活未采取任何避孕措施者。

（3）遭到性强暴者。

2. 禁忌证　已确定为妊娠的妇女。

3. 方法　有宫内节育器和服用紧急避孕药两类方法。

（1）宫内节育器：常用带铜宫内节育器，特别适合希望长期避孕，并无放置宫内节育器禁忌证的妇女。在无保护性生活后5日（120小时）内放置，带铜宫内节育器避孕有效率达95%以上。

（2）紧急避孕药：在无保护性交后3日（72小时）内服用紧急避孕药，分类如下所述。

1）激素类：如左炔诺孕酮片，无保护性生活72小时内服1片，12小时后再服一片。

2）非激素类：如米非司酮，为抗孕激素制剂，在无保护性生活后120小时内服用，单次口服25mg即可。

（二）安全期避孕

多数育龄妇女具有正常的月经周期，为28～30日，排卵一般在下次月经前14日，成熟卵子排出后一般可存活1～2日，精子在女性生殖道内一般可存活2～3日，因此，排卵前后的4～5日内视为易受孕期，其余时间不易受孕，视为安全期。安全期避孕是指通过避开易受孕期性生活，不采用药物和工具而达到避孕的目的。适用于月经规律的育龄妇女。但排卵易受外界环境和情绪等因素的影响，安全期避孕失败率高达20%。

（三）体外排精法

性交时男性将精液排出体外，精子不进入阴道，从而达到避孕的目的。有研究表明，男性在射精之前的分泌物内尚存少许精子，可使妇女受孕，导致避孕失败，加之体外排精影响夫妇双方的性生活质量，因此，本法不作为避孕的首选。

（四）免疫避孕法

免疫避孕法主要分为抗生育疫苗和导向药物避孕，是具有发展前景的避孕方法，尚处于研究阶段。

第二节 女性绝育方法及护理

绝育（sterilization）是指通过手术或药物，达到永不生育的目的，包括女性绝育和男性绝育，目前女性绝育方法主要是输卵管绝育。输卵管绝育术（tubal sterilization）是一种安全、永久性节育措施，通过手术将输卵管结扎或用药物使输卵管粘连堵塞，阻止精子和卵子相遇而达到永久不孕的目的。目前常用的方法为经腹输卵管结扎术、经腹腔镜输卵管绝育术。药物黏堵因输卵管吻合复通困难，输卵管再通率低，现已较少应用。

一 经腹输卵管结扎术

经腹输卵管结扎术是国内应用最广的节育方法，具有切口小、组织损伤小、操作简单、安全、方便等优点。

（一）适应证

1. 自愿接受绝育而无禁忌证者。

2. 患严重疾病，不宜生育者。

3. 有严重的遗传性疾病不宜生育者。

（二）禁忌证

1. 生殖道炎症，腹部皮肤感染者。

2. 全身情况差，不能耐受手术者，如心力衰竭、严重贫血等。

3. 各种疾病的急性期。

4. 术前 24 小时内，两次测量体温大于 37.5℃者。

5. 严重的神经官能症。

（三）手术时间

1. 非孕妇女月经干净后 3～7 日内。

2. 足月顺产者产后 24 小时内可行绝育术；剖宫产同时可行绝育术；难产或疑有产时感染者，需抗生素治疗 3～5 日后，无异常情况可施行手术。

3. 人工流产、中期妊娠引产或取环术后可立即施行手术；自然流产待一个月转经后再行绝育手术。

4. 哺乳期或闭经者绝育须先排除妊娠。

（四）麻醉

以局部浸润麻醉为主，也可采用硬膜外麻醉。

（五）操作方法与步骤

1. 受术者排空膀胱，仰卧位，留置导尿管。

2. 常规消毒、铺巾。

3. 切口　取下腹正中耻骨联合上两横指（3～4cm）行 2cm 长纵切口，产后结扎者，取宫底下 2～3 cm 处行纵切口。

4. 提取输卵管　是手术的主要环节。术者左手示指经切口伸入腹腔，沿宫底后方滑向一侧宫角处，摸到输卵管后，右手持卵圆钳将输卵管夹住，轻提至切口外，此为卵圆钳取管法。亦可用指板法或吊钩法提取输卵管。只有见到输卵管伞端后才证实为输卵管，术中须同时检查卵巢有无异常。

5. 结扎输卵管　抽芯近端包埋法是目前我国常用的方法。用两把组织钳将输卵管峡部提起，两钳距离为 2～3cm。选择峡部背侧注射 0.5%利多卡因或 0.9%氯化钠 1ml，使浆膜层膨胀，平行输卵管再将该部浆膜切开，游离出输卵管后，用两把蚊式钳夹住两端，中间切除 1～1.5cm，用 4 号丝线分别结扎两断端，远端同时结扎浆膜层，用 0 号丝线缝合输卵管系膜，将输卵管近端包埋缝合于输卵管浆膜内。

以同样方法结扎对侧输卵管。

6. 手术结束　检查腹腔内、腹壁各层有无出血、血肿及组织损伤，清点纱布和器械无误后，按层缝合腹壁关腹，无菌纱布覆盖伤口后送受术者回病房休息。

（六）并发症及处理

1. 出血或血肿　以腹壁血肿与输卵管系膜血肿常见。多因过度牵拉、钳夹而损伤输卵管或其系膜，也可因结扎线松弛造成。因此，手术操作时动作轻柔，避免损伤血管，关腹前仔细检查有无出血。一旦发生出血或血肿，要根据具体情况采取相应措施。

2. 脏器损伤　多因解剖关系不清或操作粗暴所致。主要是膀胱或肠管损伤，发现后及时修补。

3. 感染　可发生腹部伤口感染、盆腔或腹腔感染，甚至全身感染。其中，以腹部伤口感染为多见。感染原因可能为体内原有感染灶未很好控制的内源性感染，也可能为操作无菌观念不强、手术器械及敷料消毒不严格导致的外源性感染。感染早期可先行局部处理，形成脓肿者应及时拆线换药，全身应用抗生素控制。

4. 绝育失败 绝育术后再孕的情况偶有发生。主要是由于绝育方法本身的缺陷、手术操作的误差引起。一旦发生，根据本次妊娠的具体情况及妇女有无生育要求，采取相应的处理方法。

（七）护理要点

1. 术前准备

（1）详细询问病史，通过全身体格检查、妇科检查及相关的辅助检查等全面评估受术者，了解有无禁忌证。

（2）关心体贴患者，解答受术者的各种疑问，解除其顾虑及担忧。

（3）按腹部手术要求准备皮肤。

（4）术前半小时用镇静剂。

（5）协助患者排空膀胱。

2. 术中护理

（1）协助患者摆好手术要求的体位。

（2）术中严密观察患者的生命体征，及时发现异常报告医生，并协助处理。

（3）陪伴受术者，给予心理支持，配合术者完成手术全过程。

3. 术后护理

（1）除全身麻醉和硬膜外麻醉外，术后不需禁食。

（2）术后密切观察生命体征、腹痛及腹部切口情况，了解有无内出血、脏器损伤等征象。

（3）鼓励患者及早排尿，鼓励早期下床活动，防止腹腔粘连。

（4）保持手术部位清洁，防止感染。

（5）术后休息 3～4 周，禁止性生活 1 个月。

（八）健康教育

术后 1 个月复查，有发热、腹痛者及时就诊。一个月后可结合妇科普查进行随访。随访内容包括手术效果，一般症状，月经情况（周期、经量、痛经）、手术切口及盆腔检查，其他有关器官的检查。绝育术有再通的可能，生育期年龄段的手术者若术后出现停经，应立即就诊，排除再孕，包括异位妊娠的可能。

二 经腹腔镜输卵管绝育术

经腹腔镜输卵管绝育术包括热损坏输卵管绝育术、内套圈结扎输卵管术、输卵管夹绝育术和输卵管硅胶圈绝育术。经腹腔镜输卵管绝育术方法简单、安全，创伤小，术后恢复快，目前已逐渐推广。

（一）适应证

适应证同经腹输卵管绝育术。

（二）禁忌证

1. 腹腔粘连、心肺功能不全、膈疝等。

2. 其他同经腹输卵管绝育术。

（三）麻醉

局部浸润麻醉、硬膜外麻醉或静脉全身麻醉。

（四）操作方法

受术者排空膀胱，平卧位，常规消毒、铺巾，于脐孔下缘行 1～1.5cm 横弧形切口，插入气腹针入腹腔，充气 2～3L，然后换置腹腔镜。在腹腔镜直视下用弹簧夹钳夹或硅胶环套于输卵管峡部使其通道中断，亦可采用双极电凝烧灼输卵管峡部达到绝育目的。

（五）护理要点

护理要点同经腹输卵管绝育术。

第三节　终止妊娠的方法及护理

人工终止妊娠的方法包括药物流产、手术流产、依沙吖啶（利凡诺）引产和水囊引产等。人工终止妊娠是避孕失败的补救措施，不能作为常规节育方式。

一　药物流产及护理

药物流产（drug abortion）也称为药物抗早期妊娠，是应用药物终止早期妊娠的方法，具有简便、无创伤等优点。目前临床上常用药物为米非司酮与米索前列醇配伍。米非司酮是黄体酮受体的拮抗剂，与黄体酮的化学结构相似，对子宫内膜孕激素受体的亲和力比黄体酮高 5 倍，能和黄体酮竞争结合蜕膜的孕激素受体，从而阻断黄体酮活性而终止妊娠。米索前列醇是前列腺素衍生物，具有兴奋子宫肌、扩张和软化宫颈的作用，两者结合流产的成功率达 95%。如出现流产不全、出血过多或时间过长情况，需要行清宫术。

（一）适应证

1. 年龄＜40岁，妊娠在 49 日以内，本人自愿的健康妇女。

2. B 超确诊为宫内妊娠。

3. 多次人工流产史，对手术流产有恐惧和顾虑心理的妇女。

4. 手术流产的高危对象，如瘢痕子宫、子宫畸形、多次手术流产等。

（二）禁忌证

1. 有使用米非司酮的禁忌证，如肾疾患、内分泌疾病、血液病、血管栓塞、过敏性体质等。

2. 有使用前列腺素禁忌证，如心血管疾病、青光眼、哮喘、癫痫、结肠炎等。

3. 其他　带器妊娠、异位妊娠、妊娠剧吐及长期服用抗前列腺素药、抗结核、抗癫痫、抗抑郁等药物者。

（三）用药方法

米非司酮 25mg（1 片），每日 2 次，空腹，连服 3 日，第 4 日早晨空腹服米索前列醇 0.6mg（3 片），一次顿服。

（四）副反应及处理

1. 服药后可出现恶心、呕吐、腹泻、头晕、乏力、四肢发麻，多自行好转，不需处理。

2. 出血时间过长或阴道流血过多，必要时刮宫，抗生素预防感染。

（五）护理要点

1. 服药前需确诊为宫内妊娠。

2. 向孕妇讲解药物流产的原理、用药方法、用药效果和可能的不良反应，自愿选用后，应填写记录表，确定服药日期，随访日期，告知注意事项。

3. 遵医嘱按时按量给孕妇用药，服用米索前列醇者一般于服药后 2~4 小时排出胚胎，嘱孕妇出现阴道流血后应用便盆留取排出组织，并送给医护人员检查。

4. 配合医生观察孕妇阴道流血情况，认真检查排出的绒毛情况，以判断是否存在不全流产。若出现持续阴道流血，量较多，或排出的绒毛与妊娠天数不符，应考虑不全流产的可能，必要时行 B 超检查。一旦确诊应积极协助医生完成清宫术。

（六）健康教育

1. 加强休息和营养，保持外阴清洁卫生，1 个月内禁止性生活和盆浴。

2. 嘱服药者观察阴道流血情况，如果出现阴道流血持续性不干净，或出血量减少后又增加，或阴道分泌物有异味、腹痛等情况时均应及时就诊。

3. 指导孕妇选择正确的避孕方法或绝育方法，防止意外妊娠。

4. 再次妊娠应安排在月经复潮后 6 个月以后。

二 人工流产术及护理

人工流产术（artificial abortion operation）是指妊娠 14 周以内，采用人工方法终止妊娠的手术，是避孕失败的补救方法。包括负压吸引术（妊娠 10 周内）和钳刮术（妊娠 11~14 周）两种。

（一）负压吸引术

1. 适应证

（1）因避孕失败要求终止妊娠无禁忌证者。

（2）妊娠 10 周内，要求终止妊娠者。

（3）患各种疾病不宜继续妊娠者。

2. 禁忌证

（1）急性生殖器官炎症，如阴道炎、急性宫颈炎和盆腔炎等。

（2）术前间隔 4 小时测体温，2 次体温≥37.5℃。

（3）各种疾病的急性期。

（4）全身情况不良，不能耐受手术者。

3. 术前准备

（1）术前进行护理评估，询问孕妇年龄、月经史、婚育史及本次妊娠的经过，协助医生做好相关体格检查和辅助检查，了解有无手术的禁忌证。

（2）术前做好患者的心理护理工作，向孕妇解释手术的过程，取得其配合。

（3）术前监测生命体征，嘱孕妇排空膀胱。

（4）准备好负压瓶或人工流产负压吸引器，按孕周及宫腔大小给予负压，一般控制在 400~500mmHg。

4. 手术步骤

（1）体位：患者取膀胱截石位。

（2）消毒：常规消毒外阴、阴道，铺无菌洞巾。行双合诊复查子宫位置、大小及附件情况。

（3）探测宫腔：放置阴道窥器扩张阴道后，消毒子宫颈及宫颈管，宫颈钳轻夹宫颈前唇，用子宫探针顺子宫屈度逐渐进入宫腔，探测宫腔深度。

（4）扩张子宫颈：用宫颈扩张器逐号扩张宫颈内口至比所用吸管大 0.5~1 号。

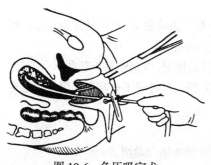

图 19-6　负压吸宫术

（5）吸管负压吸引：根据妊娠天数及宫颈口大小选择合适吸管，吸引器压力调至 400～600mmHg。依子宫方向将吸管徐徐送入宫腔，达子宫底后退出少许。启动负压装置，感觉有负压后将吸管按顺时针方向吸引子宫腔 1～2 周，待感到子宫缩小、吸管被包紧、子宫壁有粗糙感、吸管头部移动受阻时，表示妊娠产物已被吸尽，此时可捏紧橡皮管阻断负压后缓慢取出吸管。再用小号刮匙轻刮子宫腔一周，特别注意子宫底及两侧子宫角，确认吸净，取下宫颈钳，用棉球擦拭子宫颈及阴道血迹，观察无异常后取出阴道窥器，结束手术（图 19-6）。

（6）检查吸出物：用纱布过滤全部吸出物，仔细检查有无绒毛、胚胎组织或水疱状物，所吸出量是否与孕周相符，若肉眼检查未发现绒毛组织或见到水疱状物，应将吸出物送病理检查。

5. 注意事项

（1）吸宫前应正确判断子宫大小及方向，吸宫动作应轻柔，减少损伤。

（2）正确使用宫颈扩张器：使用前涂抹润滑剂，操作时以执笔式方式拿稳宫颈扩张器，以腕部的力量均匀用力，使用型号由小号到大号，每次扩宫之间隔半号，不得跳号。

（3）操作过程严格无菌技术操作。

（4）认真检查吸出的组织物与孕周是否相符，若有异常应积极进行处理。

（5）术后患者应留观 2 小时，并酌情给予宫缩剂及抗感染治疗。

（二）钳刮术

钳刮术是在充分扩张子宫颈后，用卵圆钳夹取胎儿及胎盘组织，再行吸宫或刮宫的手术。因其并发症较多，应尽量避免大月份的钳刮术。

1. 适应证

（1）妊娠在 10～14 周内，要求终止妊娠而无禁忌证者。

（2）因病不宜继续妊娠者。

2. 禁忌证　同负压吸宫术。因临床上钳刮术前常规使用机械或药物使宫颈松软，故反复阴道流血者不宜使用本法。

3. 手术步骤

（1）基本同负压吸引术。术中子宫颈口扩张程度应超过吸宫术，孕龄 12 周子宫颈应扩至 10～12 号。

（2）用齿钳进入宫腔穿破羊膜放出羊水，以卵圆钳沿子宫后壁滑入达子宫底，后退 1～2cm，在前、后壁或侧壁寻找胎盘附着部位，夹住胎盘使其逐渐剥离，以便胎盘能完整或大块钳出。取胎体时应保持胎儿纵位为宜，避免胎儿骨骼伤及宫壁（图 19-7）。如妊娠月份较大，可先取胎体，后取胎盘。

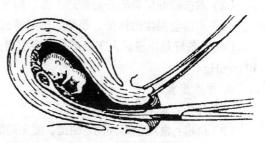

图 19-7　人工流产钳刮术

（3）胎儿取出后，用中号钝刮匙顺宫壁四周轻轻刮净残留组织，测量宫腔大小，观察有无活动出血和宫缩情况。

（4）检查取出的胎块，核对是否完整，结束手术。

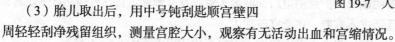

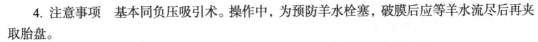

4. 注意事项　基本同负压吸引术。操作中，为预防羊水栓塞，破膜后应等羊水流尽后再夹取胎盘。

（三）并发症及防治

1. 人工流产综合反应　也称人工流产综合征，是指在术中或手术即将结束时，部分受术者出现胸闷、心动过缓、血压下降、面色苍白、大汗淋漓，甚至晕厥和抽搐等。发生原因与受术者精神紧张、不能耐受子宫颈过度扩张、牵拉和过高的负压有关，还与子宫体和子宫颈受机械性刺激引起迷走神经兴奋、冠状动脉痉挛、心脏传导功能障碍等有关。因此，术前需做好受术者的心理护理，帮助其缓解紧张焦虑的情绪；扩张子宫颈时，切记用力过猛，要从小号宫颈扩张器开始逐渐加大号数；吸宫时，注意负压适度，进出子宫颈时关闭负压，吸净宫腔后不应反复吸刮宫壁；一旦出现心率减慢，静脉注射阿托品 0.5~1mg，即可迅速缓解症状。

2. 吸宫不全　指术后仍有部分胚胎组织残留在宫腔内。表现为术后阴道不规则出血时间超过 10 日、量较多。检查发现子宫颈口松，有活动性出血，甚至有胎盘组织物堵塞于子宫颈口，子宫复旧不良，质软。确诊后应立即清宫，术后予以抗炎及缩宫治疗。

3. 子宫穿孔　多因术者技术不熟练、瘢痕子宫、子宫过度屈曲、哺乳期子宫所致。表现为腹痛、术中出血增多，甚至休克。术者可感到落空感，子宫底变深及负压消失。发生后应立即停止手术，住院观察，必要时行剖腹探查术，在直视下清理腹腔，修补损伤的脏器。

4. 漏吸　已确诊为宫内妊娠，但操作时未吸出绒毛和胚胎，称为漏吸。主要因子宫畸形、子宫过度前倾或后倾、孕卵着床部位异常及操作不熟练所致。一旦发现漏吸，应再次行负压吸宫术，术后检查有无绒毛吸出是及时发现漏吸的关键。

5. 感染　主要原因为手术中无菌观念不强、术前生殖道炎症未发现或未治疗、术后不注意保持外阴清洁卫生。其身体状况及处理同盆腔炎。

6. 其他　出血、羊水栓塞、宫腔粘连、月经失调、不孕等。

（四）护理要点

1. 术前评估孕妇的月经史、婚育史，询问有无全身性疾病，了解有无手术禁忌证。术前做好解释工作及心理护理工作，缓解孕妇对手术的恐惧感。术前协助医生做好相关的检查工作，如血常规、血型、肝肾功能等检查，并准备好手术环境和手术器械。

2. 术中嘱孕妇排空膀胱，协助孕妇摆好膀胱截石位，做好外阴及阴道消毒准备。手术过程中配合医生进行手术，密切观察孕妇的生命体征及一般情况，如有异常情况及时报告医生，并协助医生进行紧急处理。

3. 术后留观 2 小时，注意观察生命体征、阴道流血、腹痛等情况，若术中出血量较多，手术时间较长，应延长留观时间。配合术者整理、清洁和消毒手术用物，及时将需要行病理检查的标本送检。

（五）健康教育

1. 术后休假两周，一个月后复查。

2. 1 个月内禁止性生活及盆浴，保持外阴清洁。

3. 腹痛、术后阴道出血超过 10 日者，应及时就诊。

4. 指导患者采用正确的避孕措施，需再孕者，下一次妊娠宜安排在月经复潮 6 个月后。

三 中期引产术及护理

妊娠中期终止妊娠的方法有药物和手术等方法。药物引产有依沙吖啶、前列腺素、天花粉、缩宫素和黄芫花等；手术引产有水囊引产、插管钳刮和剖宫取胎等。

（一）依沙吖啶引产

依沙吖啶（利凡诺）有兴奋子宫，引起宫缩的作用，其有效剂量安全范围大，引产成功率可达 98%，感染率低，是目前国内常用的引产方法。注药后 12～24 小时出现宫缩，约 48 小时胎儿胎盘娩出，过程似足月分娩。

1. 适应证

（1）妊娠 14～27 周，要求终止妊娠无禁忌证者。一般 14～16 周者采用子宫腔内羊膜腔外给药法，妊娠 16～27 周者采用经腹羊膜腔内注射给药法。

（2）不宜继续妊娠者：由于某种疾病不宜继续妊娠者；胎儿发育异常或有严重遗传性疾病者。

2. 禁忌证

（1）严重全身性疾病。

（2）各种急性感染性疾病、慢性疾病急性发作及生殖器官急性炎症。

（3）瘢痕子宫或宫颈陈旧性裂伤者。

（4）术前 24 小时内两次体温≥37.5℃。

（5）前置胎盘或局部皮肤感染者。

3. 术前准备

（1）术前了解孕妇的一般情况，如年龄、月经史、婚姻史，本次妊娠过程的基本情况。常规产科检查，了解胎儿的情况、胎位及骨盆的情况，进行其他常规辅助检查，如 B 超、妊娠试验、血常规及凝血功能检查等。

（2）做好解释工作，进行心理护理，取得孕妇配合，并签订手术同意书。

（3）术前 3 天禁止性生活，并保持外阴清洁卫生。行依沙吖啶宫腔内羊膜腔外用药法者还应行阴道灌洗或擦洗，每日 1～2 次，共 3 日。

4. 操作方法

（1）经腹羊膜腔内注入法

1）嘱孕妇排空膀胱后仰卧于床上，双腿伸直并拢，暴露腹部。

2）选取穿刺点：取宫底下 2～3 横指，中线旁开 2～3cm，囊性感明显部位处为穿刺点。有条件者可在 B 超引导下进行穿刺。

3）消毒铺巾：以穿刺点为中心，常规消毒铺无菌巾。

4）穿刺、注药：取 20～22 号腰穿针，左手绷直皮肤，右手将腰穿针刺入羊膜腔后，拔出针芯，见羊水溢出后，接注射器注入依沙吖啶 50～100mg。注药前后均应回抽羊水，确认穿刺针在羊膜腔内。注药结束后拔出穿刺针，纱布压迫数分钟后胶布固定（图 19-8）。

5）送孕妇回病房休息，注意观察孕妇有无腹痛、阴道流血等产兆。注药后一般在 24～48 小时出现产兆。

（2）经阴道宫腔内羊膜腔外注入法

1）孕妇排空膀胱后取截石位，常规消毒铺巾。

2）插管：以阴道窥器暴露子宫颈，用宫颈钳钳夹宫颈前唇，向外牵拉固定，将无菌导尿管送入宫腔侧壁内宫壁与胎膜之间。插管深度应达宫腔深度的 2/3，一般长 20～30cm。插管时应根据 B 超检查所显示的胎盘位置，选择避开胎盘的方向进行插管。若遇出血，应改变插入方向。

3）注药、结扎导尿管：将 0.1% 的依沙吖啶 100ml，或 0.2% 的依沙吖啶 50ml 注入宫腔，折叠并用粗丝线结扎外露的导尿管，放于阴道穹，填塞纱布（图 19-9）。

4）取管：24 小时后取出阴道纱布及导尿管。

5. 接产处理　引产成功者，娩出胎儿及其附属物的过程顺利，出血量不多。孕妇出现规律宫缩后，按正常分娩常规进行接产处理。

6. 并发症

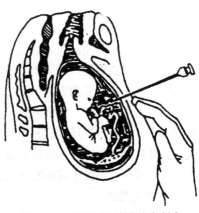

图 19-8　中期妊娠羊膜腔穿刺术

（1）全身反应：注药后 24～48 小时内，少数受术者可出现体温升高，一般在短时间内恢复，不能恢复或持续升高则考虑感染，应及时进行抗感染治疗。

（2）胎盘胎膜残留：表现为产后出血量多，检查胎盘胎膜不完整。一旦确诊，应立即行清宫术。

（3）产后出血：约 80% 的受术者出血量一般不超过 100ml，大量出血时应按产后出血进行处理。

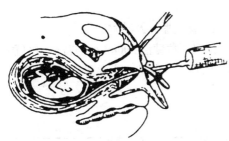

图 19-9　宫腔内羊膜腔外给药法

（4）感染：发生率低。出现后应按常规处理。预防措施：在操作中加强无菌观念；严格操作规程；实施依沙吖啶子宫腔内羊膜腔外给药法，放置导尿管时不得接触阴道壁，放置时不要刺破胎膜。

（二）水囊引产

水囊引产术是将水囊置于子宫壁与胎膜之间，向囊内注入适量的生理盐水，利用其机械刺激，引起子宫收缩，促使胎儿及其附属物排出的一种引产方法。

1. 适应证　基本同依沙吖啶引产。对患有肝、肾疾病，能胜任手术者也可用本法。

2. 禁忌证

（1）生殖器官炎症，如阴道炎、盆腔炎、重度宫颈糜烂等。

（2）各种疾病的急性期、严重心脏病、血液病等。

（3）瘢痕子宫或子宫发育不良者。

（4）反复阴道流血者。

3. 术前准备

（1）术前常规准备同依沙吖啶引产。

（2）术前 3 日开始行阴道灌洗或擦洗，每日 1～2 次，并注意保持外阴的清洁卫生，禁止性生活。

（3）制备水囊：大号阴茎套 2 只套叠，插入 16 号橡皮导尿管 1 根，导尿管顶端接近阴茎套小囊，排出阴茎套内的气体，用粗丝线扎紧阴茎套口，注意扎的松紧度要合适，过紧可使导管腔阻断，过松可使液体外漏。做好后高压灭菌备用。也可选用市售特制水囊。

（4）妊娠月份大，宫颈发育不良和颈管狭长等情况时，术前给米非司酮 25mg，每日 2 次，共3日。

4. 操作方法

（1）嘱孕妇排空膀胱后取截石位，常规消毒铺巾。

（2）用阴道窥器扩开阴道，暴露子宫颈后消毒阴道和子宫颈。在阴道穹后部及阴道后壁放置无菌纱布，以避免水囊碰到阴道壁。

（3）用宫颈钳钳夹宫颈前唇，用宫颈扩张器依顺序扩张宫颈口至8～10号，将准备好的水囊送入子宫腔内，使其置于子宫壁与胎囊间，向囊内注入无菌生理盐水300～500ml，并加入少量亚甲蓝以利于识别羊水或注入液。折叠并结扎外露的导尿管，置于阴道穹。

（4）术毕，测量子宫底高度后，观察有无胎盘早剥及内出血征象。

5. 术后处理

（1）注意观察宫缩、阴道流血等临产征兆，可鼓励孕妇下床在室内自由活动，以利于子宫颈扩张。

（2）水囊放置后24小时取出，以防宫腔内感染。先将导尿管末端结线松开，放出水囊内液体，再轻轻向外牵引即可取出。

（3）取出水囊前或同时，给予宫缩剂以维持有效宫缩，促进胎儿及其附属物排出。方法：先给予5%葡萄糖液500ml加缩宫素10U静滴，然后再用5%葡萄糖液500ml加缩宫素20U静滴，最后用5%葡萄糖液500ml加缩宫素30U静滴。静滴时应专人监护，注意调节滴速，重点观察宫缩情况。

（4）引产成功者按正常分娩过程进行接产处理。

小结

　　计划生育是我国的一项基本国策。本章主要介绍药物避孕和宫内节育器避孕、经腹输卵管结扎术等绝育措施及避孕失败补救措施（药物流产、人工流产、引产术）妇女的护理。重点内容是各种节育措施及避孕失败补救措施的适应证、禁忌证，药物的正确使用方法及注意事项。

　　护士必须熟练掌握有关计划生育的知识，才能有针对性地开展计划生育的宣教工作，协助医生做好术前准备、术中配合及术后护理等，以确保计划生育质量，保障广大妇女的身心健康。

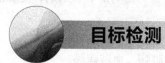

目标检测

一、选择题

A1型题

1. 关于宫内节育器的放置，下列描述**错误**的是（　　）

A. 术中随时观察受术者的情况

B. 嘱术者术后如有出血多、腹痛、发热等情况随时就诊

C. 术后休息3日

D. 1周内禁止性生活

E. 术后于3、6、12个月各复查1次，以后每年复查1次

2. 人工流产负压吸引术适用于妊娠（　　）

A. 10周内　　　　B. 12周内

C. 13周内　　　　D. 14周内

E. 24周内

3. 避孕药物的副作用**不包括**（　　）

A. 类早孕反应　　B. 痛经

C. 月经量减少　　D. 服药期出血

E. 体重增加

4. 下列属于口服避孕药禁忌证的是（　　）

C. 乳房肿块　　　D. 子宫脱垂

E. 输卵管积水

C. 血栓性疾病

D. 月经量过多

E. 血液病

5. 下列不属于宫内节育器避孕原理的是
（　　）

A. 影响精子获能

B. 影响精子与卵子的运行

C. 影响受精卵的运行

D. 抑制卵泡的正常发育和排卵

E. 影响受精卵的着床

6. 下列不属于宫内节育器并发症的是（　　）

A. 感染　　　　　B. 节育器异位

C. 节育器脱落　　D. 带器妊娠

E. 月经失调

7. 避孕失败后最常用的补救措施是（　　）

A. 服用避孕药　　B. 放置宫内节育器

C. 人工流产术　　D. 引产

E. 绝育术

A2 型题

8. 女，28 岁，已婚，G_4P_1，3 年前足月顺产
一健康男婴，人工流产 3 次，末次人工流
产为半年前，平时月经正常，要求指导避
孕措施。下列避孕失败率最高的是（　　）

A. 阴茎套避孕

B. 宫内节育器避孕

C. 口服避孕药避孕

D. 安全期避孕

E. 皮下埋植法避孕

9. 女，30 岁，已婚，G_3P_1，5 年前放置宫内
节育器避孕，因月经量过多、贫血取出宫
内节育器。现准备采用短效口服避孕药避
孕，该类避孕方法的适应证是（　　）

A. 患有慢性肝炎

B. 糖尿病

A3/A4 型题

（10～12 题共用题干）

女，30 岁，因停经 68 日行人工流产术，
术中患者突然出现面色苍白，恶心、呕吐、
出冷汗。检查：血压 70/50mmHg，脉搏 50
次/分。

10. 该患者最有可能出现的是（　　）

A. 羊水栓塞

B. 人工流产综合反应

C. 子宫穿孔

D. 吸宫不全

E. 休克

11. 此种情况主要的发病机制是（　　）

A. 负压过大　　　　B. 过度紧张

C. 反复吸刮　　　　D. 迷走神经兴奋

E. 妊娠月份过大

12. 首选的护理措施是（　　）

A. 配合医生尽快结束手术

B. 改变患者体位

C. 给予阿托品 0.5～1mg 静脉注射

D. 吸氧

E. 安慰受术者

二、名词解释

人工流产综合征

三、简答题

1. 简述药物避孕的不良反应。

2. 简述药物流产的药物服用方法。

（程 琳）

第二十章 妇女保健

妇女保健是以维护妇女健康为目的，以女性群体为服务和研究对象，以生殖健康为核心，以预防为主，与临床相结合，对妇女生命各阶段进行健康维护和健康促进的工作。妇女在养育后代、家庭生活和现代化建设中承担着重要任务，因此，做好妇女保健工作，保护妇女身心健康、家庭和谐，是提高民族素质、富国强民的基础工程。

第一节 概　　述

妇女保健工作的意义

妇女保健是我国卫生保健事业的重要组成部分，与临床医学、疾病预防控制构成我国医学卫生防病的基本体系，日益受到政府和卫生部门的重视，其宗旨是维护和促进妇女身心健康，采取以预防为主，以保健为中心，以群体为服务对象，以社区为重点，以保健与临床相结合的方法，开展以保障生殖健康为核心的妇女保健工作。做好妇女保健工作，保护妇女身心健康，不仅关系到后代健康，家庭幸福，而且关系到我国整个民族素质的提高和计划生育基本国策的贯彻和落实。

妇女保健工作的目的

妇女保健工作的目的在于通过积极的普查、预防保健、维护和治疗措施，开展以维护生殖健康为核心的贯穿妇女青春期、围婚期、生育期、妊娠期、分娩期、产褥期、哺乳期、围绝经期和老年期的各项保健工作，以降低孕产妇及围生儿死亡率、减少患病率和伤残率，控制某些疾病发生及性传播疾病的传播，提高妇女生活质量，促进健康。

三 妇女保健工作的方法

1. 多部门合作，强调全社会参与和政府职责。妇女保健工作是一项社会性的系统工程，必须坚持政府领导，多部门合作，充分发挥各级妇幼保健专业机构的作用，调动各方面的积极性，如家庭、父母、社会团体、政府与业务等多部门支持。同时要把妇幼健康纳入医改和卫生事业发展规划中，为妇幼卫生发展提供保障。

2. 加强队伍建设。为适应社会发展和提高专业队伍的业务技能水平，必须加强妇幼保健人员配备，完善妇幼卫生信息网络建设，使妇幼信息上报途径畅通。有计划地组织人员培训，推广妇幼保健适宜技术，积极开展专业技术人员继续教育，提高其专业技能素质。

3. 深入调查研究，制订确实可行的工作计划和防治措施。相关部门要做流行病学调查研究，定期或不定期地调查责任区，分析妇女健康问题及相关因素，在调查研究基础上根据实际能力制订工作计划和工作目标、防治措施及质量评价标准，并在实施中不断评价、修订和完善。

4. 广泛开展社会宣传，普及卫生宣教。通过办学习班、讲座、绘制宣传画等多种形式进行社会宣传。提高妇女的自我保健意识，做到基础保健与临床保健相结合。

四 妇女保健工作的组织机构

（一）卫生行政机构

1. 卫生部内设妇幼司并下设妇女、儿童卫生保健部门，领导全国妇幼保健工作。

2. 省（直辖市、自治区）卫生厅设基层卫生与妇幼保健处。

3. 市（地）级卫生局设妇幼保健科。

4. 县（市）级卫生局设妇幼保健所。

（二）专业机构

1. 妇幼卫生专业机构 各级妇产科医院、儿童医院、综合性医院妇产科、计划生育科、儿科、预防保健科，中医医疗机构中妇科、儿科、妇产科、儿科诊所及各级妇幼保健机构，不论其所有制关系如何（全民、集体、个体）均属妇幼卫生专业机构。

2. 各级妇幼保健机构

（1）国家级：目前国家级妇幼保健机构设立在中国疾病预防控制中心，与各省、市、县妇幼保健机构构成我国妇幼保健服务体系。

（2）省级：省妇幼保健院

（3）（地）市级：（地）市妇幼保健院（所）

（4）县级：县级妇幼保健院（所）

各级妇幼保健机构在同级卫生行政部门领导下，认真贯彻落实各项妇幼保健工作。

第二节 妇女保健工作内容

妇女保健工作内容：①妇女各期保健；②实行孕产妇系统管理，提高围生期保健质量；③计划生育指导；④常见妇女疾病及恶性肿瘤的普查普治；⑤贯彻落实妇女劳动保障制度。

一 妇女各期保障

（一）青春期保健

从月经初潮至生殖器官逐渐发育成熟的时期称为青春期，是儿童期转向成熟期的过渡时期，是生长发育的最后阶段。青春期保健的目的是通过健康教育、保健干预等使青春期女性为维护自己的身心健康主动寻求保健服务，保证青春期能健康过渡到成年期。青春期保健分为三级。一级预防：根据青春期女性的生理、心理和社会行为特点，为培养良好的健康行为而给予的保健指导，包括培养良好的个人生活习惯，合理营养，参与适当的体育锻炼和体力劳动。重点给予月经期卫生保健指导，乳房保健指导，进行青春期心理卫生和性知识教育及性道德培养。二级预防：通过学校保健，开展青春期生殖保健知识宣传，从而使青春期女性形成正确的世界观、人生观、价值观和恋爱观，培养其责任心和自我约束能力，帮助女性顺利健康地度过青春期。同时，通过学校定期体格检查，早期发现各种疾病和行为异常，减少或避免诱发因素。三级预防：指青春期女性疾病的治疗和康复。青春期保健以一级预防为重点，可以通过医学检查与监测指导、生活与卫生指导、心理调适与社会支持、常见心身疾病预防等措施来实现。

（二）围婚期保健

围婚期是指围绕结婚前后，为保障婚配双方及其后代健康所进行的一系列保健服务措施，包括婚前医学检查、围婚期健康教育及婚前卫生咨询。婚前医学检查是对准备结婚的男女双方，对可能患有影响结婚和生育的疾病进行医学检查。围婚期健康教育是指对准备结婚的男女双方和已婚未育的夫妇进行以生殖健康为核心的，与结婚及生育有关的保健知识的教育。婚前卫生咨询是指针对医学检查发现的异常情况，以及对服务对象提出的具体问题进行解答、提供信息、交换意见，帮助受检对象在知情的基础上做出适宜的决定。做好围婚期保健，可以避免近亲间、传染病及遗传病患者间不适宜的婚配或生育，保证婚配双方的健康，使婚姻生活和谐美满，减少遗传疾病的延续，促进下一代的健康，从而提高生活质量和人口素质，达到优生优育的目的。

（三）生育期保健

此期妇女生殖功能旺盛，生殖作为妇女健康的核心，应得到良好的有关避孕、节育技术服务及与生殖有关的医疗保健服务，以维护正常的生殖功能。通过加强孕产期保健，及时诊治高危孕产妇，降低孕产妇死亡率和围生儿死亡率；给予计划生育指导，避免妇女在生育期内因孕育或节育引发各种疾病；根据妇女的生理、心理及社会特征，加强疾病普查及卫生宣传，以便早期发现疾病、早期治疗，确保妇女身心健康。

（四）围生期保健

围生期保健是指从妊娠前开始历经妊娠期、分娩期、产褥期、哺乳期、新生儿期，为保证孕妇、胎儿、新生儿的健康而进行的一系列保健措施。

1. 孕前保健 主要是选择最佳的受孕时机，有不良病史或孕产史者，要进行孕前咨询，充分做好孕前准备，以减少高危妊娠及高危儿的发生。

2. 孕期保健 是指从确定妊娠开始为保护孕妇和胎儿在妊娠期的安全而进行的一系列保健服务。目的是加强母儿监护，预防和减少妊娠期并发症，降低围生儿死亡率和缺陷儿的出生率，保障母儿健康。

（1）妊娠早期注意营养，保证充足睡眠和适当活动，加强孕期卫生，心理适应等方面的健康教育。注意避免接触各种有害的化学制剂和放射线，避免病毒感染，避免精神刺激，防止畸形和早产的发生。尽早确定基础血压和体重，进行高危妊娠初筛并及时治疗各种内科合并症，做好此期常见疾病的预防，如流产、异位妊娠、妊娠剧吐等。

（2）妊娠中期是胎儿生长发育较快的时期，此期保健重点是加强营养，预防贫血，监测胎儿生长发育情况。定期进行产前检查和产前治疗，应用超声波、羊水分析等方法进行胎儿遗传性疾病和先天性畸形的筛查；掌握孕期自我监护方法；监测胎儿宫内生长发育各项指标（如宫高、腹围、体重、胎儿双顶径等）；监测孕妇健康状况，对高危妊娠进行筛查，预防妊娠并发症；加强孕妇营养，适当补充铁剂和钙剂；注意乳房护理并积极预防生殖道感染的发生；指导孕妇进行胎教，建立良好的亲子关系；鼓励丈夫积极参与，适应父母角色的转换，促进家庭和谐发展。

（3）妊娠晚期胎儿发育最快，孕妇体重增加最明显。应指导孕妇注意补充营养，充分睡眠和适当运动，防止妊娠并发症发生。此期的重点是继续检测胎儿宫内情况，加强产前检查，指导孕妇掌握家庭自我监测胎儿宫内情况的方法，做好分娩前身体上、心理上和用物上的准备；注意监测胎盘功能，及早发现并纠正胎儿宫内窘迫；做好乳房准备，以利产后哺乳；确定合适的分娩时机和方式，减少围生儿死亡率，保证孕妇安全、顺利地分娩。

3. 分娩期保健　分娩期是孕妇过渡到母亲，胎儿过渡到新生儿的关键时期，随时可能发生突发状况，导致母儿死亡，所以对分娩期妇女的健康情况进行全面了解和动态评估，加强对孕产妇与胎儿的全产程监护，积极预防和处理分娩期并发症，及时诊治妊娠合并症，能确保分娩顺利，母儿安全。此期可以通过"五防"一加强的措施持续性地给予母亲生理上、心理上和精神上的帮助和支持，缓解疼痛和焦虑，保证母儿平安。

| 链接 |

"五防一加强"

（1）防产后出血：筛查产后出血危险因素，认真观察第四产程，针对可能出血原因及早预防并处理。

（2）防感染：严格接生无菌操作，进行产房、产包、接生者手和手臂、产妇外阴四消毒，有较大感染可能者应合理使用抗生素。

（3）防滞产：正确处理骨盆狭窄，胎位异常等，密切观察分娩过程，鼓励产妇以增强分娩信心，及早识别头位难产并及时处理。

（4）防产伤：提高接产技术，正确处理各种可能导致产伤的问题。

（5）防新生儿窒息：正确处理临产前慢性缺氧，及时处理分娩过程中胎儿窘迫，积极抢救新生儿窒息。

一加强：即加强高危妊娠的产时监护和产程处理，密切观察产程，严密观察胎心、子宫收缩，如有异常做好母婴抢救。

---

4. 产褥期保健　产褥期是指产妇全身各器官从胎盘娩出至恢复接近正常未妊娠状态所需要的时间。此期保健目的是做好指导，促使产妇身体恢复，及时做好心理调适，稳定产妇情绪，及早预防和及时发现产褥期疾病。由于产后家庭关系和产妇身体形象的改变及亲子关系的建立等因素，使产妇处于一种压力情绪中，因此护理人员在产褥期提供相应的身心指导和帮助是非常重要的。

（1）家庭适应及产后亲子关系的建立：目的是遵循以家庭为中心的产科护理理念，促进家庭和谐发展。正确评估父亲或母亲角色获得情况，并为他们提供机会谈论妊娠分娩的经验，对产妇在妊娠过程中的努力及分娩过程中的配合要加以赞赏，强化产妇愉悦心情，防止抑郁；表达对新生儿的看法、鼓励父亲或母亲检查新生儿的身体并与新生儿有面对面或眼对眼的接触，指导他们与新生儿进行语言交流，表达情感，促进母子互动；鼓励家人积极参与育婴活动，如沐浴、抚触、喂奶等；因母亲获得家人支持的多少与母性行为的适应成正比，因此需要帮助母亲获得更多的家人支持，促进正向的、积极的亲子互动，建立良好的家庭关系，维护家庭的稳定幸福。

（2）产后检查及计划生育指导：产后检查包括产后访视及产后健康检查。产后访视至少 3

次，分别为产妇出院后 3 日内、产后 14 日和 28 日，如有必要可酌情增加访视次数。了解产妇并发症及合并症的转归情况，了解产妇子宫复旧、恶露、会阴部切口或剖宫产切口愈合情况，了解乳房及母乳喂养情况，了解产妇的饮食、休息、运动、个人卫生及婴儿的健康状况等，及时给予正确指导和处理。产褥期禁止性生活，以防会阴切口裂开及产褥感染。产妇于产后 42 日到医院接受全面的健康检查，包括全身检查和妇科检查，同时给予计划生育指导，有性生活者要采取避孕措施，不哺乳者可选用药物避孕，哺乳者以工具避孕为宜，剖宫产者必须严格避孕 2 年后方可再次妊娠。

5. 哺乳期保健　哺乳期指产妇用自己的乳汁喂养婴儿的时期，一般为 10 个月左右，近年来，国际上将保护、促进和支持母乳喂养作为妇幼保健工作的重要内容，因此，做好哺乳期妇女的保健工作，提高母乳喂养的成功率，预防和处理哺乳期母亲常出现的身心问题很重要。

（1）对产妇饮食、休息、个人卫生及性生活等方面进行指导，针对产妇的心理问题进行教育讲解，对哺乳期可能发生的心理问题进行心理咨询指导。

（2）乳房护理：哺乳期前按摩乳房以刺激排乳反射；切忌用肥皂或乙醇之类物品擦洗乳房及乳头，宜用含有清洁水的布清洁乳头和乳晕；哺乳时应注意婴儿是否能将大部分乳晕吸吮住；哺乳结束时不要强行拉出乳头；应两侧乳房交替哺乳；正确手工挤奶或使用吸奶器排空残乳；戴上合适的棉质乳罩，以起支托乳房和改善血液循环的作用。

（3）促进母乳喂养成功的十项措施：①有书面的母乳喂养政策，并常规传达到所有的保健人员。②对所有的保健人员进行必要的技术培训。③将母乳喂养的好处及有关问题的处理方法告诉所有的孕妇。④帮助母亲在产后半小时内哺乳。⑤指导母亲如何喂奶，以及在需要与婴儿分开的情况下如何保持泌乳。⑥除母乳外，禁止给新生儿喂任何食物或饮料，除非有医学指征。⑦实行母婴同室，让母亲与婴儿每天 24 小时在一起。⑧鼓励按需哺乳。⑨不要给母乳喂养的婴儿长期吸吮橡皮奶头，或使用奶头作为安慰物。⑩促进母乳喂养支持组织的建立，并将出院母亲的保健工作转给这些组织。

（五）围绝经期保健

围绝经期是指妇女从接近绝经时出现的与绝经有关的内分泌、生物学和临床特征至绝经后一年内的时期，是妇女生育功能从旺盛走向衰退的过渡时期。由于在围绝经期内性激素的减少可引发一系列临床和精神心理症状，故围绝经期保健的主要目的是提高围绝经期妇女的自我保健意识和生活质量，帮助其顺利度过这一特殊时期。

1. 通过多途径健康宣教，使围绝经期妇女了解这一特殊时期的生理、心理特点。合理安排生活，加强营养，增加蛋白质、维生素及微量元素的摄入，注意锻炼身体并保持心情愉悦。指导其保持外阴部清洁，防止感染。此期是妇科肿瘤的好发年龄，每 1～2 年定期进行 1 次妇科常见疾病及肿瘤的筛查。

2. 预防子宫脱垂和张力性尿失禁发生，鼓励并指导妇女进行缩肛训练，每日 3 次，每次 15 分钟。积极防治绝经前期月经失调，对绝经后阴道流血者，给予积极诊治。

3. 在医师指导下，必要时应用激素替代疗法或补充钙剂等综合措施防治围绝经期综合征、骨质疏松、心血管疾病等，提高生活质量。

4. 虽然围绝经期妇女生育能力下降，但仍可能排卵，必须坚持避孕。围绝经期妇女经期紊乱时，宫内节育器即需取出，同时指导其避孕至停经 1 年以上；也可停经后取出，但时限不超过 1 年。

（六）老年期保健

由于社会经济发展、医疗服务技术水平的提高，使人类的平均寿命延长。国际医学会规定：60～65岁为老年前期，65岁以后为老年期。由于生理上的变化，使老年人的心理和生活发生改变，产生各种心理障碍，易患各种疾病。因此应指导老年人定期体检，对疾病做到早发现、早诊断、早治疗；适度参加社会活动和从事力所能及的工作，保持生活规律，注意劳逸结合，防治老年期常见病和多发病，特别是要注意妇科肿瘤的防治，以利身心健康，提高生活质量。

二 计划生育技术指导

积极开展计划生育指导和健康教育知识宣传，使育龄期妇女了解各种节育方法，普及节育科学知识。以妇女为中心，大力推广以避孕为主的避孕节育措施。人工流产只能作为避孕失败后的补救手段，不能作为避孕措施。选择安全有效的节育方法，降低非意愿妊娠，提高节育手术质量，减少和防止手术并发症的发生，确保受术者安全与健康。

三 妇女常见病的普查普治

妇女常见病普查工作是贯彻预防为主、保护妇女生殖健康的一项公共卫生行动，是保证妇女常见妇科疾病早发现、早治疗的人群干预措施。定期开展妇女常见病普查，是妇女保健的常规工作内容之一。通过妇科检查、乳房检查、阴道分泌物检查、宫颈刮片细胞学检查、盆腔B超等检查手段，健全妇女保健网络，定期对育龄妇女进行妇女常见病及良恶性肿瘤的普查普治工作。35岁以上妇女，每1～2年普查1次，中老年妇女以防癌为重点，做到早期发现、早期诊治及早期治疗，提高妇女生活质量。针对普查结果，制订防治措施，降低发病率，提高治愈率，维护妇女健康。

四 妇女劳动保护

在职业性有害因素的作用下，妇女的生殖器官和生殖功能可能受到影响，并且可以通过妊娠、哺乳等影响胎儿、婴儿的健康。因此，我国政府十分重视保护劳动妇女的健康。目前已建立较完善的妇女劳动保护和保健法规，如2012年颁布了《女职工劳动保护特别规定》，1992年颁布《中华人民共和国妇女权益保障法》，并于2005年8月修改施行。1995年颁布《中华人民共和国母婴保健法》等多部法律，标志着我国妇女劳动保护工作进入了法治阶段，现将有关法律法规部分内容简介如下。

1. 月经期 女职工在月经期不得从事装卸、搬运等重体力劳动及高处、低温、冷水、野外作业及用纯苯作溶剂而无防护措施的作业；不得从事连续负重（每小时负重次数在6次以上），单次负重超过20kg、间断负重每次负重超过25kg的作业。

2. 妊娠期 妇女妊娠后在劳动时间进行产前检查,可按老劳动工时计算;妊娠期不得加班、加点,妊娠满7个月后不得安排夜班劳动;不得从事工作中频繁弯腰、攀高、下蹲的作业;不允许在女职工妊娠期、产褥期、哺乳期减低基本工资或解除劳动合同。

3. 产期 女职工产假为98日，其中产前休息15日，难产增加产假15日，多胎生育每多生一个婴儿增加产假15日，女职工执行计划生育可按照本地区本部门规定延长产假。

4. 哺乳期 有不满一周岁婴儿的女职工,其所在单位应当在每班劳动时间内给予其两次哺乳（含人工喂养）时间，每次 30 分钟。多胞胎生育的，每多哺乳一个婴儿，每次哺乳时间增加 30 分钟。女职工每班劳动时间内的两次哺乳时间，可以合并使用。哺乳时间和在本单位内哺乳往返途中的时间，算作劳动时间。

5. 围绝经期　女职工应该得到社会广泛的体谅和关怀，经医疗保健机构诊断为围绝经期综合征者，经治疗效果不佳，已不适应现任工作时应暂时安排其他适宜的工作。

6. 其他　妇女应遵守国家计划生育法规，但也有不育的自由。各单位对妇女各期进行以防癌为主的妇女疾病普查、普治。

第三节　妇女保健统计

 一　孕产期保健质量指标

（一）孕产期保健工作统计指标

1. 产前检查率=期内接受产前检查的总人数/期内孕妇总人数×100%。

2. 住院分娩率=期内住院分娩的人数/期内分娩产妇总数×100%。

3. 产后访视率=期内接受产后访视的产妇人数/期内分娩产妇总数×100%。

4. 孕产妇系统管理率=期内接受系统管理的孕产妇人数/期内活产儿数×100%。

（二）孕产妇保健效果指标

1. 孕产妇死亡率=年内孕产妇死亡数/年内孕产妇总数×10 万/10 万。

2. 围生儿死亡率=（妊娠 28 足周以上死胎、死产数+生后 7 日内新生儿死亡人数）/妊娠 28 足周以上死胎、死产数+活产数）×1000‰。

3. 新生儿死亡率=期内生后 28 日内新生儿死亡数/期内活产儿数×1000‰。

 二　计划生育统计指标

1. 人口出生率=某年出生人数/该年平均人口数×1000‰。

2. 计划生育率=符合计划生育要求的活胎数/同年活产儿总数×100%。

3. 节育率=落实节育措施的人数（夫妇任一方）/已婚有生育能力的育龄妇女数×100%。

三　妇女病普查普治统计指标

1. 妇女常见病治愈率=期内该地区治愈例数/期内患病总例数×100%。

2. 妇女常见病患病率=期内该地区妇女常见病患病总人数/期内某地区实查人数×10 万/10 万。

3. 妇女常见病的普查率=期内（次）实查人数/期内（次）应查人数×100%。

小结

　　妇女的数量占我国总人口的一半以上，做好妇女保健工作，保护妇女身心健康，通过研究各个阶段的生理、心理、社会及行为特点，确定保健目的，制订保健措施，给予保健服务和帮助，促进妇女健康，是医护人员义不容辞的责任。

目标检测

一、选择题

A1 型题

1. 青春期心理行为教育的重点是（　　）
   A. 养成健康的生活方式
   B. 预防疾病和意外
   C. 性心理教育
   D. 法制和品德教育
   E. 社会适应性培养

2. 青春期最常见的心理特点是（　　）
   A. 智力水平提高
   B. 身心发展的矛盾性
   C. 孤独寂寞
   D. 强烈的独立意识
   E. 性意识增强

A2 型题

3. 某女孩，13 岁。月经初潮，自觉胸部胀痛，情绪焦虑，对其健康教育内容首选的是（　　）
   A. 正确是人生观教育
   B. 经常开展同伴教育
   C. 经常坐浴，保持清洁
   D. 正确的生理卫生指导
   E. 适当增加户外活动

4. 初产妇，剖宫产后第 6 日，采用母乳和奶粉混合喂养。产妇诉乳房胀痛，触诊乳房内有多个硬结。首先应采取的措施是（　　）
   A. 服用抗生素
   B. 新生儿多吸吮
   C. 生麦芽煎服
   D. 多喝鱼汤
   E. 停止哺乳，改为人工喂养

5. 青春期女孩以瘦为美，长期节食导致神经性厌食症。护士的以下护理措施中最重要的是（　　）
   A. 引导其树立正确的审美观
   B. 请家属协助配合
   C. 提供各种丰富的食物
   D. 安排丰富的业余活动
   E. 顺应女孩心理

二、名词解释

围生期保健

三、简答题

简述促进母乳喂养的十项措施。

四、论述题

试述保障妇女保健工作顺利实施的具体办法。

（曹金竹）

第二十一章　妇产科常用护理操作技术

妇产科常用的护理技术属于专科操作技术，也是妇产科工作中最常用的技术，护理人员应熟练执行各项护理操作程序，掌握护理要点。动作要轻柔、规范，杜绝交叉感染，操作中应尊重、保护患者，同时对患者进行卫生指导和健康教育。

第一节　会 阴 擦 洗

会阴擦洗是利用消毒液对会阴进行擦洗的操作，是妇产科临床护理中最常用的护理技术。

（一）目的

保持会阴及肛门局部清洁，使患者舒适。促进会阴部伤口愈合，预防泌尿道和生殖道感染。

（二）适应证

适用于卧床患者，产后、妇产科术后会阴有伤口或留置有导尿管者。

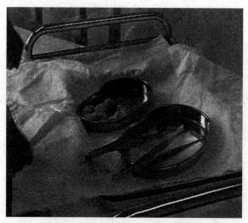

图 21-1　会阴擦洗的物品准备

（三）用物准备

推车，冲洗壶或冲洗杯，消毒弯盘，无菌镊子或止血钳，消毒大棉球，一次性手套，一次性消毒臀垫（图 21-1），卧式便盆，药液（0.02%聚维酮碘溶液或0.1%苯扎溴铵溶液等）

（四）操作方法

1. 按要求着装，洗手，戴口罩。

2. 备齐用物携至床旁，核对患者姓名、床号，向患者解释操作目的、过程，取得其配合。注意保护患者隐私，屏风遮挡或围帘隔离。

3. 嘱患者排空膀胱，取屈膝仰卧位，协助其脱去一条裤腿，双膝屈曲向外分开，暴露外阴，注意保暖。

4. 将一次性消毒臀垫铺于床上，弯盘置于会阴处，两手各持一把无菌镊子，其中一把用于夹取无菌的消毒棉球或浸透药液的棉球，另一把用于擦洗。

5. 擦洗顺序如下。第一遍自上而下、由外向内，分别擦洗阴阜、大腿内侧1/3、大小阴唇、尿道口、阴道口、会阴体至肛门，初步擦净污垢。第二遍自上而下、由内向外，分别擦洗尿道口和阴道口、大小阴唇、阴阜、大腿上 1/3、会阴及肛门。会阴有伤口时，应以伤口为中心擦洗。擦洗至少 3 遍，第 3 遍同第 2 遍，每个棉球只能用 1 次，将用过的棉球放于弯盘内，直至把分泌物擦干净。

6. 用干棉球或干纱布擦干外阴，顺序同前。

7. 擦洗完毕，为患者更换消毒臀垫，协助其穿好衣裤，清理用物并整理好床铺。

8. 如做外阴冲洗，应将卧式便盆置于臀下，在阴道口处放一大干棉球，以防药液流入阴道。左手持冲洗壶，右手持钳（或镊）夹一消毒棉球，边冲边擦洗，顺序同上。冲洗后用干棉球擦干，移去便盆，更换清洁会阴垫，清理用物并整理好床铺。

（五）注意事项

1. 在擦洗前及擦洗时，应注意观察会阴部及伤口周围组织有无红肿、炎性分泌物及伤口的愈合情况，发现异常及时记录并向医生汇报。

2. 擦洗时应做到一人一钳一弯盘，防止交叉感染。

3. 夹无菌棉球的镊子与接无菌棉球的擦洗镊子，不可接触和混用。

4. 擦洗肛门的棉球，禁止再擦洗别处。

5. 留置尿管者，应注意尿管是否通畅，有无脱落、扭曲等。

6. 如会阴水肿可以 50% 硫酸镁溶液或 95% 乙醇溶液湿热敷。

7. 操作时注意为患者遮挡、保暖。

8. 每完成一个患者擦洗后均应清洗双手，然后再护理其他患者，并注意将有伤口感染的患者安排在最后擦洗，以防交叉感染。

第二节　阴　道　灌　洗

阴道灌洗是用消毒液对阴道局部进行冲洗的技术，可使阴道和子宫颈保持清洁，避免盆腔手术（经腹全子宫切除或阴道手术前常规准备）后感染。

（一）目的

清洁阴道，减少阴道分泌物，促进阴道血液循环，缓解局部充血，达到控制和治疗炎症的目的。

（二）适应证

1. 各种阴道炎、宫颈炎。

2. 子宫切除术、阴道手术的术前准备。

（三）用物准备

无菌阴道窥器（图 21-2），无菌长镊子或持物钳，无菌干棉球，灌洗筒连接橡皮管及灌洗头（图 21-3），卧式便盆，灌洗架，污物桶，配好的灌洗液（常用的灌洗液：0.02% 聚维酮碘溶液、1∶5000 高锰酸钾溶液、0.2% 苯扎溴铵溶液、生理盐水、0.5% 乙酸溶液、1% 的乳酸溶液、2%～4% 的碳酸氢钠溶液等）。

（四）操作方法

1. 按要求着装，洗手，戴口罩。

2. 备齐用物，核对患者姓名、床号，向患者说明操作目的并取得合作，保护患者隐私。

3. 能活动的患者嘱其排尿后仰卧于妇科检查床上，取膀胱截石位，暴露外阴，臀下铺橡皮布。卧床患者，应于病床上灌洗，嘱患者屈膝仰卧，臀下铺橡皮布，置便盆。

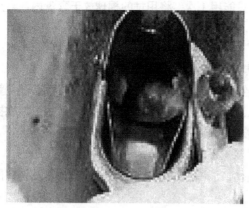

图 21-2　阴道窥器

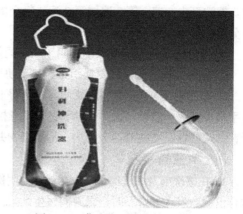

图 21-3　灌洗袋、橡皮管、灌洗头

4. 按需要配制灌洗液 500～1000ml，水温 41～43℃。

5. 将灌洗筒挂于距床沿 60～70cm 的支架上，排去管内气体，备用。

6. 护士戴手套，右手持灌洗头柄部，开放止水夹，先冲洗外阴，然后分开小阴唇，将灌洗头插入阴道深部，边冲洗边在阴道内转动灌洗头；或用阴道窥器暴露子宫颈后再冲洗，冲洗时转动窥器，以将阴道穹及侧壁冲洗干净。

7. 灌洗液约剩 100ml 时，拔出灌洗头，再冲洗 1 次外阴部，然后关闭止水夹，取出阴道窥器。

8. 嘱患者坐起，使阴道内存留的液体流出。

9. 用干纱布擦干外阴，撤去便盆。

10. 整理用物及床铺，并协助患者采取舒适体位。

（五）注意事项

1. 溶液温度以 41～43℃为宜，温度过低时，患者不舒适；温度过高时，可能烫伤阴道黏膜。滴虫性阴道炎用酸性溶液；假丝酵母菌阴道病用碱性溶液；细菌性阴道病用酸性或中药洗剂；清洁灌洗用生理盐水。

2. 灌洗筒不宜超过床沿 70cm，以免压力过大、水流过速，使溶液或阴道分泌物反流入子宫腔，引起上行感染；压力过大会使灌洗液在阴道停留时间太短，穹窿部及阴道壁的某些皱褶处不能清洗干净。

3. 灌洗头不宜插入过深，动作要轻柔，以免伤及子宫颈；边洗边旋转，使溶液能达到阴道各个部位。

4. 月经期、妊娠期、产褥期、阴道流血者禁止阴道灌洗。但如产后 10 日以上或妇科手术 2 周后的患者，出现阴道分泌物味臭、伤口有感染坏死、阴道伤口愈合不良等情况，可做低压灌洗，灌洗筒的高度一般不超过床沿 30cm，以免污物进入宫腔或损伤阴道残端伤口。

5. 如需阴道上药者，灌洗完毕，擦干后上药。

6. 未婚妇女不做阴道灌洗，必要时用小号灌洗头或导尿管代替。月经期、产后、剖宫产后或人工流产后子宫颈口未关闭者不宜阴道灌洗，以免感染。宫颈癌有活动性出血者禁忌灌洗，可行外阴擦洗。

7. 严格执行无菌操作，以防交叉感染。

第三节　会阴湿热敷

会阴湿热敷是利用热原理和药物化学反应，增强局部白细胞的吞噬作用和组织活力，可使血肿局限，有利于外阴伤口的愈合。

（一）目的

促进血液循环，改善组织营养，加速组织再生，减轻充血和水肿，缓解疼痛，松弛肌肉组织，减轻痉挛，促进伤口愈合。

（二）适应证

会阴水肿或外阴血肿，会阴伤口硬结及早期感染的患者。

（三）用物准备

消毒弯盘2个、镊子2把、消毒纱布数块、棉垫、凡士林纱条、沸水或煮沸的50%硫酸镁、橡皮布、治疗巾、水温计、热水瓶或热源等。有伤口需要换药者备换药用物。

（四）操作方法

1. 根据医嘱核对并评估患者。向患者及家属解释会阴湿热敷的目的及方法，协助患者排尿。

2. 洗净双手，将用物准备齐全，携至患者床旁。再次核对和解释。

3. 患者取膀胱截石位暴露外阴，在臀下垫橡皮单及治疗巾。

4. 行会阴擦洗，清洗局部。

5. 在受敷部位涂凡士林后盖一层纱布。

6. 将2块纱布浸入热敷溶液内，用2把镊子夹持纱布拧至不滴水后，将纱布敷于会阴部，盖上棉垫，以防散热。

7. 每3～5分钟更换热敷垫一次，亦可将水温60～70℃的热水袋放在棉垫外，延长更换热敷料的时间，一次热敷可持续15～30分钟。

8. 热敷完毕，观察局部皮肤状况，用纱布擦除凡士林。有伤口者换药。更换清洁会阴垫并整理床铺。

（五）注意事项

1. 湿热敷的温度一般为41～48℃，注意防止烫伤，对休克、虚脱、昏迷及术后感觉不灵敏者应警惕。

2. 热敷面积应是病损面积的2倍。

3. 敷布上可加热水袋或盖棉垫以维持热敷温度。

4. 有伤口或创面者，须按无菌技术处理伤口。

5. 记录湿热敷部位、时间、效果、反应。

6. 在热敷过程中，护士应随时评价热敷效果，并为患者提供生活护理。

> 链接
>
> **50%硫酸镁局部湿热敷**
>
> 可抑制神经递质传递和平滑肌收缩，使血管平滑肌舒张，促进局部血液循环；Mg^{2+}、SO_4^{2-}具有良好的穿透性，可以通过皮肤渗入皮下组织及血管，并直接使血管扩张；同时Mg^{2+}还通过阻滞细胞外Ca^{2+}内流使血管扩张，局部血流加快，从而改善局部循环，促进药物的吸收，达到消炎退肿的作用；热敷也可使局部血管扩张，纠正局部组织缺血缺氧，促进水分吸收。由于微循环的改善，增加了新陈代谢和白细胞的吞噬功能，从而达到消炎、止痛、消肿的目的。有研究表明，经硫酸镁局部湿热敷，治疗有效率达82%。

链接

　　红外线治疗灯照射：红外线具有显著热效应，当身体组织受到红外线照射时，局部温度升高，引起血管扩张、血流加速、改善局部供血，并增加白细胞的吞噬能力，从而促进局部上皮细胞及组织的代谢，使会阴水肿消退。有研究表明，经硫酸镁湿热敷加红外线照射，其治疗有效率达 95%。

第四节　阴道及子宫颈上药

　　阴道及子宫颈上药是将治疗性药物通过阴道涂抹到阴道壁或子宫颈黏膜上，达到局部治疗作用。因为阴道及子宫颈上药操作简单，可在门诊由护士执行，也可教会患者在家自行治疗。

　　（一）目的

　　局部用药，治疗阴道或宫颈炎。

　　（二）适应证

　　各种阴道炎，急、慢性宫颈炎及术后阴道残端炎。

　　（三）物品准备

　　阴道灌洗用物 1 套，包括阴道窥器、长镊子、干棉球、长棉签、带尾线的大棉球或纱球、一次性手套、治疗药物。常用药物：甲硝唑、制霉菌素、己烯雌酚、磺胺嘧啶等药片、栓剂；20%～50%硝酸银溶液、20%或 100%铬酸溶液等。

　　（四）操作步骤

　　上药前应先做阴道清洗、灌洗、再用阴道窥器暴露子宫颈，拭去子宫颈黏液或炎性分泌物，使药物直接接触炎性组织面而取得疗效。根据选用药物的不同剂型，采用涂擦、喷撒或纳入等方法。

　　1. 纳入法　凡栓剂、片剂、丸剂，如达克宁栓、甲硝唑、制霉菌素片剂等，可直接将药物塞入阴道穹后部。对阴道滴虫、假丝酵母菌感染者、老年性阴道炎及慢性宫颈炎常用此法。可教患者自行放置，方法：可指导患者于临睡前洗净双手，取蹲位或半坐卧位，左手分开阴唇，右手示指将药片沿阴道后壁向上、向后推进，直到示指完全进入为止。

　　2. 涂擦法　用长棉签蘸取药液，均匀涂布在子宫颈或子宫颈阴道部或阴道病变部位。

　　（1）腐蚀性药物

　　1）20%～50%硝酸银溶液：多用于慢性宫颈炎颗粒增生型。用长棉签蘸少许药液涂于宫颈炎症面，并插入子宫颈管内口约 0.5cm，稍候用生理盐水棉球擦去表面残余的药液，再用棉球吸干，每周 1 次，2～4 次为 1 个疗程。

　　2）20%或 100%铬酸银溶液：适应证与硝酸银局部用药同，用棉签蘸铬酸涂于宫颈炎症面上，炎症面较大的可反复涂药数次，使局部呈黄褐色。再用长棉签蘸药液插入子宫颈管内约 0.5cm，持续 1 分钟。每 20～30 日上药 1 次，直至炎症面乳头完全光滑为止。

　　（2）非腐蚀性药物

　　1）新霉素、氯霉素等消炎药可用于急性或亚急性宫颈炎、阴道炎。

　　2）1%甲紫或大蒜液涂擦，适用于假丝酵母菌性阴道病，每日 1 次，7～10 日为 1 个疗程。

　　3. 喷洒法　药粉可用喷粉器将药物均匀地喷在炎症组织的表面；或撒于带线大棉球上，暴露子宫颈后将棉球塞于子宫颈，然后再退出阴道窥器，线尾留在阴道口外，嘱患者 12～24 小时后牵拉尾线，取出棉球。常用的粉剂有磺胺嘧啶、土霉素等。

（五）注意事项

1. 月经期及阴道出血者，不宜采用阴道给药，避免引起逆行感染。

2. 阴道涂药时，阴道各壁均应涂到。如子宫颈涂用腐蚀性药物，应用纱布保护好阴道壁及正常组织。

3. 上药后，尤其是阴道栓剂、片剂，应嘱患者少活动以免脱落；最好晚上或休息时放药，保证用药效果。

4. 用药过程中禁止性生活。

5. 如阴道留有棉球或纱布，一定嘱患者按时取出。

第五节 坐 浴

坐浴是借助水温与药液的作用，促进局部血液循环，增强抵抗力，减轻外阴局部炎症及疼痛，促进创面清洁，利于组织修复。

（一）目的

清洁外阴，改善局部血液循环，以利炎症消退，减轻伤口肿胀及疼痛。局部清洁，加强自身保健。

（二）适应证

1. 外阴炎、外阴瘙痒、尿道炎、子宫脱垂、慢性盆腔炎等的辅助治疗。

2. 用于外阴和阴道手术的准备。

（三）用物准备

清洁小浴盆一个、坐浴盆一个、30cm 高的坐浴架一个（图 21-4）、消毒小毛巾一块。溶液配制如下。滴虫性阴道炎：0.5% 乙酸、1%乳酸及 1：5000 高锰酸钾。阴道假丝酵母菌病：2%～4%碳酸氢钠。萎缩性阴道炎：0.5%～1%乳酸。外阴炎或其他非特异性阴道炎：0.02%聚维酮碘溶液或 1：5000 高锰酸钾溶液。

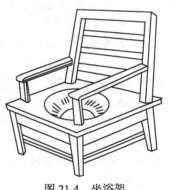

图 21-4　坐浴架

（四）操作方法

1. 备齐用物，向患者解释操作目的，取得其配合。

2. 将坐浴盆放在坐浴盆架上。按比例配制好药液 2000ml，药液温度一般为 41～43℃。

3. 嘱患者排空膀胱后，先用小浴盆内温水清洗外阴、肛门。

4. 将整个臀部和外阴浸泡于盛药液的坐浴盆中。

5. 一般浸泡 20～30 分钟后用消毒小毛巾擦干外阴部，协助患者卧床休息。

（五）注意事项

1. 月经期、阴道流血者、孕妇及产后 7 日内禁忌坐浴。

2. 注意药液浓度及温度，防止烫伤和影响治疗效果。

3. 注意室温及保暖，防止受凉。

小结

在做会阴擦洗时，2 把镊子不可接触和混用，注意伤口有感染患者的擦洗要领。会阴湿热敷的温度应掌握在 41~48℃，以患者感觉舒适为准，热敷面积应是病损面积的 2 倍。阴道灌洗是阴道炎和宫颈炎常用的辅助治疗手段，但月经期、产后 42 日内及阴道出血者、人工流产术后、剖宫产后、子宫切除术后及阴道手术后，禁止阴道灌洗；灌洗筒与床沿的距离不超过 70cm。阴道上药时，应根据药物不同性状和病情选用适当方法，用药期间应禁止性生活。

目标检测

A1/A2 型题

1. 下列不属于会阴擦洗目的的是（　　）
   A. 防止泌尿系统感染
   B. 促进会阴部血液循环
   C. 促进会阴部伤口愈合
   D. 防止生殖系统感染
   E. 保持会阴部清洁

2. 关于会阴擦洗，下列描述不正确的是（　　）
   A. 擦洗溶液可选择 1:5000 高锰酸钾溶液或 0.02%聚维酮碘溶液
   B. 屏风遮挡患者以保护隐私
   C. 第一遍擦洗顺序是自上而下，由外向内，初步清除会阴部分泌物和血迹
   D. 第二遍擦洗顺序是自上而下，由内向外，最后擦净伤口
   E. 每擦洗一个患者后护理人员应清洁双手，防止交叉感染

3. 下列可做阴道灌洗的是（　　）
   A. 月经期　　　　B. 妊娠期
   C. 产后一周内　　D. 排卵期
   E. 阴道流血期

4. 进行低压阴道灌洗时，灌洗筒距床沿高度不应超过（　　）
   A. 30cm　　B. 40cm　　C. 50cm
   D. 60cm　　E. 70cm

5. 会阴湿热敷最常用的药液是（　　）
   A. 1%乳酸　　　　B. 75%乙醇
   C. 50%硫酸镁　　D. 0.9%盐水
   E. 4%碳酸氢钠

6. 下面不属于子宫颈或阴道上药适应证的是（　　）
   A. 滴虫性阴道炎
   B. 阴道假丝酵母菌感染
   C. 宫颈癌
   D. 细菌性阴道炎
   E. 宫颈糜烂

7. 关于子宫颈或阴道上药，下列描述错误的是（　　）
   A. 用药后应禁止性生活
   B. 给未婚女性上药时，不用阴道窥器
   C. 患者可自行放置栓剂
   D. 月经期应继续阴道上药治疗
   E. 应用腐蚀性药物时，应注意保护正常组织

8. 每次坐浴的时间一般为（　　）
   A. 5~10 分钟　　B. 10~15 分钟
   C. 20~30 分钟　　D. 40 分钟
   E. 60 分钟

（谭冠文）

第二十二章 妇产科诊疗及手术妇女的护理

第一节 生殖道细胞学检查

女性生殖道细胞通常指阴道、子宫颈管、子宫及输卵管的上皮细胞，其中以阴道上段、子宫颈阴道部上皮细胞为主。检查生殖道脱落细胞既可反映体内性激素水平，又可协助诊断生殖道不同部位的恶性肿瘤及其治疗效果，是一种简便、经济、实用的辅助诊断方法。但生殖道脱落细胞检查找到恶性细胞也只能作为初步筛选，不能定位，需要进一步检查才能确诊；而未找到恶性细胞，也不能完全排除恶性肿瘤的可能，需结合其他检查综合考虑。

（一）涂片种类及采集方法

1. 阴道涂片 主要目的是了解卵巢或胎盘功能。对已婚妇女，一般在阴道侧壁上 1/3 处轻轻刮取黏液及细胞做涂片，薄而均匀地涂于玻片上，置 95%乙醇中固定。对无性生活的妇女，阴道分泌物极少，可将消毒棉签先浸湿，然后伸入阴道在其侧壁上 1/3 处轻卷后取出棉签，在玻片上涂片并固定。

2. 宫颈刮片 是筛查宫颈癌的重要方法。取材应在宫颈外口鳞-柱状上皮交接处，以子宫颈外口为圆心，用木质铲形小刮板轻轻刮取一周涂片送检。

3. 宫颈管涂片 先将子宫颈表面分泌物擦净，用细胞刷刮取子宫颈管上皮，将细胞刷置于子宫颈管内，达子宫颈外口上方 10mm 左右，在子宫颈管内旋转 360°后取出，立即固定于保存液中。

4. 宫腔吸片 通常适用于疑宫腔内有恶性病变者，较阴道涂片及诊刮阳性率高。选择直径 1～5mm 不同型号塑料管，一端连于干燥消毒的注射器，用大镊子将塑料管另一端送入子宫腔内达宫底部，上下左右转动方向，轻轻抽吸注射器，将吸出物涂片、固定、染色。

（二）生殖道细胞学检查诊断标准及临床意义

目前我国仍有医院采用分级诊断（巴氏 5 级分类法）报告形式。巴氏 I 级：正常。为正常阴道细胞涂片。巴氏 II 级：炎症，一般属良性改变。巴氏 III 级：可疑癌，可见不典型细胞，但性质尚难肯定。巴氏 IV 级：高度可疑癌，细胞有恶性特征，但在涂片中恶性细胞较少。巴氏 V级：癌，具有典型的多量癌细胞。

宫颈细胞检查是宫颈上皮内瘤变（CIN）及早期宫颈癌筛查的基本方法，也是诊断的必需步骤。相对于高危 HPV 检测，细胞学检查特异性高，但敏感性较低。

（三）护理要点

1. 告知受检者采集标本前 24 小时禁止性生活、阴道检查、阴道灌洗及用药。

2. 准备好阴道窥器、宫颈刮板、细胞刷、吸管、长棉签、玻片、棉球及固定液等用物。

3. 向患者解释检查的意义及步骤，取得患者的配合。

4. 患者取膀胱截石位，取标本时动作应轻、稳、准，以免损伤组织，引起出血。

5. 将标本做好标记，固定送检，并注意收集结果。

第二节　宫颈活组织检查

局部活组织检查

（一）适应证

1. 宫颈脱落细胞学涂片检查巴氏Ⅲ级或Ⅲ级以上；宫颈脱落细胞学涂片检查巴氏Ⅱ级经抗感染治疗后仍为Ⅱ级；TBS 分类扁平上皮细胞异常者。

2. 阴道镜检查时反复可疑阳性或阳性者。

3. 疑有宫颈癌或慢性特异性炎症，需进一步明确诊断者。

（二）方法

1. 患者取膀胱截石位，阴道窥器暴露子宫颈，用干棉球揩净子宫颈黏液及分泌物，局部消毒。

2. 用活检钳在宫颈鳞-柱状交接处或特殊病变处取材。可疑宫颈癌者选 3、6、9、12 点 4 处取材。临床已明确为宫颈癌，只为明确病理类型或浸润程度时可做单点取材。为提高取材准确性，可在阴道镜检查指引下行定位活检，或在宫颈阴道部涂以碘溶液，选择不着色区取材。

3. 取材成功后子宫颈局部填塞带尾纱布或棉球压迫止血，嘱患者 24 小时后自行取出。

（三）护理要点

1. 备好阴道窥器、宫颈活检钳、棉签若干、消毒液、装有固定液的标本瓶、棉球、无齿长镊等用物。

2. 一般在月经干净后 3～7 日内检查，患有阴道炎患者应治愈后再取活检。

3. 向患者介绍检查的目的、过程，取得患者的配合。术中陪伴在患者身边，给予心理支持。

4. 对多点钳取的组织应分装于标本瓶中固定，标记后及时送检。

5. 嘱患者术后保持会阴清洁，一个月内禁止性生活及盆浴。

诊断性宫颈锥切术

（一）适应证

1. 宫颈刮片细胞学检查多次找到恶性细胞，而宫颈多处活检及分段诊断性刮宫病理检查均未发现癌灶者。

2. 宫颈活检为 CINⅢ需要确诊，或可疑为早期浸润癌，为明确病变累及程度及决定手术范围者。

（二）方法

1. 患者在蛛网膜下隙或硬膜外阻滞麻醉下取膀胱截石位，外阴、阴道消毒，铺无菌巾。

2. 导尿后，用阴道窥器暴露子宫颈并消毒阴道、子宫颈及子宫颈外口。

3. 以宫颈钳钳夹子宫颈前唇向外牵引，扩张子宫颈管并做宫颈管搔刮术。子宫颈涂碘液在病灶外或碘不着色区外 0.5cm 处，以尖刀在子宫颈表面做环形切口，深约 0.2cm，包括子宫颈上皮及少许皮下组织。按 30°～50° 向内，可深入子宫颈管 1～1.2cm 作宫颈锥形切除。

4. 创面止血用无菌纱布压迫多可奏效。若有动脉出血，可用肠线缝扎止血，也可加用止血粉、明胶海绵、凝血酶等止血。

（三）护理要点

1. 一般在月经干净后 3～7 日内手术。阴道、子宫颈、子宫及盆腔有急性或亚急性炎症者、有血液病等出血倾向者禁忌。

2. 于切除标本的 12 点处做一标志，以 10% 甲醛溶液固定，送病理检查。

3. 嘱患者术后保持会阴清洁，术后根据医嘱给予抗生素预防感染。

4. 术后 6 周探查宫颈管有无狭窄。2 个月内禁止性生活及盆浴。

第三节　常用穿刺检查

一　经腹壁腹腔穿刺

妇科病变主要位于盆腔及下腹部，可通过经腹壁腹腔穿刺术或抽出腹腔液体组织，达到诊断目的，兼有治疗作用。抽出的液体应观察其颜色、浓度及黏稠度，并根据病史决定送检项目，包括常规化验检查、细胞学检查、细菌培养、药敏试验等以明确盆腔积液、腹水或肿瘤细胞性质。细针穿刺活检用于盆腔及下腹部肿块的组织学确诊，在超声引导下进行。

（一）方法

经腹B超引导下穿刺，常先充盈膀胱，确定肿块部位，然后排空膀胱，再进行穿刺。经阴道B超指引下穿刺，则在术前排空膀胱。腹腔积液量较多及囊内穿刺时，患者取仰卧位；液量较少取半卧位或侧斜卧位。穿刺点一般选择在脐与左髂前上棘连线中外 1/3 交界处，囊内穿刺点宜在囊性感明显的部位。常规消毒穿刺区皮肤，铺无菌孔巾，术者需戴无菌手套。穿刺一般不需要麻醉，对于精神过于紧张者，用 0.5% 利多卡因行局部麻醉，深达腹膜。7 号穿刺针从选定点垂直刺入腹腔，穿透腹膜时针头阻力消失，助手用消毒止血钳协助固定针头；术者拔去针芯，见有液体流出，用注射器抽出适量液体送检。腹水细胞学检验需 100～200ml，其他液体仅需 10～20ml。若需放腹腔积液则接导管，导管另一端连接器皿。放液量及导管放置时间可根据患者病情和诊治需要而定。操作结束，拔出穿刺针。局部再次消毒，覆盖无菌纱布，固定。若针眼有腹水溢出可稍加压迫。

（二）护理要点

1. 向患者介绍穿刺检查的目的及配合要求，鼓励患者合作。

2. 准备用物　7 号刺穿针、10ml 注射器、弯盘、标本瓶、手套、孔巾、纱布、棉签及消毒液等。

3. 术中陪伴患者，严密观察患者的反应，发现异常及时报告医师并配合处理。

4. 抽出的液体应根据初步诊断，分别进行涂片、常规检查、药敏试验、细胞学检查等。

5. 大量放液时，放液速度不宜过快，每小时不应超过 1000ml，一次放液量不应超过 4000ml，并严密观察患者血压、脉搏、呼吸等生命体征，随时控制放液量及放液速度；若出现休克征象，应立即停止放腹水；放液过程中需腹带束腹，并逐渐缩紧腹带，以防腹压骤降，内脏血管扩张而引起休克。

6. 术后卧床休息 8～12 小时，必要时给予抗生素预防感染。

 经阴道穹后部穿刺

直肠子宫陷凹是腹腔最低部位，腹腔内的积血、积液、积脓易积存于该处。阴道穹后部顶端与直肠子宫陷凹贴接，选择经阴道穹后部穿刺术进行抽出物的肉眼观察、化验、病理检查，是妇产科临床常用的辅助诊断方法。

（一）方法

患者排空膀胱后取膀胱截石位，外阴、阴道常规消毒、铺巾。阴道检查了解子宫、附件情况，注意阴道穹后部是否膨隆。阴道窥器充分暴露子宫颈及阴道穹后部并消毒。宫颈钳钳夹宫颈后唇，向前提拉，充分暴露阴道穹后部，再次消毒。用腰椎穿刺针 22 号长针头接 5～10ml 注射器，于后穹窿中央或稍偏病侧（最膨隆处），即阴道后壁与宫颈后唇交界处稍下方平行宫颈管快速进针刺入 2～3cm，当针穿过阴道壁有落空感后开始抽吸，如无液体抽出，边抽吸边缓慢退针，必要时适当改变方向。见注射器内有液体抽出时，停止退针，继续抽吸至满足化验检查需要为止。穿刺检查完毕针头拔出后，穿刺点如有活动性出血，可用棉球压迫片刻。血止后取出阴道窥器。

（二）护理要点

1. 向患者介绍穿刺检查的目的及配合要求，鼓励患者合作。

2. 准备用物 阴道窥器、宫颈钳、卵圆钳、22 号腰穿针、10ml 注射器、弯盘、标本瓶、手套、孔巾、纱布、棉签及消毒液等。

3. 术中陪伴患者，严密观察患者的反应，发现异常及时报告医师并配合处理。

4. 抽吸物若为鲜红色液体，放置后迅速凝固，则为血管内血液；或滴在纱布上出现红晕，为血管内血液；若放置 10 分钟以上仍不凝固，可判定为腹腔内出血。

5. 抽出的液体应根据初步诊断，分别进行涂片、常规检查、药敏试验、细胞学检查等。

6. 术后嘱患者保持外阴、阴道清洁。

 经腹壁羊膜腔穿刺

经腹壁羊膜腔穿刺术是在妊娠中晚期时用穿刺针经腹壁、子宫壁进入羊膜腔抽取羊水供临床分析诊断，或注入药物或生理盐水用于治疗的一种方法。

（一）术前准备

1. 孕周选择 胎儿异常引产者，宜在 16～26 周之内；产前诊断者，宜在妊娠 16～22 周。

2. 穿刺部位定位 手法定位：助手固定子宫，于子宫底下 2～3 横指中线或两侧选择囊性感明显部位作为穿刺点。B 超定位：穿刺前可先行胎盘及羊水暗区定位标记，穿刺时尽量避开胎盘，在羊水量相对较多的暗区进行；也可在 B 超引导下直接穿刺。

（二）方法

孕妇排尿后取仰卧位，腹壁皮肤常规消毒，铺无菌孔巾。在选择好的穿刺点用 0.5%利多卡因行局部浸润麻醉。用 22 号或 20 号腰穿针垂直刺入腹壁，穿刺阻力第一次消失表示进入腹腔。继续进针又有阻力表示进入宫壁，阻力再次消失表示已达羊膜腔。拔出针芯即有羊水溢出。抽取所需羊水量或直接注药。将针芯插入穿刺针内，迅速拔针，敷以无菌干纱布，加压 5 分钟后胶布固定。

（三）护理要点

1. 向患者介绍穿刺检查的目的及配合要求，鼓励患者合作。

2. 准备用物 22 号腰穿针、注射器、0.5%利多卡因、弯盘、标本瓶、手套、孔巾、纱布、棉签及消毒液等。

3. 术中陪伴患者，严密观察患者的反应，发现异常及时报告医师并配合处理。

4. 严格无菌操作，以防感染。

第四节 会阴切开缝合术

会阴切开缝合术（episiotomy）是产科最常用的手术，其目的主要是胎儿经阴道分娩时，切开会阴以减轻会阴阻力，防止会阴严重裂伤，促进产程进展。

一 分类

会阴切开术有几种类型，可分为侧斜切开术、正中切开术、中侧切开术和侧切开术。这里介绍两种临床常用类型。会阴侧斜切开术见图 22-1，会阴正中切开术见图 22-2。

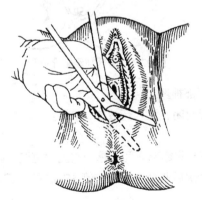

图 22-1 会阴侧斜切开

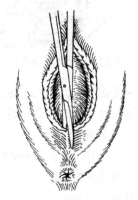

图 22-2 会阴正中切开

二 适应证

1. 会阴裂伤不可避免者 阴道口相对过小、会阴过紧、胎儿过大等。

2. 阴道助产手术前 产钳术、胎头吸引术、臀位助产术前。

3. 缩短第二产程 妊娠合并心脏病、重度子痫前期、胎儿宫内窘迫急需结束分娩者。

4. 第二产程延长 子宫收缩乏力或轻度头盆不称等。

5. 保护胎儿，预防新生儿颅内出血　如巨大儿、早产儿等。

三　物品准备

会阴切开剪刀 1 把、20 ml 注射器 1 支、长穿刺针头 1 枚、弯止血钳 4 把、持针器 1 把、有齿镊 1 把、带尾纱布 1 卷、纱布 10 块、治疗碗 1 个、局部麻醉药 0.5% 利多卡因 20ml、缝针（圆针和三角针各 2 枚）、缝线（1-0、2-0、3-0 可吸收线各 1 管和 1 号丝线 1 团）。

四　操作步骤

（一）会阴侧斜切开缝合术（以会阴左侧斜切开缝合术为例）

1. 术前准备　产妇取膀胱截石位，外阴消毒，术者戴无菌手套，穿手术衣，铺产包。

2. 麻醉　阴部神经阻滞麻醉和局部浸润麻醉（图 22-3，图 22-4）。

（1）用 20ml 空针吸入 0.5% 利多卡因 20ml，在左侧坐骨结节与肛门之间进针，皮内注射形成小皮丘。

（2）左手示指、中指在阴道内触及左侧坐骨棘为定点，右手持针以水平方向向坐骨棘刺入，至针尖达坐骨棘内下 1cm 处。

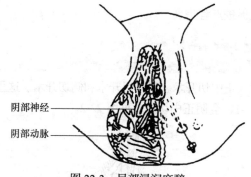

阴部神经————
阴部动脉————

图 22-3　局部浸润麻醉

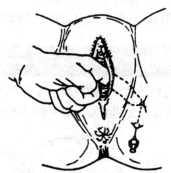

图 22-4　阴部神经阻滞麻醉

（3）回抽无血液后，注入药液 5～10ml 以阻滞阴部神经。

（4）抽回长针至皮下，沿左侧大阴唇皮下做扇形封闭，注入药液 5～10ml。

3. 会阴左侧斜切开

（1）当无宫缩时，术者左手示指、中指伸入阴道与先露部之间，撑开左侧阴道壁，以保护胎儿并指示即将切开的位置，右手持会阴切开剪在会阴后联合中线向左侧 45° 位置，若会阴高度膨隆，剪开角度为 60°～70°。

（2）当宫缩时剪开会阴，切口长度一般 4～5cm。出血处立即用纱布压迫止血，必要时结扎小动脉。

4. 缝合　胎盘胎膜完整娩出后，检查子宫颈、阴道及肛门括约肌有无撕裂，若有损伤应先修补相应损伤处，然后再按解剖结构逐层缝合左侧斜切开伤口。缝合前阴道内暂时填入一带尾纱布卷，以免宫腔血液下流妨碍视野。缝合结束后取出阴道带尾纱布卷，并做肛门检查确保缝线没有穿过直肠黏膜。若缝线穿过直肠黏膜，需拆除缝线重新缝合。

（二）会阴正中切开缝合术

1. 术前准备 同会阴侧斜切开缝合术。

2. 麻醉 会阴体正中局部浸润麻醉。

3. 会阴正中切开 自会阴后联合中点垂直向下剪开 2～3cm。

4. 缝合。

五 护理要点

1. 术后嘱产妇多向健侧卧位。保持会阴清洁，每日用 0.1%苯扎溴铵液或聚维酮碘棉球擦洗外阴 2 次，便后也及时擦洗外阴。

2. 每天观察伤口情况，发现红、肿、热、硬结及脓性分泌物等感染征象应及时报告医生做相应处理。

3. 外阴伤口有肿胀疼痛者，可遵医嘱进行局部红外线照射、50%硫酸镁溶液湿热敷或 95%乙醇湿敷。

4. 会阴侧斜切开术后一般 5 日拆线，正中切开术后一般 3 日拆线，并记录拆线的情况。

第五节 胎头吸引术

胎头吸引术是将胎头吸引器置于胎头上，形成负压后吸住胎头，通过牵引协助胎头娩出的手术。常用的胎头吸引器有锥形、牛角形、扁圆形及硅胶喇叭形（图 22-5）。其基本构造均是胎头端、牵引柄及吸引管三部分。

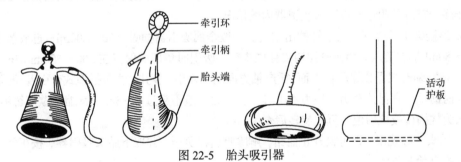

图 22-5 胎头吸引器

（一）适应证

凡具备头先露、存活胎儿、无头盆不称、胎先露已达坐骨棘水平以下、宫口已开全、胎膜已破者，有以下情况可行胎头吸引术。

1. 需缩短第二产程者，产妇因某些异常情况分娩时不宜过分用力，如子痫前期，合并心脏病等。

2. 第二产程延长，宫缩乏力者。

3. 胎儿宫内窘迫者。

4. 持续性枕后位、持续性枕横位，胎头内旋转受阻、徒手旋转不成功，需旋转牵引胎头者。

（二）禁忌证

1. 胎儿不能或不适宜从产道分娩者，如严重的头盆不称、产道阻塞、畸形、宫颈癌、子宫脱垂手术后、尿瘘修补术后等。

2. 异常胎位者，如颜面位、额位、横位、臀位。

3. 胎头未衔接、胎膜未破者。

（三）术前准备

1. 用物准备　胎头吸引器 1 个，橡皮管 1 根、50ml 注射器 1 支、止血钳 1 把、消毒液体石蜡、导尿包、会阴切开缝合包、低压吸引器 1 台、一次性吸痰管 1 根、抢救药品等。

2. 检查装置是否完整无损，连接部位是否正确，负压是否能调整到所需程度，有否漏气。

3. 产妇排空膀胱或导尿。

4. 阴道检查了解胎头下降情况、胎位情况及骨盆有无异常。

5. 签署手术知情同意书。

6. 做好抢救新生儿的准备。

（四）手术步骤

1. 产妇取膀胱截石位，常规消毒、铺巾。

2. 行双侧阴部神经阻滞麻醉。

3. 必要时行会阴侧斜切开术。

4. 吸引器胎头端涂消毒液体石蜡，左手示指、中指撑开阴道后壁，右手将胎头吸引器胎头端下缘沿阴道后壁缓慢送入阴道内；然后示指、中指挑开阴道右侧壁，使胎头端左侧放入阴道内；再左手向上提前侧阴道壁，将胎头端上缘滑入阴道；最后用右手示指拉开左侧阴道壁，使胎头端完全滑入阴道内并与胎头顶部紧贴。将胎头吸引器牵引柄与胎头矢状缝方向保持一致，作为旋转标志。

5. 一手把持胎头吸引器，另一示指、中指伸入阴道，在胎头吸引器和胎头衔接处检查一周，排除子宫颈及阴道壁被嵌入吸引器内的情况。

6. 连接吸引橡皮管，用空针抽出空气。一般金属吸引器抽吸 150～200ml，硅胶吸引器抽吸 60～80ml 形成负压。用血管钳钳夹住橡皮管，吸引时负压应保持在 300～500mmHg。

7. 在宫缩时根据先露所在平面，循产轴方向向外牵引，牵引手法包括握式牵引及拉式牵引，牵引同时助手注意保护会阴。用力不可过大，牵力一般不超过 3～4kg。宫缩间歇期暂停牵引。若胎头为枕横位或枕后位，可先旋转后牵引。

8. 胎头一经娩出，即可松开止血钳，解除吸引器负压，并取下胎头吸引器，按正常分娩机制协助娩出胎儿肢体。

（五）注意事项

1. 胎头吸引器应置于胎头顶部，不可置于囟门处。

2. 吸引时负压应保持在 300～500mmHg。若用注射器抽吸，一般金属吸引器抽吸 150～200ml，硅胶吸引器抽吸 60～80ml。

3. 吸引时间一般为 10～15 分钟，最长不超过 20 分钟，宫缩次数在 5 次以内为最佳。

4. 牵引过程如有滑脱可重新放置吸引，但不超过 2 次。2 次失败应立即改用产钳助娩。

5. 术后仔细检查软产道有无裂伤。

6. 胎儿娩出后立即给予维生素 K，以预防颅内出血。

（六）护理要点

1. 鼓励、安慰患者，与医生密切配合。

2. 产后要密切关注胎头水肿消退情况，尽早发现头皮血肿或颅内出血的发生。

3. 注意保持会阴部干燥、清洁，避免侧切伤口感染。对会阴水肿明显者给予硫酸镁湿敷。

4. 仔细观察恶露的量、色、味。尽早发现产褥感染，及时治疗。

第六节　产　钳　术

当阴道分娩困难时，利用产钳钳夹胎头，牵引或旋转胎头以娩出胎儿的手术为产钳术。根据胎头在骨盆内的位置，可分为低位产钳术，中位产钳术和高位产钳术。目前我国多采用低位产钳术，即胎头先露部已达坐骨棘水平以下 2cm。产钳种类很多，结构大同小异，均由钳叶、钳胫、锁扣及钳柄四部分组成，并有头弯及盆弯（图 22-6）。

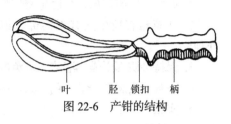

图 22-6　产钳的结构

（一）适应证

1. 第二产程延长者，第二产程出现继发宫缩乏力。

2. 需缩短第二产程者，产妇合并心脏病、重度子痫前期或急慢性疾病不宜过度用力，胎儿宫内窘迫者。

3. 胎头吸引术失败者。

4. 产钳术的必备条件　无明显的头盆不称；胎头必须已入盆；宫口必须已开全；已破膜及胎儿存活者。

（二）禁忌证

1. 不具备产钳术必备条件者。

2. 异常胎方位，如颏后位、高直位、额先露等。

（三）术前准备

1. 用物准备　消毒产钳、消毒液体石蜡、导尿包、会阴切开缝合包、新生儿抢救用品等。

2. 检查产钳扣合是否良好，内缘是否光滑。

3. 阴道检查了解胎头下降情况、胎位情况及骨盆有无异常。

4. 签署手术知情同意书。

（四）手术步骤

1. 产妇取膀胱截石位，常规消毒外阴，导尿。

2. 行双侧阴部神经阻滞麻醉。

3. 行会阴侧斜切开术。

4. 徒手旋转胎头至枕前位，当旋转至枕前位确有困难时，亦可顺势转成枕后位。

5. 当旋转胎头至满意位置后，将产钳左叶沿右手手掌侧滑入左侧阴道壁并置于胎儿耳前面颊部、助手固定。将产钳右叶沿左手掌侧滑入右侧阴道壁并置于左叶钳对称的位置。扣合两叶钳锁，检查确定钳叶与胎头间有无夹持子宫颈或阴道组织，胎头矢状缝是否在两叶正中。

6. 牵引应在宫缩时进行。牵引产钳的方法是一手掌面向上，中、示指在钳柄下面勾住钳柄，另手掌面朝下，中、示指在钳柄上面勾住钳柄，然后沿产轴方向进行牵引。用力不要过大、过猛，更不能左右摇摆。牵引同时助手注意保护会阴。

7. 当胎头仰伸时，慢慢取下产钳，先取下右叶产钳，后取下左叶产钳。

8. 胎头娩出、胎体娩出，胎盘助娩。

9. 暴露子宫颈，以卵圆钳夹持子宫颈边缘顺时针或逆时针检查子宫颈 1 周，检查侧切伤口是否延伸，阴道黏膜是否裂伤。

10. 缝合侧切伤口。

（五）护理要点

1. 鼓励、安慰产妇，与医生密切配合。

2. 注意检查新生儿有无面部软组织损伤、眼球压伤、颅内出血等，并及时配合医生处理。

3. 保持会阴部干燥、清洁，避免侧切伤口感染，对会阴水肿明显者给予硫酸镁湿敷。

4. 仔细观察恶露的量、色、味。尽早发现产褥感染，以及时治疗。

5. 实施产钳术的产妇，由于产程延长，膀胱黏膜受压水肿，产后易发生尿潴留，应尽早处理，必要时导尿。

第七节 剖 宫 产 术

剖宫产术是指妊娠 28 周或 28 周以上，经切开腹壁及子宫壁取出胎儿及附属物的手术。术式包括子宫下段剖宫产术、新式剖宫产术、子宫体部剖宫产术、腹膜外剖宫产术等。

（一）适应证

1. 绝对指征　指无阴道分娩可能，必须经剖宫产结束分娩，如骨产道或软产道梗阻、头盆不称、横位、脐带脱垂、重度子痫前期、合并严重内科疾患、巨大儿等。

2. 相对指征　指剖宫产比经阴道分娩对母子更为安全，如胎儿窘迫、头位难产、臀位、早产、瘢痕子宫、高龄初产（年龄大于等于 35 岁）、珍贵儿等。

（二）术式选择

1. 子宫下段剖宫产　是指在妊娠末期或临产后，经腹膜内切开子宫膀胱反折腹膜，推开膀胱，切开子宫下段娩出胎儿及其附属物的手术。此处子宫壁薄，出血少，切口容易愈合。感染、粘连及再次孕产子宫破裂机会相对较少。目前为临床上主要采用术式。

2. 新式剖宫产术　是以色列 Stark 教授改进的子宫下段剖宫产术。其术式是在一层缝合子宫切口及不缝合腹膜、膀胱反折腹膜，关腹时皮肤及皮下脂肪全层缝合。其优点为手术时间短，损伤小，出血少，术后恢复快。

3. 子宫体部剖宫产　又称古典式剖宫产术，是取子宫体部正中纵切口取出胎儿及其附属物的手术。其特点是操作简单，但切口处宫壁厚、出血多，术后与腹腔脏器易粘连、感染，切口愈合不如子宫下段，再次妊娠瘢痕裂开可能性大，故已极少采用。仅用于前置胎盘等为抢救产妇和胎儿需紧急剖宫产的特殊情况。

4. 腹膜外剖宫产　指打开腹壁而不切开腹膜，将围绕膀胱的腹膜分开，暴露子宫下段，并切开子宫下段取出胎儿及其附属物的手术。因可避免手术对腹腔内脏器功能干扰及感染扩散，故适用于胎膜早破、严重宫腔感染者。缺点为手术较复杂，易损伤膀胱及输尿管，易形成血肿，胎儿娩出困难及手术时间长等，现应用不多。

（三）术前准备

1. 血常规、凝血功能、肝肾功能、尿常规检查。

2. 向家属交代病情，签署手术同意书。术前备血，签署输血同意书。

3. 腹部、会阴部备皮，放置导尿管。术前 2 小时禁用呼吸抑制剂、镇静剂及抗凝剂等。术前晚进流质，手术当日晨禁饮食（择期手术者）。

4. 做好新生儿抢救的准备，必要时请新生儿科医师协助抢救。

5. 麻醉 可用持续硬膜外麻醉、蛛网膜下腔阻滞麻醉、腰-硬联合麻醉或全身麻醉。目前国内常用持续硬膜外麻醉。

（四）手术步骤

现介绍临床上常用的子宫下段剖宫产术。

1. 患者仰卧位，常规消毒腹壁皮肤，铺巾。

2. 取下腹正中或正中旁纵切口或下腹横切口，切口长 12cm，依次切开腹壁各层，打开腹膜进入腹腔。

3. 检查子宫旋转情况，协助摆正子宫。

4. 在膀胱子宫腹膜反折下 2cm 处，横行剪开一小口，再向两侧弧形剪开膀胱子宫反折腹膜，长约 12cm。

5. 用手指下推膀胱，暴露子宫下段。横行切开子宫肌层 2～3cm，用左、右示指将切口向两侧钝性撕开至 10～12cm。

6. 刺破羊膜，吸引器吸尽羊水。

7. 术者以左手（术者站在产妇左侧）进入宫腔置于胎头部下方，向上捞起胎头，右手或助手在子宫底部加压，协助娩出胎头。胎头娩出后立即清理口鼻黏液，接着双手牵引胎头娩出胎肩及胎体。

8. 钳夹并切断脐带，交台下接生者处理。

9. 宫体肌内注射缩宫素，卵圆钳钳夹子宫切口，协助胎盘娩出，用卵圆钳钳夹纱布擦拭宫腔内残留的胎盘或胎膜组织。检查胎盘娩出是否完整。

10. 可吸收线连续缝合子宫切口，检查有无出血，丝线连续缝合反折腹膜。

11. 清理腹腔内积血及羊水，探查双附件情况。

12. 清点纱布及器械无误后，逐层缝合腹壁切口。

13. 清理阴道积血。

（五）护理要点

1. 安抚产妇，减少恐惧心理。

2. 严密观察并定时检测血压、脉搏、呼吸、输液管、导尿管及腹部切开等情况，并记录。术后 24 小时拔出尿管。

3. 硬膜外麻醉患者，去枕平卧 6 小时，术后 12～24 小时改为半卧位，2～3 日可坐起，以利于恶露的排出。协助产妇翻身，鼓励产妇早下床活动，避免肠粘连。术后 6～12 小时进流质饮食，以后根据胃肠功能恢复情况，改为半流质或普通饮食。

4. 术后切开疼痛，尤其是术后 24 小时最为明显。可遵医嘱给予止痛药物，如哌替啶等，或用镇痛泵。术后 2～3 日切口疼痛可缓解，一般术后 5～7 日拆线。

5. 术后密切监测阴道出血、子宫收缩情况、恶露有无异味、宫体有无压痛。术后遵医嘱使用抗生素，预防感染。每日会阴冲洗 2 次，保持清洁。

6. 剖宫产术后再次妊娠的时间最好间隔 2 年。

第八节　诊断性刮宫

诊断性刮宫简称诊刮，是通过刮取宫腔内膜组织达到止血或明确子宫内膜病理诊断的目的。怀疑同时有宫颈管病变时，需对宫颈管及宫腔分别进行诊断性刮宫，简称分段诊刮。

（一）诊刮时间及部位

为了解卵巢功能或黄体功能者可在月经期前 1～2 日或月经来潮 6 小时内刮宫，取宫腔前、后壁内膜。闭经且排除妊娠者则可随时取内膜组织。功能失调性子宫出血者，如疑为子宫内膜增生症，应于月经前 1～2 日或月经来潮 6 小时内取材；疑为子宫内膜不规则脱落时，则应于月经第 5～7 日取材。

（二）准备用物

刮宫包（内有阴道窥器 1 个、宫颈扩张器 4～8 号各 1 个、卵圆钳 1 把、宫颈钳 1 把、长持物钳 1 把、刮匙 1 把、弯盘 1 个、纱布、棉签若干）、消毒液、标本固定液等。并备好抢救物品。

（三）方法

一般不需麻醉。对子宫颈内口较紧张者，酌情给予镇痛剂、局部麻醉或静脉麻醉排尿后，患者取膀胱截石位，查明子宫大小及位置。常规消毒外阴，铺孔巾。阴道窥器暴露子宫颈，聚维酮碘消毒子宫颈及子宫颈外口。

以宫颈钳夹持子宫颈前唇或后唇，用探针测量子宫颈管及宫腔深度。使用专用活检钳，以取到适量子宫内膜组织为标准。若无专用活检钳可用小刮匙代替，将刮匙送达宫底部，自上而下沿宫壁刮取（避免来回刮），夹出组织，置于无菌纱布上，再取另一条。术毕，取下宫颈钳，收集全部组织固定于 10%甲醛溶液中送检。检查申请单要注明末次月经时间。

为区分子宫内膜癌及宫颈管癌，应做分段诊刮。先不探查宫腔深度，以免将子宫颈管组织带入宫腔混淆诊断。用小刮匙自子宫颈内口至外口顺序刮子宫颈管一周，将所刮取组织置纱布上，然后刮匙进入子宫腔刮取子宫内膜。刮出子宫颈管黏膜及宫腔内膜组织分别装瓶、固定、送病理检查。若刮出物肉眼观察高度怀疑为癌组织时，不应继续刮宫，以防出血及癌扩散。若肉眼观察未见明显癌组织，应全面刮宫，以防漏诊。

（四）护理要点

1. 热情接待患者，向患者解释诊刮的目的、手术过程及注意事项，取得患者配合。

2. 帮助患者选择检查时间。术前不能用任何激素药物。

3. 术中陪伴患者，解除患者恐惧情绪。为医生提供手术用物，确保手术顺利进行。观察患者血压、脉搏、呼吸及腹痛程度，发现异常及时报告并协助处理。

4. 术后观察 1 小时，注意有无腹痛及内出血征象，了解阴道出血情况，确认无异常方可回家休息。及时送检病理标本。

5. 嘱患者 1 周内复诊，取病理报告。术后 2 周内禁止性生活及盆浴，保持外阴清洁。按医嘱服用抗生素等药物预防感染。

第九节　妇产科内镜检查

一　阴道镜检查

阴道镜检查是将充分暴露的阴道和子宫颈光学放大 10～40 倍，直接观察这些部位的血管形态和上皮结构，以发现与癌变有关的异型上皮、异型血管，对可疑部位行定位活检，以提高子宫颈疾病确诊率。阴道镜检查也用于外阴皮肤的相应病变观察。阴道镜可与计算机和监视器相连。

（一）方法

患者取膀胱截石位，阴道窥器暴露子宫颈阴道部，用棉球擦净子宫颈分泌物。移动阴道镜物镜距阴道口 10cm（镜头距子宫颈 15～20cm）处，对准子宫颈或病变部位，打开光源，调整阴道物镜焦距使物像清晰。先观察子宫颈外形、颜色、血管及有无白斑。乙酸白试验：用 3% 乙酸棉球浸湿子宫颈表面，数秒后可见宫颈柱状上皮肿胀、发白，呈葡萄状改变，鳞-柱上皮交界处更清楚。上皮内癌时，细胞含蛋白质较多，涂乙酸后蛋白质凝固，上皮变白。必要时用绿色滤光镜片并放大 20 倍观察，可使血管图像更清晰；进行更精确的血管检查可加用红色滤光镜片。用复方碘溶液棉球浸湿子宫颈，富含糖原的成熟扁平上皮细胞被碘染成棕褐色，称为碘试验阳性；柱状上皮、未成熟化生上皮、角化上皮及不典型增生上皮不含糖原，涂碘后均不着色，称为碘试验阴性。观察不着色区域的分布，在异常图像部位或可疑病变部位取多点活检送病理检查。

（二）护理要点

1. 准备用物　阴道镜、3%乙酸、复方碘溶液、阴道窥器、棉球等。

2. 阴道镜检查前应排除阴道毛滴虫、假丝酵母菌、淋病奈瑟菌等感染。检查部位有出血或阴道、子宫颈急性炎症者，不宜进行检查，应先治疗。

3. 检查前 24 小时内应避免性生活、阴道冲洗或上药、宫颈刮片和双合诊。

二　宫腔镜检查

宫腔镜检查是应用膨宫介质扩张子宫颈，通过插入子宫腔的光导玻璃纤维内镜直视观察子宫颈管、子宫颈内口、子宫内膜及输卵管开口的生理与病理变化，以便针对病变组织直观准确取材并送病理检查；同时也可直接在宫腔镜下手术治疗。

（一）术前准备及麻醉

1. 检查时间　以月经干净后 1 周内为宜。

2. 体检及阴道准备　仔细询问病史，进行全身检查、妇科检查、宫颈脱落细胞学及阴道分泌物检查。

3. 术前禁食　患者术前禁食 6～8 小时。

4. 麻醉　宫腔镜检查无须麻醉或行子宫颈局部麻醉；宫腔镜手术多采用硬膜腔外麻醉或静脉麻醉。

（二）操作步骤

1. 患者取膀胱截石位，消毒外阴、阴道，铺无菌巾单，阴道窥器暴露子宫颈，再次消毒阴道、子宫颈，宫颈钳夹持子宫颈，探针了解宫腔深度和方向，扩张子宫颈至大于镜体外鞘直径半号。接通液体膨宫泵，调整压力为最低有效膨宫压力，排空灌流管内气体后，以 5%

葡萄糖液膨开子宫颈，宫腔镜直视下按其子宫颈管轴径缓缓插入子宫腔，冲洗子宫腔内血液至液体清净，调整液体流量，使宫腔内压达到所需压力，子宫腔扩展即可看清子宫腔和子宫颈管。

2. 观察子宫腔：先观察子宫腔全貌，子宫底、子宫腔前后壁、输卵管开口，在退出过程中观察子宫颈内口和子宫颈管。

（三）护理要点

1. 术前向患者及家属介绍手术步骤、目的及注意事项，签手术同意书。

2. 准备用物　宫腔镜及附件、膨宫装置、内镜照明及视频系统、膨宫介质（5%葡萄糖液或生理盐水），人工流产手术包等。

3. 完成各项术前检查。排除急性、亚急性生殖道感染，以及心、肝、肾衰竭急性期和其他不能耐受手术者。

4. 术中陪伴患者身边，指导患者与手术者合作。密切观察患者的生命体征，发现异常及时处理。

5. 术后嘱患者卧床休息 1 小时，确认无异常方可离去。

6. 保持会阴清洁，术后 2～4 周内禁止性生活和盆浴。

三　腹腔镜检查

腹腔镜手术是在密闭的盆、腹腔内进行检查或治疗的内镜手术操作，可分为诊断腹腔镜和手术腹腔镜。

（一）术前准备及麻醉

肠道、阴道准备同妇科腹部手术。腹部皮肤准备，注意脐孔的清洁。体位：在手术时需头低臀高并倾斜 15°～25°，使肠管滑向上腹部，以暴露盆腔手术野。诊断腹腔镜可选用局部麻醉或硬膜外麻醉。手术腹腔镜选用全身麻醉。

（二）操作步骤

1. 常规消毒　腹部及外阴、阴道，放置导尿管和举宫器（有性生活史者）。

2. 人工气腹　患者先取平卧位，根据套管针外鞘直径切开脐孔下缘皮肤 10～12mm，用布巾钳提起腹壁，与腹部皮肤呈 90°，沿切口穿刺气腹针进入腹腔，连接自动 CO_2 气腹机，以 1～2L/min 流速进行 CO_2 充气，当充气 1L 后，调整患者体位至头低臀高位（倾斜度为 15°～25°），继续充气，使腹腔内压力达 12～15mmHg，拔去气腹针。

3. 放置腹腔镜　用布巾钳提起腹壁，与腹部皮肤呈 90°穿刺套管针，当套管针从切口穿过腹壁筋膜层时有突破感，使套管针方向转为 45°，穿过腹膜层进入腹腔，去除套管针针芯，将腹腔镜自套管针鞘进入腹腔，连接好 CO_2 气腹机，打开冷光源，即可见盆腔视野。

4. 腹腔镜探查　按顺序常规检查盆腔。检查后根据盆腔疾病进行输卵管通液或病灶活检等进一步检查。

5. 腹腔镜手术　在腹腔镜的检测下，根据不同的手术种类选择下腹部不同部位的第二、三或第四穿刺点，分别穿刺套管针，插入必要的器械操作。穿刺时应避开下腹壁的血管。

6. 手术结束　用生理盐水冲洗盆腔，检查无出血，无内脏损伤，停止充入 CO_2 气体，放尽腹腔内 CO_2，取出腹腔镜及各穿刺点的套管针鞘，缝合穿刺口。

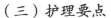

（三）护理要点

1. 全面评估患者，协助医生掌握检查的适应证　向患者及家属介绍手术步骤、目的及注意事项，使其了解检查的先进性和局限性，签知情同意书，使其配合检查。

2. 准备用物　腹腔镜及配套装置（如光源、腹腔镜、穿刺装置、气腹装置、举宫器、腹腔手术器械等）。

3. 消毒器械用甲醛溶液熏蒸 6 小时，需连续手术时用 10%的甲醛溶液浸泡 15 分钟，使用前用蒸馏水冲洗干净。

4. 协助完成各项术前检查（如心电图、胸部 X 线检查、血尿常规、血型、出凝血时间、肝肾功能、阴道分泌物）。排除严重的心肺功能不全、凝血功能障碍及腹腔内大出血等禁忌证。

5. 术中陪伴患者身边，密切观察患者的生命体征，发现异常，及时处理。协助患者根据手术的需要变换体位，连接电源、充气箱，为医生提供术中用品，协助医生顺利完成检查过程。

6. 术后严密观察患者生命体征，患者平卧，如有异常报告医生及时处理。鼓励患者每天下床活动，尽量排空腹腔气体，告知患者排气后仍可能因腹腔有残气而出现肩痛和上腹部不适感，会逐渐消失。如有发热、出血及腹痛等，应及时到医院就诊。按医嘱给抗生素预防感染。

第十节　输卵管通畅检查

输卵管通畅检查的主要目的是检查输卵管是否通畅，了解宫腔和输卵管腔的形态及输卵管的阻塞部位。常用的方法有输卵管通液术和子宫输卵管造影术。

（一）方法

1. 输卵管通液术　患者取膀胱截石位，外阴、阴道常规消毒后铺无菌巾，双合诊了解子宫位置及大小。放置阴道窥器充分暴露子宫颈，再次消毒阴道穹及子宫颈，以宫颈钳钳夹子宫颈前唇。沿宫腔方向置入宫颈导管，并使其与子宫颈外口紧密相贴。用 Y 形管将宫颈导管与压力表、注射器相连，压力表应高于 Y 形管水平，以免液体进入压力表。将注射器与宫颈导管相连，并使宫颈导管内充满生理盐水或抗生素溶液。排出空气后沿宫腔方向将其置入子宫颈管内，缓慢推注液体，压力不超过 160mmHg。观察推注时阻力大小、经宫腔注入的液体是否回流，患者下腹部是否疼痛等。术毕取出宫颈导管，再次消毒子宫颈、阴道，取出阴道窥器。

2. 子宫输卵管造影　患者取膀胱截石位，常规消毒外阴及阴道，铺无菌巾，双合诊检查子宫位置及大小。以阴道窥器扩张阴道，充分暴露子宫颈，再次消毒阴道穹及子宫颈，用宫颈钳钳夹子宫颈前唇，探查子宫腔。将造影剂充满宫颈导管，排出空气，沿宫腔方向将其置入子宫颈管内，缓慢注入碘化油，在 X 线透视下观察碘化油流经输卵管及宫腔情况并摄片。24 小时后再摄盆腔平片，以观察腹腔内有无游离碘化油。若用泛影葡胺液造影，应在注射后立即摄片，10～20 分钟后第二次摄片，观察泛影葡胺液流入盆腔情况。注入造影剂后子宫角圆钝而输卵管不显影，则考虑输卵管痉挛，可保持原位，肌内注射阿托品 0.5mg，20 分钟后再透视、摄片；或停止操作，下次摄片前先使用解痉药物。

（二）护理要点

1. 指导患者月经干净后 3～7 日检查。术前 3 日禁性生活。内外生殖器急性炎症或慢性炎症急性或亚急性发作者、月经期或有不规则阴道流血者、严重的全身性疾病者及体温高于37.5℃者不宜检查。

2. 向患者讲解输卵管通畅检查的目的、步骤及配合要点，取得患者的合作。对需行输卵管造影者，术前应询问患者有无过敏史、做碘过敏试验，在造影过程中密切观察患者有无过敏症状。

3. 准备用物　阴道窥器、宫颈钳、妇科钳、子宫探针、宫颈扩张器2～4号、宫颈导管、Y形管、压力表、X线放射诊断仪器、20ml注射器、生理盐水或抗生素溶液（庆大霉素8万U、地塞米松5mg、透明质酸酶1500U、注射用水）、油剂（40%碘化油）、水剂（76%泛影葡胺液）等。注射器检查各种管道是否通畅，加热无菌生理盐水以接近体温为宜，以免液体过冷刺激输卵管发生痉挛。

4. 检查过程中了解患者感受，观察患者下腹部疼痛的性质、程度，如有不适立即告知医生，并协助处理。

5. 嘱患者术后按医嘱用抗生素，术后2周禁盆浴及性生活。

小结

在本章中主要介绍了妇产科常用的诊疗技术，包括生殖道细胞学检查、宫颈活组织检查、常用穿刺术检查、妇产科内镜检查、输卵管通畅检查及相关手术，包括会阴切开术、胎头吸引术、产钳术、剖宫产术、诊断性刮宫术。要求学生能了解并熟悉相关检查及手术的操作流程，适应证及禁忌证。掌握相关检查及手术的护理配合。

目标检测

一、选择题

A1 型题

1. 剖宫产术后，妇女再次妊娠的间隔时间最好是（　　）
   A. 半年　　　B. 1 年　　　C. 2 年
   D. 3 年　　　E. 4 年

2. 关于产钳放置和取出的描述，下列正确的是（　　）
   A. 先放右叶，后放左叶；先取右叶，后取左叶
   B. 先放左叶，后放右叶；先取右叶，后取左叶
   C. 先放左叶，后放右叶；先取左叶，后取右叶
   D. 先放右叶，后放左叶；先取左叶，后取右叶
   E. 按术者习惯放置和取出

3. 会阴切开缝合术后妇女伤口肿胀、疼痛。则可选择的局部湿敷药物是（　　）
   A. 75%乙醇溶液　　　B. 90%乙醇溶液

   C. 25%硫酸镁溶液　　　D. 50%硫酸镁溶液
   E. 70%硫酸镁溶液

4. 阴道涂片细胞学检查时，取材部位正确的是（　　）
   A. 阴道穹后部
   B. 阴道侧壁上 1/3
   C. 阴道前壁上 1/3
   D. 阴道后壁上 1/3
   E. 阴道任何部位均可

5. 下列属于宫腔镜检查适应证的是（　　）
   A. 了解输卵管通畅情况
   B. 子宫内膜异位症分期
   C. 子宫内节育器嵌顿
   D. 探寻子宫异常出血原因
   E. 多量子宫活动性出血

6. 宫颈刮片细胞学检查为巴氏Ⅲ级，提示（　　）
   A. 正常　　　　　　B. 炎症
   C. 可疑癌症　　　　D. 高度可疑癌症
   E. 癌症

A2 型题

7. 某女，29 岁，G_1P_0，孕 37 周。胎膜早破超过 3 天，原发性宫缩乏力，宫口扩张缓慢，体温连续两次 38℃以上，宫缩间歇宫底压痛明显，怀疑有宫内感染，拟行剖宫产。适宜的剖宫产手术方式是（　　）

   A. 子宫体剖宫产术

   B. 腹膜外剖宫产术

   C. 子宫下段剖宫产术

   D. 子宫底部剖宫产术

   E. 新式剖宫产术

二、简答题

简述会阴侧斜切开术与会阴正中切开术的优缺点。

（祝　青）

参考文献

陈秀娟，2010. 妇科护理. 北京：人民军医出版社

陈毅，2007. 妇产科护理学. 北京：中国科学技术出版社

程瑞峰，2011. 妇产科护理学. 第 2 版. 北京：人民卫生出版社

何俐，2015. 妇产科护理学. 郑州：河南科学技术出版社

卡本尼托·莫耶特，2008. 护理诊断手册. 第 11 版. 西安：世界图书出版公司

兰丽坤，王雪莉，2016. 妇产科护理. 第 4 版. 北京：科学出版社.

黎梅，2015. 妇产科护理. 第 3 版. 北京：科学出版社

李淑文，王丽君，2016. 妇产科护理. 北京：人民卫生出版社

刘文娜，闫瑞霞，2015. 妇产科护理学. 3 版. 北京：人民卫生出版社

刘兴会，漆洪波，2015. 难产. 北京：人民卫生出版社

刘延锦，单伟颖，2008. 妇产科护理学. 郑州：河南科学技术出版社

罗琼，2010. 妇产科护理学. 北京：科学出版社

罗琼，2011. 妇幼保健. 北京：人民卫生出版社

罗琼，2015. 妇产科护理. 第 2 版. 北京：科学出版社

莫洁玲，朱梦照，2013. 妇产科护理学. 北京：人民卫生出版社

南桂英，2015. 妇产科护理. 北京：科学出版社

单伟颖，2016. 妇产科护理学. 第 2 版. 北京：人民卫生出版社

单伟颖，柳韦华，2016. 妇产科护理. 北京：中国医药科技出版社

王玉蓉，肖延龄，2012. 妇产科护理学. 第 2 版. 郑州：河南科学技术出版社

魏碧蓉，2014. 助产学. 北京：人民卫生出版社

夏海鸥，2014. 妇产科护理学. 第 3 版. 北京：人民卫生出版社

谢幸，苟文丽，2013. 妇产科学. 第 8 版. 北京：人民卫生出版社

熊立新，李耀军，王爱华，2016. 妇产科护理学. 第 4 版. 北京：科学出版社

张海丽，2016，妇产科护理. 北京：科学出版社.

张晓薇，丁岩，2008. 妇产科学. 北京：科学出版社.

郑修霞，2012. 妇产科护理学. 第 5 版. 北京：人民卫生出版社

周清，刘丽萍，2016. 妇产科护理. 第 2 版. 北京：科学出版社

朱梦照，2012. 妇产科护理. 北京：科学出版社

朱壮彦，2012. 妇产科护理学. 第 2 版. 北京：科学出版社

教学基本要求
（68课时）

一 课程性质和课程任务

妇产科护理作为一门护理专业专科层次的重要临床课程之一，是诊断和处理女性及其家庭成员对现存及潜在健康问题的反应，并为妇女健康提供服务的科学，也是现代护理学的重要组成部分。

妇产科护理的研究对象包括生命各阶段不同健康状况的女性及其相关家庭成员。学习妇产科护理学的目的在于学好理论并掌握相关技能，发挥护理特有职能，为女性及其家庭成员提供缓解痛苦、促进康复等护理活动，帮助护理对象尽快获得生活自理能力。同时，为健康妇女及其家庭成员提供自我保健知识、预防疾病并维持健康状态。

妇产科护理内容包括绪论、正常及异常孕、产妇的护理、妇科疾病患者的护理、妇女保健、计划生育指导、妇产科护理技术及护理操作等内容。

二 课程教学目标

（一）知识目标

1. 掌握妇产科护理学的基础知识，以及与其相关的临床知识，并能很好地应用于临床工作中。

2. 掌握妇科、产科的基本操作技能，能够为患者进行护理评估并提供相应的护理措施。

（二）能力目标

1. 学会自主学习并坚持终身学习，不断补充新的知识和技能。

2. 具有良好的医疗安全和法律意识，能够运用法律武器保护自身和患者的合法权益。

（三）素质目标

1. 具有良好的职业道德素养，关心爱护患者，注意保护患者隐私。

2. 勤学好问，不断拓宽自己。

三 教学内容和要求

教学内容	了解	熟悉	掌握	教学活动参考
一、绪论				
1. 妇产科护理学发展史		√		理论讲授 课堂讨论
2. 妇产科护理学的范畴	√			
3. 妇产科护理学的学习方法	√			
4. 妇产科护理学的特点	√			
二、女性生殖系统解剖与生理概述				
(一)女性生殖系统解剖				
1. 外生殖器		√		
2. 内生殖器			√	
3. 骨盆			√	
4. 骨盆底	√			
5. 血管、神经及淋巴	√			理论讲授 多媒体演示
6. 邻近器官		√		
(二)女性生殖系统生理				
1. 女性一生各阶段生理特点	√			
2. 卵巢的周期性变化		√		
3. 子宫内膜的周期性变化和月经		√		
4. 生殖器其他部位的周期性变化		√		
5. 月经周期的调节	√			
三、妇产科护理病历				
1. 护理评估			√	
2. 常见的护理诊断/医护合作性问题			√	理论讲授 课堂讨论 案例分析
3. 护理目标			√	
4. 护理措施			√	
5. 结果评价			√	
四、妊娠期妇女的护理				
(一)妊娠生理				
1. 受精与着床	√			
2. 胎儿附属物的形成与功能		√		

教学内容	了解	熟悉	掌握	教学活动参考
3. 胚胎、胎儿的发育及生理特点	√			理论讲授 多媒体演示
(二)妊娠期母体的变化				
1. 生理变化		√		
2. 心理社会变化		√		
(三)妊娠诊断				
1. 早期妊娠诊断			√	
2. 中、晚期妊娠诊断			√	
3. 胎产式、胎先露、胎方位		√		理论讲授
(四)妊娠期管理				
1. 概述	√			
2. 护理评估		√		
3. 护理诊断/医护合作性问题			√	
4. 护理措施			√	
(五)分娩的准备				
五、分娩期妇女的护理				
(一)影响分娩的因素				
1. 产力			√	
2. 产道			√	
3. 胎儿	√			理论讲授 多媒体演示
4. 精神心理因素		√		
(二)枕左前位分娩机制				
(三)分娩期护理管理				
1. 临产及产程分期			√	
2. 第一产程的护理管理			√	
3. 第二产程的护理管理			√	
4. 第三产程的护理管理		√		
六、产褥期妇儿的护理				
(一)正常产褥				理论讲授 多媒体演示
1. 产褥期妇女的生理变化			√	
2. 产褥期妇女的心理变化及调适	√			

教学内容	教学要求			教学活动参考	教学内容	教学要求			教学活动参考
	了解	熟悉	掌握			了解	熟悉	掌握	
(二) 产褥期妇女的护理				理论讲授 多媒体演示	(二) 糖尿病				理论讲授 多媒体演示 案例分析
1. 概述		√			4. 护理措施			√	
2. 护理评估			√		(三) 病毒性肝炎				
3. 护理诊断/医护合作性问题		√			1. 概述		√		
4. 护理措施			√		2. 护理评估			√	
(三) 正常新生儿的护理					3. 护理诊断/医护合作性问题		√		
1. 正常新生儿的生理特点		√			4. 护理措施			√	
2. 护理评估		√			(四) 贫血				
3. 护理诊断/医护合作性问题	√				1. 概述		√		
4. 护理措施			√		2. 护理评估			√	
七、妊娠期并发症妇女的护理				理论讲授 多媒体演示 病例讨论	3. 护理诊断/医护合作性问题	√			
(一) 流产			√		4. 护理措施			√	
(二) 异位妊娠			√		九、高危妊娠妇儿的护理				理论讲授 多媒体演示 案例分析
(三) 早产		√			(一) 高危妊娠妇女的护理				
(四) 妊娠期高血压疾病			√		1. 概述		√		
(五) 前置胎盘			√		2. 护理评估		√		
(六) 胎盘早期剥离			√		3. 护理诊断/医护合作性问题			√	
(七) 双胎妊娠	√				4. 护理措施			√	
(八) 羊水量异常					(二) 胎儿窘迫				
1. 羊水过多		√			1. 概述		√		
2. 羊水过少	√				2. 护理评估			√	
(九) 胎膜早破			√		3. 护理诊断/医护合作性问题		√		
八、妊娠合并症妇女的护理				理论讲授 多媒体演示	4. 护理措施			√	
(一) 心脏病					(三) 新生儿窒息的护理				
1. 概述		√			1. 概述		√		
2. 护理评估			√		2. 护理评估			√	
3. 护理诊断/医护合作性问题		√			3. 护理诊断/医护合作性问题		√		
4. 护理措施			√		4. 护理措施			√	
1. 概述		√			十、异常分娩妇女的护理				
2. 护理评估			√						
3. 护理诊断/医护合作性问题		√							

续表

教学内容	教学要求			教学活动参考	教学内容	教学要求			教学活动参考
	了解	熟悉	掌握			了解	熟悉	掌握	
(一)产力异常				理论讲授 多媒体演示	4. 护理措施			√	理论讲授 多媒体演示
1. 宫缩乏力			√		十三、生殖系统炎症妇女的护理				
2. 宫缩过强	√				(一)概述				
(二)产道异常		√			1. 女性生殖器官自然防御功能		√		
(三)胎儿异常	√				2. 病原体	√			
十一、分娩期并发症妇女的护理				理论讲授 多媒体演示 案例分析 示教	3. 传染途径		√		
(一)产后出血					4. 炎症的发展与转归	√			
1. 概述		√			(二)外阴炎症				
2. 护理评估			√		1. 非特异性外阴炎		√		
3. 护理诊断/医护合作性问题		√			2. 前庭大腺炎		√		
4. 护理措施			√		(三)阴道炎症				
(二)子宫破裂					1. 滴虫性阴道炎			√	
1. 概述		√			2. 外阴阴道假丝酵母菌病			√	
2. 护理评估			√		3. 萎缩性阴道炎			√	
3. 护理诊断/医护合作性问题		√			(四)子宫颈炎症				
4. 护理措施			√		(五)盆腔炎性疾病				
(三)羊水栓塞					1. 急性盆腔炎症		√		
1. 概述		√			2. 慢性盆腔炎症			√	
2. 护理评估			√		(六)性传播疾病				
3. 护理诊断/医护合作性问题		√			1. 淋病	√			
4. 护理措施			√		2. 尖锐湿疣	√			
十二、产褥期疾病妇女的护理				理论讲授 多媒体演示	3. 梅毒	√			
(一)产褥感染					4. 获得性免疫缺陷综合征	√			
1. 概述	√				十四、月经失调妇女的护理				理论讲授 多媒体演示
2. 护理评估			√		(一)经前期综合征				
3. 护理诊断/医护合作性问题		√			1. 概述	√			
4. 护理措施			√		2. 护理评估		√		
(二)产后抑郁症					3. 护理诊断/医护合作性问题		√		
1. 概述	√				4. 护理措施			√	
2. 护理评估			√		(二)功能失调性子宫出血				
3. 护理诊断/医护合作性问题		√			1. 无排卵性功血				

教学内容	教学要求			教学活动参考	教学内容	教学要求			教学活动参考
	了解	熟悉	掌握			了解	熟悉	掌握	
1) 概述	√			理论讲授 多媒体演示	(二) 妊娠滋养细胞肿瘤				理论讲授 多媒体演示
2) 护理评估		√			1. 概述		√		
3) 护理诊断/医护合作性问题		√			2. 护理评估			√	
4) 护理措施			√		3. 护理诊断/医护合作性问题	√			
2. 排卵性功血					4. 护理措施			√	
1) 概述	√				(三) 化疗患者的护理				
2) 护理评估		√			1. 概述	√			
3) 护理诊断/医护合作性问题		√			2. 护理评估		√		
4) 护理措施			√		3. 护理诊断/医护合作性问题			√	
(三) 痛经					4. 护理措施			√	
1. 概述	√				十六、腹部手术妇女的护理				
2. 护理评估		√			(一) 腹部手术妇女的一般护理				
3. 护理诊断/医护合作性问题		√			1. 腹部手术前的护理				
4. 护理措施			√		1) 护理评估		√		
(四) 闭经					2) 护理问题/医护合作性问题	√			
1. 概述	√				3) 护理措施			√	
2. 护理评估		√			2. 手术后的护理				
3. 护理诊断/医护合作性问题		√			1) 护理评估		√		
4. 护理措施			√		2) 护理问题/医护合作性问题	√			理论讲授 多媒体演示
(五) 围绝经期综合征					3) 护理措施			√	
1. 概述	√				3. 腹部急诊手术的护理	√			
2. 护理评估		√			(二) 宫颈癌				
3. 护理诊断/医护合作性问题		√			1. 概述	√			
4. 护理措施			√		2. 护理评估		√		
十五、妊娠滋养细胞疾病妇女的护理				理论讲授 多媒体演示	3. 护理问题/医护合作性问题	√			
(一) 葡萄胎					4. 护理措施			√	
1. 概述	√				(三) 子宫肌瘤				
2. 护理评估			√		1. 概述		√		
3. 护理诊断/医护合作性问题		√			2. 护理评估		√		
4. 护理措施			√						

教学内容	教学要求			教学活动参考	教学内容	教学要求			教学活动参考
	了解	熟悉	掌握			了解	熟悉	掌握	
3. 护理问题/医护合作性问题	√				3. 护理诊断/医护合作性问题		√		理论讲授 多媒体演示
4. 护理措施			√		4. 护理措施			√	
(四)子宫内膜癌					(四)尿瘘妇女的护理				
1. 概述	√				1. 概述		√		
2. 护理评估		√			2. 护理评估			√	
3. 护理问题/医护合作性问题	√				3. 护理诊断/医护合作性问题		√		
4. 护理措施			√		4. 护理措施			√	
(五)卵巢肿瘤					(五)子宫脱垂妇女的护理				
1. 概述	√			理论讲授 多媒体演示	1. 概述		√		
2. 护理评估		√			2. 护理评估			√	
3. 护理问题/医护合作性问题	√				3. 护理诊断/医护合作性问题		√		
4. 护理措施		√			4. 护理措施			√	
(六)子宫内膜异位症					十八、不孕症与辅助生殖技术妇女的护理				
1. 概述	√				(一)不孕症妇女的护理				
2. 护理评估		√			1. 概述		√		
3. 护理问题/医护合作性问题	√				2. 护理评估		√		
4. 护理措施		√			3. 护理诊断/医护合作性问题		√		理论讲授 多媒体演示
十七、会阴部手术妇女的护理					4. 护理措施			√	
(一)会阴部手术妇女的一般护理					(二)辅助生殖技术及护理				
1)会阴部手术的种类	√				1. 人工授精		√		
2)手术前准备		√			2. 体外受精-胚胎移植及其衍生技术		√		
3)手术后的护理			√		十九、计划生育妇女的护理				
(二)外阴、阴道创伤妇女的护理				理论讲授	(一)避孕方法及护理				
1. 概述		√			1. 药物避孕			√	理论讲授 多媒体演示
2. 护理评估			√		2. 工具避孕			√	
3. 护理诊断/医护合作性问题		√			3. 其他避孕方法		√		
4. 护理措施			√		(二)女性绝育方法及护理				
(三)外阴癌妇女的护理									
1. 概述		√			1. 经腹输卵管结扎术	√			
2. 护理评估			√						

教学内容	了解	熟悉	掌握	教学活动参考	教学内容	了解	熟悉	掌握	教学活动参考
2. 经腹腔镜输卵管绝育术	√			理论讲授 多媒体演示	2. 适应证			√	理论讲授 多媒体演示
(三)终止妊娠的方法及护理					3. 用物准备			√	
1. 药物流产及护理			√		4. 操作方法			√	
2. 人工流产术及护理			√		5. 注意事项		√		
3. 中期引产术及护理		√			(三)会阴湿热敷				
二十、妇女保健					1. 目的		√		
(一)概述					2. 适应证			√	
1. 妇女保健工作的意义		√			3. 用物准备		√		
2. 妇女保健工作的目的		√			4. 操作方法			√	
3. 妇女保健工作的方法		√		理论讲授 多媒体演示	5. 注意事项		√		
4. 妇女保健工作的组织机构	√				(四)阴道及子宫颈上药				
(二)妇女保健工作内容					1. 目的		√		
1. 妇女各期保健			√		2. 适应证			√	
2. 计划生育技术指导			√		3. 用物准备		√		
3. 妇女常见病的普查普治		√			4. 操作方法			√	
4. 妇女劳动保护		√			5. 注意事项		√		
(三)妇女保健统计					(五)坐浴				
1. 孕产期保健质量指标	√				1. 目的		√		
2. 计划生育统计指标	√				2. 适应证			√	
3. 妇女病普查普治统计指标	√				3. 用物准备		√		
二十一、妇产科常用护理操作技术					4. 操作方法			√	
(一)会阴擦洗				理论讲授 多媒体演示	5. 注意事项		√		
1. 目的		√			二十二、妇产科诊疗及手术妇女的护理				理论讲授 多媒体演示
2. 适应证			√		(一)生殖道细胞学检查	√			
3. 用物准备		√			(二)宫颈活组织检查		√		
4. 操作方法			√		(三)常用穿刺检查		√		
5. 注意事项		√			(四)会阴切开缝合术	√			
(二)阴道灌洗					(五)胎头吸引术	√			
1. 目的		√			(六)产钳术	√			
					(七)剖宫产术		√		
					(八)诊断性刮宫		√		
					(九)妇产科内镜检查		√		
					(十)输卵管通畅检查	√			

四 学时分配建议（68学时）

教学内容	学时数		
	理论	实践	小计
一、绪论	1	0	1
二、女性生殖系统解剖与生理概述	3	0	3
三、妇产科护理病历	2	0	2
四、妊娠期妇女的护理	4	0	4
五、分娩期妇女的护理	4	2	6
六、产褥期妇儿的护理	2	0	2
七、妊娠期并发症妇女的护理	4	0	4
八、妊娠合并症妇女的护理	2	0	2
九、高危妊娠妇儿的护理	2	2	4
十、异常分娩妇女的护理	4	0	4
十一、分娩期并发症妇女的护理	2	0	2
十二、产褥期疾病妇女的护理	2	0	2
十三、生殖系统炎症妇女的护理	6	0	6
十四、月经失调妇女的护理	4	1	5
十五、妊娠滋养细胞疾病妇女的护理	2	1	3
十六、腹部手术妇女的护理	4	1	5
十七、会阴部手术妇女的护理	3	0	3
十八、不孕症与辅助生殖技术妇女的护理	2	0	2
十九、计划生育妇女的护理	2	2	4
二十、妇女保健	1	0	1
二十一、妇产科常用护理操作技术	1	0	1
二十二、妇产科诊疗及手术妇女的护理	1	1	2
机动			
合计	58	10	68

目标检测参考答案

第一章

1. C 2. A 3. E

第二章

1. B 2. A 3. D 4. D 5. B 6. C 7. B 8. E 9. A 10. A 11. A 12. B 13. E 14. D
15. A 16. B 17. D 18. E 19. C 20. B

第三章

1. D 2. A 3. A 4. C 5. B 6. C 7. E 8. E 9. C 10. A

第四章

1. A 2. B 3. C 4. E 5. C 6. B 7. C 8. B 9. A 10. C 11. E 12. E 13. D 14. A
15. D 16. E 17. E 18. B 19. A 20. B 21. B 22. A

第五章

1. C 2. E 3. B 4. A 5. E 6. C 7. D 8. E

第六章

1. C 2. D 3. A 4. A 5. B 6. C 7. D 8. C 9. E 10. D 11. C 12. A 13. A

第七章

1. D 2. E 3. D 4. A 5. C 6. E 7. A 8. E 9. B 10. C 11. D 12. B 13. A 14. C
15. D 16. E 17. D 18. C 19. D 20. D 21. B 22. A

第八章

1. B 2. B 3. D 4. A 5. B 6. D 7. B 8. B 9. B

第九章

1. A 2. C 3. D 4. C 5. C 6. C 7. B 8. E 9. B 10. A 11. C

第十章

1. E 2. D 3. D 4. A 5. D 6. E 7. C 8. D 9. E 10. D

第十一章

1. D 2. B 3. E 4. B 5. E 6. D 7. D 8. B 9. A 10. E 11. C 12. B 13. B 14. B
15. B 16. C

第十二章

1. C 2. D 3. E 4. B 5. C 6. E

第十三章

1. D 2. E 3. D 4. C 5. B 6. A 7. B 8. C 9. A 10. D 11. E 12. D 13. E 14. B
15. D 16. A 17. E 18. A 19. B 20. A 21. B 22. C 23. B 24. B 25. E

第十四章

1. A 2. D 3. E 4. B 5. D 6. C 7. E 8. B 9. D 10. A 11. C 12. B

第十五章

1. E 2. C 3. B 4. C 5. B 6. C 7. A

第十六章

1. A 2. B 3. E 4. B 5. B 6. C 7. E 8. B 9. E 10. D 11. E 12. E 13. A 14. B
15. E 16. B 17. B 18. D 19. D 20. D 21. D 22. C 23. A 24. A

第十七章

1. B 2. A 3. E 4. A 5. C 6. D 7. C 8. D 9. C 10. D

第十八章

1. E 2. C 3. B 4. E 5. B 6. B 7. D 8. C 9. E 10. B 11. D 12. C 13. B 14. C
15. D 16. B

第十九章

1. D 2. A 3. B 4. C 5. D 6. E 7. C 8. D 9. D 10. B 11. D 12. C

第二十章

1. C 2. B 3. D 4. B 5. A

第二十一章

1. B 2. D 3. D 4. A 5. C 6. C 7. D 8. C

第二十二章

1. C 2. B 3. D 4. B 5. D 6. C 7. B